Anatomia de Cabeça e Pescoço
PARA COLORIR

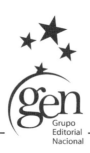

O GEN | Grupo Editorial Nacional – maior plataforma editorial brasileira no segmento científico, técnico e profissional – publica conteúdos nas áreas de ciências da saúde, exatas, humanas, jurídicas e sociais aplicadas, além de prover serviços direcionados à educação continuada e à preparação para concursos.

As editoras que integram o GEN, das mais respeitadas no mercado editorial, construíram catálogos inigualáveis, com obras decisivas para a formação acadêmica e o aperfeiçoamento de várias gerações de profissionais e estudantes, tendo se tornado sinônimo de qualidade e seriedade.

A missão do GEN e dos núcleos de conteúdo que o compõem é prover a melhor informação científica e distribuí-la de maneira flexível e conveniente, a preços justos, gerando benefícios e servindo a autores, docentes, livreiros, funcionários, colaboradores e acionistas.

Nosso comportamento ético incondicional e nossa responsabilidade social e ambiental são reforçados pela natureza educacional de nossa atividade e dão sustentabilidade ao crescimento contínuo e à rentabilidade do grupo.

Anatomia de Cabeça e Pescoço
PARA COLORIR

Editado por

MARGARET J. FEHRENBACH, RDH, MS

Oral Biologist and Dental Hygienist;
Adjunct Instructor, Dental Hygiene Program
Seattle Central College;
Educational Consultant and Dental Science Technical Writer
Seattle, Washington

TRADUÇÃO E REVISÃO TÉCNICA

Jaciel Benedito de Oliveira

Professor Adjunto do Departamento de Anatomia do Centro de Biociências
da Universidade Federal de Pernambuco (UFPE)
Cirurgião-Dentista pela Universidade Federal de Pernambuco (UFPE)
Especialista em Morfologia pela Universidade Federal de Pernambuco (UFPE)
Mestre e Doutor em Biociência Animal, com ênfase em Morfofisiologia Animal pela
Universidade Federal Rural de Pernambuco (UFRPE)

Terceira edição

- A autora deste livro e o GEN | Grupo Editorial Nacional Participações S/A empenharam seus melhores esforços para assegurar que as informações e os procedimentos apresentados no texto estejam em acordo com os padrões aceitos à época da publicação, e todos os dados foram atualizados pela autora até a data da entrega dos originais à editora. Entretanto, tendo em conta a evolução das ciências da saúde, as mudanças regulamentares governamentais e o constante fluxo de novas informações sobre terapêutica medicamentosa e reações adversas a fármacos, recomendamos enfaticamente que os leitores consultem sempre outras fontes fidedignas, de modo a se certificarem de que as informações contidas neste livro estão corretas e de que não houve alterações nas dosagens recomendadas ou na legislação regulamentadora.

- A autora e a editora se empenharam para citar adequadamente e dar o devido crédito a todos os detentores de direitos autorais de qualquer material utilizado neste livro, dispondo-se a possíveis acertos posteriores caso, inadvertida e involuntariamente, a identificação de algum deles tenha sido omitida.

- Traduzido de:
DENTAL ANATOMY COLORING BOOK, THIRD EDITION
Copyright © 2019 by Elsevier, Inc. all Rights Reserved.
Previous editions copyrighted 2008, 2014
This edition of *Dental Anatomy Coloring Book*, 3rd edition by Margareth J. Fehrenbach is published by arrangement with Elsevier Inc.
ISBN: 978-0-323-47345-3
Esta edição de *Anatomia de Cabeça e Pescoço para Colorir*, 3ª edição, de Margareth J. Fehrenbach é publicada por acordo com a Elsevier Inc.

- Direitos exclusivos para a língua portuguesa
Copyright © 2020 by
GEN | GRUPO EDITORIAL NACIONAL S.A.
Publicado pelo selo Guanabara Koogan
Travessa do Ouvidor, 11
Rio de Janeiro – RJ – CEP 20040-040
Tels.: (21) 3543-0770/(11) 5080-0770 | Fax: (21) 3543-0896
www.grupogen.com.br | faleconosco@grupogen.com.br

- Reservados todos os direitos. É proibida a duplicação ou reprodução deste volume, no todo ou em parte, em quaisquer formas ou por quaisquer meios (eletrônico, mecânico, gravação, fotocópia, distribuição pela Internet ou outros), sem permissão, por escrito, do GEN | Grupo Editorial Nacional Participações S/A.

- Capa: Studio Creamcrackers

- Editoração eletrônica: Estúdio Castellani

> **Nota**
> Esta obra foi produzida por GEN – Grupo Editorial Nacional sob sua exclusiva responsabilidade. Médicos e pesquisadores devem sempre fundamentar-se em sua experiência e no próprio conhecimento para avaliar e empregar quaisquer informações, métodos, substâncias ou experimentos descritos nesta publicação. Devido ao rápido avanço nas ciências médicas, particularmente, os diagnósticos e a posologia de medicamentos precisam ser verificados de maneira independente. Para todos os efeitos legais, a Elsevier, os autores, os editores ou colaboradores relacionados a esta obra não assumem responsabilidade por qualquer dano/ou prejuízo causado a pessoas ou propriedades envolvendo responsabilidade pelo produto, negligência ou outros, ou advindos de qualquer uso ou aplicação de quaisquer métodos, produtos, instruções ou ideias contidos no conteúdo aqui publicado.

- Ficha catalográfica

F323a
3. ed.
    Fehrenbach, Margareth J.
       Anatomia de cabeça e pescoço para colorir / editado por Margareth J. Fehrenbach ; tradução e revisão técnica Jaciel Benedito de Oliveira. – 3. ed. – Rio de Janeiro : Gen, 2020.
       : il. ; 28 cm.

       Tradução de: Dental anatomy coloring book
       ISBN 978-85-9515-0225

       1. Anatomia humana – Atlas. 2. Cabeça – Anatomia. 3. Pescoço – Anatomia. 4. Livros para colorir.
I. Oliveira, Jaciel Benedito de. II. Título.

19-60435   CDD: 611
                                                                                         CDU: 611

Meri Gleice Rodrigues de Souza – Bibliotecária CRB-7/6439

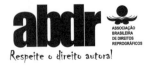

PREFÁCIO

A total compreensão da anatomia relacionada com a Odontologia é vital para o cirurgião-dentista de hoje, e esta 3ª edição de *Anatomia de Cabeça e Pescoço para Colorir* é ideal para quem a estuda! Esta edição tem ainda mais estruturas para colorir, bem como mais detalhes acrescentados às estruturas de edições anteriores. A 3ª edição também foi redesenhada para não só ajudar o estudante a identificar estruturas diferentes, mas também para testar seus conhecimentos sobre a anatomia aplicada à Odontologia, envolvendo a complexidade do seu desenvolvimento embriológico e composição histológica, por meio de comprovados métodos de teste. Todo dentista necessita conhecer os pontos de referência, veias, artérias, nervos, ossos e músculos faciais relacionados com a região da cabeça e do pescoço, assim como a anatomia dentária, e este recurso totalmente novo aumenta o aprendizado e a retenção na memória, em um formato divertido e fácil de usar!

Esta 3ª edição de *Anatomia de Cabeça e Pescoço para Colorir* abrange completamente a anatomia da cabeça e do pescoço; começa com uma visão geral dos sistemas do corpo e, em seguida, passa para regiões específicas da cabeça e pescoço, como a cavidade oral. O texto segue os sistemas anatômicos, incluindo anatomia orofacial, anatomia dentária, sistema esquelético, sistema muscular, sistema vascular, sistema nervoso e muito mais! Este livro ajudará você a entender visualmente as várias partes da cabeça e do pescoço, bem como a cavidade oral e como eles se relacionam. O último capítulo, sobre fáscias e espaços cervicais, dará ao leitor uma sensação mais regional, ou topográfica, da anatomia da cabeça e do pescoço.

Observou-se que uma das maneiras mais eficazes de aprender sobre os meandros do corpo humano é colorindo ilustrações detalhadas das suas diversas estruturas. Este livro para colorir é extremamente útil, pois concentra-se nas especificidades da cabeça e do pescoço para permitir a aprendizagem focada para o profissional dentista.

Estudos também mostram que colorir é terapêutico, reduz o estresse de forma semelhante à meditação e estimula a criatividade. Independentemente das suas necessidades, há muito a ganhar passando algum tempo colorindo. A escolha das cores e o movimento suave e repetitivo de sua mão ao trazer a cor para o papel ajudam a acalmar sua mente, levando seus pensamentos rápidos e habituais para um ritmo mais lento, e deixando o acelerado mundo digital para trás. Por isso, convidamos você a fazer uma pausa em sua rotina habitual de estudos odontológicos e encontrar seu centro criativo!

COMO USAR ESTE LIVRO?

Cada página desta nova edição contém um breve texto no título que descreve a parte do corpo em destaque e sua visão de orientação, seguida por uma ilustração nítida e fácil de colorir. As linhas de chamada numeradas identificam claramente as estruturas a serem coloridas e correspondem a uma lista numerada que aparece abaixo da ilustração. Você pode criar seu próprio "código de cor" colorindo o número da caixa que aparece na ilustração e usando a mesma cor para preencher a caixa numerada correspondente na lista abaixo. Você pode ser livremente criativo com suas seleções de cores ou seguir o caminho clássico, como usar vermelho para artérias e azul para veias.

Para fins de revisão em sala de aula ou para provas ou exames, uma lista com as estruturas enumeradas aparece na parte inferior da página, que pode ser facilmente coberta com uma folha de papel, permitindo o autoexame. Também estão incluídas 10 perguntas com lacunas a serem preenchidas para revisão, totalmente atualizadas, que aparecem no verso da página com as estruturas para uma revisão adicional; as respostas aparecem embaixo (invertidas), no final da mesma página, na extrema direita. Além disso, referências de livros didáticos para cada figura são anotadas na parte inferior da página para que o leitor possa obter facilmente mais informações sobre cada estrutura apresentada. Finalmente, uma novidade desta edição: a inclusão de 75 questões para autoavaliação, usando o formato de múltipla escolha, com respostas e justificativas no final, que ajudarão a resumir seu estudo da anatomia dental e permitir que você saiba quais áreas precisam de mais revisão!

SUMÁRIO

Prefácio   v

CAPÍTULO 1 — Visão Geral dos Sistemas Orgânicos do Corpo   1

Secções e planos do corpo (posição anatômica)   1

Visão geral do desenvolvimento pré-natal   3

Fertilização: início do desenvolvimento pré-natal   5

Período de pré-implantação e implantação (nidação) do desenvolvimento pré-natal (secção transversal)   7

Implantação durante o desenvolvimento pré-natal (vista interna e secção transversal)   9

Segunda semana de desenvolvimento pré-natal durante o período embrionário (secção transversal)   11

Terceira semana de desenvolvimento pré-natal durante o período embrionário (vista superior e secção transversal)   13

Desenvolvimento do sistema nervoso central e do sistema muscular durante o período embrionário (secções transversais e vistas posterior e lateral)   15

Quarta semana de desenvolvimento pré-natal com dobramento embrionário e organogênese durante o período embrionário (vista lateral com secções sagitais medianas)   17

Período fetal   19

A célula com sua membrana celular e organelas   21

Ciclo celular   23

Principais cavidades do corpo (secção sagital mediana)   25

Principais ossos (vistas anterior e posterior)   27

Anatomia dos ossos e cartilagens (vista externa e detalhes microanatômicos)   29

Osso (secção transversal com detalhes microanatômicos)   31

Tipos de articulações   33

Músculo esquelético (secções transversais e detalhe microanatômico)   35

Principais músculos do corpo (vista anterior)   37

Principais músculos do corpo (vista posterior)   39

Componentes do sangue   41

Vasos sanguíneos (secções transversais e detalhes microanatômicos)   43

Principais artérias sistêmicas (vista anterior)   45

Principais veias sistêmicas (vista anterior)   47

Principais vasos sanguíneos e coração (vista anterior)   49

Coração (vistas interna e posterior)   51

Sistema respiratório (secção sagital mediana em vista anterior e detalhe microanatômico)   53

Sistema endócrino (secção sagital mediana com vistas anterior e posterior)   55

Sistema digestório (secção sagital mediana e vista anterior)   57

Sistema urinário (vista anterior), rim (secção coronária) e néfron   59

Principais estruturas linfáticas (vista anterior explicativa)   61

Linfonodo (secção sagital e detalhes microanatômicos)   63

Sistemas nervosos central e periférico (vista anterior e detalhes microanatômicos)   65

Neurônios e junção neuromuscular   67

CAPÍTULO 2 — Anatomia Orofacial   69

Secções e planos da cabeça e pescoço (posição anatômica)   69

Desenvolvimento facial: da terceira à quarta semana do período embrionário (aspectos frontais)   71

Desenvolvimento facial durante a quarta semana do período embrionário (aspectos frontais e laterais)   73

Desenvolvimento interno de cabeça e pescoço na quarta semana do período embrionário (vista externa e secção sagital)   75

Desenvolvimento do pescoço no período pré-natal com formação de aparelho faríngeo (vista externa e secções internas)   77

Regiões da cabeça   79

Região frontal com destaque para a pele (detalhe microanatômico)   81

Interface entre epitélio e tecido conjuntivo, como na pele, incluindo colágeno (detalhes microanatômicos)   83

Região auricular: orelha externa (vista lateral)   85

Região auricular: orelha média e interna (secções coronárias ou frontais)   87

Região orbital (vistas anterior e interna)   89

Região orbital: olho (secção sagital)   91

Região nasal: nariz externo (vista anterior)   93

Região nasal: cavidade nasal (secção sagital e detalhe microanatômico)   95

Regiões zigomática, infraorbital, geniana, oral e mentual (vistas lateral, anterior e interna)   97

Vestíbulo da cavidade oral (vista interna e detalhe microanatômico)   99

Cavidade oral: gengiva (vistas anteriores)   101

Vestíbulo oral ou bucal e gengiva (vista anterior e detalhe microanatômico)   103

Cavidade oral: mucosa oral queratinizada (orto) e não queratinizada (detalhe microanatômico)   105

Cavidade oral: tecido gengival (detalhes microanatômicos)   107

Cavidade oral: junção dentogengival (epitélio juncional com inserção epitelial, detalhes microanatômicos)   109

Palato: palato duro e palato mole (vista inferior e detalhe microanatômico)   111

Desenvolvimento do palato e da cavidade nasal no período pré-natal (secções coronárias)   113

Desenvolvimento do palato e da cavidade nasal no período pré-natal (vistas inferiores)   115

Cavidade oral: língua (vistas lateral e detalhes microanatômicos)   117

Cavidade oral: língua (superfície dorsal e detalhes microanatômicos)   119

Desenvolvimento da língua durante o período pré-natal   121

Cavidade oral: língua (superfície ventral e detalhes microanatômicos)   123

vii

Região oral: assoalho da boca (vista superior) 125

Faringe e anatomia associada (secção sagital mediana) 127

Orofaringe e estruturas associadas (vista anterior) 129

Regiões do pescoço: pontos de referência globais e triângulos cervicais 131

Regiões do pescoço: pontos de referência do triângulo cervical anterior 133

Regiões do pescoço: pontos de referência do triângulo cervical posterior 135

CAPÍTULO 3 Anatomia Dental 137

Etapas do desenvolvimento dentário ou odontogênese 137

Comparação de dentes decíduos e permanentes (dentes anteriores: vista vestibular; dentes posteriores: vista mesial) 139

Cronogramas de erupção da dentição decídua e de esfoliação 141

Cronograma da erupção da dentição permanente 143

Tecidos dentários e designações de coroa (dente anterior: secção vestibulolingual; dente posterior: secção mesiodistal) 145

Esmalte com prismas de esmalte dentário (secção longitudinal e transversal com detalhes microanatômicos) 147

Desenvolvimento de esmalte dentário e dentina na junção amelodentinária 149

Aposição de esmalte dentário e dentina na junção amelodentinária 151

Dentina (secção mesiodistal com detalhes microanatômicos) 153

Comparação da cavidade pulpar entre dentes decíduos e permanentes (secções mesiodistais) 155

Polpa dentária (secção mesiodistal com detalhe microanatômico) 157

Periodonto e dentina (secção mesiodistal com detalhes microanatômicos) 159

Desenvolvimento da dentina radicular e do cemento dentário (detalhes microanatômicos) 161

Formação do epitélio reduzido do esmalte sobre a superfície do esmalte dentário 163

Erupção dentária 165

Desenvolvimento dos dentes permanentes (secção da mandíbula fetal) 167

Desenvolvimento do dente multirradicular 169

Processo alveolar propriamente dito (detalhe microanatômico) 171

Ligamento periodontal e processo alveolar (secção mesiodistal com detalhe microanatômico) 173

Ligamento interdental (superfície da face vestibular do dente com secção mesiodistal) 175

Grupo de fibras gengivais (vista interproximal e secção vestibulolingual) 177

Dentição primária ou decídua: vista oclusal e vistas vestibulares e linguais no quadro dentário 179

Dentição secundária ou permanente: vista oclusal e vistas vestibulares e linguais no quadro dentário 181

Termos gerais de orientação das superfícies dentárias 183

Ameias dentárias: áreas ou pontos de contato entre os dentes e espaços interproximais 185

Incisivo central superior direito (vistas lingual ou palatina, vestibular ou bucal e incisal ou oclusal)) 187

Incisivo lateral superior direito (vistas lingual ou palatina e incisal ou oclusal) 189

Incisivo central inferior direito (vistas lingual ou palatina e incisal ou oclusal) 191

Incisivo lateral inferior direito (vistas lingual ou palatina e incisal ou oclusal) 193

Canino superior direito (vistas lingual ou palatina e incisal ou oclusal) 195

Canino inferior direito (vistas lingual ou palatina e incisal ou oclusal) 197

Primeiro pré-molar superior direito (vistas mesial, vestibular ou bucal e oclusal) 199

Segundo pré-molar superior direito (vistas mesial ou bucal e oclusal) 201

Primeiro pré-molar inferior direito (vistas mesial, vestibular ou bucal e oclusal) 203

Segundo pré-molar inferior direito (vistas mesial e oclusal, com diferentes tipos de cúspides) 205

Primeiro molar superior direito permanente (vistas lingual ou palatina, mesial e oclusal) 207

Segundo molar superior direito permanente: coroa com contorno romboidal (vistas lingual ou palatina, mesial e oclusal) 209

Primeiro molar inferior direito permanente (vistas lingual ou palatina, mesial e oclusal) 211

Segundo molar inferior direito permanente (vistas lingual ou palatina, mesial e oclusal) 213

CAPÍTULO 4 Sistema Esquelético 215

Ossos do crânio (vista anterior) 215

Ossos do crânio com pontos de referência (vista lateral) 217

Ossos do crânio com pontos de referência (vista inferior) 219

Ossos do crânio com pontos de referência (vista interna da base do crânio) 221

Ossos do crânio com pontos de referência (secção sagital mediana) 223

Órbita ou cavidade orbitária esquerda com pontos de referência (vista anterior) 225

Região nasal com pontos de referência (vista anterior) 227

Cavidade nasal com pontos de referência (secção sagital da parede lateral) 229

Osso occipital com pontos de referência (vistas inferior, lateral e posterior) 231

Osso frontal com pontos de referência (vista lateral do crânio e vistas anterior e inferior do osso frontal desarticulado) 233

Ossos parietais com pontos de referência (vista posterior) 235

Ossos temporais com suas porções e pontos de referência (vistas lateral e inferior do osso desarticulado e vista externa da base do crânio) 237

Osso esfenoide com pontos de referência (vista superior da superfície interna da base do crânio, vista lateral do osso desarticulado, e vistas inferior e lateral do crânio) 239

Osso etmoide com pontos de referência (vista anterior do crânio, vistas anterior e anterolateral do osso desarticulado, e vista interna da base do crânio) 241

Osso vômer com pontos de referência (vista da parede mediana da cavidade nasal e vista lateral do osso desarticulado) 243

Ossos nasais, ossos lacrimais e conchas nasais inferiores (vista anterior) 245

Ossos zigomáticos com pontos de referência (vistas lateral e anterior) 247

Ossos palatinos e maxilares com pontos de referência (vista inferior do palato duro, vista posteroinferior do crânio e vista superoposterior do osso palatino desarticulado) 249

Ossos maxilares com pontos de referência (vista anterior) 251

Maxila com pontos de referência (vista lateral com corte) 253

Mandíbula com pontos de referência (vistas anterolaterais com remoção da cortical óssea) 255

Mandíbula com pontos de referência (vistas mediais e internas com remoção da cortical óssea) 257

Articulação temporomandibular (ATM) com os ossos associados: osso temporal e mandíbula (vista lateral, inferolateral do osso temporal e anterolateral da mandíbula) 259

Articulação temporomandibular com detalhes (vista medial) 261

Articulação temporomandibular com detalhes (secção sagital com cápsula articular removida) 263

Seios paranasais (vistas anterior e lateral) 265

Fossa temporal e seus limites (vista lateral) 267

Fossa infratemporal e seus limites (vista inferior) 269

Fossa pterigopalatina e seus limites (vista inferolateral) 271

Osso occipital com vértebras cervicais (vistas posterior, superior e posterossuperior) 273

Osso hioide com pontos de referência (vistas posterolateral e anterior) 275

CAPÍTULO 5 Sistema Muscular 277

Músculo esternocleidomastóideo (vista inferolateral) 277

Músculo trapézio (vista posterolateral) 279

Músculos da expressão facial (vista anterior) 281

Músculos da expressão facial (vista lateral) 283

Músculos da expressão facial: músculo occipitofrontal (vista lateral) 285

Músculos da expressão facial: músculo bucinador (vista lateral) 287

Músculos da mastigação: músculo masseter (vista lateral) 289

Músculos da mastigação: músculo temporal (vista lateral) 291

Músculos da mastigação: músculos pterigóideos medial e lateral (vista lateral) 293

Músculos hióideos: supra e infra-hióideos (vista anterior) 295

Músculos supra-hióideos (vista lateral, exceto o músculo gênio-hióideo) 297

Músculos supra-hióideos: músculo gênio-hióideo (vista superior) 299

Músculos infra-hióideos (vista lateral) 301

Músculos da língua (secção parassagital e secção frontal) 303

Músculos da faringe (vista posterior) 305

Músculos da faringe (vista lateral) 307

Músculos da faringe: músculo do palato mole (vistas posteriores) 309

CAPÍTULO 6 Sistema Vascular 311

Trajetos dos vasos a partir do coração: artérias e veias (vista frontal) 311

Artérias carótidas comuns: interna e externa (vista lateral) 313

Artéria carótida externa (vista lateral) 315

Artéria carótida externa: artéria maxilar (vista lateral) 317

Artéria maxilar: ramos palatinos (secção sagital da cavidade nasal) 319

Artéria carótida externa: artéria temporal superficial (vista lateral) 321

Artéria carótida externa: ramos anteriores (secção sagital) 323

Artéria carótida externa: artéria facial (vista lateral) 325

Artéria carótida externa: ramos posteriores (vista lateral) 327

Veias jugular interna e facial com anastomoses vasculares (vista lateral) 329

Veias jugular externa e retromandibular com anastomoses vasculares (vista lateral) 331

CAPÍTULO 7 Tecido Glandular 333

Sistema lacrimal (vistas frontal e profunda) 333

Glândulas salivares maiores e ductos excretores (aspecto anterior com vista interna) 335

Glândula salivar (detalhe microanatômico) 337

Glândulas salivares: ácinos e ductos (detalhes microanatômicos) 339

Glândulas salivares maiores: glândula parótida (vista lateral) 341

Sumário

Glândulas salivares maiores: glândula submandibular
(vista lateral) 343

Glândulas salivares maiores: glândula sublingual (aspectos
ventrais e frontais com vistas internas) 345

Glândulas tireoide e paratireoides (vistas anterior e
posterior) 347

Glândula tireoide (detalhe microanatômico) 349

Desenvolvimento da glândula tireoide 351

Timo (vista anterior) 353

CAPÍTULO 8 Sistema Nervoso 355

Encéfalo (vista ventral) 355

Encéfalo e medula espinal (secção sagital mediana) 357

Meninges do encéfalo com estruturas associadas
(secção sagital) 359

Encéfalo e nervos cranianos com estrutura inervadas
(vista da face ventral mostrando as conexões
nervosas) 361

Nervos cranianos e forames da base do crânio
(vista superior da face interna da base do crânio) 363

Nervos cranianos importantes para profissionais da
Odontologia (vista superior da face interna da base
do crânio) 365

Nervo trigêmeo (V): gânglio trigeminal e divisões com áreas
de inervação (vista lateral) 367

Nervo trigêmeo (V): nervo oftálmico (V_1) e estruturas
associadas com área de inervação (vista lateral do crânio
com corte da cavidade orbital) 369

Nervo trigêmeo (V): nervo maxilar (V_2) com área de inervação
(vista lateral) 371

Nervo maxilar (V_2): principais ramos com estruturas
associadas (vista lateral com corte do crânio e parte da
parede lateral da cavidade orbital removida) 373

Nervo maxilar (V_2): ramos palatinos com estruturas
associadas (vista medial da parede nasal lateral, palato
duro e canal pterigopalatino seccionados e septo nasal
removido) 375

Nervo trigêmeo (V): nervo mandibular (V_3) com área de
inervação (vista lateral do crânio) 377

Nervo mandibular (V_3): tronco anterior com estruturas
associadas (vista lateral do crânio em corte) 379

Nervo mandibular (V_3): tronco anterior (vista medial da
mandíbula seccionada) 381

Nervo mandibular (V_3): tronco posterior (vista lateral) do
crânio seccionado com estruturas associadas 383

Nervo mandibular (V_3): tronco posterior (vista medial da
mandíbula seccionada) 385

Nervo mandibular (V_3): ramos motores e sensoriais com
estruturas associadas (vista medial dos cortes da maxila e
mandíbula) 387

Nervos facial (VII) e trigêmeo (V) com estruturas associadas
(vista medial dos cortes da maxila e mandíbula) 389

Nervo facial (VII) com estruturas associadas (vista
lateral) 391

CAPÍTULO 9 Sistema Linfático 393

Linfáticos da parte superior do corpo: lados direito e
esquerdo com estruturas associadas (vista anterior) 393

Linfonodos superficiais da cabeça com estruturas
associadas (vista lateral) 395

Linfonodos da cabeça com estruturas associadas
(vista lateral) 397

Linfonodos cervicais superficiais com estruturas
associadas (vista lateral) 399

Linfonodos cervicais profundos com estruturas
associadas (vista lateral) 401

Tonsilas com estruturas associadas (secção sagital) 403

Tonsila palatina (detalhe microanatômico) 405

CAPÍTULO 10 Fáscias e Espaços 407

Fáscias: face (secção frontal da cabeça e pescoço) 407

Fáscias: face, mandíbula e pescoço (secções transversais
da cavidade oral e pescoço) 409

Fáscia cervical (secção sagital da cabeça e pescoço) 411

Fáscia cervical (secção transversal do pescoço) 413

Espaços faciais maxilares: vestíbulo da boca (secção
frontal da cabeça e pescoço) 415

Espaços canino e bucal (secção frontal da cabeça) 417

Espaço parotídeo (secção transversal da cabeça e
pescoço) 419

Espaços temporal e infratemporal (secção frontal da
cabeça) 421

Espaços infratemporal e pterigomandibular (secção
sagital mediana do crânio) 423

Espaço pterigomandibular (secção transversal da
cabeça e pescoço) 425

Espaço submassetérico (vistas laterais do crânio e da
mandíbula) 427

Espaço do corpo da mandíbula (secção frontal da cabeça
e pescoço) 429

Espaços submentual e submandibular (vista anterolateral
com a pele e o músculo platisma removidos, deixando
fáscias cervicais superficiais) 431

Espaços fasciais submandibular e sublingual (secção
frontal da cabeça e pescoço) 433

Espaços fasciais pré-visceral e retrofaríngeo (secção
sagital da cabeça e pescoço) 435

Espaços fasciais pré-visceral e retrofaríngeo (secção
transversal do pescoço) 437

Espaços fasciais parafaríngeo e retrofaríngeo (secção
transversal da cavidade oral e pescoço) 439

Compartimentos cervicais com conteúdo e limites (secção
transversal) 441

Questões para Autoavaliação 443

CAPÍTULO 1   Visão Geral dos Sistemas Orgânicos do Corpo

FIG. 1.1   Secções e planos do corpo (posição anatômica)

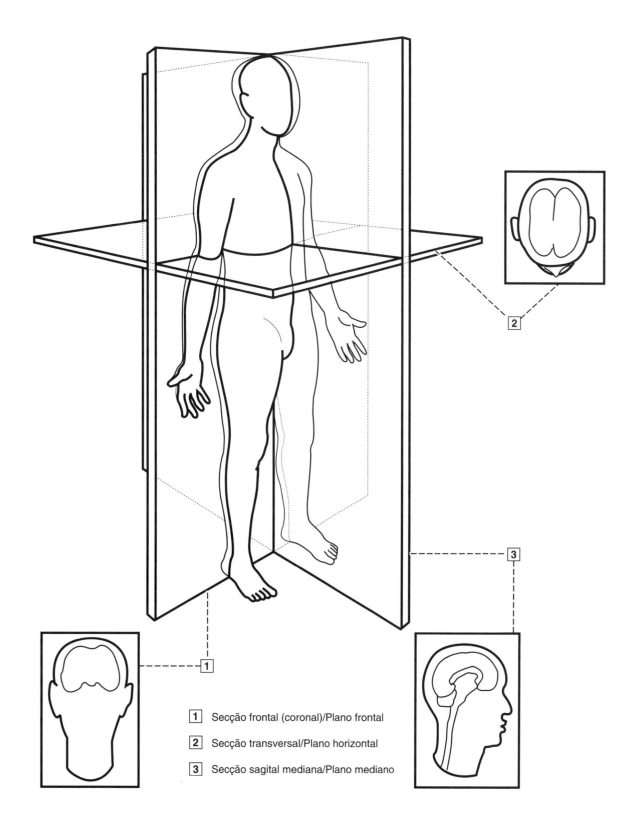

1. Secção frontal (coronal)/Plano frontal
2. Secção transversal/Plano horizontal
3. Secção sagital mediana/Plano mediano

CAPÍTULO 1 Visão Geral dos Sistemas Orgânicos do Corpo

QUESTÕES DE REVISÃO

Preencha os espaços em branco escolhendo os termos apropriados da lista a seguir.

1. A _____ é usada quando se discute o corpo baseando-se em sua posição anatômica.

2. Em _____, o corpo está ereto, com os braços nas laterais e as palmas das mãos e os pés direcionados para a frente, bem como os olhos olhando para frente.

3. A secção _____ ou *sagital mediana* é uma divisão do corpo através do plano mediano.

4. A secção _____ ou *frontal* é uma divisão do corpo através de qualquer plano frontal.

5. A secção _____ ou *transversal* é uma divisão do corpo através de um plano horizontal.

6. O plano _____ ou *mediano* está relacionado a uma linha imaginária dividindo o corpo em metades iguais, direita e esquerda.

7. Uma linha imaginária dividindo o corpo em partes anteriores e posteriores em qualquer nível está relacionada a um plano _____ ou coronal.

8. O _____ está relacionado a uma linha imaginária dividindo o corpo em qualquer nível em partes superiores e inferiores e é sempre perpendicular ao plano mediano.

9. Um plano sagital é qualquer plano relacionado a qualquer linha imaginária dividindo o corpo que é paralelo ao _____.

10. Quando o corpo está deitado em decúbito ventral na posição anatômica, este é o _____, e quando o corpo está deitado de costas (decúbito dorsal), esta é a posição supina.

plano sagital mediano	secção mediana	plano frontal
secção coronal	plano horizontal	secção horizontal
posição anatômica	plano mediano	posição prona
nomenclatura anatômica		

Referência

Capítulo 1, Introduction to head and neck anatomy. In Fehrenbach MJ, Herring SW: *Illustrated anatomy of the head and neck*, ed 5, St. Louis, 2017, Saunders.

RESPOSTAS 1. nomenclatura anatômica, 2. posição anatômica, 3. secção mediana, 4. secção coronal, 5. secção horizontal, 6. plano sagital mediano, 7. plano frontal, 8. plano horizontal, 9. plano mediano, 10. posição prona.

FIG. 1.2 Visão geral do desenvolvimento pré-natal

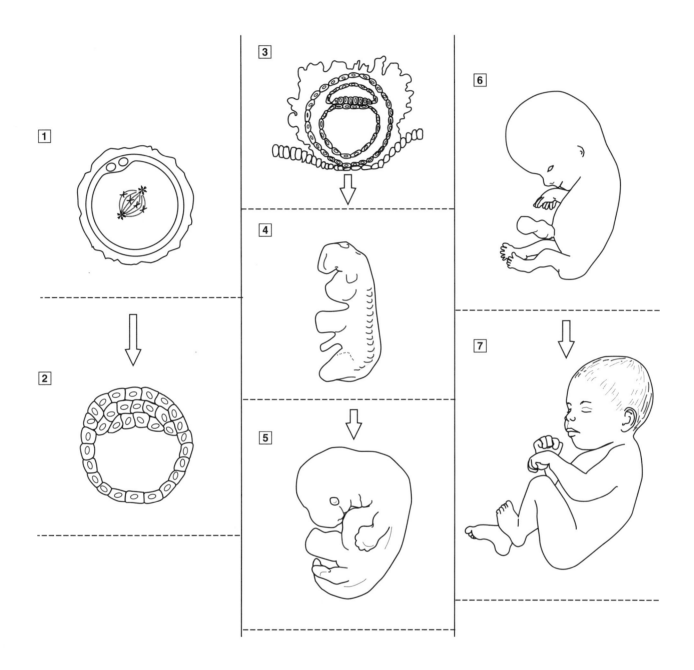

PERÍODO DE PRÉ-IMPLANTAÇÃO:
1ª SEMANA

1. Zigoto
2. Blastocisto

PERÍODO EMBRIONÁRIO:
2ª à 8ª SEMANA

3. Disco embrionário
4. Embrião
5. Dobras do embrião

PERÍODO FETAL:
3º ao 9º MÊS

6. Embrião
7. Feto

CAPÍTULO 1 Visão Geral dos Sistemas Orgânicos do Corpo

QUESTÕES DE REVISÃO

Preencha os espaços em branco escolhendo os termos apropriados da lista a seguir.

1. O processo de _____ começa com o início da gravidez e continua até o nascimento da criança.

2. Os 9 meses de gestação, durante o desenvolvimento pré-natal, são geralmente divididos em intervalos de tempo de 3 meses ou _____.

3. O estudo do desenvolvimento pré-natal é denominado _____.

4. Cada uma das estruturas da face, do pescoço e da cavidade oral tem um _____, a primeira indicação de um tipo de tecido ou de um órgão durante o desenvolvimento pré-natal.

5. No início da primeira semana, ocorre a concepção, em que o óvulo de uma mulher é penetrado e unido ao espermatozoide de um homem durante a fertilização; a união do óvulo e espermatozoide forma, subsequentemente, um óvulo fertilizado ou _____.

6. O primeiro período do desenvolvimento pré-natal, o _____, ocorre durante a primeira semana após a concepção.

7. Devido ao processo contínuo de mitose e secreção de fluido pelas células dentro da mórula, o zigoto se torna uma vesícula conhecida como _____ (ou blástula) que será implantado no útero.

8. Durante o período embrionário, na segunda semana de desenvolvimento pré-natal, um _____ eventualmente se desenvolve a partir do blastocisto, que aparece como uma placa tridimensional, mas achatada, essencialmente circular com células organizadas em uma bicamada.

9. O segundo período de desenvolvimento pré-natal, o período embrionário, se estende do início da segunda semana até o final da oitava semana, com a estrutura se desenvolvendo ainda mais e se tornando um _____.

10. O período fetal de desenvolvimento pré-natal segue o período embrionário e abrange o início da nona semana ou terceiro mês, que continua até o nono mês, com a maturação das estruturas existentes ocorrendo conforme o embrião aumenta para se tornar um _____.

embriologia	feto	embrião
desenvolvimento pré-natal	disco embrionário bilaminar	primórdio
zigoto	blastocisto	período de pré-implantação
trimestres		

Referência

Capítulo 3, Prenatal development. In Fehrenbach MJ, Popowics T: *Illustrated dental embryology, histology, and anatomy*, ed 4, St. Louis, 2016, Saunders.

RESPOSTAS 1. desenvolvimento pré-natal, 2. trimestres, 3. embriologia, 4. primórdio, 5. zigoto, 6. período de pré-implantação, 7. blastocisto, 8. disco embrionário bilaminar, 9. embrião, 10. feto.

CAPÍTULO 1 Visão Geral dos Sistemas Orgânicos do Corpo

FIG. 1.3 Fertilização: início do desenvolvimento pré-natal

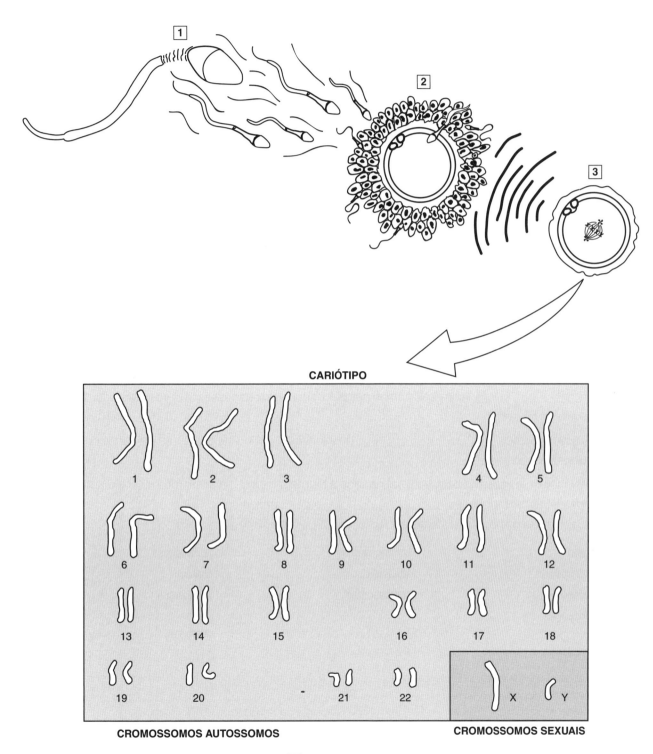

1 Espermatozoide (ampliado)
2 Ovócito
3 Zigoto

CAPÍTULO 1 Visão Geral dos Sistemas Orgânicos do Corpo

QUESTÕES DE REVISÃO

Preencha os espaços em branco escolhendo os termos apropriados da lista a seguir.

1. No início da primeira semana do desenvolvimento pré-natal ocorre a _____, pelo qual o ovócito de uma mulher é penetrado e unido ao espermatozoide de um homem durante a fertilização.

2. A união do ovócito e espermatozoide forma subsequentemente um _____ ou óvulo fertilizado.

3. Durante a fertilização, os estágios finais do processo de _____ ocorrem no óvulo, resultando na união dos cromossomos do ovócito com os do espermatozoide; a união de cromossomos de ambos os pais biológicos forma um novo indivíduo com cromossomos "aleatórios".

4. O zigoto recebe metade de seus _____ da mulher e metade do homem, com o material genético resultante um reflexo de ambos os pais biológicos através do processo da meiose.

5. A análise fotográfica ou o perfil dos cromossomos de uma pessoa é feito em um arranjo ordenado dos pares em um _____; o sexo é conhecido pela presença de cromossomos XX para mulheres ou de cromossomos XY para o homem.

6. Cada célula contém 46 cromossomos no cariótipo, sendo 46 o número _____ para a célula.

7. No cariótipo, dois deles são cromossomos sexuais; os restantes são cromossomos _____.

8. Cada cromossomo é pareado no cariótipo, de modo que cada célula tem 22 conjuntos _____ de autossomos pareados, com um cromossomo sexual derivado da mulher e outro do homem.

9. Os cromossomos _____, designados X e Y no cariótipo, são pareados como XX na mulher e XY no homem.

10. O ovócito ou o espermatozoide são obrigados a ter metade dos cromossomos, que é o número haploide, de modo que, na _____, o complemento original de 46 cromossomos será restabelecido na nova célula após a fertilização.

zigoto	cromossomos	homólogos
cariótipo	diploide	sexuais
meiose	autossomos	fertilização
concepção		

Referências

Capítulo 3, Prenatal development. In Fehrenbach MJ, Popowics T: *Illustrated dental embryology, histology, and anatomy*, ed 4, St. Louis, 2016, Saunders.
Capítulo 2, General embryology. In Nanci A, *Ten Cate's Oral Histology*, ed 8, St. Louis, 2013, Mosby.

RESPOSTAS 1. concepção, 2. zigoto, 3. meiose, 4. cromossomos, 5. cariótipo, 6. diploide, 7. autossomos, 8. homólogos, 9. sexuais; 10. fertilização.

FIG. 1.4 Período de pré-implantação e implantação (nidação) do desenvolvimento pré-natal (secção transversal)

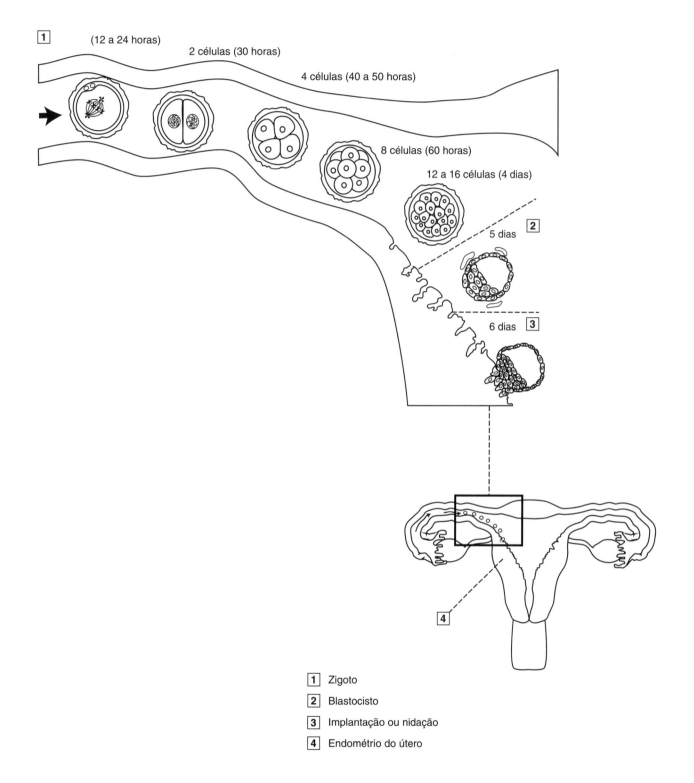

1 Zigoto
2 Blastocisto
3 Implantação ou nidação
4 Endométrio do útero

CAPÍTULO 1 Visão Geral dos Sistemas Orgânicos do Corpo

QUESTÕES DE REVISÃO

Preencha os espaços em branco escolhendo os termos apropriados da lista a seguir.

1. O primeiro período de desenvolvimento pré-natal, o _____, ocorre durante a primeira semana após a concepção, com a união do ovócito e espermatozoide formando subsequentemente um óvulo fertilizado ou zigoto.

2. Após a fertilização, o zigoto passa por _____ ou divisões celulares individuais, que o divide em mais e mais células devido à clivagem.

3. Após a clivagem inicial, a bola sólida de células torna-se uma _____.

4. Devido ao processo contínuo de mitoses e secreção de fluido pelas células dentro da mórula, o zigoto se torna uma vesícula conhecida como _____ (ou blástula).

5. Até o final da primeira semana, o blastocisto para de viajar e sofre _____ na parede posterior do útero, e, portanto, torna-se incorporado no endométrio preparado, o seu revestimento mais interno.

6. O processo de _____ é fundamental no desenvolvimento pré-natal, desde a especificação axial inicial (da cabeça à cauda) do embrião até sua segmentação e, finalmente, até o desenvolvimento da dentição.

7. A padronização embriológica é um evento espacial e temporal como exemplificado pelo desenvolvimento pré-natal regional dos incisivos, caninos, pré-molares e molares, que ocorre em momentos diferentes e envolve os processos de _____, competência e diferenciação.

8. Todas as células de um indivíduo durante o desenvolvimento pré-natal vêm do _____; essas células se diferenciaram em populações que assumem determinadas funções, formas e índices de renovação.

9. O processo que inicia a _____ é a indução durante o desenvolvimento pré-natal; um indutor é o agente que impulsiona as células com o sinal para entrar neste processo; cada compartimento de células deve ser competente para responder ao processo de indução.

10. Após a fertilização, o desenvolvimento pré-natal envolve uma fase de _____ rápida e migração de células, com pouca ou nenhuma diferenciação; essa fase dura até a formação de três camadas de células embrionárias (ou camadas germinativas).

padronização embriológica	indução	mórula
período de pré-implantação	diferenciação	proliferação
mitose	implantação	zigoto
blastocisto		

Referências

Capítulo 3, Prenatal development. In Fehrenbach MJ, Popowics T: *Illustrated dental embryology, histology, and anatomy*, ed 4, St. Louis, 2016, Saunders.

Capítulo 2, General embryology. In Nanci A, *Ten Cate's Oral Histology*, ed 8, St. Louis, 2013, Mosby.

RESPOSTAS 1. período de pré-implantação, 2. mitoses, 3. mórula, 4. blastocist 5. implantação, 6. padronização embriológica, 7. indução, 8. zigoto, 9. diferenciação, 10. proliferação.

CAPÍTULO 1 Visão Geral dos Sistemas Orgânicos do Corpo

FIG. 1.5 Implantação durante o desenvolvimento pré-natal (vista interna e secção transversal)

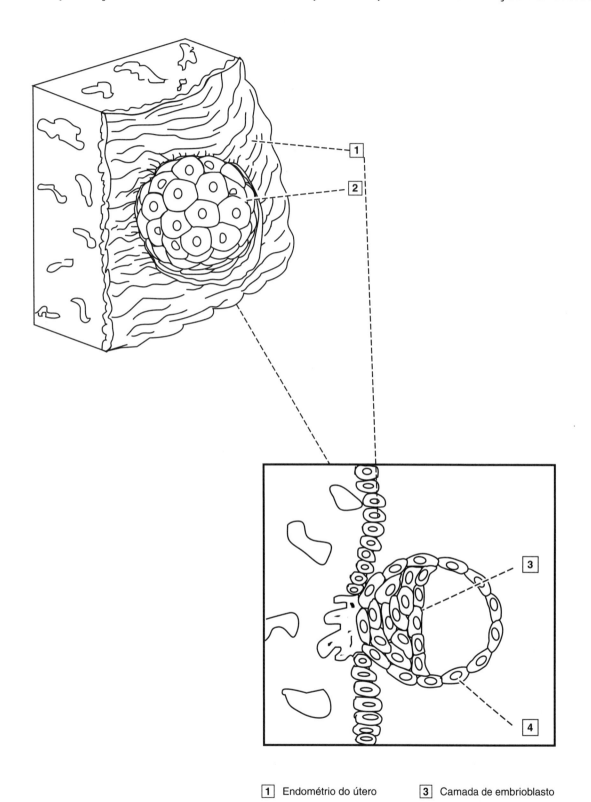

[1] Endométrio do útero
[2] Implantação do blastocisto
[3] Camada de embrioblasto
[4] Camada de trofoblasto

CAPÍTULO 1 Visão Geral dos Sistemas Orgânicos do Corpo

QUESTÕES DE REVISÃO

Preencha os espaços em branco escolhendo os termos apropriados da lista a seguir.

1. Por causa do processo contínuo de _____ e secreção de fluido pelas células dentro da mórula, o zigoto se torna uma vesícula conhecida como blastocisto (ou blástula).

2. O restante da primeira semana do desenvolvimento pré-natal é caracterizado por _____ mitóticas subsequentes, nas quais o blastocisto se subdivide em numerosas células menores à medida que sofre sucessivas divisões celulares por mitose.

3. Até o final da primeira semana, o blastocisto para de ser transportado, sofre _____ na parede posterior do útero e, portanto, torna-se incorporado no endométrio preparado, o revestimento mucoso mais interno do útero.

4. Após uma semana de clivagem, o blastocisto consiste em uma camada de células periféricas, a camada trofoblástica e uma pequena massa interna de células embrionárias ou _____.

5. A camada de trofoblasto dá origem à importantes tecidos de suporte pré-natal e a camada de embrioblastos dá origem ao _____ durante o período embrionário.

6. Após a fertilização, o desenvolvimento pré-natal envolve uma fase de proliferação rápida e _____ das células, com pouca ou nenhuma diferenciação.

7. Essa fase proliferativa do desenvolvimento pré-natal dura até a formação de três _____ (ou camadas germinativas).

8. As células do embrioblasto formam o embrião, enquanto as células do _____ estão associadas à implantação do embrião e formação da placenta.

9. Ao longo do tempo, as populações de células embriológicas variam sua _____ de nenhuma resposta à máxima resposta, e, em seguida, voltam para nenhuma resposta durante o desenvolvimento pré-natal; isto é definido como a capacidade de uma célula embrionária reagir à estimulação de um indutor, permitindo o crescimento contínuo ou a diferenciação do embrião.

10. As janelas da competência embrionária de durações variadas existem para diferentes populações de células; os conceitos de indução, competência e _____ também se aplicam no desenvolvimento do dente e seus tecidos de suporte, bem como ao desenvolvimento da cabeça e do pescoço.

migração   camadas de células embrionárias   trofoblasto

camada de embrioblasto   embrião   diferenciação

implantação   mitose   competência embrionária

clivagens

Referências

Capítulo 3, Prenatal development. In Fehrenbach MJ, Popowics T: *Illustrated dental embryology, histology, and anatomy*, ed 4, St. Louis, 2016, Saunders.

Capítulo 2, General embryology. In Nanci A, *Ten Cate's Oral Histology*, ed 8, St. Louis, 2013, Mosby.

RESPOSTAS 1. mitose, 2. clivagens, 3. implantação, 4. camada de embrioblastos, 5. embrião, 6. migração, 7. camadas de células embrionárias, 8. trofoblasto, 9. competência embrionária, 10. diferenciação.

FIG. 1.6 Segunda semana de desenvolvimento pré-natal durante o período embrionário (secção transversal)

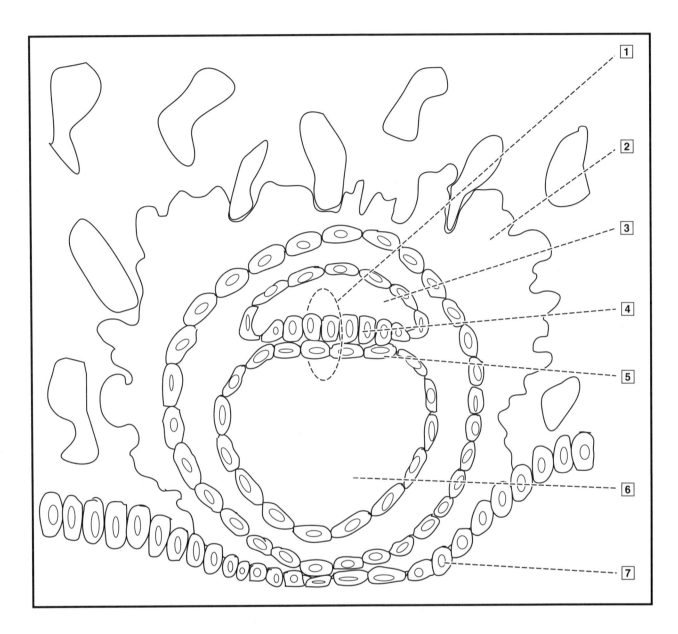

[1] Disco embrionário bilaminar
[2] Placenta em desenvolvimento
[3] Cavidade amniótica
[4] Camada de epiblasto
[5] Camada de hipoblasto
[6] Saco vitelino
[7] Endométrio do útero

CAPÍTULO 1 Visão Geral dos Sistemas Orgânicos do Corpo

QUESTÕES DE REVISÃO

Preencha os espaços em branco escolhendo os termos apropriados da lista a seguir.

1. O segundo período de desenvolvimento pré-natal, o _____, estende-se do início da segunda semana até o final da oitava semana; inclui a maior parte do último mês do primeiro trimestre.

2. Certos processos fisiológicos ou eventos espaciais e temporais, chamados de *padronização* e que ocorrem durante o período embrionário, são considerados fundamentais para o futuro desenvolvimento durante o período pré-natal; esses processos fisiológicos incluem _____, proliferação, diferenciação, morfogênese e maturação.

3. Durante o período embrionário da segunda semana do desenvolvimento pré-natal, o blastocisto implantado cresce pelo aumento da proliferação das células embrionárias, ocorrendo também a diferenciação, que resulta em mudanças na morfogênese celular; o aumento do número de células embrionárias criam as _____ (ou camadas germinativas) dentro do blastocisto.

4. Um _____ é eventualmente desenvolvido a partir do blastocisto e aparece como uma placa tridimensional, mas achatada, essencialmente circular, de células organizadas em bicamada.

5. O disco embrionário bilaminar possui camada superior e camada inferior, com a _____ superior composta de células colunares altas e a camada de hipoblasto inferior composta de pequenas células cuboides.

6. Após a sua criação, o disco embrionário bilaminar é suspenso no endométrio do útero entre duas cavidades cheias de fluido, a _____, em contato com a camada do epiblasto, e o saco vitelino, que fica em relação com a camada de hipoblasto fornecendo alimento inicial para o disco.

7. O disco embrionário bilaminar desenvolve-se posteriormente no _____, à medida que o desenvolvimento pré-natal continua durante o período embrionário.

8. A _____, um órgão pré-natal que une a gestante e o embrião em desenvolvimento, desenvolve-se a partir das interações da camada trofoblástica e do tecido endometrial.

9. A formação da placenta e o desenvolvimento da circulação _____ permitem, entre elas, a troca seletiva de substâncias solúveis no sangue, o que inclui oxigênio e dióxido de carbono, bem como de nutrientes e hormônios.

10. Durante o período embrionário do desenvolvimento pré-natal, a diferenciação ocorre em várias velocidades no embrião, afetando células, tecidos, órgãos e sistemas; inclui diferentes tipos de diferenciação, como citodiferenciação e histodiferenciação, bem como a _____.

embrião	disco embrionário bilaminar	período embrionário
umbilical	camada de epiblasto	cavidade amniótica
morfodiferenciação	placenta	camadas de células embrionárias
indução		

Referência

Capítulo 3, Prenatal development. In Fehrenbach MJ, Popowics T: *Illustrated dental embryology, histology, and anatomy*, ed 4, St. Louis, 2016, Saunders.

RESPOSTAS 1. período embrionário, 2. indução, 3. camadas de células embrionárias, 4. disco embrionário bilaminar, 5. camada de epiblasto, 6. cavidade amniótica, 7. embrião, 8. placenta, 9. umbilical, 10. morfodiferenciação.

CAPÍTULO 1 Visão Geral dos Sistemas Orgânicos do Corpo

FIG. 1.7 Terceira semana de desenvolvimento pré-natal durante o período embrionário (vista superior e secção transversal)

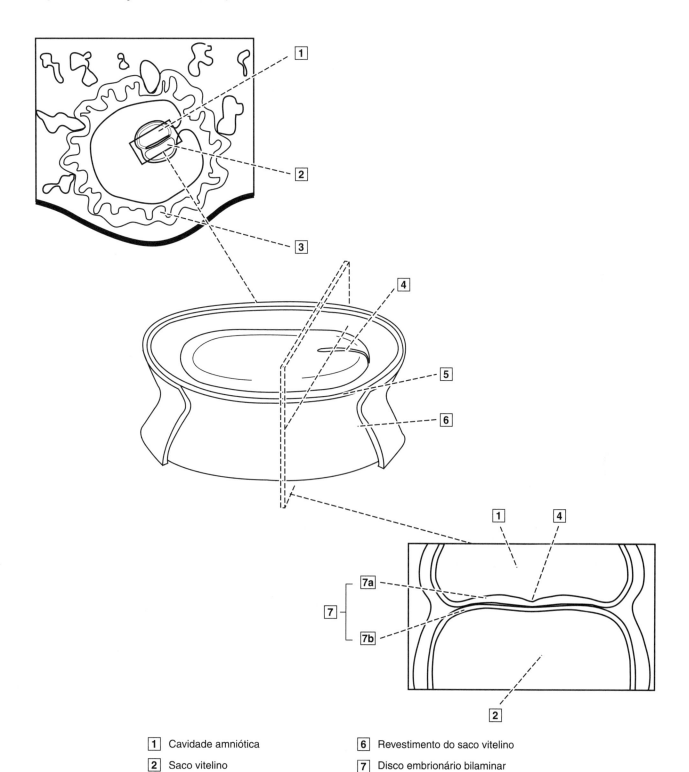

1 Cavidade amniótica
2 Saco vitelino
3 Placenta em desenvolvimento
4 Linha primitiva
5 Revestimento da cavidade amniótica
6 Revestimento do saco vitelino
7 Disco embrionário bilaminar
7a Camada de epiblastos
7b Camada de hipoblastos

QUESTÕES DE REVISÃO

Preencha os espaços em branco escolhendo os termos apropriados da lista a seguir.

1. No período embrionário, durante o início da terceira semana de desenvolvimento pré-natal, a _____ _____ se forma no disco embrionário bilaminar; é um espessamento sulcado em forma de bastão no meio do disco, que resulta de uma proliferação aumentada de células na área da linha mediana.

2. A linha primitiva faz com que o disco embrionário bilaminar tenha _____, com metade direita e metade esquerda; a maior parte do desenvolvimento posterior de uma metade é semelhante à metade oposta.

3. Durante o início da terceira semana, algumas células da _____ se movem ou migram em direção à camada de hipoblasto apenas na área da linha primitiva do disco embrionário bilaminar.

4. Da camada de epiblasto, as células migram para a camada de hipoblasto do disco embrionário bilaminar e localizam-se no meio, entre as duas camadas, formando o _____, um tecido conjuntivo embrionário, bem como a endoderme embrionária.

5. As células mesenquimais entre o epiblasto e as camadas de hipoblasto têm o potencial de proliferar e se diferenciar em diversos tipos do _____, formando células como fibroblastos, condroblastos e osteoblastos.

6. Quando as três camadas estão presentes, o disco embrionário bilaminar torna-se mais espesso e passa a ser chamado de _____ durante a terceira semana do desenvolvimento pré-natal.

7. Com a criação de uma nova camada de células embrionárias de mesoderme dentro do disco embrionário trilaminar, a camada de epiblasto é agora considerada _____, e a camada de hipoblasto que foi deslocada pelas células que migraram para a linha primitiva, agora se torna a endoderme.

8. Quando o disco embrionário trilaminar sofre crescimento durante as primeiras três semanas, certas estruturas anatômicas do disco tornam-se aparentes e o disco embrionário trilaminar tem agora uma _____, ou extremidade craniana.

9. Na extremidade cefálica do disco embrionário trilaminar, forma-se a _____ (ou bucofaríngea); consiste apenas em ectoderme externamente e endoderme internamente, sem mesoderme intermediária, que é a localização da futura boca primitiva ou estomodeu do embrião, e, portanto, o início do tubo digestório.

10. O disco embrionário trilaminar tem uma _____ ou extremidade final; nessa extremidade se forma a membrana cloacal, que é a localização do futuro ânus, ou porção terminal do tubo digestório.

tecido conjuntivo	disco embrionário trilaminar	linha primitiva
simetria bilateral	ectoderme	camada de epiblasto
extremidade cefálica	membrana orofaríngea	extremidade caudal
mesoderme		

Referência

Capítulo 3, Prenatal development. In Fehrenbach MJ, Popowics T: *Illustrated dental embryology, histology, and anatomy*, ed 4, St. Louis, 2016, Saunders.

RESPOSTAS 1. linha primitiva, 2. simetria bilateral, 3. camada de epiblasto, 4. mesoderme, 5. tecido conjuntivo, 6. disco embrionário trilaminar, 7. ectoderme, 8. extremidade cefálico, 9. membrana orofaríngea, 10. extremidade caudal.

FIG. 1.8 Desenvolvimento do sistema nervoso central e do sistema muscular durante o período embrionário (secções transversais e vistas posterior e lateral)

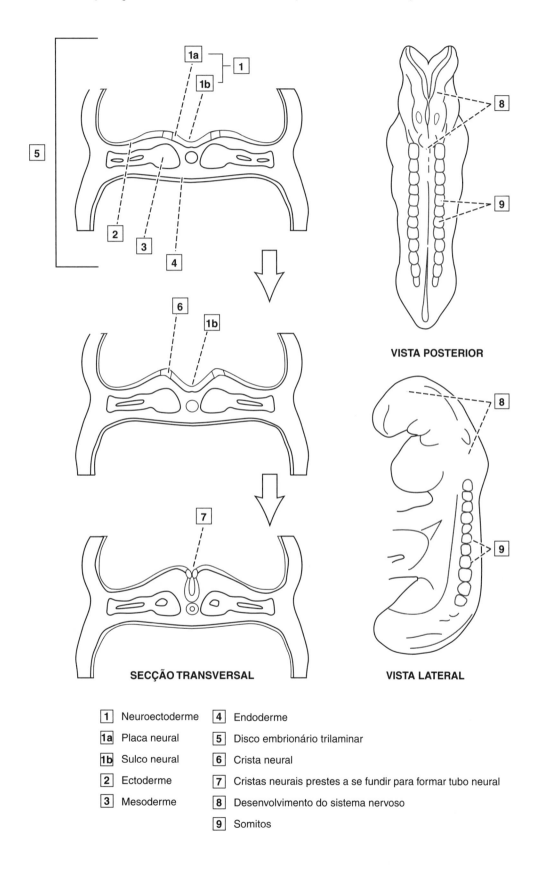

1	Neuroectoderme	4	Endoderme
1a	Placa neural	5	Disco embrionário trilaminar
1b	Sulco neural	6	Crista neural
2	Ectoderme	7	Cristas neurais prestes a se fundir para formar tubo neural
3	Mesoderme	8	Desenvolvimento do sistema nervoso
		9	Somitos

CAPÍTULO 1 Visão Geral dos Sistemas Orgânicos do Corpo

QUESTÕES DE REVISÃO

Preencha os espaços em branco escolhendo os termos apropriados da lista a seguir.

1. Durante final da terceira semana do desenvolvimento pré-natal, o _____ começa a se desenvolver no embrião; muitas etapas ocorrem durante esta semana para formar os primórdios da medula espinal e do encéfalo.

2. Um grupo especializado de células diferencia-se da ectoderme, durante a terceira semana de desenvolvimento pré-natal, e agora é considerado _____.

3. A neuroectoderme está localizada na _____ do embrião, uma faixa central de células que se estende desde a extremidade cefálica à extremidade caudal do embrião.

4. A placa neural do embrião sofre maiores crescimento e espessamento na terceira semana do desenvolvimento pré-natal, o que faz com que ela se aprofunde e invagine em direção à mesoderme na sua região mais central, formando o _____.

5. Próximo do final da terceira semana de desenvolvimento pré-natal, o sulco neural se aprofunda e é circundado pelas _____.

6. À medida que o crescimento da neuroectoderme ocorre, o _____ é formado durante a quarta semana pela fusão na parte mais superior das pregas neurais; posteriormente, essa estrutura formará a medula espinal, assim como em outros tecidos neurais do sistema nervoso central.

7. Além disso, durante a terceira semana do desenvolvimento pré-natal, outro grupo especializado de células, as _____, se desenvolvem a partir da neuroectoderme; essas células migram das cristas das pregas neurais e depois se juntam à mesoderme para formar o mesênquima da face.

8. O _____ está envolvido no desenvolvimento de muitas estruturas da face e do pescoço, como os arcos branquiais, porque eles se diferenciam para formar a maior parte do tecido conjuntivo da cabeça.

9. Até o final da terceira semana de desenvolvimento pré-natal, o _____ diferencia-se mais e começa a se dividir de cada lado do tubo neural do embrião, em 38 segmentos cuboides de mesoderme, formando os somitos.

10. Os _____ aparecem como elevações distintas na superfície de cada lado do embrião e continuam a se desenvolver nas semanas seguintes de desenvolvimento pré-natal, dando origem à maioria das estruturas esqueléticas da cabeça, do pescoço e do tronco, bem como aos músculos associados e à derme da pele.

tubo neural	sulco neural	sistema nervoso central
ectomesênquima	somitos	pregas neurais
mesoderme	placa neural	neuroectoderme
células da crista neural		

Referência

Capítulo 3, Prenatal development. In Fehrenbach MJ, Popowics T: *Illustrated dental embryology, histology, and anatomy*, ed 4, St. Louis, 2016, Saunders.

RESPOSTAS 1. sistema nervoso central, 2. neuroectoderme, 3. placa neural, 4. sulco neural, 5. pregas neurais, 6. tubo neural, 7. células da crista neural, 8. ectomesênquima, 9. mesoderme, 10. somitos.

FIG. 1.9 Quarta semana de desenvolvimento pré-natal com dobramento embrionário e organogênese durante o período embrionário (vista lateral com secções sagitais medianas)

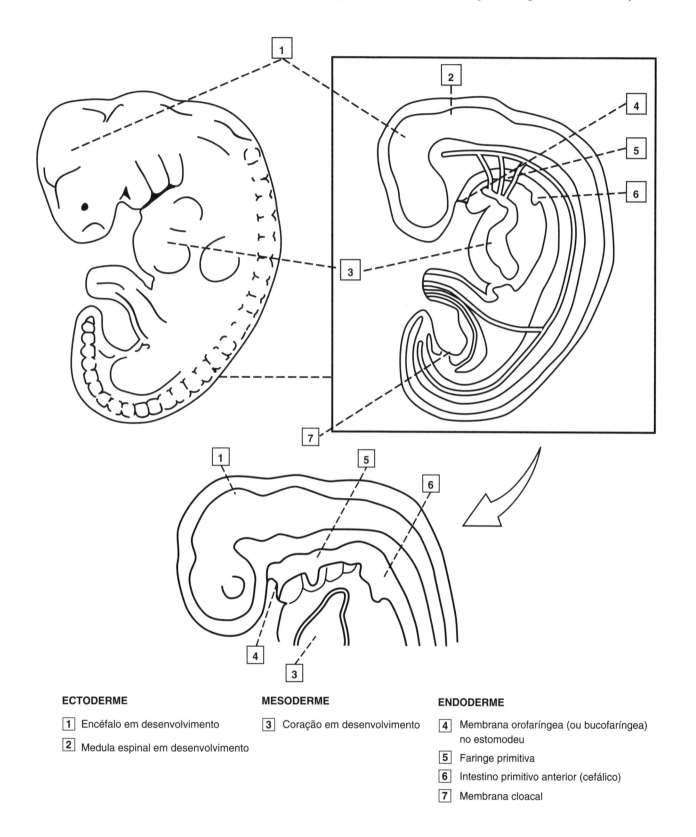

ECTODERME
1. Encéfalo em desenvolvimento
2. Medula espinal em desenvolvimento

MESODERME
3. Coração em desenvolvimento

ENDODERME
4. Membrana orofaríngea (ou bucofaríngea) no estomodeu
5. Faringe primitiva
6. Intestino primitivo anterior (cefálico)
7. Membrana cloacal

CAPÍTULO 1 Visão Geral dos Sistemas Orgânicos do Corpo

QUESTÕES DE REVISÃO

Preencha os espaços em branco escolhendo os termos apropriados da lista a seguir.

1. Durante a quarta semana do desenvolvimento pré-natal, no período embrionário, o disco embrionário trilaminar sofre _____ anterior (cefálico) e laterais, estabelecendo os diferentes tecidos em formação em suas posições adequadas para o desenvolvimento embrionário posterior, além de produzir um embrião de estrutura tubular.

2. Após o dobramento do disco embrionário no embrião, a endoderme encontra-se agora envolvida pelo _____, com a mesoderme preenchendo as áreas entre estas duas camadas, formando um longo tubo oco revestido pela endoderme desde a extremidade cefálica até a extremidade caudal do embrião; especificamente, este tubo oco se estende da membrana orofaríngea à membrana cloacal.

3. Este tubo formado durante o dobramento embrionário é o futuro _____ e é separado em três regiões principais, que incluem o intestino anterior, intestino médio e intestino posterior.

4. A parte anterior desse tubo no embrião, quando ele é dobrado, é o intestino primitivo anterior, que dará origem à _____, ou *garganta primitiva*, e inclui uma parte do saco vitelino primitivo, à medida que vai sendo fechado pelos dobramentos; as duas partes mais posteriores, o intestino médio e o intestino posterior, formam o restante da faringe adulta, assim como o restante do tubo digestório.

5. Durante o desenvolvimento do tubo digestório, formam-se quatro pares de _____ a partir de evaginações nas paredes laterais da faringe durante a quarta semana do desenvolvimento pré-natal.

6. Um evento crucial do desenvolvimento pré-natal é o dobramento do _____ em dois planos, ao longo do eixo rostrocaudal e ao longo do eixo lateral.

7. A dobra cefálica é crítica para a formação do _____ ou boca primitiva, que formará a futura cavidade oral; a ectoderme passa por essa dobra para alinhar o estomodeu ao intestino anterior, separados apenas pela membrana orofaríngea.

8. O dobramento lateral do embrião durante o desenvolvimento pré-natal determina a disposição da camada intermediária ou _____.

9. Como outro resultado do dobramento embrionário, a ectoderme do assoalho da _____ encapsula o embrião e forma o epitélio da superfície do corpo.

10. Além disso, após a dobragem do embrião, a mesoderme paraxial permanece adjacente ao futuro _____ e notocorda.

embrião	estomodeu	dobramentos embrionários
faringe primitiva	mesoderme	cavidade amniótica
bolsas faríngeas	tubo digestório	tubo neural
ectoderme		

Referências

Capítulo 3, Prenatal development. In Fehrenbach MJ, Popowics T: *Illustrated dental embryology, histology, and anatomy*, ed 4, St. Louis, 2016, Saunders.

Capítulo 2, General embryology. In Nanci A, *Ten Cate's Oral Histology*, ed 8, St. Louis, 2013, Mosby.

RESPOSTAS 1. dobramentos embrionários, 2. ectoderme, 3. tubo digestório, 4. faringe primitiva, 5. bolsas faríngeas, 6. embrião, 7. estomodeu, 8. mesoderme, 9. cavidade amniótica, 10. tubo neural.

CAPÍTULO 1 Visão Geral dos Sistemas Orgânicos do Corpo

FIG. 1.10 Período fetal

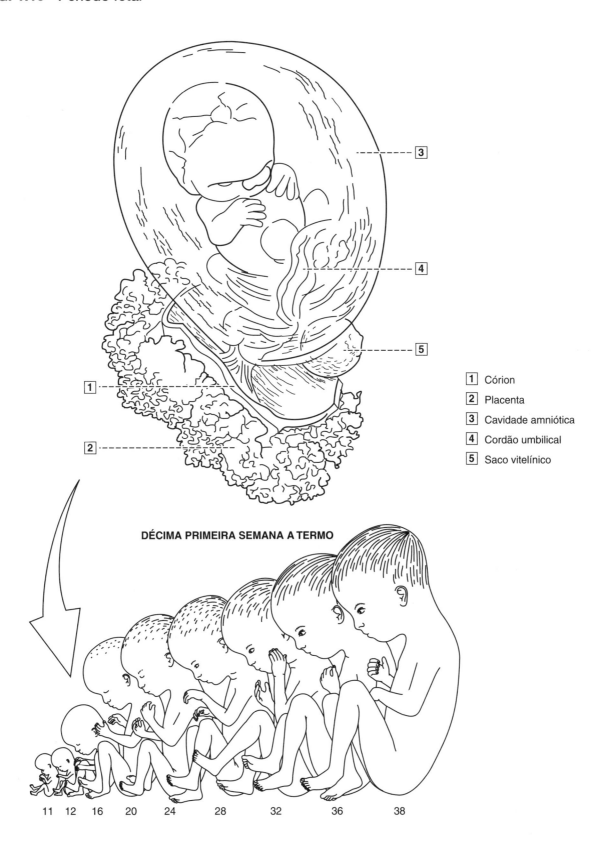

1 Córion
2 Placenta
3 Cavidade amniótica
4 Cordão umbilical
5 Saco vitelínico

DÉCIMA PRIMEIRA SEMANA A TERMO

11 12 16 20 24 28 32 36 38

19

CAPÍTULO 1 Visão Geral dos Sistemas Orgânicos do Corpo

QUESTÕES DE REVISÃO

Preencha os espaços em branco escolhendo os termos apropriados da lista a seguir.

1. Do terceiro ao final do período de desenvolvimento pré-natal, o _____ segue-se ao período embrionário.

2. O período fetal de desenvolvimento pré-natal engloba o início da nona semana, ou o terceiro mês, até o nono mês; assim, este período inclui tanto o segundo quanto o terceiro _____.

3. Durante o período fetal do desenvolvimento pré-natal, há maturação das estruturas existentes no embrião conforme ele aumenta para se tornar um _____.

4. Com o período fetal do desenvolvimento pré-natal, os processos envolvidos incluem não apenas o processo de _____ de cada tecido e órgãos individuais, mas também a proliferação, diferenciação e morfogênese, semelhantes aos processos iniciais ocorridos no embrião.

5. Embora as mudanças no desenvolvimento do feto neste período do desenvolvimento pré-natal não sejam tão dramáticas quanto as que ocorreram anteriormente durante o _____, são importantes porque permitem o funcionamento dos tecidos e órgãos recém-formados.

6. A _____ do feto durante o desenvolvimento pré-natal é linear até 37 semanas de gestação, estabilizando-se posteriormente até o nascimento.

7. A taxa de crescimento de um embrião, feto ou lactente pode ser refletida como o _____ por idade gestacional, e é frequentemente dada em relação ao que seria esperado pela idade gestacional.

8. Uma criança nascida dentro da faixa normal de peso para essa idade gestacional é conhecida como _____.

9. A taxa de crescimento durante o desenvolvimento pré-natal pode ser aproximadamente correlacionada com a altura do fundo do útero, que pode ser estimada com a _____ da gestante.

10. Medições mais exatas do embrião ou do feto e sua taxa de crescimento podem ser realizadas com a _____ obstétrica.

apropriada para a idade gestacional	maturação	peso
período embrionário	feto	palpação abdominal
trimestres	taxa de crescimento	ultrassonografia
período fetal		

Referências

Capítulo 3, Prenatal development. In Fehrenbach MJ, Popowics T: *Illustrated dental embryology, histology, and anatomy*, ed 4, St. Louis, 2016, Saunders.

Capítulo 2, General embryology. In Nanci A, *Ten Cate's Oral Histology*, ed 8, St. Louis, 2013, Mosby.

RESPOSTAS 1. período fetal, 2. trimestres, 3. feto, 4. maturação, 5. período embrionário, 6. taxa de crescimento, 7. peso, 8. apropriada para a idade gestacional, 9. palpação abdominal, 10. ultrassonografia.

CAPÍTULO 1 Visão Geral dos Sistemas Orgânicos do Corpo

FIG. 1.11 A célula com sua membrana celular e organelas

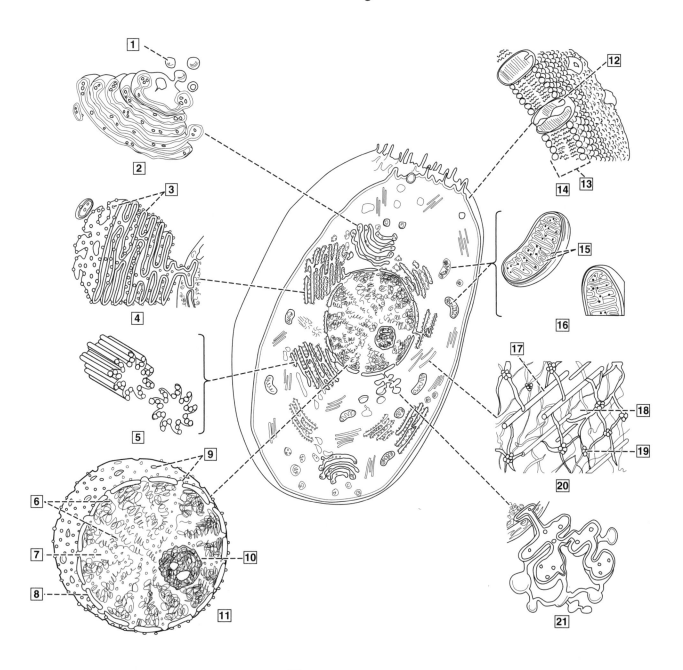

1 Lisossomo	8 Envoltório nuclear (carioteca)	15 Cristas mitocondriais
2 Complexo de Golgi	9 Poro nuclear	16 Mitocôndrias
3 Ribossomos	10 Nucléolo	17 Microtúbulo
4 Retículo endoplasmático rugoso	11 Núcleo celular	18 Citoplasma
5 Centríolos no centrossomo	12 Proteína de membrana	19 Microfilamento
6 Cromatina	13 Bicamada fosfolipídica	20 Citoesqueleto
7 Nucleoplasma (carioplasma)	14 Membrana celular	21 Retículo endoplasmático liso

CAPÍTULO 1 Visão Geral dos Sistemas Orgânicos do Corpo

QUESTÕES DE REVISÃO

Preencha os espaços em branco escolhendo os termos apropriados da lista a seguir.

1. A menor unidade de organização viva no corpo é a _____, porque é capaz de desempenhar quaisquer funções necessárias sem a ajuda de outras células; cada uma tem uma membrana celular, citoplasma, organelas e inclusões.

2. A _____ (ou membrana plasmática) envolve a célula; geralmente é uma bicamada complexa, consistindo predominantemente em fosfolipídios e proteínas.

3. O _____ da célula inclui a parte semifluida contida dentro do limite da membrana celular, bem como o sistema esquelético de suporte ou citoesqueleto.

4. As _____ são estruturas especializadas metabolicamente ativas dentro da célula, que permitem que cada uma funcione de acordo com seu código genético; essas estruturas incluem o núcleo, mitocôndrias, ribossomos, retículo endoplasmático, complexo de Golgi, lisossomos e o citoesqueleto.

5. O _____ é a maior, mais densa e mais visível organela da célula; ele é encontrado em todas as células do corpo, exceto nas hemácias maduras, e a maioria das células tem apenas um núcleo.

6. A parte fluida no interior do núcleo é o _____, que contém importantes moléculas usadas na construção de ribossomos, ácidos nucleicos e outros materiais nucleares; o núcleo também é circundado pelo envoltório nuclear, uma membrana semelhante à membrana celular, exceto por ter dupla camada.

7. Contida no núcleo está o _____, uma organela nuclear proeminente e arredondada que é colocada centralmente no nucleoplasma, produzindo principalmente tipos de ácido ribonucleico.

8. As _____ são as organelas mais numerosas da célula e estão associadas à conversão de energia, uma vez que são a principal fonte de trifosfato de adenosina.

9. O _____ consiste em cisternas paralelas ligadas à membrana que se interconectam, formando um sistema de canais e dobras contínuos com envoltório nuclear para que possam modificar, armazenar, segregar e transportar proteínas; essas estruturas podem ser classificadas como lisas ou rugosas, determinado pela ausência ou presença de ribossomos em suas paredes.

10. Uma vez que o retículo endoplasmático tenha modificado uma nova proteína, ela é transferida para o _____ para subsequente segregação, empacotamento e transporte dos compostos proteicos; é a segunda maior organela após o núcleo e é composta de pilhas de três a 20 sacos vesiculares achatados de membrana lisa dispostos paralelamente uns aos outros.

núcleo	nucleoplasma	mitocôndria
citoplasma	organelas	nucléolo
complexo de Golgi	retículo endoplasmático	membrana celular
célula		

Referência

Capítulo 7, Cells. In Fehrenbach MJ, Popowics T: *Illustrated dental embryology, histology, and anatomy*, ed 4, St. Louis, 2016, Saunders.

RESPOSTAS 1. célula, 2. membrana celular, 3. citoplasma, 4. organelas, 5. núcleo, 6. nucleoplasma, 7. nucléolo, 8. mitocôndrias, 9. retículo endoplasmático, 10. complexo de Golgi.

FIG. 1.12 Ciclo celular

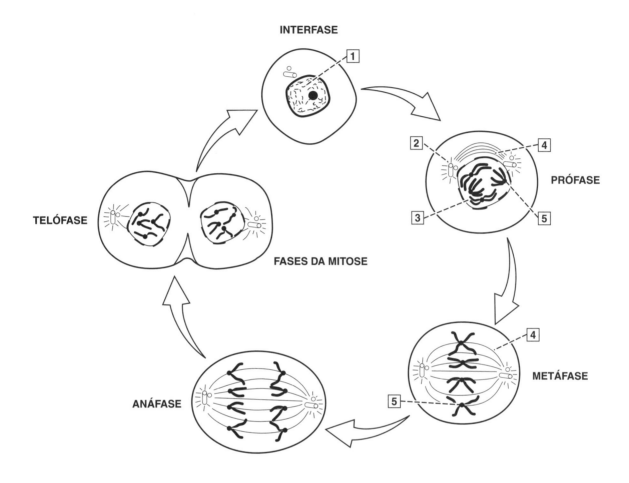

[1] Cromatina
[2] Centrossomo com centríolos
[3] Cromossomos
[4] Fibras do fuso
[5] Centrômero

CAPÍTULO 1 Visão Geral dos Sistemas Orgânicos do Corpo

QUESTÕES DE REVISÃO

Preencha os espaços em branco escolhendo os termos apropriados da lista a seguir.

1. O principal ácido nucleico no nucleoplasma é o _____ na forma de cromatina, que se parece com um pontilhado difuso; em uma com divisão celular ativa, a cromatina condensa em cromossomos visíveis, distintos, semelhantes a bastonetes, com cada cromossomo tendo um centrômero ou uma área clara e estreita próximo a sua região média.

2. Os _____ são formados por duas cromátides filamentosas ou filiformes (ou filhas) unidas por um centrômero durante a divisão celular; após a divisão celular, esses segmentos principais novamente se descondensam e se dispersam entre os outros componentes do nucleoplasma.

3. O _____ é uma organela densa, um pouco oval, que contém um par de estruturas cilíndricas, os centríolos, localizados sempre próximo ao núcleo; há dois centríolos dentro dessa organela, e cada um deles é composto por trincas de microtúbulos dispostos em um padrão de roda dentada.

4. Antes da divisão celular, o ácido desoxirribonucleico é replicado durante a _____ como parte do ciclo celular.

5. A interfase possui _____ fases, que incluem Gap 1 ou *G1* (fase inicial de repouso, de crescimento e função celular), Síntese ou *S* (síntese celular do ácido desoxirribonucleico por duplicação) e Gap 2 ou *G2* (segunda fase de repouso, com retomada de crescimento e função celulares).

6. A divisão celular que ocorre durante a mitose consiste em _____ fases, que incluem prófase, metáfase, anáfase e telófase; a divisão celular é então seguida novamente pela interfase, dando continuidade ao ciclo celular.

7. Durante a _____ da divisão celular, a cromatina se condensa em cromossomos na célula, os centríolos replicados migram para os polos opostos e a membrana nuclear e o nucléolo se desintegram.

8. Durante a _____ da divisão celular, os cromossomos se movem de modo que seus centrômeros fiquem alinhados no plano equatorial da célula e o fuso mitótico se forme.

9. Durante a _____ da divisão celular, os centrômeros se dividem, e cada cromossomo se separa em duas cromátides, cada uma migrando para os polos opostos por meio do fuso mitótico.

10. Durante a _____ da divisão celular, ocorre a divisão em duas células-filhas que são idênticas à célula-mãe, assim como entre si, e a membrana nuclear reaparece.

três	cromossomos	telófase
interfase	prófase	anáfase
ácido desoxirribonucleico	quatro	centrossomo
metáfase		

Referência

Capítulo 7, Cells. In Fehrenbach MJ, Popowics T: *Illustrated dental embryology, histology, and anatomy*, ed 4, St. Louis, 2016, Saunders.

RESPOSTAS 1. ácido desoxirribonucleico, 2. cromossomos, 3. centrossomo, 4. interfase, 5. três, 6. quatro, 7. prófase, 8. metáfase, 9. anáfase, 10. telófase.

FIG. 1.13 Principais cavidades do corpo (secção sagital mediana)

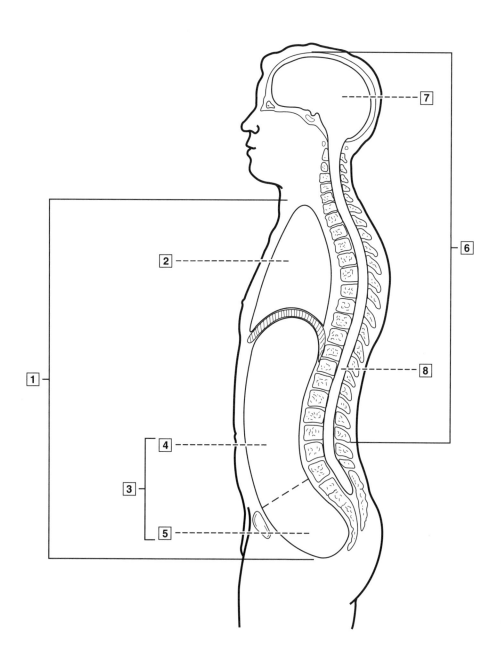

1 Cavidade ventral
2 Cavidade torácica
3 Cavidade abdominopélvica
4 Cavidade abdominal
5 Cavidade pélvica
6 Cavidade dorsal
7 Cavidade craniana
8 Canal vertebral

CAPÍTULO 1 Visão Geral dos Sistemas Orgânicos do Corpo

QUESTÕES DE REVISÃO

Preencha os espaços em branco escolhendo os termos apropriados da lista a seguir.

1. Uma _____ é um espaço no corpo preenchido com fluido.

2. A _____ é uma cavidade do corpo na vista ventral ou anterior do corpo; possui duas subdivisões que incluem a cavidade torácica e a cavidade abdominopélvica.

3. A _____ é uma cavidade do corpo que é dividida em cavidade abdominal e cavidade pélvica, mas não há barreira física entre essas duas subdivisões, apenas uma linha imaginária do púbis, inferiormente, para o sacro superior e posterior, separando-as.

4. A _____ é uma cavidade do corpo que contém a maior parte dos órgãos do sistema digestório, o baço e os rins, e a cavidade pélvica contém a bexiga urinária, os órgãos reprodutores internos e o reto; ambas as cavidades do corpo são revestidas internamente por um folheto do peritônio.

5. A _____ é a cavidade do corpo formada pela caixa torácica; é separada da cavidade abdominopélvica pelo músculo diafragma e divide-se nas cavidades pleurais, que contêm os pulmões, e no mediastino, que inclui a cavidade pericárdica com o coração.

6. A _____ é uma cavidade do corpo delimitada pelos ossos pélvicos que contém principalmente órgãos reprodutores, a bexiga urinária, o cólon pélvico (sigmoide) e o reto.

7. A _____ é uma cavidade do corpo na vista dorsal ou posterior do corpo que se encontra encerrada pelo crânio e pelos ossos da coluna vertebral, com duas subdivisões que incluem a cavidade craniana e o canal vertebral.

8. A _____ ou *cavidade intracraniana* é um espaço do corpo no interior do crânio que contém o encéfalo, porções proximais dos nervos cranianos, vasos sanguíneos e seios venosos, assim como os olhos e as orelhas.

9. O _____ ou *canal espinal* é uma cavidade do corpo através da qual passa a medula espinal, que é formado pela superposição dos forames vertebrais das vértebras.

10. Tanto a cavidade craniana quanto o canal espinal são revestidos pelas _____.

cavidade abdominopélvica	**cavidade dorsal**	**cavidade craniana**
cavidade corporal	**canal vertebral**	**cavidade ventral**
cavidade pélvica	**meninges**	**cavidade abdominal**
cavidade torácica		

Referência

Vários Capítulos. In Drake R, Vogl AW, Mitchell AWM: *Gray's anatomy for students*, ed 3, Philadelphia, 2015, Churchill Livingstone.

RESPOSTAS 1. cavidade do corpo, 2. cavidade ventral, 3. cavidade abdominopélvica, 4. cavidade abdominal, 5. cavidade torácica, 6. cavidade pélvica, 7. cavidade dorsal, 8. cavidade craniana, 9. canal vertebral, 10. meninges.

FIG. 1.14 Principais ossos (vistas anterior e posterior)

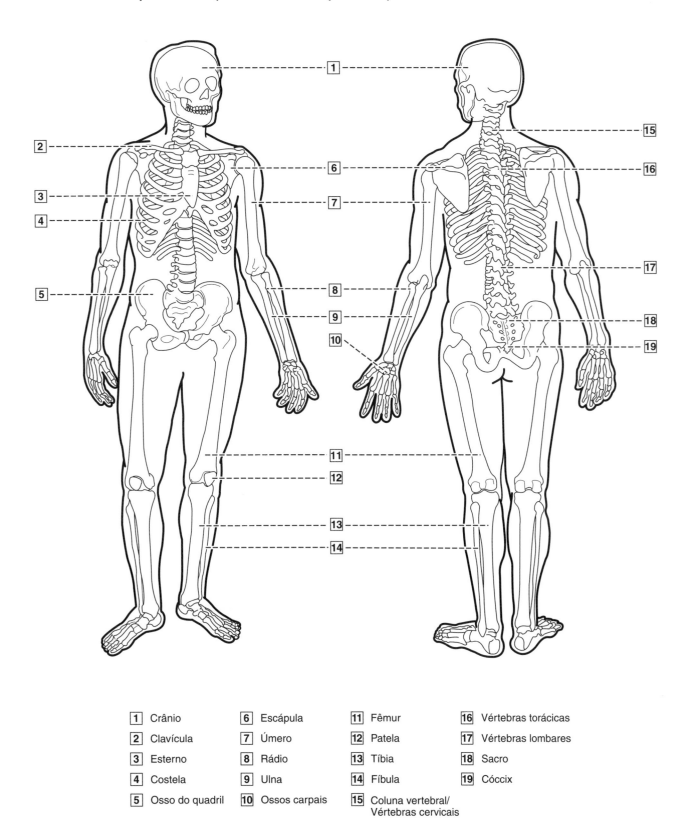

1	Crânio	6	Escápula	11	Fêmur	16	Vértebras torácicas
2	Clavícula	7	Úmero	12	Patela	17	Vértebras lombares
3	Esterno	8	Rádio	13	Tíbia	18	Sacro
4	Costela	9	Ulna	14	Fíbula	19	Cóccix
5	Osso do quadril	10	Ossos carpais	15	Coluna vertebral/ Vértebras cervicais		

CAPÍTULO 1 Visão Geral dos Sistemas Orgânicos do Corpo

QUESTÕES DE REVISÃO

Preencha os espaços em branco escolhendo os termos apropriados da lista a seguir.

1. Os adultos têm 206 ossos, embora no nascimento haja cerca de 300 ossos; no entanto, muitos ossos se _____ com o crescimento.

2. A _____ é composta pelo viscerocrânio e neurocrânio.

3. A _____ ou *coluna espinal* (espinha dorsal) é composta por 26 ossos, que incluem as vértebras, o sacro e o cóccix.

4. As sete vértebras superiores, as _____, compõem o pescoço; as doze vértebras seguintes são as vértebras torácicas, que fixam as costelas; as últimas cinco vértebras são as vértebras lombares; o sacro é localizado imediatamente inferior às vértebras lombares e está ligado ao ilío do osso do quadril; e o cóccix está localizado mais abaixo do sacro. O sacro e o cóccix formam com o osso do quadril, formado pela fusão do ílio, ísquio e púbis, a cintura pélvica adulta.

5. As _____ criam uma gaiola óssea protetora de órgãos internos, tais como coração, pulmões e fígado; embora haja normalmente 12 pares de costelas, ocasionalmente há um par extra ou falta um par.

6. As sete costelas superiores conectam-se ao osso _____; o esterno também se articula com a clavícula. As vértebras torácicas se articulam com todos os doze pares de costelas, mantendo-as em suas posições.

7. Cada braço contém um _____, que é o grande osso do membro superior; o antebraço possui dois ossos longos, a ulna e o rádio; os ossos carpais formam o esqueleto do punho.

8. O longo osso da coxa é o _____; a patela articula-se com o fêmur.

9. Os dois ossos longos que vão desde o joelho até o tornozelo, são a _____ e a fíbula, que compõem os ossos da perna.

10. Os ossos do tornozelo são os ossos _____; os metacarpos e metatarsos são ossos da mão e do pé, respectivamente, sendo as falanges os ossos dos dedos, tanto nas mãos quanto nos pés.

fundem	tíbia	cabeça óssea
vértebra cervical	fêmur	úmero
tarsais	esterno	coluna vertebral
costelas		

Referência

Vários Capítulos. In Drake R, Vogl AW, Mitchell AWM: *Gray's anatomy for students*, ed 3, Philadelphia, 2015, Churchill Livingstone.

RESPOSTAS 1. fundem, 2. cabeça óssea, 3. coluna vertebral, 4. vértebras cervicais, 5. costelas, 6. esterno, 7. úmero, 8. fêmur, 9. tíbia, 10. tarsais.

CAPÍTULO 1 Visão Geral dos Sistemas Orgânicos do Corpo

FIG. 1.15 Anatomia dos ossos e cartilagens (vista externa e detalhes microanatômicos)

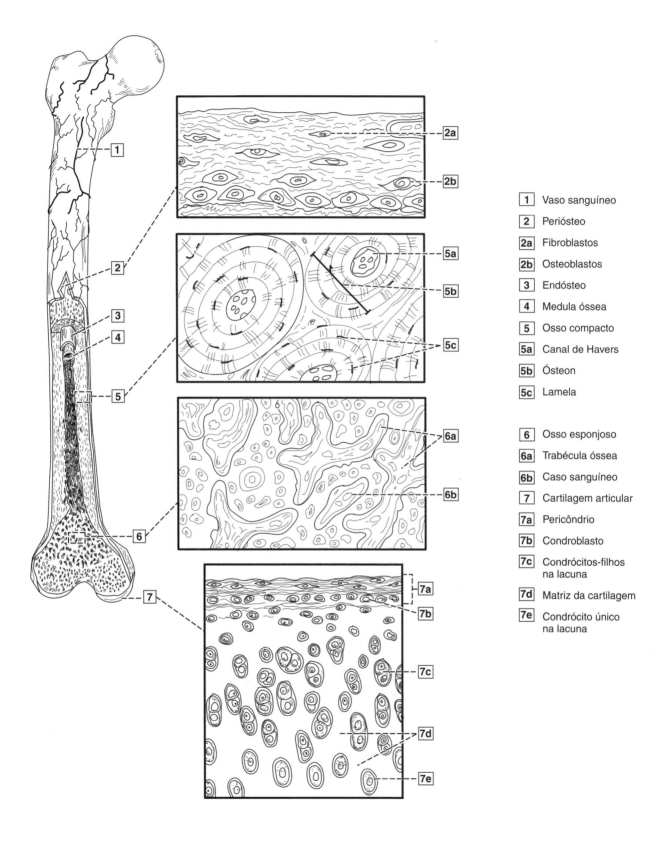

1 Vaso sanguíneo
2 Periósteo
2a Fibroblastos
2b Osteoblastos
3 Endósteo
4 Medula óssea
5 Osso compacto
5a Canal de Havers
5b Ósteon
5c Lamela

6 Osso esponjoso
6a Trabécula óssea
6b Caso sanguíneo
7 Cartilagem articular
7a Pericôndrio
7b Condroblasto
7c Condrócitos-filhos na lacuna
7d Matriz da cartilagem
7e Condrócito único na lacuna

CAPÍTULO 1   Visão Geral dos Sistemas Orgânicos do Corpo

QUESTÕES DE REVISÃO

Preencha os espaços em branco escolhendo os termos apropriados da lista a seguir.

1. O _____ é uma forma rígida de tecido conjuntivo que constitui a maior parte do esqueleto maduro; sendo assim, serve como suporte protetor e estrutural para tecidos moles e como mecanismo de fixação.

2. A superfície externa do osso é coberta pelo _____, que é uma bainha de tecido conjuntivo denso de camada dupla.

3. A camada externa do periósteo contém vasos sanguíneos e nervos, e a camada interna contém uma única camada de células que dão origem a células formadoras de ossos, os _____.

4. Profundamente ao periósteo existe uma camada densa de _____, que é a parte de um osso composto de tecido ósseo densamente compactado; e sob o osso compacto localiza-se o osso esponjoso ou osso trabeculado, que é a parte de um osso composto de tecido ósseo menos denso.

5. O revestimento da cavidade medular no interior do osso, circundada pelas camadas de osso compacto e osso esponjoso, é o _____, que tem a mesma composição do periósteo, porém é mais delgado; a medula óssea se localiza nesta cavidade medular, formada por uma substância gelatinosa onde estão localizadas as células-tronco do sangue, onde os linfócitos são produzidos e as células B amadurecem.

6. A matriz óssea é inicialmente formada como _____, que posteriormente sofre mineralização; este é produzido pelos osteoblastos, células cuboides que se originam dos fibroblastos.

7. O processo de _____ envolve a formação de osteoide no seio de uma membrana de tecido conjuntivo, que então substitui a membrana de tecido conjuntivo mais externa; esse tipo de processo contrasta com o processo de ossificação endocondral que envolve a formação osteoide dentro de um modelo de cartilagem hialina, que subsequentemente se torna mineralizado e morre.

8. A _____ é um tecido conjuntivo firme e não mineralizado que compõe parte do esqueleto do corpo; pode estar presente em superfícies articulares da maioria das articulações livremente móveis, como a articulação temporomandibular, ou pode servir como um modelo ou molde para o desenvolvimento subsequente de certos ossos do corpo.

9. O tecido conjuntivo que envolve a maioria das cartilagens é o _____, uma bainha de tecido conjuntivo fibroso contendo vasos sanguíneos.

10. Dois tipos de células encontradas na cartilagem são os condroblastos imaturos, que se localizam adjacentes no pericôndrio e produzem a matriz de cartilagem, e os _____, que são condroblastos maduros, mantenedores da matriz da cartilagem dentro de suas lacunas.

osteoblastos	cartilagem	condrócitos
osso compactado	tecido ósseo	periósteo
endósteo	osteoide	ossificação intramembranosa
pericôndrio		

Referência

Capítulo 8, Basic tissue. In Fehrenbach MJ, Popowics T: *Illustrated dental embryology, histology, and anatomy*, ed 4, St. Louis, 2016, Saunders.

RESPOSTAS 1. tecido ósseo, 2. periósteo, 3. osteoblastos, 4. osso compacto, 5. endósteo, 6. osteoide, 7. ossificação intramembranosa, 8. cartilagem, 9. pericôndrio, 10. condrócitos.

FIG. 1.16 Osso (secção transversal com detalhes microanatômicos)

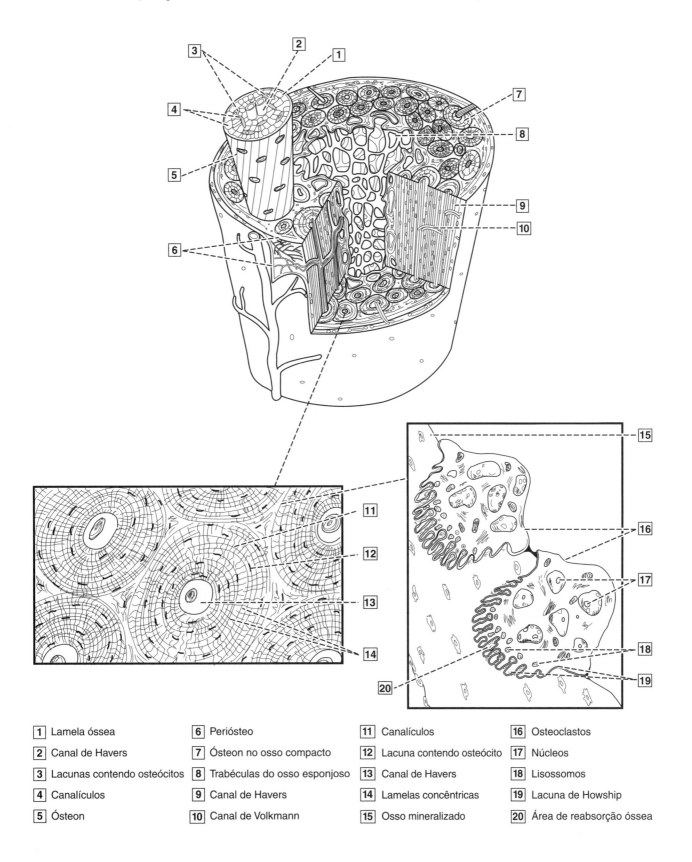

1 Lamela óssea	6 Periósteo	11 Canalículos	16 Osteoclastos
2 Canal de Havers	7 Ósteon no osso compacto	12 Lacuna contendo osteócito	17 Núcleos
3 Lacunas contendo osteócitos	8 Trabéculas do osso esponjoso	13 Canal de Havers	18 Lisossomos
4 Canalículos	9 Canal de Havers	14 Lamelas concêntricas	19 Lacuna de Howship
5 Ósteon	10 Canal de Volkmann	15 Osso mineralizado	20 Área de reabsorção óssea

CAPÍTULO 1 Visão Geral dos Sistemas Orgânicos do Corpo

QUESTÕES DE REVISÃO

Preencha os espaços em branco escolhendo os termos apropriados da lista a seguir.

1. O osso é constituído por células e uma matriz parcialmente mineralizada que é composta de material inorgânico (ou mineralizado), uma formação cristalina principalmente por cristais de _____, conferindo dureza ao osso.

2. No interior do tecido ósseo totalmente mineralizado, estão os _____, que são osteoblastos maduros aprisionados; semelhante ao condrócito, o corpo celular é circundado por tecido ósseo, exceto pelo espaço imediatamente à sua volta, a lacuna.

3. Ao contrário dos condrócitos, os _____ nunca sofrem mitose durante a formação do tecido, e, dessa forma, apenas um osteócito é encontrado no interior da lacuna.

4. Os processos citoplasmáticos dos osteócitos irradiam-se em todas as direções no osso e estão localizados nos canais tubulares da matriz, ou _____; esses processos fornecem interação entre os osteócitos.

5. A matriz óssea na substância óssea compacta é formada por camadas intimamente justapostas ou _____; dentro e entre cada uma das lamelas, os osteócitos são aprisionados, com seus processos citoplasmáticos nos canalículos.

6. O arranjo altamente organizado de lamelas concêntricas em osso compacto é o _____; as lamelas formam camadas concêntricas de matriz em cilindros ou ósteons.

7. O _____ (ou canal central) é um canal vascular central no interior de cada ósteon circundado pelas lamelas; ele contém vasos sanguíneos e nervos que correm longitudinalmente, com uma pequena quantidade de tecido conjuntivo, e é revestido pelo endósteo.

8. Localizados na parte externa do sistema de Havers, no osso compacto, estão os _____, que são canais de nutrientes semelhantes aos canais de Havers.

9. A célula no osso maduro que causa a reabsorção do osso é o _____.

10. O osteoclasto é uma célula multinucleada gigante, localizada na superfície do osso secundário em uma escavação ampla e rasa formada pela reabsorção, a _____.

osteócitos	**osteoblastos**	**lamelas**
hidroxiapatita de cálcio	**sistema de Havers**	**canal de Havers**
lacuna de Howship	**canais de Volkmann**	**osteoclastos**
canalículos		

Referência

Capítulo 8, Basic tissue. In Fehrenbach MJ, Popowics T: *Illustrated dental embryology, histology, and anatomy*, ed 4, St. Louis, 2016, Saunders.

RESPOSTAS 1. hidroxiapatita de cálcio, 2. osteócitos, 3. osteoblastos, 4. canalículos, 5. lamelas, 6. sistema de Havers, 7. canal de Havers, 8. canais de Volkmann, 9. osteoclastos, 10. lacuna de Howship.

FIG. 1.17 Tipos de articulações

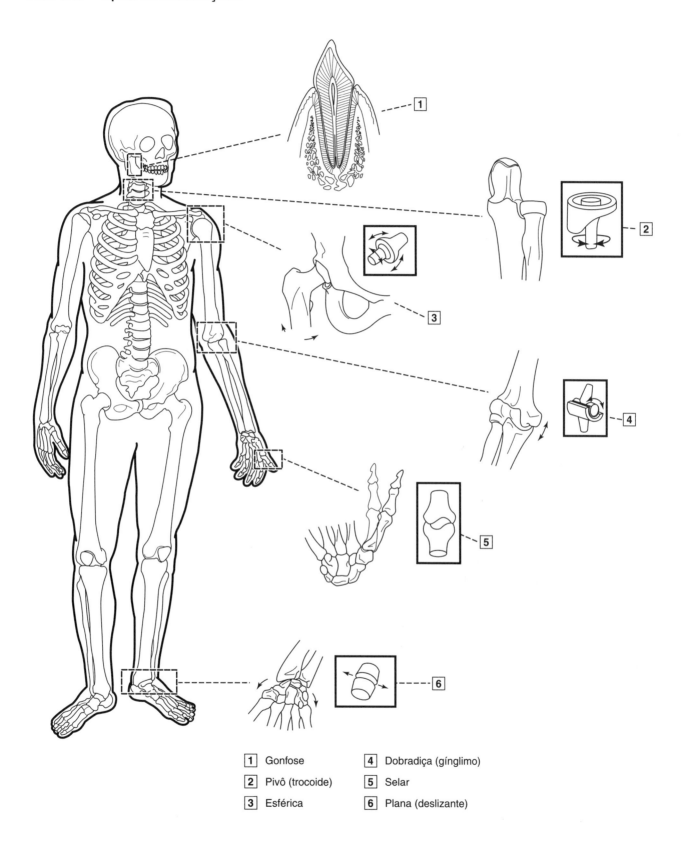

1. Gonfose
2. Pivô (trocoide)
3. Esférica
4. Dobradiça (gínglimo)
5. Selar
6. Plana (deslizante)

CAPÍTULO 1 Visão Geral dos Sistemas Orgânicos do Corpo

QUESTÕES DE REVISÃO

Preencha os espaços em branco escolhendo os termos apropriados da lista a seguir.

1. As articulações são áreas onde normalmente duas estruturas do _____ se juntam e podem ser categorizadas de acordo com a função ou estrutura.

2. Articulações que não permitem mobilidade em adultos, como as _____ do crânio, são articulações do tipo sinartrose, sendo a maioria formada por junções de tecido fibroso.

3. Outras articulações que permitem ligeira mobilidade, são as anfiartroses, sendo a maioria com tecido cartilaginoso nas superfícies articulares, como os _____ da coluna espinal.

4. As articulações que permitem uma ampla variedade de tipos de movimento são as _____, que são o tipo mais comum de articulação.

5. Todas as articulações do tipo diartrose são articulações _____ e incluem articulações esféricas, em dobradiça (gínglimo), pivô, por deslizamento ou elipsoidais.

6. A articulação _____, como as articulações do ombro e do quadril, permite movimentos para trás, para frente, laterais e giratórios, incluindo flexão, extensão e rotação.

7. A articulação do tipo _____, como na articulação umeroulnar do cotovelo, permite apenas movimentos de flexão e extensão, em torno de um eixo de direção.

8. A articulação do tipo _____, como as articulações do pescoço, incluindo a articulação atlantoaxial, permite movimentos limitados de rotação, como o da cabeça; articulação plana permite movimento de deslizamento quando um osso se move pela superfície de outro, como as articulação entre os ossos do carpo.

9. A articulação _____ ou *condilar*, como a articulação do punho (radiocarpal), permite todos os tipos de movimentos, exceto movimentos giratórios; a articulação selar é notada com a articulação carpometacarpal do polegar, no movimento de tocar os dedos, o que permite flexão, extensão, abdução, adução e circundução.

10. A gonfose é uma articulação _____ que envolve a raiz do dente e o alvéolo dentário (*osso alveolar*), tanto nas maxilas quando na mandíbula, que geralmente permitem apenas uma ligeira mobilidade; a conexão fibrosa entre um dente e seu suporte ósseo é o ligamento periodontal, com a conexão feita pelo cemento dentário.

esférica	**dobradiça (ou gínglimo)**	**suturas**
diartroses	**pivô (ou trocoide)**	**sinoviais**
elipsoide	**esqueleto**	**discos intervertebrais**
fibrosa		

Referência

Vários Capítulos. In Drake R, Vogl AW, Mitchell AWM: *Gray's anatomy for students*, ed 3, Philadelphia, 2015, Churchill Livingstone.

RESPOSTAS 1. esqueleto, 2. suturas, 3. discos intervertebrais, 4. diartroses, 5. sinoviais, 6. esférica, 7. dobradiça (ou gínglimo), 8. pivô (ou trocoide), 9. elipsoide, 10. fibrosa.

FIG. 1.18 Músculo esquelético (secções transversais e detalhe microanatômico)

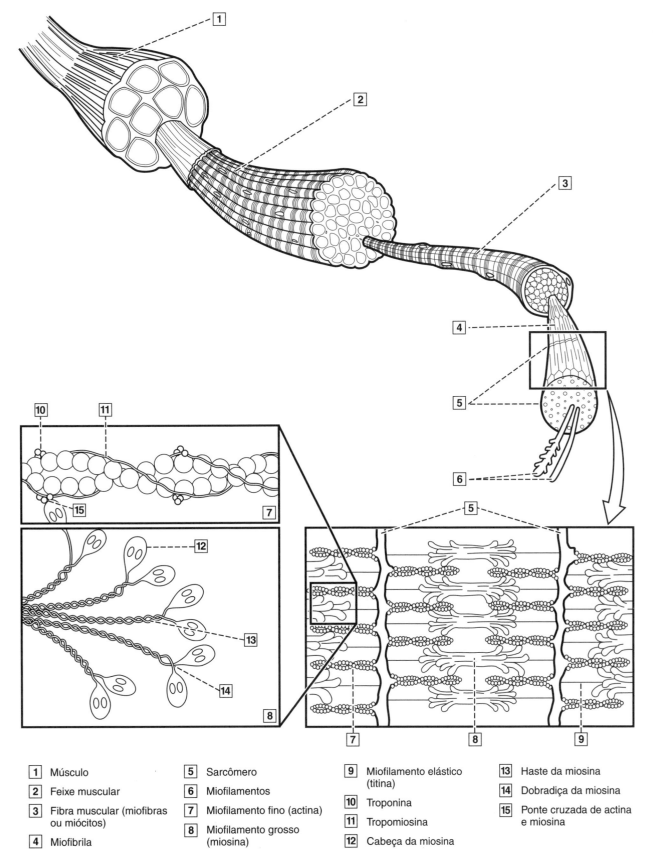

1 Músculo	5 Sarcômero	9 Miofilamento elástico (titina)	13 Haste da miosina
2 Feixe muscular	6 Miofilamentos	10 Troponina	14 Dobradiça da miosina
3 Fibra muscular (miofibras ou miócitos)	7 Miofilamento fino (actina)	11 Tropomiosina	15 Ponte cruzada de actina e miosina
4 Miofibrila	8 Miofilamento grosso (miosina)	12 Cabeça da miosina	

CAPÍTULO 1 Visão Geral dos Sistemas Orgânicos do Corpo

QUESTÕES DE REVISÃO

Preencha os espaços em branco escolhendo os termos apropriados da lista a seguir.

1. O tecido muscular do corpo é parte do _____ e é semelhante ao tecido conjuntivo, com a maioria dos músculos derivados dos somitos.

2. Cada músculo se _____ sob controle neural, movimentando tecidos moles e estruturas ósseas do corpo.

3. Os _____ tipos de músculo são classificados de acordo com a estrutura, função e inervação, e incluem músculos esqueléticos, lisos e cardíacos.

4. Os músculos esqueléticos são considerados _____, porque estão sob controle voluntário, envolvendo o sistema nervoso somático.

5. Os músculos esqueléticos da cabeça e do pescoço incluem os músculos da _____, que dão à face a sua expressão, assim como os músculos da língua, faringe, porção superior do esôfago, bem como os músculos da mastigação, que auxiliam a articulação temporomandibular nas ações envolvidas no processo mastigatório.

6. Os músculos esqueléticos geralmente estão ligados aos _____ do esqueleto.

7. Os músculos esqueléticos também são considerados _____ porque as células musculares aparecem listradas.

8. Cada músculo é composto de numerosos feixes musculares, ou feixes, que são, por sua vez, compostos de numerosas células musculares ou _____.

9. Cada miócito se estende por todo o comprimento do músculo e é preenchido por _____ em meio as outras organelas da célula.

10. Cada miofibrila é composta por _____ ainda menores.

contrai	expressão facial	músculos voluntários
sistema muscular	ossos	músculos estriados
miofilamentos	miofibrilas	miócitos
três		

Referência

Capítulo 8, Basic tissue. In Fehrenbach MJ, Popowics T: *Illustrated dental embryology, histology, and anatomy*, ed 4, St. Louis, 2016, Saunders.

RESPOSTAS 1. sistema muscular, 2. contrai, 3. três, 4. músculos voluntários, 5. expressão facial, 6. ossos, 7. músculos estriados, 8. miócitos, 9. miofibrilas, 10. miofilamentos.

CAPÍTULO 1 Visão Geral dos Sistemas Orgânicos do Corpo

FIG. 1.19 Principais músculos do corpo (vista anterior)

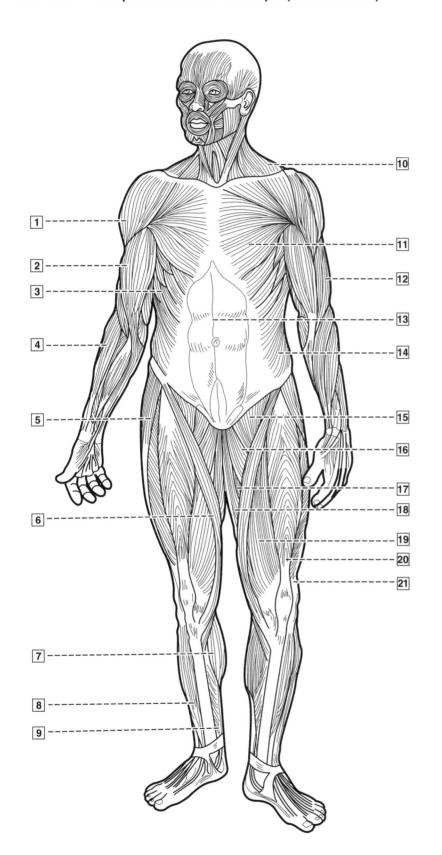

1	Deltoide
2	Bíceps braquial
3	Serrátil anterior
4	Braquiorradial
5	Tensor da fáscia lata
6	Sartório
7	Gastrocnêmio
8	Tibial anterior
9	Sóleo
10	Trapézio
11	Peitoral maior
12	Braquial
13	Linha alba
14	Oblíquo externo do abdome
15	Iliopsoas
16	Adutor longo
17	Adutor magno
18	Grácil
19	Vasto medial
20	Reto femoral
21	Vasto lateral

CAPÍTULO 1 Visão Geral dos Sistemas Orgânicos do Corpo

QUESTÕES DE REVISÃO

Preencha os espaços em branco escolhendo os termos apropriados da lista a seguir

1. O _____ permite que o braço se afaste do plano sagital mediano do corpo até ficar horizontal, para movimentá-lo em direção anterior e posterior.

2. O _____ permite principalmente que o antebraço se flexione sobre o braço.

3. O _____ realiza flexão e rotação externa da coxa em torno do eixo longitudinal; também permite flexão da perna.

4. O _____ forma o contorno da panturrilha e permite extensão do pé; também tem ação na flexão do joelho.

5. O _____ faz flexão dorsal e inversão do pé, aproximando-o do eixo mediano do corpo; o músculo tibial posterior realiza a extensão do pé.

6. O _____ tem ação em vários movimentos do braço, como adução do braço, aproximando-o do plano mediando do corpo, e rotaciona-o em torno do eixo longitudinal; também auxilia na inspiração.

7. O _____, localizado na porção mais interna da coxa, permite principalmente que o joelho se estenda ao estabilizar o joelho; o músculo vasto lateral na porção lateral da coxa também age sobre o joelho, estabilizando-o na sua extensão.

8. O _____ realiza flexão e rotação externa do antebraço, quando a palma da mão está direcionada anteriormente; o bíceps braquial se contrai enquanto o músculo tríceps braquial relaxa.

9. O _____ promove extensão do joelho e flexão da coxa sobre a pelve.

10. O _____ aproxima a coxa do plano mediano do corpo, além de flexão e rotação externa em torno do eixo longitudinal.

músculo vasto medial	músculo bíceps braquial	músculo adutor longo
músculo sartório	músculo peitoral maior	músculo tibial anterior
músculo deltoide	músculo gastrocnêmio	músculo braquiorradial
músculo reto femoral		

Referência

Vários Capítulos. In Drake R, Vogl AW, Mitchell AWM: *Gray's anatomy for students*, ed 3, Philadelphia, 2015, Churchill Livingstone.

RESPOSTAS 1. músculo deltoide, 2. músculo braquiorradial, 3. músculo sartório, 4. músculo gastrocnêmio, 5. músculo tibial anterior, 6. músculo peitoral maior, 7. músculo vasto medial, 8. músculo bíceps braquial, 9. músculo reto femoral, 10. músculo adutor longo.

FIG. 1.20 Principais músculos do corpo (vista posterior)

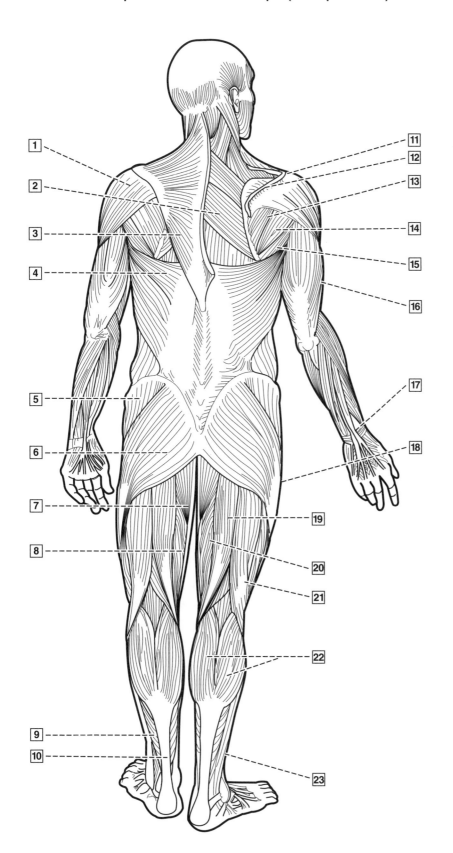

[1] Deltoide
[2] Romboide maior
[3] Trapézio
[4] Latíssimo do dorso
[5] Glúteo médio
[6] Glúteo máximo

[7] Adutor magno
[8] Grácil
[9] Sóleo
[10] Tendão calcâneo
[11] Linha de corte do trapézio
[12] Supraespinal

[13] Infraespinal
[14] Redondo menor
[15] Redondo maior
[16] Tríceps braquial
[17] Extensor dos dedos
[18] Tensor da fáscia lata

[19] Semitendinoso
[20] Semimembranoso
[21] Bíceps femoral
[22] Gastrocnêmio
[23] Fibular longo

CAPÍTULO 1 Visão Geral dos Sistemas Orgânicos do Corpo

QUESTÕES DE REVISÃO

Preencha os espaços em branco escolhendo os termos apropriados da lista a seguir.

1. O _____ realiza extensão, rotação medial e adução do braço aproximando-o do plano mediano do corpo.

2. O _____ estende e faz rotação lateral do quadril em torno do seu eixo longitudinal; também permite que o tronco retorne a uma posição vertical.

3. O _____ aproxima a coxa do plano mediano do corpo, flexiona a perna sobre a coxa e atua como rotador medial.

4. O _____ promove rotação lateral e adução da coxa em relação ao plano mediano do corpo, além de flexão e extensão.

5. O _____ permite rotação lateral do braço em torno do seu eixo longitudinal; também atua na estabilização da articulação do ombro.

6. O _____ realiza rotação lateral do braço em torno do seu eixo longitudinal ao estabilizar a articulação do ombro; já o músculo redondo maior faz rotação medial do braço e aproxima-o do plano sagital mediano.

7. O _____ promove extensão do antebraço em relação ao braço; contrai-se, enquanto o músculo bíceps braquial relaxa.

8. O _____ permite especialmente a extensão da perna, além de flexão e abdução da coxa, afastando-a do plano sagital mediano; também estabiliza o quadril e o joelho.

9. O _____ faz extensão da coxa em relação ao quadril, flexão do joelho e rotação medial da coxa e perna.

10. O _____ flexiona a perna, faz rotação medial da coxa, além de estender a coxa em relação à pelve.

músculo latíssimo do dorso	músculo infraespinal	músculo glúteo máximo
músculo grácil	músculo bíceps femoral	músculo tensor da fáscia lata
músculo redondo menor	músculo tríceps braquial	músculo semimembranoso
músculo adutor magno		

Referência

Vários Capítulos. In Drake R, Vogl AW, Mitchell AWM: *Gray's anatomy for students*, ed 3, Philadelphia, 2015, Churchill Livingstone.

RESPOSTAS 1. músculo latíssimo do dorso, 2. músculo glúteo máximo, 3. músculo grácil, 4. músculo adutor magno, 5. músculo infraespinal, 6. músculo redondo menor, 7. músculo tríceps braquial, 8. músculo tensor da fáscia lata, 9. músculo semimembranoso, 10. músculo bíceps femoral.

FIG. 1.21 Componentes do sangue

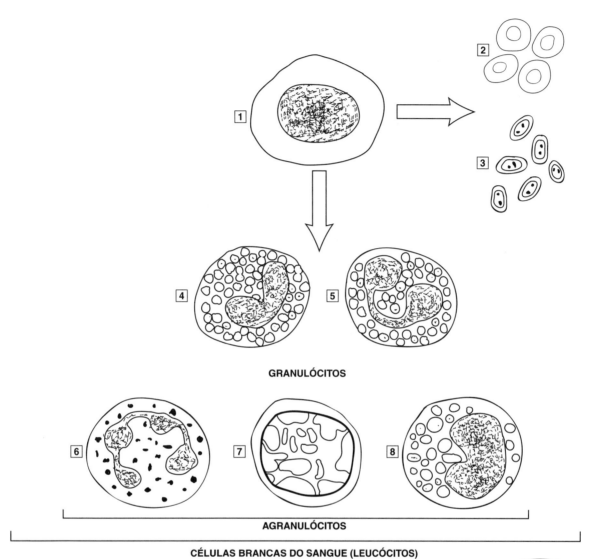

GRANULÓCITOS

AGRANULÓCITOS

CÉLULAS BRANCAS DO SANGUE (LEUCÓCITOS)

1. Hemocitoblastos ou células-tronco hematopoiéticas
2. Glóbulos vermelhos (eritrócitos ou hemácias)
3. Plaquetas (trombócitos)
4. Basófilo
5. Eosinófilo
6. Leucócitos polimorfonucleares (neutrófilos)
7. Linfócitos
8. Monócitos
9. Plasma
10. Elementos formados
10a. Revestimento Buffy (glóbulos brancos – leucócitos)
10b. Glóbulos vermelhos (eritrócitos)

CAPÍTULO 1 Visão Geral dos Sistemas Orgânicos do Corpo

QUESTÕES DE REVISÃO

Preencha os espaços em branco escolhendo os termos apropriados da lista a seguir.

1. A célula mais comum no sangue é a _____ (ou eritrócito ou glóbulo vermelho), um disco bicôncavo que contém hemoglobina, responsável pela ligação e transporte do oxigênio e dióxido de carbono; não tem núcleo e não sofre mitose por ser formada a partir de células-tronco da medula óssea.

2. O sangue contém _____ (ou trombócitos), que são menores que os glóbulos vermelhos, em forma de disco, e também não possuem núcleo; entretanto, esses elementos figurados não são considerados células sanguíneas verdadeiras, mas sim fragmentos de uma célula da medula óssea (ou megacariócitos); são encontrados em menor número do que os glóbulos vermelhos do sangue e atuam no mecanismo de coagulação.

3. Os _____ (ou leucócitos) são encontrados em menor número no sangue, e como os glóbulos vermelhos, se formam a partir de células-tronco da medula óssea, onde posteriormente sofrem maturação tardia na medula óssea ou em outro órgão linfático; estão envolvidos nos mecanismos de defesa do corpo, incluindo as respostas inflamatória e imune.

4. Os glóbulos brancos mais comuns no sangue são os _____ (ou neutrófilos), que são as primeiras células a aparecer no local da lesão quando a resposta inflamatória é desencadeada; possuem uma vida útil curta, contêm enzimas lisossômicas, são ativos na fagocitose e respondem a fatores quimiotáticos.

5. O segundo glóbulo branco mais comum no sangue é o _____, representado por três tipos funcionais que incluem a célula B, a célula T e a célula *natural killer* (NK); as citocinas produzidas pelas células B e T são mediadores químicos da resposta imune.

6. Os linfócitos da célula B se dividem durante a resposta imune para formar os _____, que quando maduros produzem imunoglobulinas ou anticorpos, uns tipos de proteínas do sangue; existem cinco classes distintas, que incluem IgA (tipos sérica e secretória), IgE, IgD, IgG e IgM.

7. O glóbulo branco mais comum no tecido conjuntivo propriamente dito é o _____, considerado um monócito antes de migrar do sangue para o tecido; como os neutrófilos, contém enzimas lisossômicas, está envolvido na fagocitose, é ativamente móvel e possui a capacidade de responder a fatores quimiotáticos e citocinas; no entanto, ao contrário dos neutrófilos, também auxilia na resposta imune, facilitando a produção de imunoglobulinas; tem uma vida útil mais longa e é menos numeroso.

8. Em certos estados de doença, o número de macrófagos pode se fundir, formando _____ multinucleadas; no interior do tecido conjuntivo ósseo, estas células são os osteoclastos, responsáveis pela reabsorção do osso.

9. O _____ é, geralmente, encontrado como uma pequena porcentagem da contagem de leucócitos, mas seu percentual aumenta durante uma resposta de hipersensibilidade (alergia) e em doenças parasitárias, uma vez que sua função primária é a fagocitose de imunocomplexos.

10. Geralmente o _____ é encontrado como uma porcentagem muito pequena da contagem de leucócitos e está envolvido na resposta de hipersensibilidade (alergia).

plaquetas	linfócito	eosinófilo
hemácia	glóbulos brancos	basófilo
leucócitos polimorfonucleares	macrófago	plasmócitos
células gigantes		

Referência

Capítulo 8, Basic tissue. In Fehrenbach MJ, Popowics T: *Illustrated dental embryology, histology, and anatomy*, ed 4, St. Louis, 2016, Saunders.

RESPOSTAS 1. hemácia, 2. plaquetas, 3. glóbulos brancos, 4. leucócitos polimorfonucleares, 5. linfócito, 6. plasmócitos, 7. macrófago, 8. células gigantes, 9. eosinófilo, 10. basófilo.

FIG. 1.22 Vasos sanguíneos (secções transversais e detalhes microanatômicos)

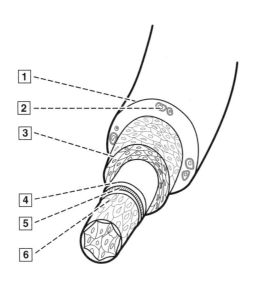

ARTÉRIA

Túnica externa (adventícia)

1. Tecido conjuntivo
2. *Vasa vasorum*

Túnica média

3. Músculo liso

Túnica íntima

4. Fibras elásticas
5. Membrana basal
6. Endotélio

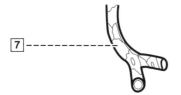

CAPILAR

7. Endotélio

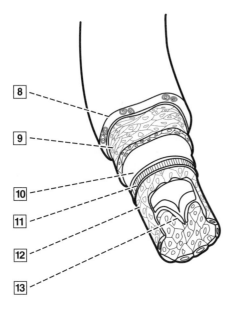

VEIA

Túnica externa

8. Tecido conjuntivo

Túnica média

9. Músculo liso

Túnica íntima

10. Fibras elásticas
11. Membrana basal
12. Endotélio
13. Válvula venosa

CAPÍTULO 1 Visão Geral dos Sistemas Orgânicos do Corpo

QUESTÕES DE REVISÃO

Preencha os espaços em branco escolhendo os termos apropriados da lista a seguir.

1. A _____ é um tipo de vaso sanguíneo que leva o sangue para longe do coração; em geral, o sangue que circula neste tipo de vaso é oxigenado, exceto pelo sangue das artérias pulmonares e umbilicais.

2. A camada mais externa da artéria é a _____ ou túnica adventícia, que é composta de tecido conjuntivo, e possui os *vasa vasorum*, uma rede de pequenos vasos sanguíneos que suprem grandes vasos sanguíneos.

3. Internamente à túnica externa da artéria está a _____, formada por uma camada de células musculares lisas.

4. A camada mais interna da artéria, em contato direto com o fluxo de sangue, é a _____; é composta principalmente por células endoteliais e fibras elásticas.

5. O _____ é o menor tipo de vaso sanguíneo e faz parte da microcirculação, porque forma uma rede em formato de leito; paralelamente, as artérias se ramificam em arteríolas, que, por sua vez, ramificam ainda mais vasos capilares sanguíneos.

6. A _____ é um tipo de vaso sanguíneo que transporta sangue em direção ao coração; a maioria desses vasos carrega sangue desoxigenado dos tecidos de volta ao coração; é importante ressaltar que as veias pulmonares e umbilicais são exceções, levando em sua luz sangue oxigenado para o coração.

7. A camada espessa mais externa de uma veia, composta de tecido conjuntivo, é denominada _____ ou *túnica externa*.

8. Internamente à túnica externa de uma veia existe uma camada denominada *túnica média*, formada por músculo liso, que em geral é delgada, porque as veias não funcionam primariamente como uma estrutura _____.

9. A camada mais interna da veia é a túnica íntima, que é revestida com fibras elásticas e _____, bem como reveste a válvula venosa.

10. A _____ é um tipo de vaso sanguíneo muito pequeno que participa da microcirculação recolhendo o sangue desoxigenado proveniente dos leitos capilares para os vasos sanguíneos maiores, as veias.

túnica média	túnica externa	contrátil
artéria	capilar	túnica íntima
túnica adventícia	vênula	veia
endotélio		

Referência

Vários capítulos. In Drake R, Vogl AW, Mitchell AWM: *Gray's anatomy for students*, ed 3, Philadelphia, 2015, Churchill Livingstone.

RESPOSTAS 1. artéria, 2. túnica externa, 3. túnica média, 4. túnica íntima, 5. capilar, 6. veia, 7. túnica adventícia, 8. contrátil, 9. endotélio, 10. vênula.

FIG. 1.23 Principais artérias sistêmicas (vista anterior)

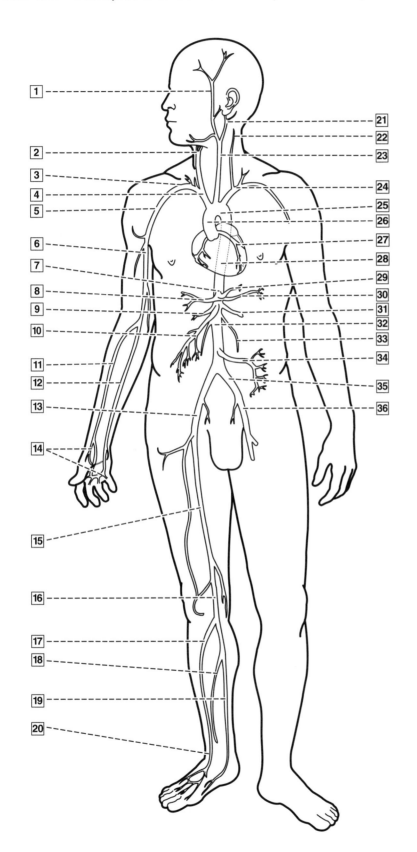

1. Carótida externa
2. Carótida comum direita
3. Subclávia direita
4. Braquiocefálica
5. Axilar
6. Braquial

7. Celíaca
8. Hepática comum
9. Renal
10. Mesentérica superior
11. Radial
12. Ulnar

13. Ilíaca externa
14. Arcos palmares
15. Femoral
16. Poplítea
17. Tibial anterior
18. Fibular

19. Tibial posterior
20. Dorsal do pé
21. Carótida interna
22. Vertebral
23. Carótida comum esquerda
24. Subclávia esquerda

25. ARCO AÓRTICO
26. PORÇÃO ASCENDENTE DA ARTÉRIA AORTA
27. Coronária
28. PORÇÃO TORÁCICA DA ARTÉRIA AORTA
29. Gástrica esquerda
30. Esplênica

31. Renal
32. PORÇÃO ABDOMINAL DA ARTÉRIA AORTA
33. Gonadal
34. Mesentérica inferior
35. Ilíaca comum esquerda
36. Ilíaca interna

CAPÍTULO 1 Visão Geral dos Sistemas Orgânicos do Corpo

QUESTÕES DE REVISÃO

Preencha os espaços em branco escolhendo os termos apropriados da lista a seguir.

1. As _____ são vasos com trajeto ao longo do pescoço após se originarem das artérias subclávias, entrando na cavidade craniana através do forame magno; essas artérias se anastomosam (confluem) no interior da cavidade craniana formando a artéria basilar, que é uma das artérias que nutre o encéfalo.

2. As _____ se bifurcam no pescoço para formar as artérias carótidas interna e externa; é importante notar que a artéria carótida comum esquerda se origina do arco da aorta e ascende ao longo do lado esquerdo do pescoço, enquanto a artéria carótida comum direita se origina da artéria braquiocefálica; cada artéria carótida comum, direita e esquerda, se divide em uma artéria carótida interna e uma artéria carótida externa.

3. A _____ é a principal artéria é responsável pelo suprimento da maior parte do encéfalo e fornecimento de sangue para a região orbital; esta artéria dá origem à artéria oftálmica, à artéria cerebral anterior e à artéria cerebral média.

4. A _____ é uma importante artéria responsável pelo suprimento das estruturas mais superficiais da cabeça, com exceção da região orbital; dá origem a várias artérias, incluindo a artéria tireóidea superior, artéria lingual, artéria facial, artéria occipital, artéria maxilar e artéria temporal superficial.

5. A _____ surge da artéria (tronco) braquiocefálica, um vaso relativamente curto, quando ele se divide em artéria carótida comum e artéria subclávia direita, enquanto a artéria subclávia esquerda surge direto do arco aórtico.

6. A _____ surge no nível da margem externa da primeira costela, originada da artéria subclávia, e se continua como artéria braquial; a artéria braquial é responsável pelo suprimento dos músculos do braço.

7. A _____ surge da artéria braquial ao nível da articulação do cotovelo; depois segue ao longo do osso ulnar do antebraço e é responsável pelo suprimento do antebraço, punho e mão; no mesmo nível, a artéria braquial também dá origem à artéria radial, que, de trajeto paralelo, viaja ao longo do osso radial para suprir o antebraço, punho e mão, mas é menos calibrosa quando comparada com a artéria ulnar.

8. A _____ cursa ao longo do osso femoral em direção às extremidades inferiores; é responsável pelo suprimento do membro inferior, sendo uma das maiores artérias do corpo.

9. A _____ se estende da artéria femoral e termina próximo ao joelho; semelhante à artéria femoral, a artéria é responsável pelo suprimento da perna.

10. As _____ são duas artérias, a artéria tibial anterior e a artéria tibial posterior; essas artérias correm ao longo do osso tibial da perna, terminando no pé.

artéria poplítea	**artérias vertebrais**	**artéria axilar**
artérias carótidas comuns	**artéria carótida externa**	**artéria carótida interna**
artéria subclávia direita	**artéria ulnar**	**artérias tibiais**
artéria femoral		

Referência

Vários capítulos. In Drake R, Vogl AW, Mitchell AWM: *Gray's anatomy for students*, ed 3, Philadelphia, 2015, Churchill Livingstone.

RESPOSTAS 1. artérias vertebrais, 2. artérias carótidas comuns, 3. artéria carótida interna, 4. artéria carótida externa, 5. artéria subclávia direita, 6. artéria axilar, 7. artéria ulnar, 8. artéria femoral, 9. artéria poplítea, 10. artérias tibiais.

FIG. 1.24 Principais veias sistêmicas (vista anterior)

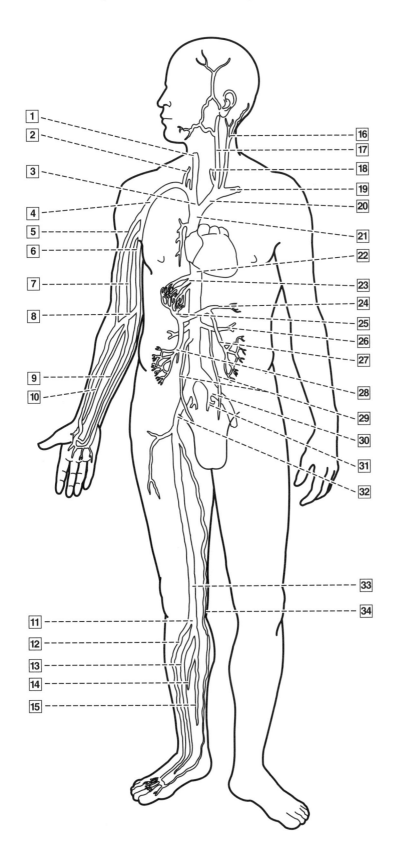

1. Jugular interna direita
2. Jugular externa direita
3. Braquiocefálica direita
4. Axilar
5. Cefálica
6. Basílica

7. Braquial
8. Intermédia do cotovelo
9. Ulnar
10. Radial
11. Poplíteo
12. Safena parva

13. Tibial anterior
14. Fibular
15. Tibial posterior
16. Jugular externa esquerda
17. Jugular interna esquerda
18. Vertebral

19. Subclávia
20. Braquiocefálica esquerda
21. Veia cava superior
22. Veia cava inferior
23. Hepáticas
24. Esplênica

25. Porta hepático
26. Renal
27. Mesentérica inferior
28. Mesentérica superior
29. Gonadal
30. Ilíaca comum

31. Ilíaca interna
32. Ilíaca externa
33. Femoral
34. Safena magna

CAPÍTULO 1 Visão Geral dos Sistemas Orgânicos do Corpo

QUESTÕES DE REVISÃO

Preencha os espaços em branco escolhendo os termos apropriados da lista a seguir.

1. A _____ é um importante vaso que percorre o pescoço e é responsável por drenar as estruturas mais superficiais do crânio e da face; é a mais superficial das duas veias jugulares e desemboca na veia subclávia.

2. A _____ também é uma veia importante localizada no pescoço, profundamente à veia jugular externa, e é responsável pela drenagem do encéfalo e do pescoço; essa veia converge com a veia subclávia.

3. A _____ é uma veia paralela à artéria braquial, com trajeto ao longo do braço, sendo responsável pela drenagem dele.

4. A _____ faz percurso por baixo da clavícula, continua com a veia braquial e conflui com a veia jugular interna, drenando as porções mais superiores do corpo; é uma veia par, sendo uma direita e outra esquerda.

5. A _____ é uma veia satélite da artéria axilar, recebe a veia basílica, e se continua com a veia subclávia; é responsável por drenar a região axilar do corpo.

6. A _____ se encontra ao longo da ulna, paralela à artéria ulnar, e drena o antebraço, punho e mão; a veia radial encontra-se na porção radial do antebraço, com trajeto ao lado da artéria radial próximo ao osso rádio, e, semelhante à veia ulnar, drena o antebraço, o punho e a mão.

7. Cada _____ é formada pela convergência das veias ilíacas interna e externa na região mais superior da pelve; a veia poplítea está paralela à artéria poplítea da coxa e é responsável pela drenagem do joelho e regiões adjacentes.

8. A _____ possui trajeto ao lado da artéria femoral, que percorre a região medial da coxa, próximo ao osso fêmur; é uma das maiores veias do corpo, sendo responsável por drenar os membros inferiores.

9. A _____ se encontra posterior ao osso tibial e drena a região posterior da perna, tornozelo e planta do pé.

10. A _____ é um vaso superficial do membro inferior, que se origina no pé e alcança o trígono femoral; ajuda a drenar os membros inferiores, levando o sangue até a veia femoral.

veia jugular externa	veia axilar	veia ilíaca comum
veia braquial	veia femoral	veia tibial posterior
veia jugular interna	veia safena magna	veia ulnar
veia subclávia		

Referências

Vários capítulos. In Drake, R, Vogl AW, Mitchell AWM: *Gray's anatomy for students*, ed 3, Philadelphia, 2015, Churchill Livingstone.

RESPOSTAS 1. veia jugular externa, 2. veia jugular interna, 3. veia braquial, 4. veia subclávia, 5. veia axilar, 6. veia ulnar, 7. veia ilíaca comum, 8. veia femoral, 9. veia tibial posterior, 10. veia safena magna.

CAPÍTULO 1 Visão Geral dos Sistemas Orgânicos do Corpo

FIG. 1.25 Principais vasos sanguíneos e coração (vista anterior)

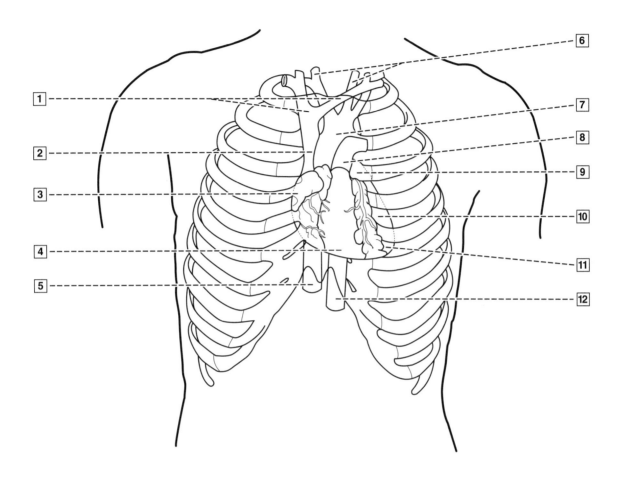

1	Veias braquiocefálicas	7	Arco da aorta
2	Veia cava superior	8	Tronco pulmonar
3	Átrio direito	9	Aurícula esquerdo
4	Ventrículo direito	10	Ventrículo esquerdo
5	Veia cava inferior	11	Ápice do coração
6	Artérias carótidas comuns	12	Porção torácica da aorta

CAPÍTULO 1 Visão Geral dos Sistemas Orgânicos do Corpo

QUESTÕES DE REVISÃO

Preencha os espaços em branco escolhendo os termos apropriados da lista a seguir.

1. A _____ é o maior vaso do corpo, do qual a maioria das principais artérias partem; origina-se no ventrículo esquerdo do coração e se estende até o abdome, onde se divide nas duas artérias ilíacas comuns.

2. A _____ (*ou tronco braquiocefálico ou artéria inominada*) transporta sangue oxigenado do arco da aorta para a cabeça, pescoço e membro superior do corpo.

3. As _____ fornecem sangue oxigenado para a cabeça e pescoço.

4. As _____ transportam sangue oxigenado da porção abdominal da aorta para os membros inferiores.

5. As _____ transportam sangue desoxigenado do ventrículo direito para os pulmões.

6. As _____ são duas grandes veias que se unem para formar a veia cava superior.

7. As _____ se unem para formar a veia cava inferior.

8. As _____ transportam sangue oxigenado dos pulmões de volta para o coração.

9. As _____, inferiores e superiores, transportam sangue venoso de várias regiões do corpo para o coração.

10. A _____ é uma extensão muscular conectada ao átrio esquerdo do coração, porém possui origem embriológica distinta.

artérias ilíacas comuns	**veias ilíacas comuns**	**veias pulmonares**
artéria aorta	**veias braquiocefálicas**	**veias cavas**
artéria braquiocefálica	**artérias pulmonares**	**aurícula esquerda**
artérias carótidas comuns		

Referência

Vários capítulos. In Drake R, Vogl AW, Mitchell AWM: *Gray's anatomy for students*, ed 3, Philadelphia, 2015, Churchill Livingstone.

RESPOSTAS 1. artéria aorta, 2. artéria braquiocefálica, 3. artérias carótidas comuns, 4. artérias ilíacas comuns, 5. artérias pulmonares, 6. veias braquiocefálicas, 7. veias ilíacas comuns, 8. veias pulmonares, 9. veias cavas, 10. aurícula esquerda.

CAPÍTULO 1 Visão Geral dos Sistemas Orgânicos do Corpo

FIG. 1.26 Coração (vistas interna e posterior)

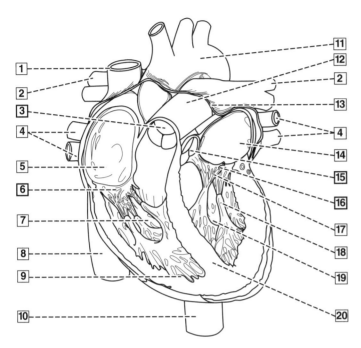

VISTA ANTERIOR DA MORFOLOGIA INTERNA

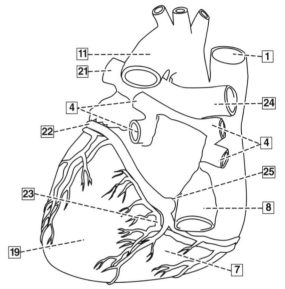

VISTA POSTERIOR

1	Veia cava superior	8	Veia cava inferior
2	Artérias pulmonares	9	Trabécula cárnea
3	**Valva do tronco pulmonar**	10	Porção torácica da aorta
4	Veias pulmonares	11	Arco da aorta
5	Átrio direito	12	Tronco pulmonar
6	**Valva tricúspide**	13	Pericárdio cortado
7	Ventrículo direito	14	Átrio esquerdo
15	**Valva aórtica**	22	Veia coronária
16	**Valva mitral**	23	Artéria coronária
17	Cordas tendíneas	24	Artéria pulmonar direita
18	Músculo papilar	25	Seio carotídeo
19	Ventrículo esquerdo		
20	Septo interventricular		
21	Artéria pulmonar esquerda		

51

CAPÍTULO 1 Visão Geral dos Sistemas Orgânicos do Corpo

QUESTÕES DE REVISÃO

Preencha os espaços em branco escolhendo os termos apropriados da lista a seguir.

1. O coração tem quatro câmaras principais, dois átrios superiores e dois _____, que estão separados em ventrículo direito e ventrículo esquerdo pelo septo interventricular.

2. Os _____ são as câmaras receptoras do coração; os ventrículos inferiores são as câmaras de descarga do coração.

3. O _____ é um saco de parede dupla que contém o coração e as raízes dos grandes vasos.

4. O sangue desoxigenado (venoso) flui através do coração em uma direção, entrando no átrio direito pelas _____, sendo bombeado através da válvula tricúspide para o ventrículo direito antes de ser levado até os pulmões pelas artérias pulmonares, passando pela valva semilunar do tronco pulmonar.

5. O sangue arterial retorna dos pulmões para o átrio esquerdo através das _____, sendo bombeado através da valva mitral (bicúspide) até o ventrículo esquerdo e deste para a artéria aorta, via valva semilunar aórtica.

6. As valvas aórtica e pulmonar são conhecidas como _____, enquanto as valvas tricúspide e mitral são denominadas valvas atrioventriculares; todas as valvas são formadas por três válvulas, com exceção da valva mitral, que possui dois folhetos.

7. A valva tricúspide separa o átrio direito do ventrículo direito; a _____ separa o ventrículo direito da artéria pulmonar.

8. A _____ ou valva bicúspide separa o átrio esquerdo do ventrículo esquerdo; a valva aórtica separa o ventrículo esquerdo da porção ascendente da artéria aorta.

9. As _____ são colunas musculares arredondadas ou irregulares que se projetam da superfície interna dos ventrículos direito e esquerdo do coração; as cordas tendíneas ou cardíacas são cordões tendinosos fibrosos semelhantes a cordas que conectam os músculos papilares à valva tricúspide e mitral do coração.

10. A aorta é geralmente dividida em _____ segmentos ou porções, que incluem a aorta ascendente, o arco da aorta, a aorta descendente torácica e a aorta descendente abdominal.

quatro	valva pulmonar	valva mitral
pericárdio	trabéculas cárneas	átrios superiores
veias pulmonares	valvas semilunares	veias cavas
ventrículos inferiores		

Referência

Vários capítulos. In Drake R, Vogl AW, Mitchell AWM: *Gray's anatomy for students*, ed 3, Philadelphia, 2015, Churchill Livingstone.

RESPOSTAS 1. ventrículos inferiores, 2. átrios superiores, 3. pericárdio, 4. veias cavas, 5. veias pulmonares, 6. valvas semilunares, 7. valva pulmonar, 8. valva mitral, 9. trabéculas cárneas, 10. quatro.

CAPÍTULO 1 Visão Geral dos Sistemas Orgânicos do Corpo

FIG. 1.27 Sistema respiratório (secção sagital mediana em vista anterior e detalhe microanatômico)

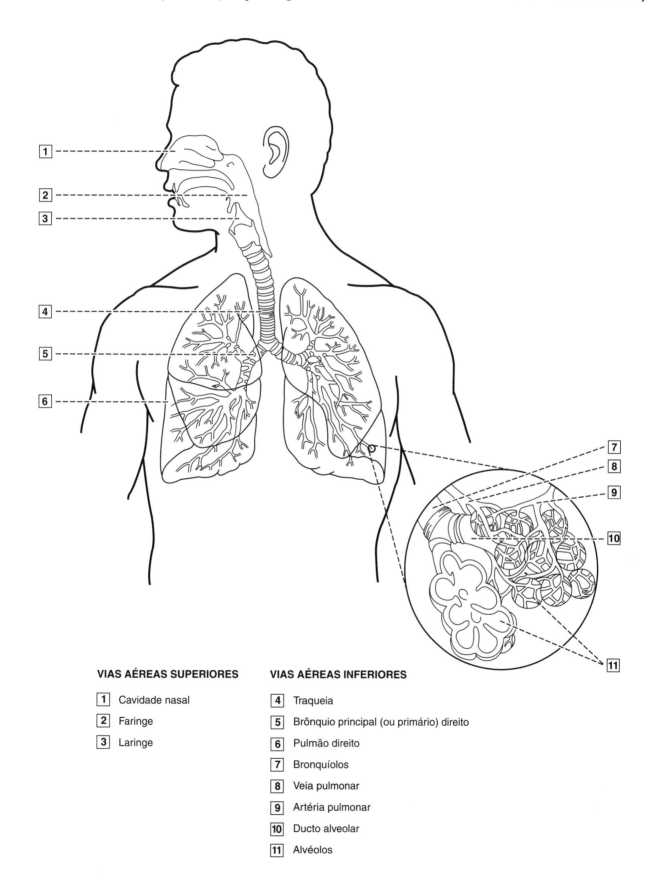

VIAS AÉREAS SUPERIORES

1. Cavidade nasal
2. Faringe
3. Laringe

VIAS AÉREAS INFERIORES

4. Traqueia
5. Brônquio principal (ou primário) direito
6. Pulmão direito
7. Bronquíolos
8. Veia pulmonar
9. Artéria pulmonar
10. Ducto alveolar
11. Alvéolos

53

CAPÍTULO 1 Visão Geral dos Sistemas Orgânicos do Corpo

QUESTÕES DE REVISÃO

Preencha os espaços em branco escolhendo os termos apropriados da lista a seguir.

1. A função primária do _____ é fornecer oxigênio ao sangue através da respiração, e, dessa forma, o sangue fornece oxigênio a todas as partes do corpo; com a respiração, há principalmente a inspiração de oxigênio e expiração de dióxido de carbono (gás carbônico).

2. O oxigênio necessário entra inicialmente no sistema respiratório através da cavidade oral e _____, e depois segue para a faringe (*garganta*).

3. Posteriormente o oxigênio passa pela _____, que é onde os sons da fala são produzidos através das pregas ou cordas vocais (*caixa de voz*), e então para a luz da traqueia, que também filtra o ar.

4. Na cavidade torácica, a _____ divide-se em dois canais menores denominados *brônquios principais* (primários), que penetram nos pulmões, fazendo parte das raízes pulmonares; a epiglote protege para que o alimento não penetre nas vias áreas inferiores durante a deglutição.

5. Os _____ dividem-se novamente em brônquios secundários (lobares) e de novo em brônquios terciários (segmentares), formando, finalmente, depois de algumas divisões, os bronquíolos no interior dos pulmões.

6. Os _____ terminam em sacos cheios de ar chamados de alvéolos pulmonares.

7. O oxigênio inalado passa para os _____ pulmonares microscópicos e então se difunde através de suas paredes para os capilares circunvizinhos, transformando o sangue venoso em sangue arterial; o sangue venoso, rico em resíduos, libera o dióxido de carbono; este gás carbônico liberado segue o mesmo caminho que o oxigênio, mas em sentido contrário, para fora dos pulmões quando se expira.

8. Os dois _____, os principais órgãos do sistema respiratório, estão localizados em duas cavidades um pouco semelhantes em ambos os lados do coração; ambos são separados em lobos por fissuras, com três lobos à direita e dois à esquerda, com os lobos divididos em segmentos e depois em lóbulos; cada lobo é cercado por uma cavidade pleural.

9. As _____ são grandes vasos que transportam o sangue arterial (oxigenado) dos pulmões para o átrio esquerdo do coração, o que é incomum, já que quase todas as outras veias do corpo carregam sangue venoso (desoxigenado).

10. As _____ são duas grandes artérias que transportam sangue venoso do coração para os pulmões; são as únicas artérias do corpo (além das artérias umbilicais no feto) que carregam sangue desoxigenado.

pulmões	**brônquios principais**	**cavidade nasal**
artérias pulmonares	**bronquíolos**	**sistema respiratório**
alvéolos	**laringe**	**veias pulmonares**
traqueia		

Referência

Vários capítulos. In Drake R, Vogl AW, Mitchell AWM: *Gray's anatomy for students*, ed 3, Philadelphia, 2015, Churchill Livingstone.

RESPOSTAS 1. sistema respiratório, 2. cavidade nasal, 3. laringe, 4. traqueia, 5. brônquios principais, 6. bronquíolos, 7. alvéolos, 8. pulmões, 9. veias pulmonares, 10. artérias pulmonares.

FIG. 1.28 Sistema endócrino (secção sagital mediana com vistas anterior e posterior)

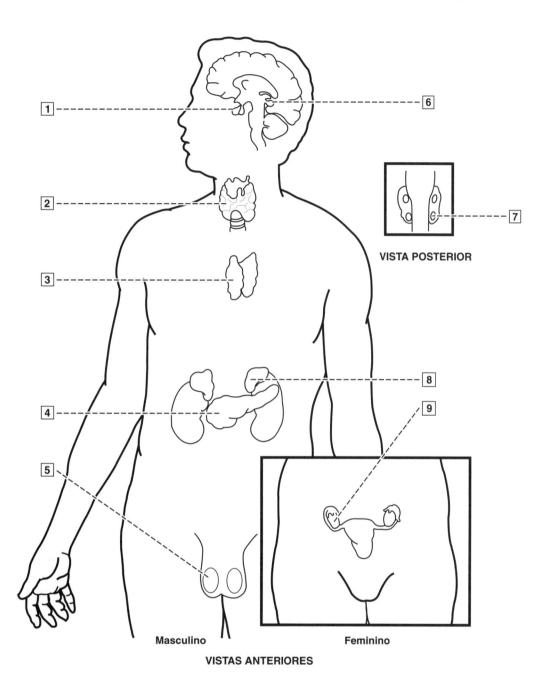

1. Glândula hipófise (ou pituitária)
2. Glândula tireoide
3. Timo
4. Pâncreas
5. Testículo
6. Glândula pineal
7. Glândula paratireoide (na superfície posterior da glândula tireoide)
8. Glândula suprarrenal (ou adrenal)
9. Ovário

CAPÍTULO 1 Visão Geral dos Sistemas Orgânicos do Corpo

QUESTÕES DE REVISÃO

Preencha os espaços em branco escolhendo os termos apropriados da lista a seguir.

1. O _____ é um conjunto de glândulas, cada uma das quais secreta um tipo de específico de hormônio diretamente na corrente sanguínea para atuar na regulação do corpo; são diferentes das glândulas exócrinas, que secretam seus produtos químicos usando ductos excretores.

2. As _____ do sistema endócrino são o "hipotálamo", a hipófise, a tireoide, as paratireoides, as glândulas suprarrenais (ou adrenais), a glândula pineal e as gônadas (ovários e testículos); o pâncreas também faz parte desse sistema, porque tem um papel na produção de hormônios, assim como produção de substâncias para a digestão.

3. Além das glândulas endócrinas especializadas que secretam _____, muitos outros órgãos que fazem parte de outros sistemas do corpo, como o rim, fígado e coração, têm funções endócrinas secundárias; por exemplo, o rim segrega eritropoietina e renina.

4. A _____ (ou pituitária) pertence ao sistema endócrino, mas está sob o controle do hipotálamo, a verdadeira *glândula mestra*; é importante notar que juntos eles secretam vários hormônios, como os do ciclo menstrual da mulher, gravidez e para o nascimento; hormônio foliculoestimulante, que estimula o desenvolvimento e a maturação de um folículo em um dos ovários; e o hormônio luteinizante, que causa o rompimento desse folículo, ovulação (ou ovocitação), e a formação de um corpo lúteo a partir dos restos do folículo.

5. Um hormônio não sexual secretado pela glândula hipófise, localizada na base da cavidade craniana, entre os nervos ópticos, é o _____, que ajuda a evitar o excesso de excreção de água pelos rins; a mesma glândula libera o hormônio estimulante da tireoide sob a influência do hormônio hipotalâmico liberador de tireotrofina.

6. O _____ pode servir tanto como uma glândula exócrina, secretando enzimas digestivas no intestino delgado, como também uma glândula endócrina, sem ductos excretores, no qual as ilhotas de Langerhans secretam insulina e glucagon para regular o nível de glicose no sangue; o glucagon atua no fígado para recrutar o glicogênio armazenado nos hepatócitos para elevar o nível baixo de glicose no sangue (glicemia), enquanto a insulina promove a diminuição dos níveis de glicose no sangue, quando está muito alto.

7. As _____ estão localizadas acima dos rins, secretam epinefrina ou *adrenalina*, e outros hormônios similares em resposta a fatores estressores como medo, raiva, cafeína ou a baixa taxa de glicose no sangue, assim como cortisona (ou corticosteroides) que pode estar envolvida na resposta inflamatória.

8. As _____ são órgãos sexuais do sistema endócrino (os ovários na mulher e os testículos no homem), secretam hormônios sexuais através da estimulação pelos hormônios da glândula hipófise, além de produzir gametas para a concepção; embora cada hormônio faça parte de ambos os sexos, geralmente os testículos produzem principalmente andrógenos, incluindo a testosterona, e os ovários produzem estrogênio e progesterona em quantidades variadas, dependendo da época do ciclo da mulher.

9. A _____ está localizada próxima ao centro do cérebro, é estimulada pelos nervos óticos, secretando melatonina para promover o sono; também afeta as funções reprodutivas, deprimindo a atividade das gônadas (antigonadotrópico), além de afetar as funções da tireoide e do córtex adrenal.

10. O sistema endócrino usa ciclos, assim como mecanismos de _____ para regular funções fisiológicas; ciclos de secreção mantêm o controle homeostático e podem variar de horas a meses de duração.

gônadas	**glândula pineal**	**glândula hipófise**
glândulas suprarrenais	**hormônio antidiurético**	**sistema endócrino**
feedback negativo	**pâncreas**	**principais glândulas**
hormônios		

Referência

Vários capítulos. In Drake R, Vogl AW, Mitchell AWM: *Gray's anatomy for students*, ed 3, Philadelphia, 2015, Churchill Livingstone.

RESPOSTAS 1. sistema endócrino, 2. principais glândulas, 3. hormônios, 4. glândula hipófise, 5. hormônio antidiurético, 6. pâncreas, 7. glândulas suprarrenais, 8. gônadas, 9. glândula pineal, 10. *feedback* negativo.

FIG. 1.29 Sistema digestório (secção sagital mediana e vista anterior)

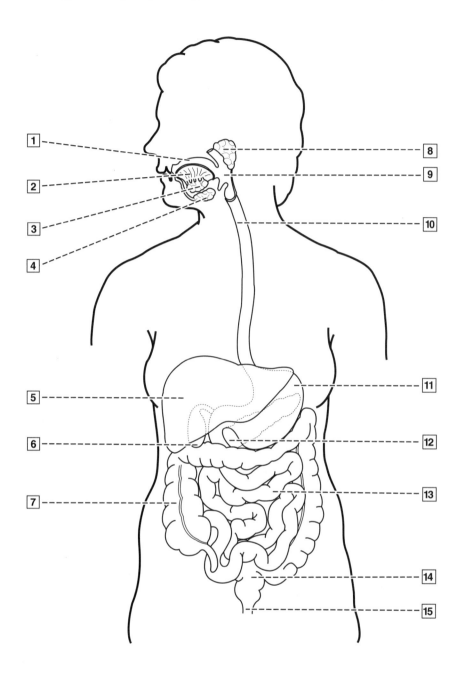

1. Boca (cavidade oral)
2. Língua
3. Glândula salivar sublingual
4. Glândula salivar submandibular
5. Fígado
6. Vesícula biliar
7. Intestino grosso
8. Glândula salivar parótida
9. Faringe
10. Esôfago
11. Estômago
12. Pâncreas
13. Intestino delgado
14. Reto
15. Ânus

CAPÍTULO 1 Visão Geral dos Sistemas Orgânicos do Corpo

QUESTÕES DE REVISÃO

Preencha os espaços em branco escolhendo os termos apropriados da lista a seguir.

1. O _____ é composto do trato digestório, uma série de órgãos ocos contínuos ao longo tubo contorcido, desde a cavidade oral até o ânus, bem como outras glândulas que ajudam o corpo a digerir e absorver alimentos; os órgãos que estão incluídos ao longo do tubo digestório são cavidade oral, esôfago, faringe, estômago, intestino delgado, intestino grosso e ânus, com partes dos sistemas nervoso e vascular também desempenhando importantes funções.

2. Internamente estes órgãos ocos do tubo digestório estão revestidos por uma _____; o tubo digestório também contém uma camada de músculo liso na mucosa que ajuda a quebrar a comida e movê-la ao longo do trato.

3. Na cavidade oral (ou bucal), estômago e intestino delgado, a mucosa contém glândulas que produzem _____ para ajudar a digerir os alimentos; a saliva produzida pelas glândulas salivares contém amilase, que começa a quebrar o amido dos alimentos em moléculas menores, e o estômago tem pepsina, que promove a digestão de proteínas.

4. Na cavidade oral, a língua e os dentes fixados à mandíbula e ossos maxilares iniciam a quebra mecânica dos alimentos em fragmentos menores; a mistura de comida e saliva, ou bolo alimentar, é levado à faringe, e depois para o _____, que é um tubo muscular, cujas contrações musculares do peristaltismo impulsionam o bolo alimentar para o estômago, ajudado pela umidade e a lubrificação proporcionada pelo muco da saliva.

5. O _____ produz não apenas a enzima pepsina, mas também o ácido clorídrico que compõe o suco gástrico, que não funciona diretamente digerindo, mas ativa enzimas da digestão; o órgão também mistura mecanicamente o alimento com o muco para a formação do quimo.

6. Duas glândulas digestivas, o _____ e o pâncreas, produzem a bile e o suco pancreático, que neutralizam o quimo, ácido proveniente do estômago, respectivamente; é importante notar que as substâncias chegam ao intestino através de pequenos canais denominados ductos excretores; a vesícula biliar armazena a bile até que seja necessária no intestino para a digestão.

7. A digestão de carboidratos, proteínas e gorduras continua no _____; enzimas diversas são secretadas pelo pâncreas, continuam a degradação da proteína em pequenos fragmentos peptídicos e aminoácidos; o amido e o glicogênio são decompostos em maltose.

8. A maioria das moléculas resultantes da digestão dos alimentos, bem como a água e os minerais, é absorvida pelo intestino delgado, porque a mucosa contém muitas dobras que são cobertas com projeções finas, semelhantes a dedos, chamadas _____, que, por sua vez, possuem células com suas próprias projeções microscópicas, denominadas *microvilosidades*.

9. Os _____ produzidos pelo fígado dissolvem a gordura em partículas minúsculas, permitindo que enzimas pancreáticas e intestinais quebrem as grandes moléculas de lipídeos em moléculas menores, como ácidos graxos e colesterol; também ajudam na absorção das moléculas lipídicas através das células da mucosa intestinal.

10. O _____ é composto de ceco, colos (ou cólons), apêndice vermiforme e reto, e está envolvido na absorção de água e eletrólitos dos alimentos digeridos, bem como na formação e armazenamento de fezes.

intestino delgado	intestino grosso	mucosa
fígado	enzimas	esôfago
vilosidades	ácidos (ou sais) biliares	estômago
sistema digestório		

Referência

Vários capítulos. In Drake R, Vogl AW, Mitchell AWM: *Gray's anatomy for students*, ed 3, Philadelphia, 2015, Churchill Livingstone.

RESPOSTAS 1. sistema digestório, 2. mucosa, 3. enzimas, 4. esôfago, 5. estômago, 6. fígado, 7. intestino delgado, 8. vilosidades, 9. ácidos (ou sais) biliares, 10. intestino grosso.

CAPÍTULO 1 Visão Geral dos Sistemas Orgânicos do Corpo

FIG. 1.30 Sistema urinário (vista anterior), rim (secção coronária) e néfron

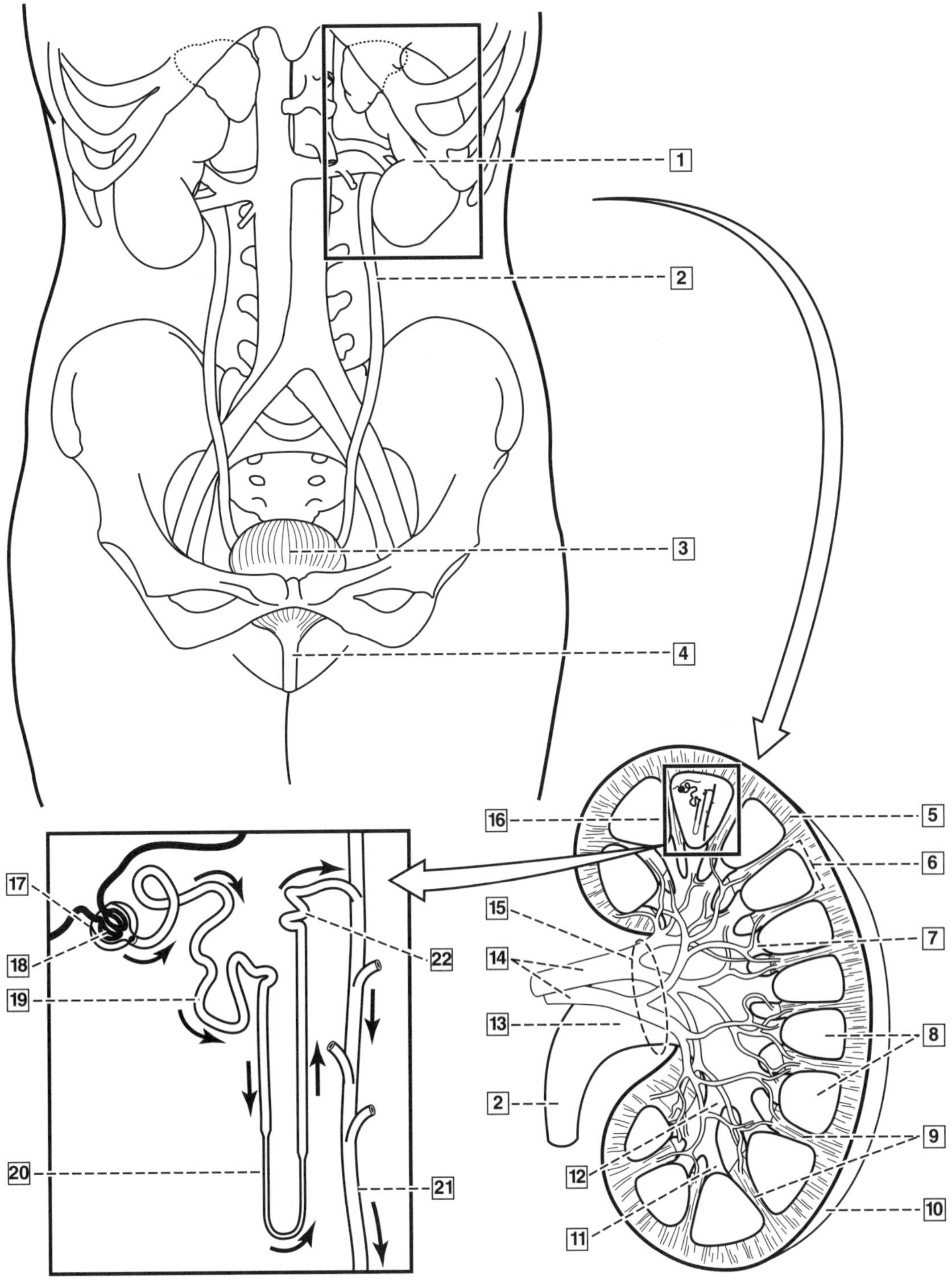

1	Rim	7	Papila renal	13	Pelve renal	19	Túbulo contorcido proximal
2	Ureter	8	Pirâmides renais	14	Artéria e veia renais	20	Alça de Henle (do néfron)
3	Bexiga urinária	9	Colunas renais	15	Hilo renal com pedículo renal	21	Ducto coletor
4	Uretra	10	Cápsula fibrosa	16	Néfron	22	Túbulo contorcido distal
5	Córtex renal	11	Cálice renal menor	17	Cápsula glomerular		
6	Medula renal	12	Cálice renal maior	18	Glomérulo renal		

59

CAPÍTULO 1   Visão Geral dos Sistemas Orgânicos do Corpo

QUESTÕES DE REVISÃO

Preencha os espaços em branco escolhendo os termos apropriados da lista a seguir.

1. O _____ ou o *trato urinário* inclui dois rins, dois ureteres, bexiga urinária e a uretra, que juntos produzem, armazenam e eliminam a urina; esse sistema também elimina os resíduos do corpo pela urina, além de manter o equilíbrio de fluidos e eletrólitos (incluindo potássio e sódio).

2. Os _____ são órgãos em forma de feijão que ficam no abdome, retroperitoneais, atrás dos órgãos do tubo digestório, logo abaixo da caixa torácica e próximos da coluna vertebral lombar; cada órgão consiste em um córtex externo e em pirâmide medulares; no interior dessas duas regiões são encontrados os componentes que formam as unidades estruturais e funcionais do órgão, o néfron.

3. O _____ é composto por um glomérulo renal, um emaranhado de capilares envolvidos na produção do filtrado glomerular, envoltos pela cápsula glomerular, formando, juntos, o corpúsculo renal; essa estrutura se continua com uma série de túbulos especializados para excreção e reabsorção de elementos filtrados.

4. O néfron inclui, além do corpúsculo renal, o _____, as porções descendente e ascendente da alça de Henle e o túbulo contorcido distal.

5. Cada néfron drena para um túbulo coletor, que serve como ducto para coletar a urina e conduzi-la até os cálices renais; a urina coletada pelos cálices renais deixa o rim pela pelve renal e chega até o _____.

6. O ureter leva a urina até a _____, onde poderá ser armazenada.

7. A bexiga urinária se comunica com a _____, que leva a urina até um óstio que se abre para o externo.

8. Os túbulos do néfron funcionam para reabsorver a maior parte do filtrado glomerular; as células do túbulo reabsorvem os nutrientes vitais e a água de volta para o sangue, enquanto retêm _____ , que o corpo precisa eliminar.

9. O plexo formado pela arteríola eferente que deixa o glomérulo renal localiza-se próximo do túbulo contorcido proximal, permitindo que água e nutrientes sejam transferidos direto para o sangue; na _____, o filtrado é ainda mais concentrado.

10. A quantidade de água reabsorvida no rim é controlada pelo _____ secretado pela glândula hipófise; a quantidade de sais reabsorvidos é controlada pela aldosterona secretada pela glândula suprarrenal (adrenal); esses hormônios aumentam ou diminuem de acordo com as necessidades do corpo.

bexiga urinária	**uretra**	**alça de Henle**
túbulo contorcido proximal	**ureter**	**rins**
néfron	**hormônio antidiurético**	**produtos residuais**
sistema urinário		

Referência

Vários capítulos. In Drake R, Vogl AW, Mitchell AWM: *Gray's anatomy for students*, ed 3, Philadelphia, 2015, Churchill Livingstone.

RESPOSTAS 1. sistema urinário, 2. rins, 3. néfron, 4. túbulo contorcido proximal, 5. ureter, 6. bexiga urinária, 7. uretra, 8. produtos residuais, 9. alça de Henle, 10. hormônio antidiurético.

FIG. 1.31 Principais estruturas linfáticas (vista anterior explicativa)

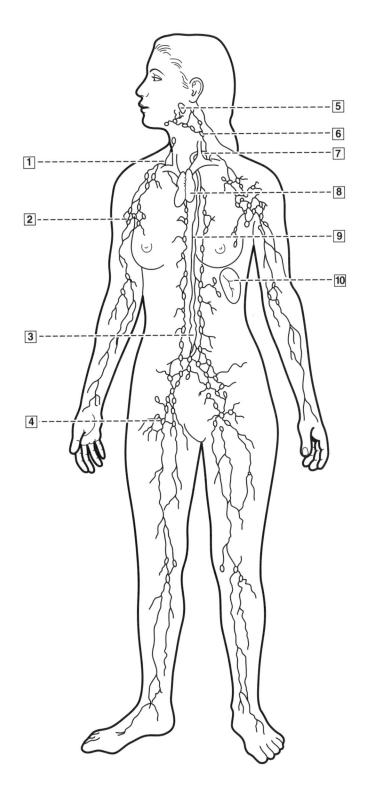
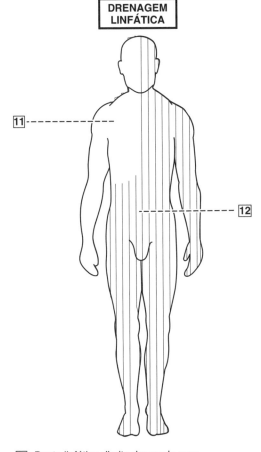

1. Ducto linfático direito drenando para a veia subclávia direita
2. Linfonodos axilares
3. Cisterna do quilo
4. Linfonodos inguinais
5. Tonsilas palatinas
6. Linfonodos cervicais
7. Ducto torácico drenando para veia subclávia esquerda
8. Timo
9. Ducto torácico
10. Baço
11. Área drenada pelo ducto linfático direito
12. Área drenada pelo ducto torácico

CAPÍTULO 1 Visão Geral dos Sistemas Orgânicos do Corpo

QUESTÕES DE REVISÃO

Preencha os espaços em branco escolhendo os termos apropriados da lista a seguir.

1. O _____ consiste em uma rede de vasos linfáticos que conectam linfonodos ao longo de seus trajetos na maior parte do corpo.

2. Os linfáticos fazem parte do _____ e ajudam a combater processos patológicos como infecções e câncer, além de realizar outras funções no corpo; os linfáticos consistem em vasos, linfonodos (ou gânglios linfáticos), ductos e tonsilas.

3. O sistema linfático também inclui todas as estruturas relacionadas à circulação e produção dos _____, um tipo de glóbulos brancos; é importante notar que essas estruturas incluem o baço, o timo, a medula óssea e o tecido linfoide associado à mucosa.

4. O sistema condutor linfático transporta um fluido claro denominado _____; consiste em vasos tubulares que incluem os capilares linfáticos, vasos linfáticos, troncos linfáticos e os ductos torácico e linfático direito.

5. O _____ é o tecido que está primariamente envolvido na resposta imune e consiste em linfócitos e outros glóbulos brancos aglutinados no tecido conjuntivo, através dos quais a linfa circula.

6. Tanto o timo quanto a medula óssea constituem os _____ envolvido na produção, seleção e maturação de linfócitos.

7. Os _____ fornecem ambiente para moléculas nativas alteradas ou estranhas, os imunógenos ou *antígenos*, para interagir com os linfócitos; é exemplificado pelos linfonodos e pelos nódulos linfoides nas tonsilas, placas de Peyer, no baço, na pele e em qualquer área de tecido linfoide associado à mucosa.

8. O tecido linfoide, repleto de linfócitos, que se organiza de forma densa, é conhecido por _____; o tecido linfoide pode ser estruturalmente bem organizado como nódulos linfáticos ou pode consistir em tecido fracamente organizado, como o tecido linfoide associado à mucosa.

9. O _____ é um órgão linfoide localizado no lado esquerdo do abdome, posterior ao estômago, entre a nona e a décima primeira costela esquerda; é um elemento de filtragem do sangue, bem como um local de armazenamento de glóbulos vermelhos (eritrócitos) e plaquetas (trombócitos).

10. As _____ consistem em acúmulo de tecido linfoide localizado na cavidade oral e na faringe e, como os linfonodos, contêm linfócitos que detectam antígenos; estão localizadas perto das vias aéreas e de passagens de alimentos, tendo como função proteger o corpo contra processos patológicos.

sistema imunológico	**linfa**	**órgãos linfoides secundários**
sistema linfático	**tonsilas**	**linfócitos**
órgãos linfoides primários	**nódulos linfáticos**	**tecido linfático**
baço		

Referências

Capítulo 10, Lymphatic system. In Fehrenbach MJ, Herring SW: *Illustrated anatomy of the head and neck*, ed 5, St. Louis, 2017, Saunders;

Vários capítulos. In Drake R, Vogl AW, Mitchell AWM: *Gray's anatomy for students*, ed 3, Philadelphia, 2015, Churchill Livingstone.

RESPOSTAS 1. sistema linfático, 2. sistema imunológico, 3. linfócitos, 4. linfa, 5. tecido linfoide, 6. órgãos linfoides primários, 7. órgãos linfoides secundários, 8. nódulos linfáticos, 9. baço, 10. tonsilas.

CAPÍTULO 1 Visão Geral dos Sistemas Orgânicos do Corpo

FIG. 1.32 Linfonodo (secção sagital e detalhes microanatômicos)

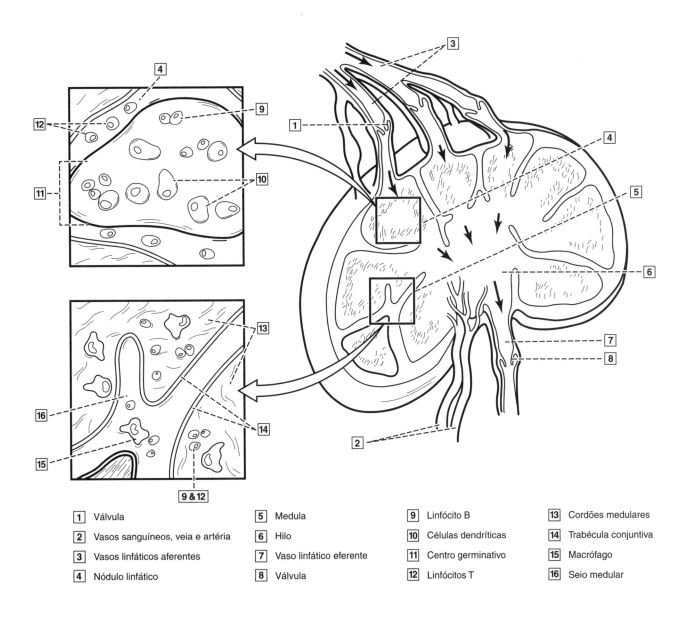

1 Válvula	5 Medula	9 Linfócito B	13 Cordões medulares
2 Vasos sanguíneos, veia e artéria	6 Hilo	10 Células dendríticas	14 Trabécula conjuntiva
3 Vasos linfáticos aferentes	7 Vaso linfático eferente	11 Centro germinativo	15 Macrófago
4 Nódulo linfático	8 Válvula	12 Linfócitos T	16 Seio medular

CAPÍTULO 1 Visão Geral dos Sistemas Orgânicos do Corpo

QUESTÕES DE REVISÃO

Preencha os espaços em branco escolhendo os termos apropriados da lista a seguir.

1. Os _____ são estruturas em forma de feijão, conectados e agrupados em aglomerados ao longo do trajeto de vasos linfáticos; posicionados no trajeto dos vasos linfáticos, filtram os produtos estranhos presentes da linfa para impedir sua entrada no sistema vascular sanguíneo.

2. Os linfonodos (ou gânglios linfáticos) são compostos de tecido linfoide organizado e contêm _____, os glóbulos brancos do sistema imunológico que ativamente removem toxinas para ajudar a combater processos patológicos no corpo.

3. Os linfonodos podem ser localizados superficialmente, próximos às veias superficiais, ou localizados profundamente no tecido, próximos dos vasos sanguíneos profundos; no entanto, em uma situação saudável, eles geralmente são pequenos, moles e livres ou móveis no tecido circundante e, portanto, não podem ser _____ ou palpados pelo clínico.

4. Os _____ são um sistema de canais paralelos aos vasos sanguíneos venosos, porém são mais numerosos; são maiores e mais calibrosos que os capilares sanguíneos, mas, ao contrário dos capilares, possuem válvulas semelhantes às veias para garantir o fluxo unidirecional da linfa através do vaso.

5. A linfa flui para o linfonodo por meio de muitos _____.

6. Na margem côncava do linfonodo há uma depressão ou hilo, por onde a linfa sai através de um único _____.

7. A linfa de uma determinada região do tecido, órgão ou corpo drena para um _____ (linfonodo regional).

8. Os linfonodos primários, por sua vez, drenam para um _____ (linfonodo central).

9. Dentro do tecido localizado nas regiões periféricas do corpo, os vasos linfáticos menores contendo a linfa convergem em _____ maiores, que se esvaziam no vaso venoso do sistema vascular no tórax.

10. O ponto final de drenagem dos vasos linfáticos, para os ductos linfáticos, depende de qual _____ do corpo está envolvido, similar ao sistema vascular.

ductos linfáticos	linfonodo primário	linfócitos
linfonodos	linfonodo secundário	lado
vaso linfático eferente	vasos linfáticos aferentes	vasos linfáticos
visualizados		

Referência

Capítulo 10, Lymphatic system. In Fehrenbach MJ, Herring SW: *Illustrated anatomy of the head and neck*, ed 5, St. Louis, 2017, Saunders.

RESPOSTAS 1. linfonodos, 2. linfócitos, 3. visualizados, 4. vasos linfáticos, 5. vasos linfáticos aferentes, 6. vaso linfático eferente, 7. linfonodo primário, 8. linfonodo secundário, 9. ductos linfáticos, 10. lado.

FIG. 1.33 Sistemas nervosos central e periférico (vista anterior e detalhes microanatômicos)

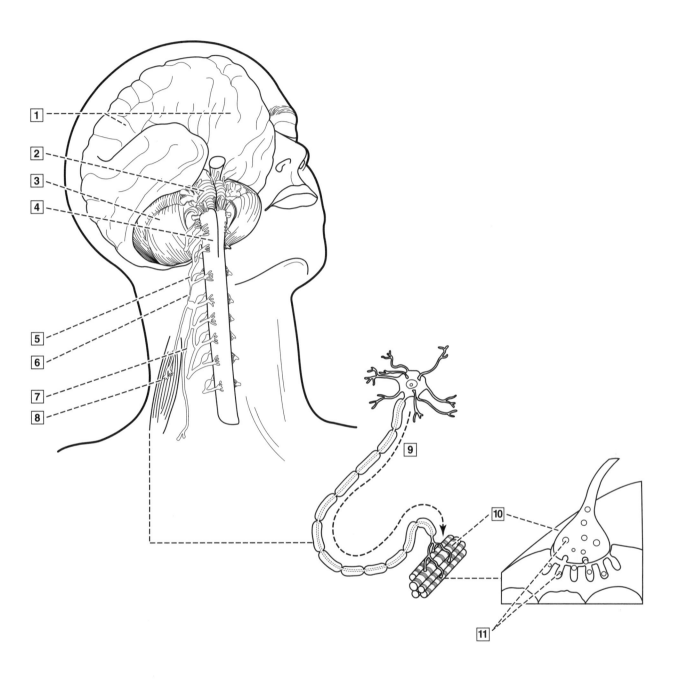

SISTEMA NERVOSO CENTRAL

1. Cérebro
2. Tronco encefálico
3. Cerebelo
4. Medula espinal (nervosa)

SISTEMA NERVOSO PERIFÉRICO

5. Gânglio do nervo
6. Nervos
7. Nervo aferente da pele
8. Nervo eferente para músculo

NEURÔNIO

9. Potencial de ação (propagação do impulso nervoso)
10. Fibra muscular

SINAPSE

10. Fibra muscular
11. Neurotransmissor

65

CAPÍTULO 1 Visão Geral dos Sistemas Orgânicos do Corpo

QUESTÕES DE REVISÃO

Preencha os espaços em branco escolhendo os termos apropriados da lista a seguir.

1. O _____ é uma rede extensa e intricada de estruturas neurais que ativa, coordena e controla todas as funções do corpo.

2. Uma das principais divisões do sistema nervoso, o _____ inclui tanto o encéfalo quanto a medula espinal (ou nervosa).

3. As principais divisões do _____ incluem o telencéfalo, o cerebelo, o tronco encefálico e o diencéfalo.

4. O _____ é a maior divisão do encéfalo e consiste em dois hemisférios cerebrais; coordena dados sensoriais e funções motoras e governa muitos aspectos da inteligência e raciocínio, aprendizado e memória.

5. O _____ é a segunda maior divisão do encéfalo após o cérebro; funciona na coordenação muscular, mantém o tônus e a postura muscular habituais, além de coordenar o equilíbrio.

6. O _____ tem várias divisões, incluindo o bulbo, a ponte e o mesencéfalo.

7. A segunda divisão principal do sistema nervoso, o _____, é composta de todos os nervos que conectam o sistema nervoso central aos receptores, músculos e glândulas do corpo.

8. O sistema nervoso periférico é ainda dividido em _____ ou *sistema nervoso sensorial*, que transmite as informações dos receptores para o encéfalo ou medula espinal, e o *sistema nervoso eferente ou motor*, transportando informações do encéfalo ou medula espinal para os músculos ou glândulas.

9. O _____ é subdividido em sistema nervoso somático e sistema nervoso autônomo.

10. O _____, uma subdivisão do sistema nervoso eferente, inclui todos os nervos que controlam o sistema muscular voluntário e os receptores sensoriais externos (somáticos ou exteroceptores).

sistema nervoso eferente	**sistema nervoso central**	**sistema nervoso**
sistema nervoso periférico	**cérebro**	**tronco encefálico**
cerebelo	**sistema nervoso somático**	**sistema nervoso aferente**
encéfalo		

Referências

Capítulo 8, Basic tissue. In Fehrenbach MJ, Popowics T: *Illustrated dental embryology, histology, and anatomy*, ed 4, St. Louis, 2016, Saunders;

Capítulo 8, Nervous system. In Fehrenbach MJ, Herring SW: *Illustrated anatomy of the head and neck*, ed 5, St. Louis, 2017, Saunders.

RESPOSTAS 1. sistema nervoso, 2. sistema nervoso central, 3. encéfalo, 4. cérebro, 5. cerebelo, 6. tronco encefálico, 7. sistema nervoso periférico, 8. sistema nervoso aferente, 9. sistema nervoso eferente, 10. sistema nervoso somático.

FIG. 1.34 Neurônios e junção neuromuscular

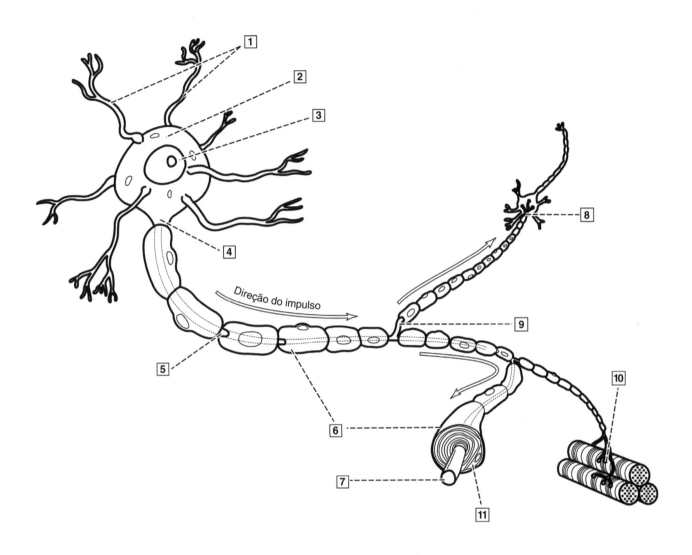

1. Dendritos
2. Corpo celular
3. Núcleo
4. Cone de implantação do axônio
5. Nódulo de Ranvier
6. Bainha de mielina
7. Axônio (ou fibra nervosa)
8. Sinapse com outro neurônio
9. Ramo colateral
10. Sinapse com fibras musculares
11. Núcleo da célula de Schwann

CAPÍTULO 1 Visão Geral dos Sistemas Orgânicos do Corpo

QUESTÕES DE REVISÃO

Preencha os espaços em branco escolhendo os termos apropriados da lista a seguir.

1. O _____ é uma célula do sistema nervoso composta de um corpo celular e dois tipos diferentes de processos citoplasmáticos neurais: um deles é o axônio, uma projeção citoplasmática única, longa e fina de uma célula neural que normalmente conduz impulsos elétricos para longe do corpo celular.

2. O _____ é formado por um feixe de processos neurais (axônios) fora do sistema nervoso central e no sistema nervoso periférico; o acúmulo de corpos celulares de neurônios fora do sistema nervoso central é denominado *gânglio nervoso*; existem dois tipos funcionais de nervos: aferente e eferente.

3. Uma _____ é a junção entre dois neurônios ou entre um neurônio e uma célula efetora, onde os impulsos neurais são transmitidos; outro tipo de processo associado ao corpo celular é o dendrito, que é um processo filiforme e que geralmente contém múltiplos ramos, funcionando como receptor e condutor de impulsos em direção ao corpo celular.

4. Um _____ ou nervo sensitivo transporta informações ou retransmite impulsos da periferia do corpo para o encéfalo ou medula espinal.

5. Um _____ ou nervo motor transporta informações do encéfalo ou da medula espinal para a periferia do corpo.

6. A membrana plasmática de um neurônio, como de todas as outras células, tem uma distribuição desigual de íons e cargas elétricas entre os dois lados da membrana, com o lado externo tendo uma carga positiva, enquanto o interno possui carga negativa; a diferença de carga é o _____ e é medido em milivolts.

7. A despolarização rápida da membrana celular resulta em um _____, que causa a propagação do impulso nervoso ao longo da membrana do neurônio; é uma inversão temporária do potencial elétrico por um breve período.

8. Na sinapse nervosa, a transmissão do impulso nervoso para outra célula requer a ação de agentes químicos ou _____ do neurônio, que são descarregados com a chegada do potencial de ação; esses agentes se difundem através da fenda sináptica e se ligam a receptores na membrana da outra célula (pós-sinápticas).

9. A _____ é uma célula do sistema nervoso periférico que envolve a fibra nervosa e forma a bainha de mielina, que efetivamente isola o axônio do neurônio.

10. Os _____ são constrições que ocorrem em intervalos regulares entre segmentos da bainha de mielina ao longo de um axônio nervoso; nestes pontos, a membrana axonal não é isolada e, portanto, é capaz de gerar atividade elétrica.

potencial de repouso	**sinapse**	**neurotransmissores**
nervo eferente	**potencial de ação**	**nervo**
neurônio	**célula de Schwann**	**nervo aferente**
nódulos de Ranvier		

Referências

Capítulo 8, Basic tissue. In Fehrenbach MJ, Popowics T: *Illustrated dental embryology, histology, and anatomy*, ed 4, St. Louis, 2016, Saunders;

Capítulo 8, Nervous system. In Fehrenbach MJ, Herring SW: *Illustrated anatomy of the head and neck*, ed 5, St. Louis, 2017, Saunders.

RESPOSTAS 1. neurônio, 2. nervo, 3. sinapse, 4. nervo aferente, 5. nervo eferente, 6. potencial de repouso, 7. potencial de ação, 8. neurotransmissores, 9. célula de Schwann, 10. nós de Ranvier.

CAPÍTULO 2 Anatomia Orofacial

FIG. 2.1 Secções e planos da cabeça e pescoço (posição anatômica)

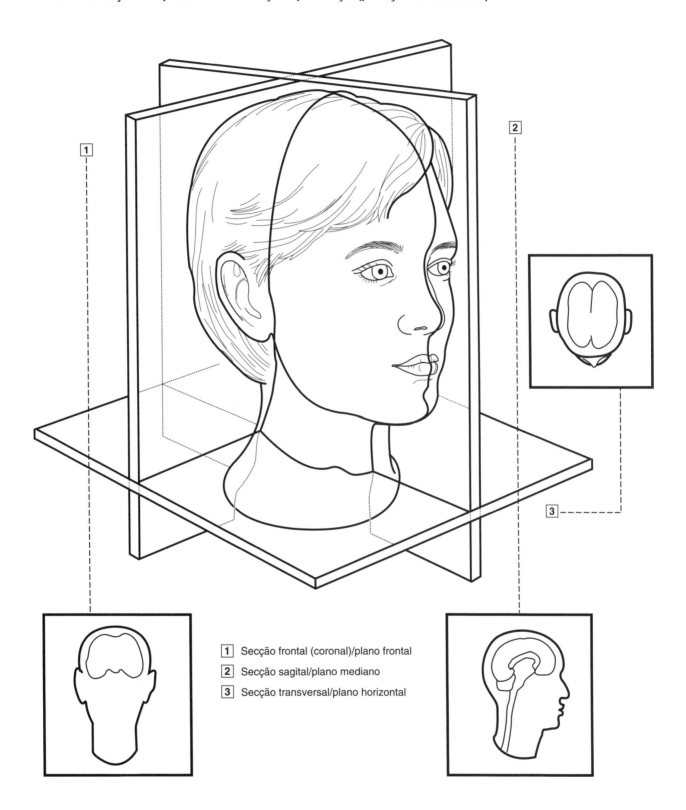

1. Secção frontal (coronal)/plano frontal
2. Secção sagital/plano mediano
3. Secção transversal/plano horizontal

CAPÍTULO 2 Anatomia Orofacial

QUESTÕES DE REVISÃO

Preencha os espaços em branco escolhendo os termos apropriados da lista a seguir.

1. A _____ é o sistema de nomes para estruturas anatômicas.

2. A nomenclatura da anatomia baseia-se no corpo em _____.

3. Na posição anatômica, o corpo deve ser considerado em posição ereta, com os braços estendidos lateralmente ao tronco, palmas das mãos e pés direcionados para _____ e os olhos mirando o horizonte.

4. A secção sagital ou *secção mediana* é uma divisão ao longo do _____.

5. A _____ ou *secção coronal* é uma divisão através de qualquer plano frontal.

6. A _____ ou *secção transversal* é uma divisão paralela ao plano horizontal.

7. O _____ ou plano mediano está relacionado a uma linha imaginária dividindo o corpo em duas metades, direita e esquerda.

8. A linha imaginária que divide o corpo em partes anteriores e posteriores em qualquer nível relaciona-se com o _____ ou *plano frontal*.

9. Um plano horizontal é uma _____ que divide o corpo, em qualquer nível, em partes superior e inferior e é sempre perpendicular ao plano mediano.

10. Qualquer plano imaginário paralelo ao plano sagital mediano é considerado _____.

plano sagital mediano	**nomenclatura anatômica**	**plano sagital**
anteriormente	**plano mediano**	**plano coronal**
secção frontal	**linha imaginária**	**secção horizontal**
posição anatômica		

Referência

Capítulo 1, Introduction to head and neck anatomy. In Fehrenbach MJ, Herring SW: *Illustrated anatomy of the head and neck*, ed 5, St. Louis, 2017, Saunders.

RESPOSTAS 1. nomenclatura anatômica, 2. posição anatômica, 3. anteriormente, 4. plano mediano, 5. secção frontal, 6. secção horizontal, 7. plano sagital mediano, 8. plano coronal, 9. linha imaginária, 10. plano sagital.

FIG. 2.2 Desenvolvimento facial: da terceira à quarta semana do período embrionário (aspectos frontais)

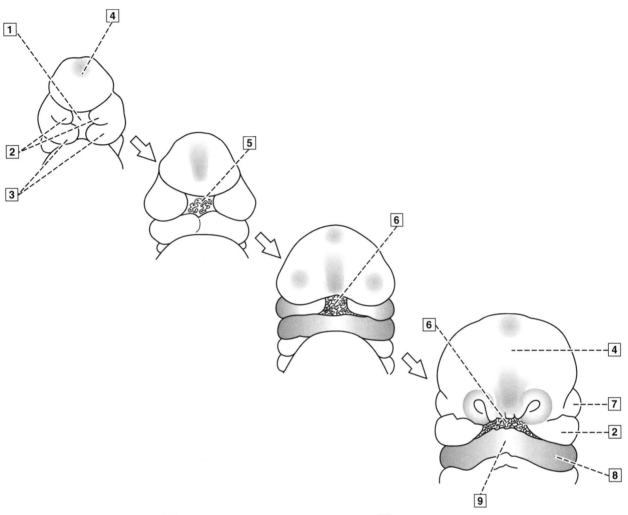

1. Membrana orofaríngea ou bucofaríngea
2. Processos maxilares
3. Processos mandibulares
4. Processo frontonasal
5. Desintegração da membrana orofaríngea
6. Estomodeu
7. Placoide do cristalino
8. Arco mandibular
9. Sínfise mandibular

CAPÍTULO 2 Anatomia Orofacial

QUESTÕES DE REVISÃO

Preencha os espaços em branco escolhendo os termos apropriados da lista a seguir.

1. A face e os tecidos relacionados iniciam sua formação durante a quarta semana de desenvolvimento pré-natal, no _____.

2. Todas as três camadas embrionárias estão envolvidas no desenvolvimento facial: ectoderma, mesoderma e _____.

3. No início da quarta semana de desenvolvimento pré-natal, o _____ torna-se a boca primitiva, que inicialmente aparece como uma depressão rasa na superfície ectodérmica da extremidade cefálica do embrião.

4. O estomodeu é limitado em profundidade pela _____, uma membrana temporária constituída por ectoderma externamente ao endoderma subjacente, formada durante a terceira semana do desenvolvimento pré-natal, que também separa o estomodeu da faringe primitiva.

5. Após a formação do estomodeu, mas ainda durante a quarta semana, duas protuberâncias de tecido aparecem inferiores à boca primitiva, os dois _____, que consistem em uma região central de ectomesênquima, formado em parte por células da crista neural que migraram para a região facial, coberto externamente pelo ectoderma e internamente pelo endoderma.

6. Os processos mandibulares emparelhados se fundem na linha mediana para formar o _____, o molde em desenvolvimento do futuro arco dental inferior, a mandíbula.

7. Na linha mediana, na superfície da mandíbula madura, está a _____, indicando onde a mandíbula é formada pela fusão dos processos mandibulares direito e esquerdo.

8. Durante a quarta semana, o _____ se forma como uma protuberância de tecido na área superior da face na extremidade mais cefálica do embrião, que é o limite cranial do estomodeu; no futuro, esse processo dá origem ao terço superior da face, que inclui a fronte, o dorso do nariz, o palato primário, o septo nasal e todas as estruturas associadas aos processos nasais mediais.

9. Durante a quarta semana de desenvolvimento pré-natal, no período embrionário, duas protuberâncias a partir de um maior crescimento do arco mandibular em cada lado do estomodeu formam os _____, onde cada um, posteriormente, crescerá superior e anteriormente ao redor do estomodeu.

10. Futuramente, os processos maxilares formarão o terço médio da face, que inclui as partes laterais do lábio superior, bochechas, palato secundário e a parte posterior dos _____ com seus dentes caninos e dentes posteriores e seus tecidos associados, além de formar os ossos zigomáticos e partes dos ossos temporais.

processos mandibulares	**sínfise mandibular**	**estomodeu**
maxilas	**processo frontonasal**	**período embrionário**
arco mandibular	**processos maxilares**	**endoderma**
membrana orofaríngea		

Referência

Capítulo 4, Face and neck development. In Fehrenbach MJ, Popowics T: *Illustrated dental embryology, histology, and anatomy*, ed 4, St. Louis, 2016, Saunders.

RESPOSTAS 1. período embrionário, 2. endoderma, 3. estomodeu, 4. membrana orofaríngea, 5. processos mandibulares, 6. arco mandibular, 7. sínfise mandibular, 8. processo frontonasal, 9. processos maxilares, 10. maxilas.

FIG. 2.3 Desenvolvimento facial durante a quarta semana do período embrionário (aspectos frontais e laterais)

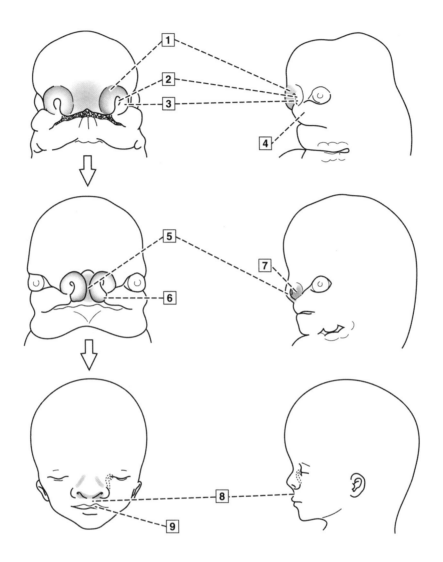

1. Processo nasal medial
2. Fosseta nasal
3. Processo nasal lateral
4. Processo maxilar
5. Processos nasais mediais que se fundem entre si
6. Processo nasal medial fundido com processo maxilar, em cada lado
7. Processo nasal lateral
8. Filtro do lábio superior
9. Lábio superior

CAPÍTULO 2 Anatomia Orofacial

QUESTÕES DE REVISÃO

Preencha os espaços em branco escolhendo os termos apropriados da lista a seguir.

1. Os dois _____ formam-se na parte anterior do processo frontonasal, superior ao estomodeu, durante a quarta semana do desenvolvimento pré-natal, semelhantes a botões resultantes do espessamento ectodérmico bilateral, que mais tarde se diferenciarão no epitélio olfatório, para a sensação de olfação no nariz adulto.

2. Durante a quarta semana, o tecido em torno dos placoides nasais no processo frontonasal cresce, iniciando o desenvolvimento da região nasal e do nariz; posteriormente, os placoides se aprofundam, formando uma depressão no centro de cada placoide, que são as _____.

3. A parte medial do tecido em crescimento ao redor dos placoides nasais aparece como duas saliências em forma de meia-lua localizadas entre as fossetas nasais, denominadas _____.

4. Posteriormente, os processos nasais mediais se fundirão por suas superfícies externas para formar a porção mediana do nariz, desde a raiz até o ápice do nariz, bem como o tubérculo e o _____ do lábio superior.

5. Na parte lateral das fossetas nasais existem outras duas projeções semilunares, os _____.

6. Os processos nasais laterais irão formar as _____ do nariz.

7. A fusão dos processos nasais laterais, maxilares e nasais mediais forma as _____.

8. O par formado pelos processos nasais mediais funde-se medialmente e cresce no sentido inferior para o interior do estomodeu, formando o _____ (ou pré-maxilar).

9. O segmento intermaxilar está envolvido na formação de dentes superiores (incisivos) e estruturas associadas, como _____ e septo nasal.

10. O desenvolvimento facial que começa durante o período embrionário será concluído mais tarde na décima segunda semana, no _____.

período fetal	**fossas nasais**	**placoides nasais**
narinas	**paladar primário**	**processos nasais mediais**
segmento intermaxilar	**asas**	**processos nasais laterais**
filtro		

Referência

Capítulo 4, Face and neck development. In Fehrenbach MJ, Popowics T: *Illustrated dental embryology, histology, and anatomy*, ed 4, St. Louis, 2016, Saunders.

RESPOSTAS 1. placoides nasais, 2. fossas nasais, 3. processos nasais mediais, 4. filtro, 5. processos nasais laterais, 6. asas, 7. narinas, 8. segmento intermaxilar, 9. palato primário, 10. período fetal.

FIG. 2.4 Desenvolvimento interno de cabeça e pescoço na quarta semana do período embrionário (vista externa e secção sagital)

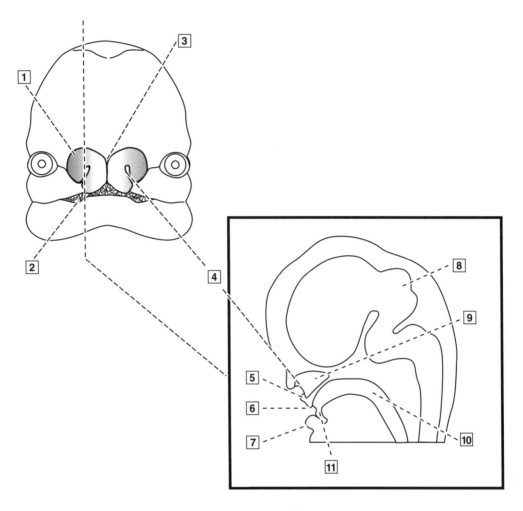

1. Processo nasal lateral
2. Estomodeu
3. Processos nasais mediais fundidos
4. Fosseta nasal
5. Segmento intermaxilar
6. Desenvolvimento do lábio superior
7. Desenvolvimento do lábio inferior
8. Encéfalo em desenvolvimento
9. Desenvolvimento da cavidade nasal
10. Faringe primitiva
11. Boca primitiva

CAPÍTULO 2 Anatomia Orofacial

QUESTÕES DE REVISÃO

Preencha os espaços em branco escolhendo os termos apropriados da lista a seguir.

1. O primeiro evento no desenvolvimento da face durante a última parte da quarta semana do desenvolvimento pré-natal é a desintegração da membrana orofaríngea, permitindo que a boca primitiva aumente em profundidade e amplie-se através da superfície do terço médio da face; dessa forma, os líquidos da cavidade amniótica que envolvem o embrião têm acesso ao interior da _____ através do estomodeu.

2. Durante a quarta semana, o tecido ao redor dos _____ no processo frontonasal crescem, iniciando o desenvolvimento da região nasal e do nariz, formando uma depressão no centro de cada placoide, as fossetas nasais (ou olfatórias).

3. A parte medial do tecido em crescimento ao redor dos placoides nasais aparece como duas saliências em formato semilunar localizadas entre as fossetas nasais, denominadas _____.

4. Futuramente, os processos nasais mediais se fundirão externamente para formar a parte média do nariz, desde a raiz até o ápice do nariz, bem como o tubérculo e filtro do _____ do lábio superior.

5. O par formado pelos processos nasais mediais funde-se medialmente e cresce no sentido inferior para o interior do estomodeu, formando o _____.

6. O segmento intermaxilar está envolvido na formação de dentes superiores anteriores (incisivos) e estruturas associadas, como o palato primário e o _____.

7. Na parte lateral das _____ existem outras duas projeções semilunares, os processos nasais laterais.

8. Posteriormente, os _____ irão formar as asas do nariz, e a fusão destes processos com os processos maxilares e nasais mediais forma as narinas.

9. O aprofundamento das fossetas nasais forma um saco nasal que cresce internamente em direção ao encéfalo em desenvolvimento, separado, inicialmente, do estomodeu pela _____.

10. A membrana oronasal se desintegra, permitindo a comunicação da _____ com a cavidade oral, na área das coanas primitivas, posteriormente ao palato primário em desenvolvimento; ao mesmo tempo, as conchas nasais superiores, médias e inferiores estão se formando nas paredes laterais das cavidades nasais em desenvolvimento.

fossetas nasais	lábio superior	cavidade nasal
segmento intermaxilar	faringe primitiva	septo nasal
membrana oronasal	processos nasais mediais	placoides nasais
processos nasais laterais		

Referência

Capítulo 4, Face and neck development. In Fehrenbach MJ, Popowics T: *Illustrated dental embryology, histology, and anatomy*, ed 4, St. Louis, 2016, Saunders.

RESPOSTAS 1. faringe primitiva, 2. placoides nasais, 3. processos nasais mediais, 4. lábio superior, 5. segmento intermaxilar, 6. septo nasal, 7. fossetas nasais, 8. processos nasais laterais, 9. membrana oronasal, 10. cavidade nasal.

CAPÍTULO 2 Anatomia Orofacial

FIG. 2.5 Desenvolvimento do pescoço no período pré-natal com formação de aparelho faríngeo (vista externa e secções internas)

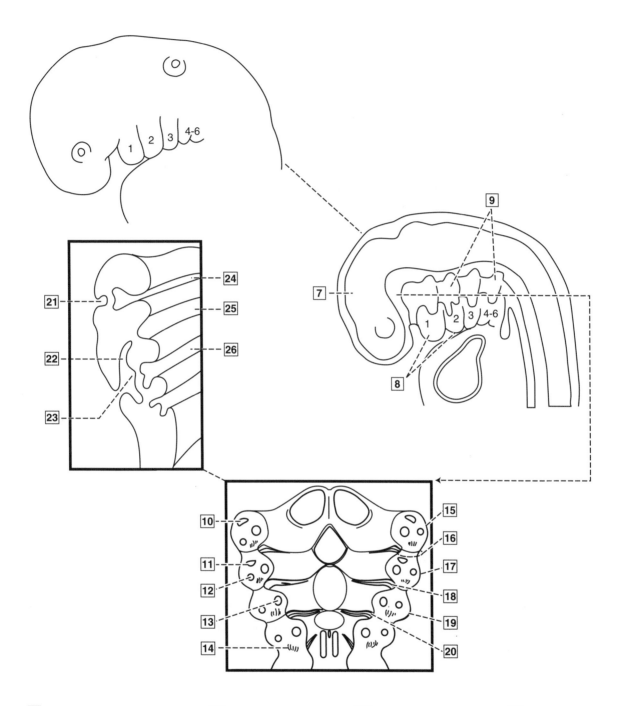

7	Encéfalo	12	Nervos	17	Segundo arco branquial (arco hioide)	22	Segundo sulco branquial
8	Arcos branquiais (ou faríngeos)	13	Vasos sanguíneos	18	Segunda bolsa branquial	23	Terceiro sulco branquial
9	Bolsas faríngeas	14	Músculo	19	Terceiro arco branquial	24	Primeira bolsa branquial
10	Cartilagem de Meckel	15	Primeiro arco branquial (ou arco mandibular)	20	Terceira bolsa branquial	25	Segunda bolsa branquial
11	Cartilagem de Reichert	16	Primeira membrana branquial (ou faríngea)	21	Primeiro sulco branquial	26	Terceira bolsa branquial

CAPÍTULO 2 Anatomia Orofacial

QUESTÕES DE REVISÃO

Preencha os espaços em branco escolhendo os termos apropriados da lista a seguir.

1. O desenvolvimento do _____ ocorre paralelamente ao tempo de desenvolvimento da face, começando durante a quarta semana de desenvolvimento pré-natal, no período embrionário, e completa-se durante o período fetal.

2. Durante a quarta semana do desenvolvimento pré-natal, saliências bilaterais empilhadas de tecido que formam os arcos faríngeos (ou branquiais) aparecem inferiores ao estomodeu e incluem os _____.

3. Os _____ (ou arcos faríngeos) são seis pares de hastes em formato de U, com sua região central preenchida por mesênquima derivado do mesoderma invadido por células que migraram da crista neural, agora referido como *ectomesênquima*; os arcos são revestidos externamente por ectoderma e internamente por endoderma, e formam as paredes laterais da faringe primitiva.

4. O _____ (ou branquial) é formado pelos arcos, sulcos e membranas e bolsas faríngeas (branquiais).

5. O endoderma da faringe reveste internamente os arcos branquiais e passam pelas paredes laterais da faringe, passando a formar áreas semelhantes a balões, denominadas _____.

6. O primeiro arco branquial, também conhecido como arco mandibular, e seus tecidos associados inclui a _____.

7. A formação dentro do segundo arco branquial, também conhecido como arco hioide, é semelhante à cartilagem do arco mandibular, _____, sendo que a maior parte dessa estrutura desaparece durante o desenvolvimento; no entanto, partes dela são responsáveis pela formação de um osso da orelha média, um processo do osso temporal e partes do osso hioide.

8. Separando os arcos branquiais vizinhos, sulcos externos são notados em cada lado do embrião, denominados _____.

9. As _____ são derivadas do revestimento da segunda bolsa faríngea e, também, das paredes da faringe.

10. As glândulas paratireoides e o _____ são derivados do revestimento das terceiras e quartas bolsas faríngeas; além disso, uma parte do timo pode ter origem ectodérmica.

arcos mandibulares	arcos branquiais	sulcos branquiais
timo	pescoço	aparelho faríngeo
bolsas faríngeas	tonsilas palatinas	cartilagem de Reichert
cartilagem de Meckel		

Referência

Capítulo 4, Face and neck development. In Fehrenbach MJ, Popowics T: *Illustrated dental embryology, histology, and anatomy*, ed 4, St. Louis, 2016, Saunders.

RESPOSTAS 1. pescoço, 2. arcos mandibulares, 3. arcos branquiais, 4. aparelho faríngeo, 5. bolsas faríngeas, 6. cartilagem de Meckel, 7. cartilagem de Reichert, 8. sulcos branquiais, 9. tonsilas palatinas, 10. timo.

FIG. 2.6 Regiões da cabeça

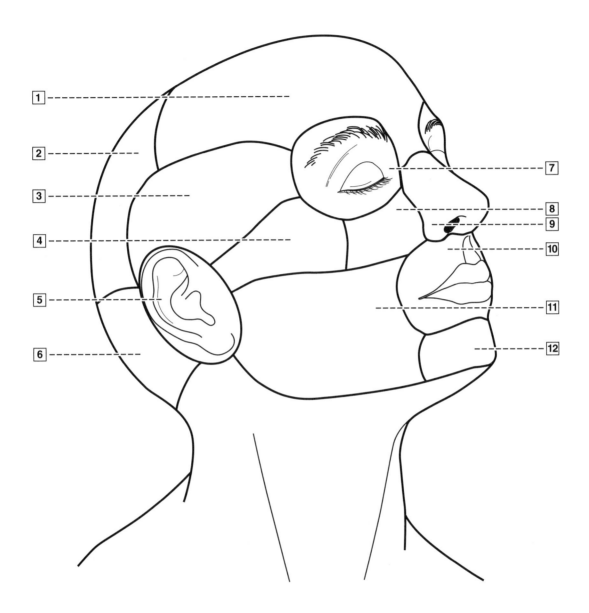

1 Região frontal
2 Região parietal
3 Região temporal
4 Região zigomática
5 Região auricular
6 Região occipital
7 Região orbital
8 Região infraorbital
9 Região nasal
10 Região oral
11 Região bucal
12 Região mental (ou mentual)

CAPÍTULO 2 Anatomia Orofacial

QUESTÕES DE REVISÃO

Preencha os espaços em branco escolhendo os termos apropriados da lista a seguir.

1. A _____ estuda as relações estruturais das características externas do corpo com os órgãos e partes internas.

2. As _____ incluem as regiões frontal, parietal, occipital, temporal, auricular, orbital, nasal, infraorbital, zigomática, geniana (da bochecha), oral (ou bucal) e mentual.

3. A _____, como uma região da cabeça, inclui a fronte e a área superior aos olhos, sendo delimitada pelas margens do osso frontal, mais profundo.

4. O couro cabeludo cobre tanto as regiões parietais como a _____ da cabeça, que consiste em camadas de tecidos moles cobrindo os ossos do crânio.

5. Na _____, região da cabeça que contém têmpora, localizada superficial e lateralmente na cabeça, posterior a cada olho, é delimitada pelo osso temporal mais profundo.

6. A _____, localizada lateralmente na cabeça, possui a orelha externa como uma característica proeminente.

7. A _____ é bilateral na face, contém o globo ocular de cada lado, e todas as suas estruturas de suporte estão contidas em uma cavidade óssea, a órbita óssea, que é formada por vários ossos do crânio.

8. A principal característica da _____ é a parte externa do nariz; a raiz do nariz está localizada entre os olhos, e a ponta é o ápice do nariz, com as narinas de cada lado.

9. A região infraorbital, a região zigomática e a _____ são bilaterais e estão todas localizadas na face.

10. A _____ apresenta muitas estruturas, como os lábios, cavidade oral, palato, língua e assoalho da boca, e se comunica com a orofaringe.

região auricular	região oral	regiões da cabeça
região geniana	região temporal	região nasal
região orbital	anatomia de superfície	região occipital
região frontal		

Referências

Capítulo 2, Surface anatomy. In Fehrenbach MJ, Herring SW: *Illustrated anatomy of the head and neck*, ed 5, St. Louis, 2017, Saunders;

Capítulo 1, Face and neck regions. In Fehrenbach MJ, Popowics T: *Illustrated dental embryology, histology, and anatomy*, ed 4, St. Louis, 2016, Saunders.

RESPOSTAS 1. anatomia de superfície, 2. regiões da cabeça, 3. região frontal, 4. região occipital, 5. região temporal, 6. região auricular, 7. região orbital, 8. região nasal, 9. região geniana, 10. região oral.

CAPÍTULO 2 Anatomia Orofacial

FIG. 2.7 Região frontal com destaque para a pele (detalhe microanatômico)

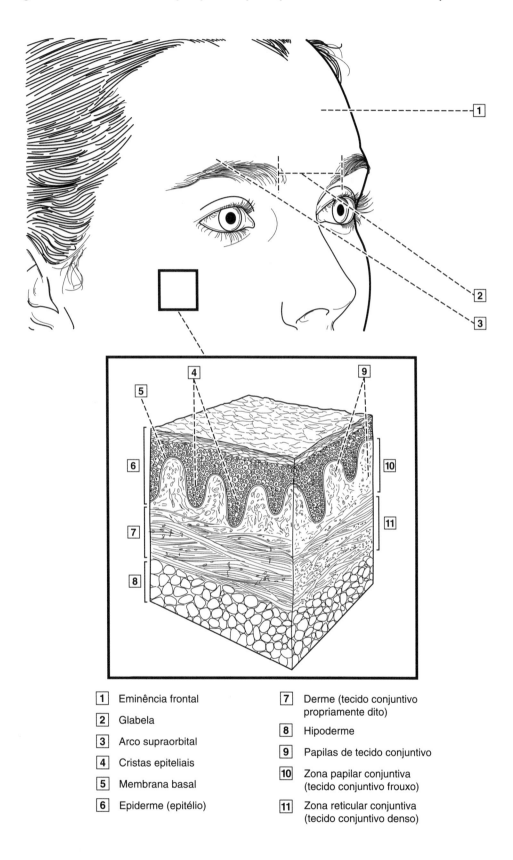

[1] Eminência frontal
[2] Glabela
[3] Arco supraorbital
[4] Cristas epiteliais
[5] Membrana basal
[6] Epiderme (epitélio)
[7] Derme (tecido conjuntivo propriamente dito)
[8] Hipoderme
[9] Papilas de tecido conjuntivo
[10] Zona papilar conjuntiva (tecido conjuntivo frouxo)
[11] Zona reticular conjuntiva (tecido conjuntivo denso)

CAPÍTULO 2 Anatomia Orofacial

QUESTÕES DE REVISÃO

Preencha os espaços em branco escolhendo os termos apropriados da lista a seguir.

1. A _____ da cabeça inclui a fronte e a área superior aos olhos.

2. Profundamente a cada sobrancelha localiza-se o _____.

3. A área elevada e suave entre as sobrancelhas é a _____.

4. A proeminência da fronte é a _____.

5. O tecido _____ cobre e reveste as superfícies externa e interna do corpo, incluindo vasos e pequenas cavidades; não serve apenas para cobertura ou revestimento protetor, mas também está envolvido na absorção, secreção, funções sensoriais e outras funções especializadas.

6. Dependendo da classificação individual, o tecido epitelial pode ser derivado de qualquer uma das _____ camadas de células embrionárias com base na localização, quando em desenvolvimento.

7. A maior parte dos epitélios no corpo é composta por _____, que inclui a camada superficial da pele e a mucosa da boca.

8. Um exemplo de epitélio estratificado pavimentoso queratinizado é a _____, camada mais superficial da pele com sua membrana basal no estrato mais profundo, que se une ao tecido conjuntivo.

9. O tecido conjuntivo propriamente dito na pele é a _____, encontrada profundamente à epiderme.

10. Ainda mais profundamente à derme da pele está a _____, composta por tecido conjuntivo frouxo e tecido adiposo, que é um tipo especializado de tecido conjuntivo, bem como tecido glandular, grandes vasos sanguíneos e nervos.

epiderme	epitélio estratificado pavimentoso	hipoderme
três		região frontal
glabela	epitelial	arco supraorbital
eminência frontal	derme	

Referências

Capítulo 2, Surface anatomy. In Fehrenbach MJ, Herring SW: *Illustrated anatomy of the head and neck*, ed 5, St. Louis, 2017, Saunders;

Capítulo 8, Basic tissue. In Fehrenbach MJ, Popowics T: *Illustrated dental embryology, histology, and anatomy*, ed 4, St. Louis, 2016, Saunders.

RESPOSTAS 1. região frontal, 2. arco supraorbital, 3. glabela, 4. eminência frontal, 5. epitelial, 6. três, 7. epitélio estratificado pavimentoso, 8. epiderme, 9. derme, 10. hipoderme.

FIG. 2.8 Interface entre epitélio e tecido conjuntivo, como na pele, incluindo colágeno (detalhes microanatômicos)

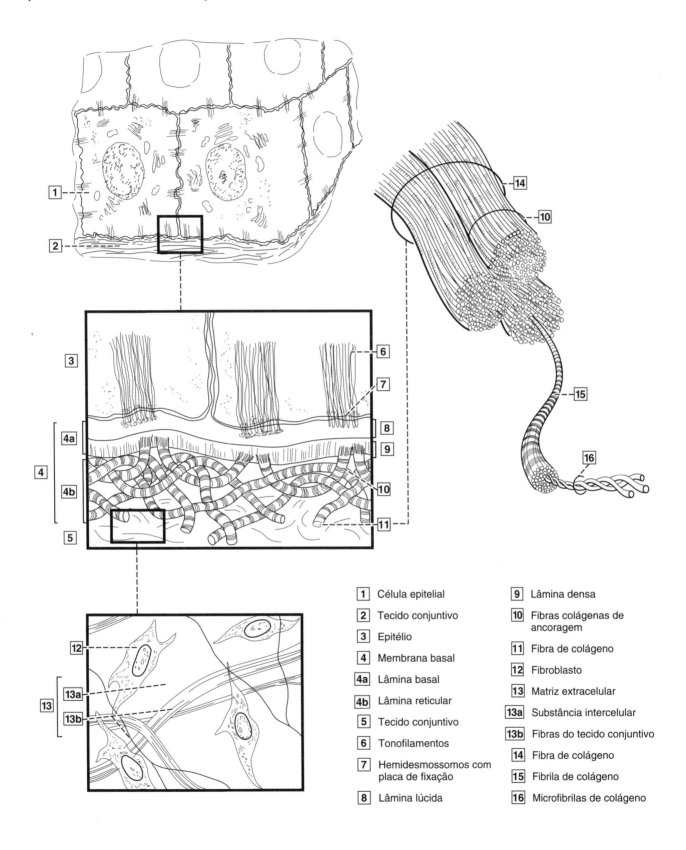

1	Célula epitelial	9	Lâmina densa
2	Tecido conjuntivo	10	Fibras colágenas de ancoragem
3	Epitélio	11	Fibra de colágeno
4	Membrana basal	12	Fibroblasto
4a	Lâmina basal	13	Matriz extracelular
4b	Lâmina reticular	13a	Substância intercelular
5	Tecido conjuntivo	13b	Fibras do tecido conjuntivo
6	Tonofilamentos	14	Fibra de colágeno
7	Hemidesmossomos com placa de fixação	15	Fibrila de colágeno
8	Lâmina lúcida	16	Microfibrilas de colágeno

CAPÍTULO 2 Anatomia Orofacial

QUESTÕES DE REVISÃO

Preencha os espaços em branco escolhendo os termos apropriados da lista a seguir.

1. A _____ é uma estrutura fina e acelular, localizada entre qualquer tipo de epitélio e o tecido conjuntivo subjacente, observada tanto na pele quanto na mucosa oral; esse tipo de estrutura está presente até mesmo entre os componentes do germe dentário durante o desenvolvimento do dente.

2. A membrana basal consiste em duas camadas, _____ e lâmina reticular.

3. A camada superficial da membrana basal, a lâmina basal, é produzida pelo _____.

4. A lâmina basal é constituída por duas subcamadas, a lâmina lúcida, uma camada clara mais próxima ao epitélio, e a _____, uma camada densa mais próxima do tecido conjuntivo.

5. A camada mais profunda da membrana basal é, geralmente, a lâmina reticular, que consiste em fibras de colágeno e fibras reticulares produzidas e secretadas pelo _____ subjacente.

6. Mecanismos de fixação fazem parte da membrana basal e incluem tonofilamentos do epitélio, hemidesmossomos com a placa de fixação (ou disco citoplasmático interno) e _____ do tecido conjuntivo.

7. Os _____ do epitélio passam através da placa de fixação, enquanto as fibras colágenas da lâmina reticular se entrelaçam na lâmina densa da lâmina basal, formando uma união flexível entre os dois tipos de tecido.

8. As _____ são o principal tipo de fibra do tecido conjuntivo encontrado no corpo e são compostas da proteína colágeno, incluindo tipos distintos que foram demonstrados pelo estudo imunológico, e possuem grande resistência à tração.

9. O tipo distinto mais comum de proteína de colágeno é o _____, que é encontrado nos dentes, na lâmina própria da mucosa oral, na derme, no osso, nos tendões e praticamente em todos os outros tipos de tecido conjuntivo.

10. As células responsáveis pela síntese do colágeno tipo I incluem _____, que produzem fibras e substância intercelular, e osteoblastos, que produzem osso, bem como os odontoblastos, que produzem a dentina.

fibras colágenas de ancoragem	tonofilamentos	lâmina basal
fibroblastos	lâmina densa	fibras de colágeno
tipo I	epitélio	membrana basal
tecido conjuntivo		

Referência

Capítulo 8, Basic tissue. In Fehrenbach MJ, Popowics T: *Illustrated dental embryology, histology, and anatomy*, ed 4, St. Louis, 2016, Saunders.

RESPOSTAS 1. membrana basal, 2. lâmina basal, 3. epitélio, 4. lâmina densa, 5. tecido conjuntivo, 6. fibras colágenas de ancoragem, 7. tonofilamentos, 8. fibras de colágeno, 9. tipo I, 10. fibroblastos.

FIG. 2.9 Região auricular: orelha externa (vista lateral)

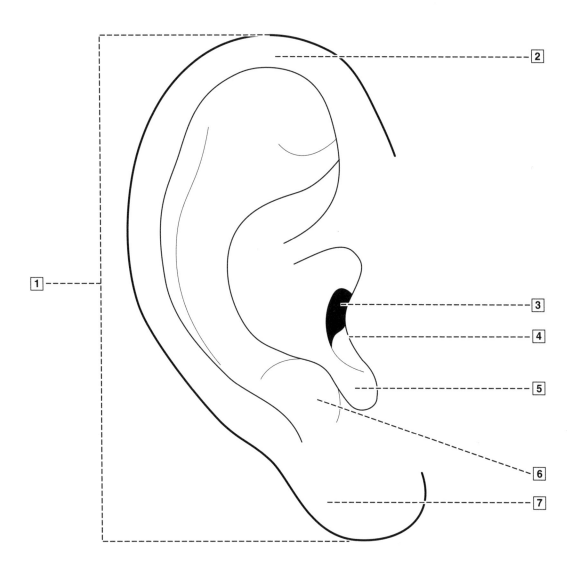

1. Pavilhão auricular
2. Hélices
3. Meato acústico externo
4. Tragos
5. Incisura intertrágica
6. Antítragos
7. Lóbulo

CAPÍTULO 2 Anatomia Orofacial

QUESTÕES DE REVISÃO

Preencha os espaços em branco escolhendo os termos apropriados da lista a seguir.

1. A _____ é bilateral na cabeça e possui a orelha externa como uma característica proeminente.

2. A primeira parte da orelha consiste na orelha externa, que é anexada na face lateral da cabeça, mais o canal que conduz o som ao tímpano ou _____.

3. A _____ é composta por uma saliência oval ou pavilhão auricular e pelo meato acústico externo.

4. Como a parte visível da orelha externa, o _____ coleta ondas sonoras.

5. O _____ é um canal através do qual as ondas sonoras são transmitidas para a orelha média dentro do osso temporal; é um marco anatômico quando se realizam radiografias e se administram anestésicos locais para bloqueios nervosos.

6. A margem livre posterior do pavilhão auricular é a _____.

7. A hélice termina inferiormente no _____, a protuberância carnuda do pavilhão auricular.

8. O _____ é a menor saliência do pavilhão auricular, anterior ao meato acústico externo.

9. A saliência de tecido oposta ao trago é o _____, e também é um marco anatômico quando se realizam radiografias e se administram anestésicos locais para bloqueios nervosos.

10. Entre o tragos e antítragos, o entalhe profundo é chamado de _____.

incisura intertrágica	**membrana do tímpano**	**orelha externa**
hélice	**região auricular**	**antítragos**
pavilhão auricular	**conduto acústico externo**	**lóbulo da orelha**
tragos		

Referências

Capítulo 2, Surface anatomy. In Fehrenbach MJ, Herring SW: *Illustrated anatomy of the head and neck*, ed 5, St. Louis, 2017, Saunders;

Capítulo 1, Face and neck regions. In Fehrenbach MJ, Popowics T: *Illustrated dental embryology, histology, and anatomy*, ed 4, St. Louis, 2016, Saunders;

Capítulo 8, Head and neck. In Drake R, Vogel AW, Mitchen AWM: *Gray's anatomy for students*, ed 3, Philadelphia, 2014, Churchill Livingstone.

RESPOSTAS 1. região auricular, 2. membrana timpânica, 3. orelha externa, 4. pavilhão, 5. meato acústico externo, 6. hélice, 7. lóbulo da orelha, 8. tragos, 9. antítragos, 10. incisura intertrágica.

CAPÍTULO 2 Anatomia Orofacial

FIG. 2.10 Região auricular: orelha média e interna (secções coronárias ou frontais)

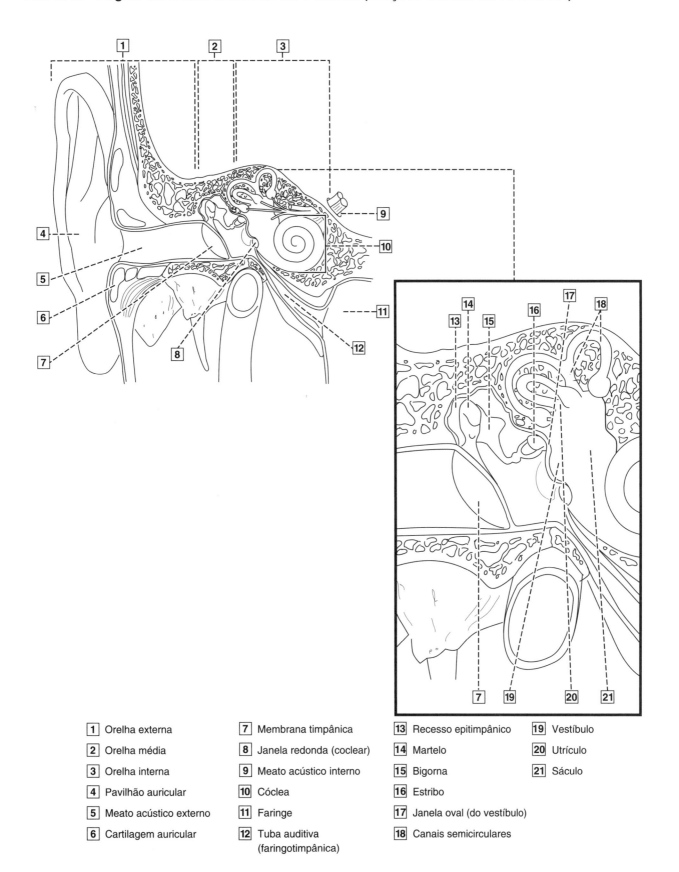

1 Orelha externa	7 Membrana timpânica	13 Recesso epitimpânico	19 Vestíbulo
2 Orelha média	8 Janela redonda (coclear)	14 Martelo	20 Utrículo
3 Orelha interna	9 Meato acústico interno	15 Bigorna	21 Sáculo
4 Pavilhão auricular	10 Cóclea	16 Estribo	
5 Meato acústico externo	11 Faringe	17 Janela oval (do vestíbulo)	
6 Cartilagem auricular	12 Tuba auditiva (faringotimpânica)	18 Canais semicirculares	

87

CAPÍTULO 2 Anatomia Orofacial

QUESTÕES DE REVISÃO

Preencha os espaços em branco escolhendo os termos apropriados da lista a seguir.

1. A segunda parte da orelha é a _____, que é uma cavidade confinada lateralmente na porção petrosa do osso temporal, separada do meato acústico externo pela membrana timpânica e que se comunica internamente à faringe por um tubo cartilaginoso estreito, a tuba auditiva.

2. A _____ separa o meato acústico externo da orelha médio e consiste em uma região central de tecido conjuntivo revestido por pele na parte externa e por uma membrana mucosa na sua face interna.

3. A função da orelha média é transmitir _____ da membrana timpânica até a orelha interna, realizado através de três ossos interconectados, mas móveis, localizados em sua cavidade, que preenchem o espaço entre a membrana timpânica e a janela oval na interface com a orelha interna.

4. Os ossos da orelha média incluem o _____ (conectado à membrana timpânica), a bigorna (conectada ao martelo pela articulação sinovial) e o estribo (conectado à bigorna também por uma articulação sinovial e preso à parede lateral da orelha interna, na janela oval).

5. O terceiro componente da orelha é a _____, que consiste em uma série de cavidades dentro da porção petrosa do osso temporal, localizada entre a orelha média colocada lateralmente e o meato acústico interno medialmente.

6. A orelha interna consiste no _____ (série de cavidades ósseas) e no labirinto membranoso (ductos e sacos membranosos) dentro dessas cavidades.

7. O labirinto ósseo é formado pelo _____, três canais semicirculares, e a cóclea, que contém um fluido claro, a perilinfa.

8. Suspenso na perilinfa, mas não preenchendo todos os espaços do labirinto ósseo, está o _____, que consiste nos ductos semicirculares, ducto coclear, e em dois sacos (utrículo e sáculo) preenchidos com endolinfa.

9. O vestíbulo contém a _____ em sua parede lateral, na parte central do labirinto ósseo, que se comunica anteriormente com a cóclea e posterossuperiormente com os canais semicirculares.

10. Projetando-se em direção anterior do vestíbulo está a _____, um canal ósseo em forma de espiral em torno de uma coluna central do osso.

orelha interna	orelha média	membrana do tímpano
janela oval	martelo	vibrações
vestíbulo	cóclea	labirinto ósseo
labirinto membranoso		

Referência

Capítulo 8, Head and neck. In Drake R, Vogl AW, Mitchell AWM: *Gray's anatomy for students*, ed 3, Philadelphia, 2015, Churchill Livingstone.

RESPOSTAS 1. orelha média, 2. membrana timpânica, 3. vibrações, 4. martelo, 5. orelha interna, 6. labirinto ósseo, 7. vestíbulo, 8. labirinto membranoso, 9. janela oval, 10. cóclea.

FIG. 2.11 Região orbital (vistas anterior e interna)

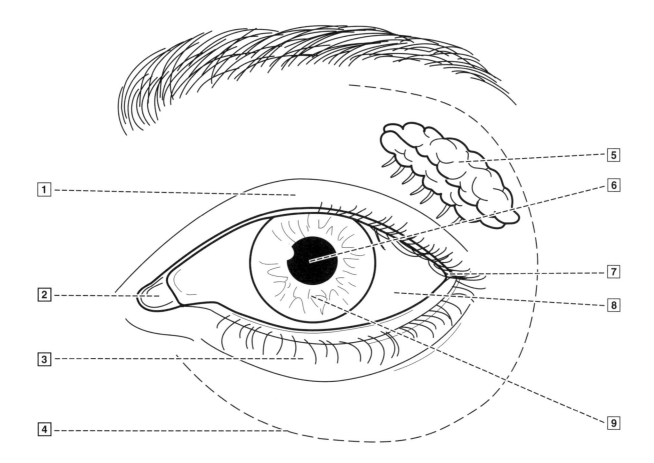

1 Pálpebra superior
2 Ângulo medial ou interno do olho
3 Pálpebra inferior
4 Margem orbitária (tracejada)
5 Glândula lacrimal (profunda)
6 Pupila
7 Ângulo lateral ou interno do olho
8 Esclera (coberta por conjuntiva)
9 Íris

CAPÍTULO 2 Anatomia Orofacial

QUESTÕES DE REVISÃO

Preencha os espaços em branco escolhendo os termos apropriados da lista a seguir.

1. Na região orbital, o globo ocular e todas as suas estruturas de apoio estão contidos dentro da _____, uma cavidade óssea do crânio.

2. As órbitas são um par de cavidades piramidais cônicas ou de quatro lados, cada uma tendo uma _____, um ápice e quatro paredes; as órbitas se abrem na face e ápices direcionados posteriormente para a cavidade craniana.

3. No globo ocular, a _____ é a área branca do olho.

4. A esclera possui uma área central colorida (pigmentada) e a circular, denominada _____.

5. A abertura no centro da íris é a _____, que aparece em preto e muda de tamanho à medida que a íris responde a mudanças nas condições de luz.

6. As duas pálpebras móveis, superior e inferior, cobrem e protegem cada _____.

7. Atrás de cada pálpebra superior e profundamente na órbita estão as _____, que produzem o fluido lacrimal ou lágrimas.

8. A _____ é uma membrana delicada e fina que reveste internamente as pálpebras e a região anterior do globo ocular.

9. O ângulo externo onde as pálpebras superiores e inferiores se encontram é o ângulo _____ ou *externo do olho*; os ângulos são pontos de referência quando se realizam radiografias extraorais.

10. O ângulo interno do olho é o _____ ou *interno do olho*; os ângulos são pontos de referência quando se realizam radiografias extraorais.

globo ocular	conjuntiva	órbita
pupila	ângulo lateral	ângulo medial
glândulas lacrimais	base	esclera
íris		

Referências

Capítulo 2, Surface anatomy. In Fehrenbach MJ, Herring SW: *Illustrated anatomy of the head and neck*, ed 5, St. Louis, 2017, Saunders;

Capítulo 1, Face and neck regions. In Fehrenbach MJ, Popowics T: *Illustrated dental embryology, histology, and anatomy*, ed 4, St. Louis, 2016, Saunders.

RESPOSTAS 1. órbita, 2. base, 3. esclera, 4. íris, 5. pupila, 6. globo ocular, 7. glândulas lacrimais, 8. conjuntiva, 9. ângulo lateral, 10. ângulo medial.

FIG. 2.12 Região orbital: olho (secção sagital)

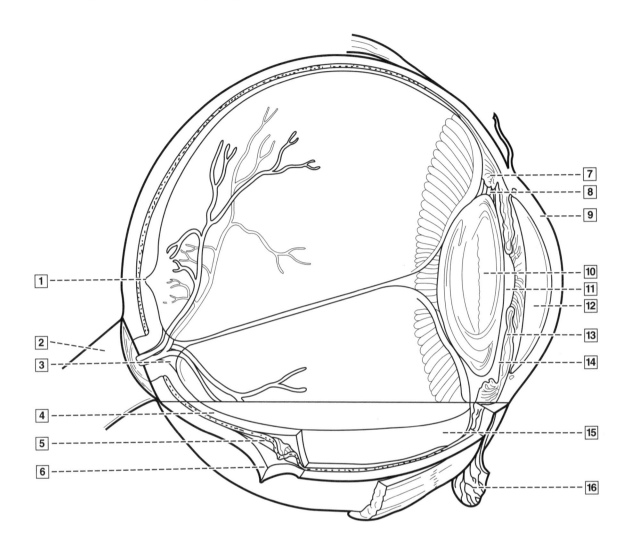

1	Fóvea central	6	Esclera
2	Nervo óptico	7	Corpo ciliar
3	Disco óptico	8	Ligamento suspensor do cristalino
4	Retina	9	Córnea
5	Coroide	10	Cristalino

11	Pupila
12	Câmara anterior preenchida com humor aquoso
13	Íris
14	Câmara posterior
15	Câmara postrema (ou vítrea) preenchida com humor vítreo
16	Conjuntiva

CAPÍTULO 2 Anatomia Orofacial

QUESTÕES DE REVISÃO

Preencha os espaços em branco escolhendo os termos apropriados da lista a seguir.

1. A _____ é a área diretamente posterior à córnea e anterior à estrutura pigmentada do olho, a íris; a abertura central na íris é a pupila e posterior à mesma está a câmara posterior, menor e anterior ao cristalino.

2. As câmaras anterior e posterior são contínuas entre si através da abertura pupilar e preenchidas com um fluido, _____, secretado na câmara posterior e que flui para a câmara anterior através desta abertura.

3. O _____ (ou lente) é um disco elástico biconvexo transparente preso circunferencialmente aos músculos associados à parede do globo ocular, e cuja conexão lateral permite alterar sua capacidade de refração para manter a acuidade visual.

4. A parte posterior do globo ocular, desde o cristalino até a retina, é preenchida com uma substância gelatinosa, o _____.

5. A _____ é uma camada opaca de tecido conjuntivo denso que pode ser visto anteriormente através de sua cobertura de conjuntiva; é perfurada por numerosos vasos e nervos, incluindo o nervo óptico posteriormente, e fornece fixação para os vários músculos envolvidos nos movimentos do globo ocular.

6. Contínua com a esclera anteriormente, a _____ é transparente, cobre a superfície anterior do globo ocular e permite que a luz entre nele.

7. A _____ está na parte posterior do globo ocular e consiste em uma fina camada vascular, altamente pigmentada, com vasos menores adjacentes à retina e vasos maiores mais perifericamente; está firmemente presa à retina, internamente, e frouxamente presa à esclera, externamente.

8. A extensão da margem anterior da coroide é o _____, que é uma estrutura triangular localizada entre a coroide e a íris, formando um anel completo ao redor do cristalino.

9. A camada mais interna do globo ocular é a _____, que consiste em duas porções que incluem, posterior e lateralmente, a parte óptica, que é sensível à luz, e anteriormente a parte não visual, que cobre a superfície interna do corpo ciliar e a íris.

10. O disco óptico é o ponto onde o nervo óptico deixa a retina (seu "ponto cego"), e lateralmente ao disco óptico, uma pequena área com uma ligeira coloração amarelada, está a mácula lútea com uma depressão central, a _____, que é a parte mais fina e sensível.

esclera	humor aquoso	câmara anterior
coroide	lente	humor vítreo
retina	córnea	fóvea central
corpo ciliar		

Referência

Capítulo 8, Head and neck. In Drake R, Vogl AW, Mitchell AWM: *Gray's anatomy for students*, ed 3, Philadelphia, 2015, Churchill Livingstone.

RESPOSTAS 1. câmara anterior, 2. humor aquoso, 3. cristalino, 4. humor vítreo, 5. esclera, 6. córnea, 7. coroide, 8. corpo ciliar, 9. retina, 10. fóvea central.

FIG. 2.13 Região nasal: nariz externo (vista anterior)

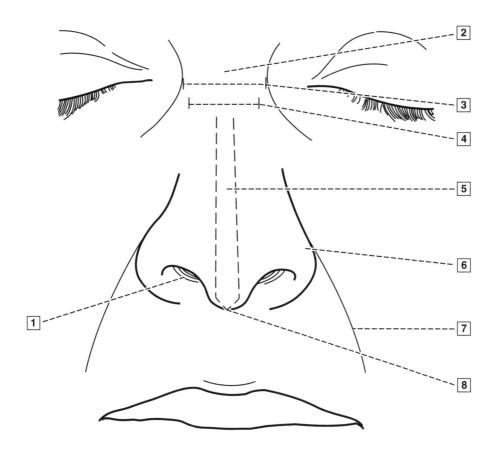

1	Narina	5	Septo nasal (delineado)
2	Posição do násio	6	Asa do nariz
3	Raiz do nariz	7	Sulco nasolabial
4	Dorso de nariz	8	Ápice do nariz

CAPÍTULO 2 Anatomia Orofacial

QUESTÕES DE REVISÃO

Preencha os espaços em branco escolhendo os termos apropriados da lista a seguir.

1. A principal característica da região nasal da cabeça é o _____.

2. A _____ está localizada entre os olhos na região nasal.

3. Inferior à glabela há um ponto médio da região nasal que corresponde à junção entre os ossos subjacentes, o _____, que é um marco anatômico quando se realizam radiografias extraorais.

4. Inferior ao násio a estrutura óssea forma o _____.

5. A *ponta* ou _____ é flexível porque é formada por cartilagem.

6. Inferiormente ao ápice do nariz, de cada lado, estão as _____.

7. As narinas estão separadas na linha média pelo _____.

8. As narinas são delimitadas lateralmente por uma estrutura cartilaginosa semelhante a uma asa, a _____ do nariz, que é um marco anatômico quando se realizam radiografias extraorais.

9. O nariz é uma estrutura na face que recebe e expele o ar na respiração em conjunto com a _____.

10. Profundamente localizada no nariz está a _____ (ou olfatória) e os seios paranasais.

cavidade oral	dorso do nariz	asa do nariz
mucosa olfativa	násio	raiz do nariz
narina	nariz externo	septo nasal
ápice do nariz		

Referências

Capítulo 2, Surface anatomy. In Fehrenbach MJ, Herring SW: *Illustrated anatomy of the head and neck*, ed 5, St. Louis, 2017, Saunders;

Capítulo 1, Face and neck regions. In Fehrenbach MJ, Popowics T: *Illustrated dental embryology, histology, and anatomy*, ed 4, St. Louis, 2016, Saunders.

RESPOSTAS 1. nariz externo, 2. raiz do nariz, 3. násio, 4. dorso do nariz, 5. ápice do nariz, 6. narinas, 7. septo nasal, 8. asa do nariz, 9. cavidade oral, 10. mucosa olfativa.

FIG. 2.14 Região nasal: cavidade nasal (secção sagital e detalhe microanatômico)

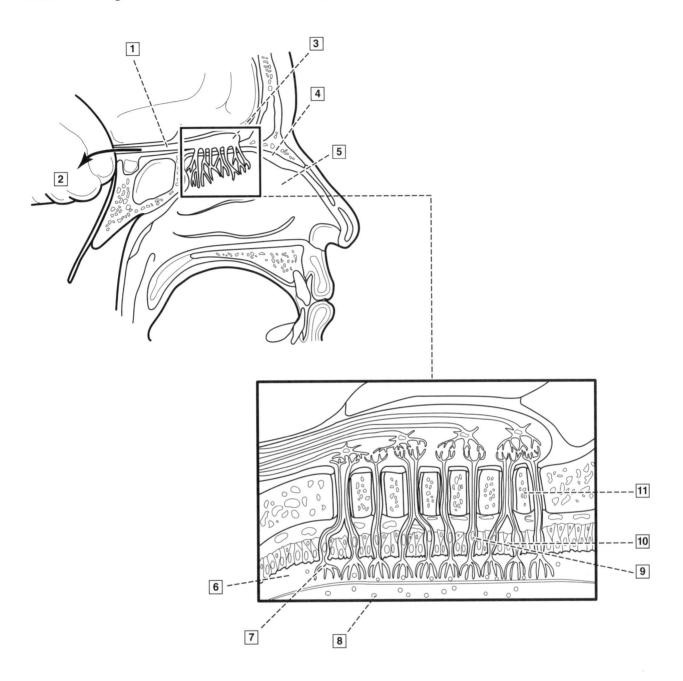

1 Trato olfatório	6 Camada mucosa
2 Córtex olfatório	7 Cílio da célula receptora
3 Bulbo olfatório	8 Molécula de odor
4 Mucosa olfatória	9 Corpo celular do neurônio olfatório
5 Cavidade nasal	10 Células de suporte
	11 Lâmina ou placa cribriforme de osso etmoide

CAPÍTULO 2 Anatomia Orofacial

QUESTÕES DE REVISÃO

Preencha os espaços em branco escolhendo os termos apropriados da lista a seguir.

1. Cada _____ consiste em três regiões gerais, que incluem o vestíbulo nasal, a região respiratória e a região olfativa, com um assoalho, teto, parede medial e parede lateral.

2. O vestíbulo nasal é interno a cada _____ e é revestido por pele, que contém folículos pilosos.

3. A _____ é a maior região geral da cavidade nasal e é revestida por epitélio respiratório, composto principalmente por células ciliadas e mucosas.

4. A região da mucosa olfatória localiza-se no ápice de cada cavidade nasal é revestida por _____, contendo os receptores olfatórios.

5. Além da função olfativa, as cavidades nasais ajustam a temperatura e a umidade do ar inspirado; estas cavidades também filtram o ar através dos pelos no vestíbulo nasal e capturam material estranho no _____, transportando-o posteriormente pelos cílios das células epiteliais, nas cavidades nasais, para a nasofaringe.

6. A parede lateral é caracterizada por três prateleiras curvas de osso, as _____, que são superiores umas às outras e se projetam medial e inferiormente pela cavidade nasal, dividindo cada cavidade nasal em quatro canais de ar para aumentar a área da superfície da mucosa respiratória.

7. As aberturas dos _____, espaços cheios de ar em alguns ossos do crânio, estão localizadas na parede lateral e no teto das cavidades nasais.

8. A parede lateral da cavidade nasal contém a abertura do _____, que drena lágrimas ou líquido lacrimal da glândula lacrimal do olho para a cavidade nasal.

9. A _____ do osso etmoide está no teto das cavidades nasais e separa as cavidades nasais localizadas inferiormente à cavidade craniana localizada superiormente; há pequenas perfurações no osso que permitem que as fibras do primeiro par de nervo craniano ou nervo olfatório passem entre as duas regiões.

10. O _____, que transmite o sentido do olfato do nariz para o cérebro, é sustentado e protegido pela placa cribriforme do osso etmoide que o separa do epitélio olfatório e é perfurado por axônios nervosos olfatórios.

narina	muco	região da mucosa respiratória
ducto nasolacrimal	conchas nasais	epitélio olfativo
seios paranasais	cavidade nasal	placa cribriforme
bulbo olfativo		

Referência

Capítulo 8, Head and neck. In Drake R, Vogl AW, Mitchell AWM: *Gray's anatomy for students*, ed 3, Philadelphia, 2015, Churchill Livingstone.

RESPOSTAS 1. cavidade nasal, 2. narina, 3. região da mucosa respiratória, 4. epitélio olfatório, 5. muco, 6. conchas nasais, 7. seios paranasais, 8. ducto nasolacrimal, 9. placa cribriforme, 10. bulbo olfatório.

FIG. 2.15 Regiões zigomática, infraorbital, geniana, oral e mentual (vistas lateral, anterior e interna)

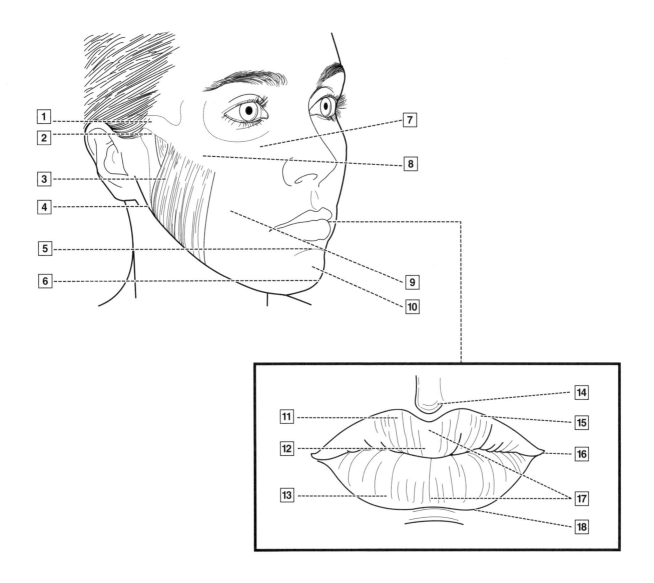

1	Arco zigomático	11	Lábio superior
2	Articulação temporomandibular	12	Tubérculo do lábio superior
3	Músculo masseter	13	Lábio inferior
4	Ângulo da mandíbula	14	Filtro do lábio superior
5	Sulco labiomental	15	Junção mucocutânea na margem vermelha do lábio
6	Protuberância mental	16	Comissura labial
7	Região infraorbital	17	Zona do vermelhão do lábio
8	Região zigomática	18	Junção mucocutânea na margem vermelha do lábio
9	Região geniana (da bochecha)		
10	Região mentual (mental)		

CAPÍTULO 2 Anatomia Orofacial

QUESTÕES DE REVISÃO

Preencha os espaços em branco escolhendo os termos apropriados da lista a seguir.

1. A _____ está localizada abaixo da região orbital e lateralmente à região nasal.

2. Mais lateralmente à região infraorbital está a _____, que se sobrepõe ao arco zigomático.

3. Profundamente à região zigomática está o _____, que se estende desde a parte inferior da margem lateral da órbita em direção à parte média da orelha.

4. Inferior ao arco zigomático, e anteriormente à orelha externa, está a _____, onde o crânio se articula com a mandíbula.

5. A _____ é composta pelos tecidos moles da bochecha.

6. Um dos músculos da bochecha é o forte _____, que é perceptível quando um paciente aperta os dentes juntos em máxima oclusão.

7. O ângulo agudo na mandíbula, inferior ao lóbulo da orelha, é o _____.

8. Os lábios delimitam a região oral e cada lábio tem uma _____, o vermelhão do lábio.

9. Superior à linha média do lábio superior, estendendo-se para baixo a partir do septo nasal, o sulco vertical na pele é o _____; inferiormente, esta linha mediana no lábio superior termina em uma área mais espessa, o tubérculo do lábio superior.

10. A _____ é a proeminência do queixo, que é inferior ao sulco labiomental, um sulco horizontal entre o lábio inferior e o mento.

arco zigomático	articulação temporomandibular	músculo masseter
região bucal	protuberância mental	zona de transição
região infraorbital	ângulo da mandíbula	filtro
região zigomática		

Referências

Capítulo 2, Surface anatomy. In Fehrenbach MJ, Herring SW: *Illustrated anatomy of the head and neck*, ed 5, St. Louis, 2017, Saunders;

Capítulo 2, Oral cavity and pharynx. In Fehrenbach MJ, Popowics: *Illustrated dental embryology, histology, and anatomy*, ed 4, St. Louis, 2016, Saunders.

RESPOSTAS 1. região infraorbital, 2. região zigomática, 3. arco zigomático, 4. articulação temporomandibular, 5. região bucal, 6. músculo masseter, 7. ângulo da mandíbula, 8. zona de transição, 9. filtro, 10. protuberância mental.

CAPÍTULO 2 Anatomia Orofacial

FIG. 2.16 Vestíbulo da cavidade oral (vista interna e detalhe microanatômico)

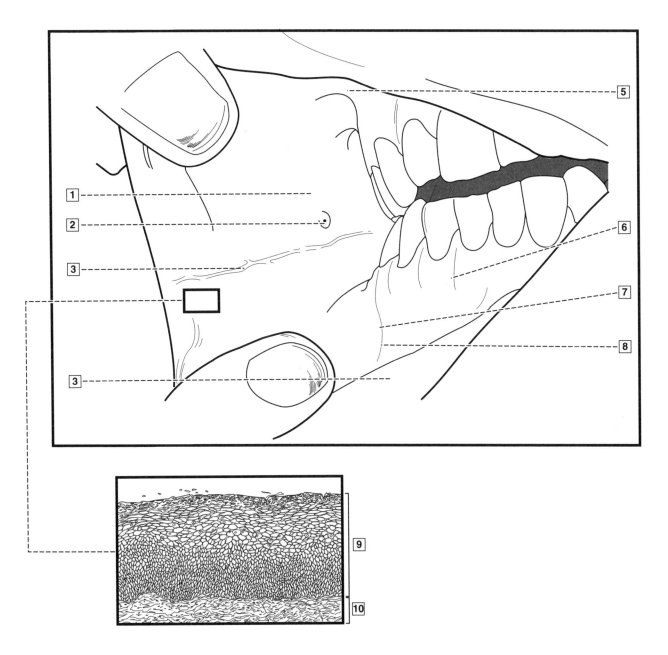

[1] Mucosa oral
[2] Papila parotídea
[3] Linha alba
[4] Mucosa labial
[5] Vestíbulo bucal superior
[6] Mucosa alveolar
[7] Prega mucobucal no fórnice do vestíbulo
[8] Vestíbulo bucal inferior
[9] Epitélio estratificado pavimentoso não queratinizado
[10] Lâmina própria

99

CAPÍTULO 2 Anatomia Orofacial

QUESTÕES DE REVISÃO

Preencha os espaços em branco escolhendo os termos apropriados da lista a seguir.

1. O interior da boca é conhecido como _____.

2. Subjacente ao lábio superior está a _____.

3. O osso subjacente ao lábio inferior é a _____.

4. A cavidade oral é revestida por uma membrana mucosa, a _____.

5. As partes internas dos lábios são revestidas por uma _____ rosa e espessa.

6. A mucosa labial é contínua com a igualmente rosa e espessa _____, que reveste a bochecha internamente.

7. Os espaços superior e inferior em forma de ferradura na cavidade bucal, entre os lábios e bochechas anterior e lateralmente e os dentes e seus tecidos moles de suporte medial e posteriormente, são espaços denominados cavidades _____ superior e inferior.

8. No fundo de cada vestíbulo oral encontra-se o fórnice do vestíbulo, onde as mucosas labial e jugal, rosa e espessas, se encontram com a _____, mais avermelhada e delgada, no sulco mucovestibular.

9. Na parte interna da mucosa jugal, no nível do segundo molar superior, está a _____, uma pequena elevação de tecido que protege a abertura do ducto excretor da glândula salivar parótida.

10. Os _____ são dobras de mucosas localizados na linha mediana, entre a mucosa labial e a mucosa alveolar, na maxila e na mandíbula.

mucosa alveolar	vestibulares	cavidade oral
mucosa labial	papila parotídea	maxila
mucosa jugal	mandíbula	frênulo labiais
mucosa oral		

Referências

Capítulo 2, Surface anatomy. In Fehrenbach MJ, Herring SW: *Illustrated anatomy of the head and neck*, ed 5, St. Louis, 2017, Saunders;

Capítulo 2, Oral cavity and pharynx. In Fehrenbach MJ, Popowics T: *Illustrated dental embryology, histology, and anatomy*, ed 4, St. Louis, 2016, Saunders.

RESPOSTAS 1. cavidade oral, 2. maxila, 3. mandíbula, 4. mucosa oral, 5. mucosa labial, 6. mucosa jugal, 7. vestibulares, 8. mucosa alveolar, 9. papila parotídea, 10. frênulos labiais.

FIG. 2.17 Cavidade oral: gengiva (vistas anteriores)

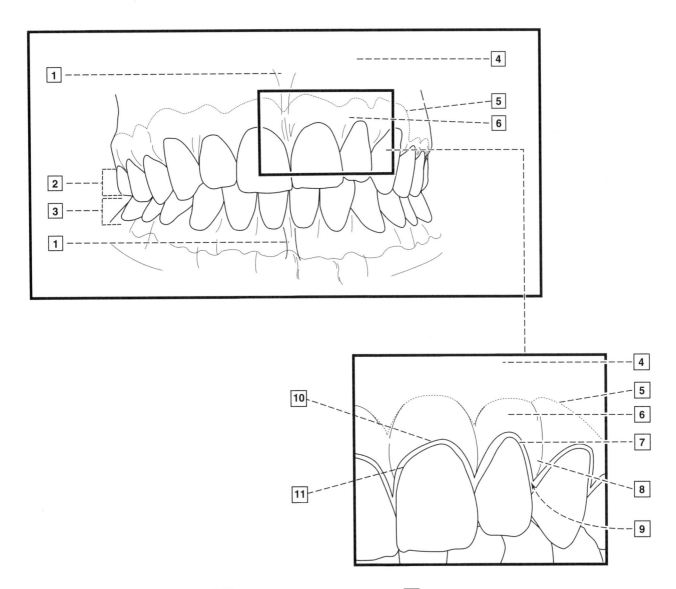

1	Frênulo labial	5	Junção mucogengival (tracejado)	9	Sulco gengival (interior)
2	Dentes superiores (maxilares)	6	Gengiva inserida	10	Sulco marginal da gengiva livre
3	Dentes inferiores (mandibulares)	7	Gengiva marginal (livre)	11	Crista da gengiva livre
4	Mucosa alveolar	8	Gengiva interdental (papila)		

CAPÍTULO 2 Anatomia Orofacial

QUESTÕES DE REVISÃO

Preencha os espaços em branco escolhendo os termos apropriados da lista a seguir.

1. Os dentes no arco maxilar são os _____ e os dentes no arco mandibular são os dentes inferiores.

2. Envolvendo os dentes superiores e inferiores e cobrindo os processos alveolares dos ossos maxilares e mandíbula existem tecidos moles, a _____.

3. O tecido gengival que adere firmemente ao processo alveolar ao redor das raízes dos dentes é a _____ e pode ter áreas de pigmentação por melanina.

4. A linha de demarcação entre a gengiva inserida, mais firme e rosada, e a mucosa alveolar, móvel e avermelhada, é a _____ em formato ondulado.

5. Na margem gengival de cada dente está a _____ (ou gengiva livre), que forma uma bainha ao redor do colo do dente.

6. A superfície interna da gengiva delimita um espaço com a superfície do dente ou _____.

7. A _____ ou papila interdental é uma extensão da gengiva livre entre os dentes.

8. O frênulo labial é uma dobra mucosa localizada na _____, entre a mucosa labial e a mucosa alveolar dos arcos dentários superior e inferior.

9. O _____ separa a gengiva marginal da gengiva inserida.

10. Ambos os arcos dentários no adulto têm _____, formados pelos dentes incisivos, caninos, pré-molares e molares.

dente permanente	**gengiva inserida**	**gengiva**
sulco marginal da gengiva livre	**dentes superiores**	**junção mucogengival**
sulco gengival	**gengiva interdental**	**linha mediana**
gengiva marginal		

Referências

Capítulo 2, Surface anatomy. In Fehrenbach MJ, Herring SW: *Illustrated anatomy of the head and neck*, ed 5, St. Louis, 2017, Saunders;

Capítulo 2, Oral cavity and pharynx. In Fehrenbach MJ, Popowics T: *Illustrated dental embryology, histology, and anatomy*, ed 4, St. Louis, 2016, Saunders.

RESPOSTAS 1. dentes superiores, 2. gengiva, 3. gengiva inserida, 4. junção mucogengival, 5. gengiva marginal, 6. sulco gengival, 7. gengiva interdental, 8. linha mediana, 9. sulco marginal da gengiva livre, 10. dentes permanentes.

FIG. 2.18 Vestíbulo oral ou bucal e gengiva (vista anterior e detalhe microanatômico)

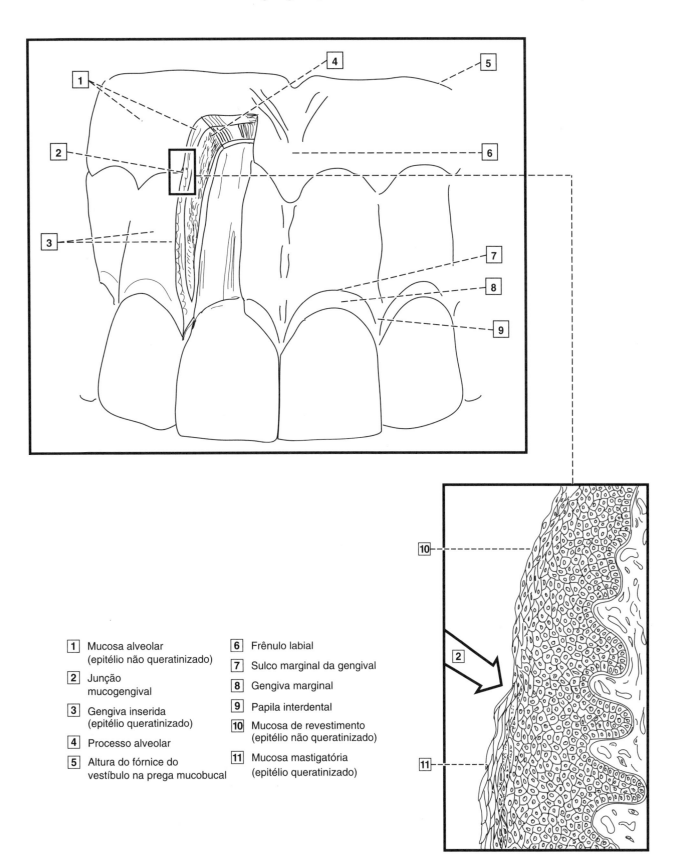

1. Mucosa alveolar (epitélio não queratinizado)
2. Junção mucogengival
3. Gengiva inserida (epitélio queratinizado)
4. Processo alveolar
5. Altura do fórnice do vestíbulo na prega mucobucal
6. Frênulo labial
7. Sulco marginal da gengival
8. Gengiva marginal
9. Papila interdental
10. Mucosa de revestimento (epitélio não queratinizado)
11. Mucosa mastigatória (epitélio queratinizado)

CAPÍTULO 2 Anatomia Orofacial

QUESTÕES DE REVISÃO

Preencha os espaços em branco escolhendo os termos apropriados da lista a seguir.

1. A _____ é um tecido rosa-avermelhado com áreas vasculares azuladas, brilhantes e úmidas e é extremamente móvel à medida que reveste o vestíbulo da boca.

2. A mucosa alveolar é classificada como uma _____.

3. O epitélio da mucosa alveolar é um epitélio estratificado pavimentoso_____, extremamente fino, e reveste, embora não oculte, um extenso suprimento vascular na lâmina própria, tornando a mucosa mais avermelhada que as mucosas labial e da bochecha (jugal).

4. As papilas de tecido conjuntivo na mucosa alveolar são, por vezes, ausentes, e numerosas fibras elásticas estão presentes na _____, permitindo, assim, a mobilidade do tecido.

5. A _____ é uma junção ondulada bem definida entre a gengiva rosada, mais pálida, e a mucosa alveolar, mais avermelhada.

6. A _____ possui um espesso epitélio estratificado pavimentoso, principalmente paraqueratinizado, que esconde o extenso suprimento vascular na lâmina própria, tornando o tecido opaco e rosado ao cobrir o processo alveolar dos arcos dentários.

7. Na lâmina própria da gengiva inserida encontram-se longas e estreitas _____.

8. A gengiva inserida que cobre o _____, em cada um dos arcos dentários, é classificada como uma mucosa mastigatória.

9. A gengiva inserida quando está diretamente anexada ao periósteo dos ossos maxilares e mandíbula subjacentes, é denominada _____, pois se conecta diretamente ao processo alveolar subjacente de cada processo ósseo alveolar sem a submucosa intermediária usual, fornecendo uma fixação firme e inelástica.

10. A junção mucogengival pode ser observada como uma zona divisória entre a gengiva queratinizada e a mucosa alveolar não queratinizada e, portanto, também é considerada como sendo encontrada entre uma _____ e uma mucosa de revestimento.

mucosa mastigatória	**não queratinizado**	**lâmina própria**
mucoperiósteo	**processo alveolar**	**gengiva inserida**
papilas de tecido conjuntivo	**mucosa alveolar**	**mucosa de revestimento**
junção mucogengival		

Referência

Capítulo 9, Oral mucosa. In Fehrenbach MJ, Popowics T: *Illustrated dental embryology, histology, and anatomy*, ed 4, St. Louis, 2016, Saunders.

RESPOSTAS 1. mucosa alveolar, 2. mucosa de revestindo, 3. não queratinizado, 4. lâmina própria, 5. junção mucogengival, 6. gengiva inserida, 7. papilas de tecido conjuntivo, 8. processo alveolar, 9. mucoperiósteo, 10. mucosa mastigatória.

CAPÍTULO 2 Anatomia Orofacial

FIG. 2.19 Cavidade oral: mucosa oral queratinizada (orto) e não queratinizada (detalhe microanatômico)

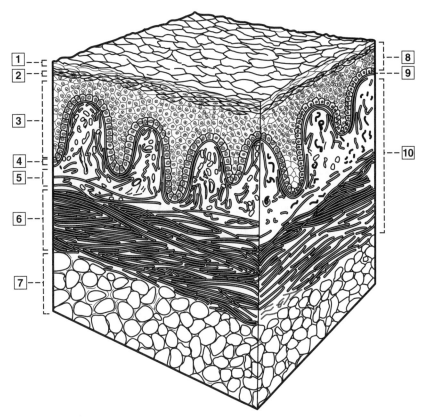

Mucosa Oral Queratinizada (e tecidos subjacentes)

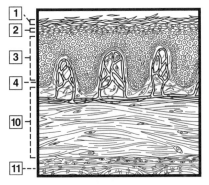

Epitélio Estratificado Pavimentoso Ortoqueratinizado (e tecidos subjacentes)

Epitélio Estratificado Pavimentoso Não Queratinizado (e tecidos subjacentes)

1	Camada de queratina (ou córnea)	7	Submucosa
2	Camada granulosa	8	Epitélio oral
3	Camada espinhosa	9	Membrana basal
4	Camada basal	10	Lâmina própria
5	Zona papilar conjuntiva	11	Osso
6	Zona reticular conjuntiva	12	Músculo

105

CAPÍTULO 2 Anatomia Orofacial

QUESTÕES DE REVISÃO

Preencha os espaços em branco escolhendo os termos apropriados da lista a seguir.

1. A _____ reveste quase continuamente toda a cavidade oral.

2. A mucosa bucal é composta por _____ sobrejacente a um tecido conjuntivo propriamente dito, ou lâmina própria, com a presença de uma possível submucosa mais profunda.

3. A _____ fica entre o epitélio e o tecido conjuntivo da mucosa oral.

4. Existem _____ principais tipos de mucosa oral encontrados na cavidade bucal, que incluem a mucosa de revestimento, a mucosa mastigatória e a mucosa especializada; a classificação da mucosa é baseada nas características histológicas gerais do tecido.

5. A mucosa de revestimento é um tipo de mucosa oral que está associado ao epitélio estratificado pavimentoso _____ e inclui a mucosa jugal, a mucosa labial, a mucosa alveolar, bem como a mucosa que reveste a face ventral da língua, assoalho da boca e palato mole.

6. A _____ é um tipo de mucosa oral associado ao epitélio estratificado pavimentoso ortoqueratinizado, bem como ao epitélio estratificado pavimentoso paraqueratinizado, e inclui o palato duro, a gengiva inserida e a superfície dorsal da língua.

7. A _____, ou *estrato basal*, é a camada mais profunda da mucosa oral e consiste em uma única camada de células epiteliais cuboides sobrejacentes à membrana basal, que por sua vez está localizada superior à lâmina própria.

8. Superficialmente à camada basal na mucosa oral queratinizada está a _____, ou *estrato espinhoso*, e sua aparência espinhosa resulta do encolhimento individual das células epiteliais após fixação e desidratação prolongada para estudo microscópico, mas ainda unidas por desmossomos através de suas membranas plasmáticas.

9. Na mucosa oral queratinizada, superficial à camada espinhosa, está a _____, ou *estrato granuloso*, cujas células epiteliais contêm proeminentes grânulos de querato-hialina, que aparecem microscopicamente como pontilhado escuro.

10. Na mucosa oral queratinizada, a camada mais superficial é a _____, ou *estrato córneo*, na qual as células epiteliais estão preenchidas por queratina.

camada basal	não queratinizado	membrana basal
camada espinhosa	camada córnea	epitélio estratificado pavimentoso
camada granulosa	três	mucosa oral
mucosa mastigatória		

Referência

Capítulo 9, Oral mucosa. In Fehrenbach MJ, Popowics T: *Illustrated dental embryology, histology, and anatomy*, ed 4, St. Louis, 2016, Saunders.

RESPOSTAS 1. mucosa oral, 2. epitélio estratificado pavimentoso, 3. membrana basal, 4. três, 5. não queratinizado, 6. mucosa mastigatória, 7. camada basal, 8. camada espinhosa, 9. camada granulosa, 10. camada córnea.

CAPÍTULO 2   Anatomia Orofacial

FIG. 2.20   Cavidade oral: tecido gengival (detalhes microanatômicos)

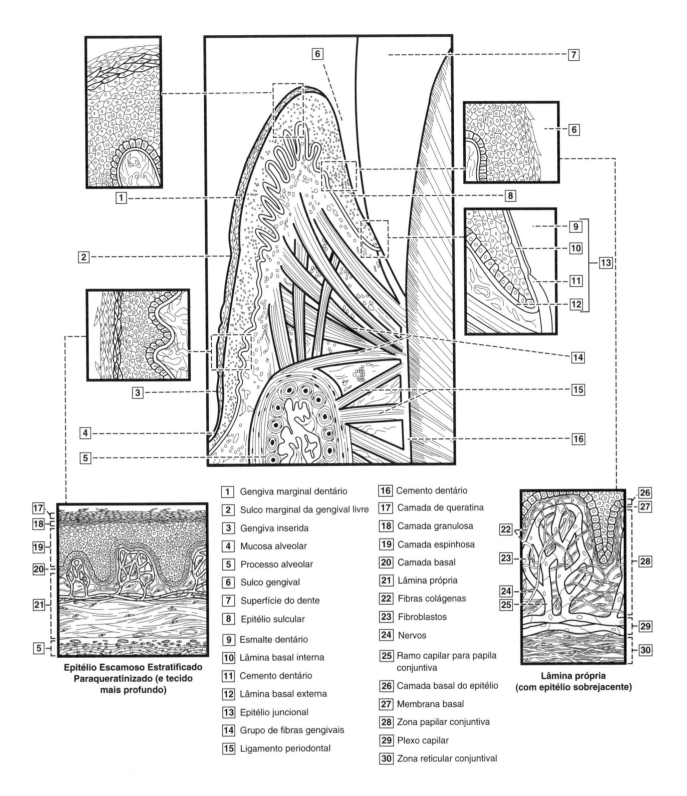

107

CAPÍTULO 2 Anatomia Orofacial

QUESTÕES DE REVISÃO

Preencha os espaços em branco escolhendo os termos apropriados da lista a seguir.

1. Envolvendo os dentes superiores e inferiores e cobrindo os processos alveolares dos ossos maxilares e mandíbula está o _____, ou *gengiva*.

2. O tecido gengival que adere firmemente ao osso alveolar ao redor das raízes dos dentes é a _____.

3. Próximo ao colo de cada dente está a _____ ou *gengiva livre*, que é contínua com a gengiva inserida.

4. A _____ ou *margem gengival* se encontra na parte mais superficial da gengiva livre.

5. O _____ separa a gengiva inserida da gengiva marginal pela superfície mais externa da gengiva.

6. Juntos, o epitélio sulcular e o epitélio juncional formam a vertente interna da gengiva livre e o epitélio juncional forma a _____.

7. O _____ ou *crevicular* epitélio distancia-se do dente, criando um sulco gengival, espaço que é preenchido com fluido crevicular gengival proveniente do suprimento sanguíneo adjacente na lâmina própria.

8. Uma extensão mais apical do epitélio sulcular é o _____, que reveste o assoalho do sulco gengival e está fixado à superfície do dente.

9. O epitélio juncional está fixado à superfície do dente por meio da _____, que anexa este tecido à superfície do esmalte dentário, cemento ou dentina.

10. A interface mais profunda entre o fino epitélio juncional e a _____ subjacente é relativamente lisa, sem cristas epiteliais ou papilas de tecido conjuntivo; as células epiteliais estão frouxamente compactadas, com poucas junções intercelulares tipo desmossomos entre as células e espaços intercelulares mais amplos.

epitélio sulcular	aderência epitelial	crista da gengival livre
sulco marginal da gengival livre	gengiva inserida	epitélio juncional
junção dentogengival	tecido gengival	lâmina própria
gengiva marginal		

Referência

Capítulo 10, Gingival and dentogingival junctional tissue. In Fehrenbach MJ, Popowics T: *Illustrated dental embryology, histology, and anatomy*, ed 4, St. Louis, 2016, Saunders.

RESPOSTAS 1. tecido gengival, 2. gengiva inserida, 3. gengiva marginal, 4. crista da gengival livre, 5. sulco marginal da gengival livre, 6. junção dentogengival, 7. epitélio sulcular, 8. epitélio juncional, 9. aderência epitelial, 10. lâmina própria.

FIG. 2.21 Cavidade oral: junção dentogengival (epitélio juncional com inserção epitelial, detalhes microanatômicos)

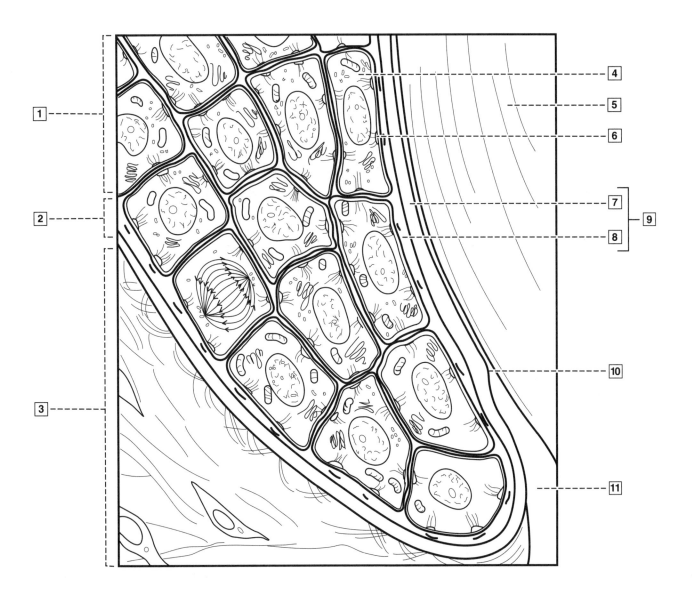

1. Camada basal
2. Lâmina basal externa
3. Lâmina própria
4. Célula do epitélio juncional
5. Esmalte dentário
6. Hemidesmossomo
7. Lâmina densa
8. Lâmina lúcida
9. Lâmina basal interna
10. Junção amelocementária
11. Cemento dentário

CAPÍTULO 2 Anatomia Orofacial

QUESTÕES DE REVISÃO

Preencha os espaços em branco escolhendo os termos apropriados da lista a seguir.

1. As células epiteliais superficiais (ou suprabasais) do epitélio juncional fornecem hemidesmossomos e uma lâmina basal interna que cria a _____, um tipo de junção entre uma célula e uma superfície não celular.

2. A estrutura da aderência epitelial é semelhante à da junção entre o epitélio e o tecido conjuntivo subjacente, porque a lâmina basal interna é constituída por uma _____ e lâmina densa.

3. A lâmina basal interna da aderência epitelial é contínua com a lâmina basal externa entre o epitélio juncional e a _____ na extensão apical do epitélio juncional.

4. A camada mais profunda do _____, sua camada basal, sofre divisões celulares constantes ou mitoses, o que permite uma migração constante em direção à superfície da coroa do dente, à medida que as células morrem e são descamadas no sulco gengival.

5. As células do epitélio juncional não _____ como o tecido queratinizado, e, dessa forma, não formam uma camada granulosa ou camada intermediária como o restante do tecido gengival.

6. Antes da erupção do dente e após a maturação do esmalte, os _____ produtores de esmalte secretam uma lâmina basal na superfície do dente que serve como parte da aderência epitelial primária.

7. À medida que o dente erupciona, a parte coronal do _____ fusionado e os tecidos epiteliais circunjacentes destacam-se da coroa, servindo de aderência epitelial primária, que é posteriormente substituída por um epitélio juncional definitivo à medida que a raiz é formada.

8. A posição da aderência epitelial na superfície do dente é inicialmente na metade cervical da _____, quando o dente começa a se tornar funcional após a erupção.

9. O _____ penetra entre as células epiteliais e no sulco gengival, permitindo que os componentes do sangue atinjam a superfície do dente através do epitélio juncional, provenientes dos vasos sanguíneos da lâmina própria adjacente.

10. Uma sonda periodontal calibrada mede a profundidade de sondagem do _____ saudável; depois que a sonda é gentilmente inserida, ela desliza pelo epitélio sulcular e é impedida de seguir pela aderência epitelial do epitélio juncional.

sulco gengival	**aderência epitelial**	**epitélio reduzido do esmalte**
fluido crevicular gengival	**lâmina lúcida**	**epitélio juncional**
coroa anatômica	**lâmina própria**	**ameloblastos**
amadurecem		

Referência

Capítulo 10, Gingival and dentogingival junctional tissue. In Fehrenbach MJ, Popowics T: *Illustrated dental embryology, histology, and anatomy*, ed 4, St. Louis, 2016, Saunders.

RESPOSTAS 1. aderência epitelial, 2. lâmina lúcida, 3. lâmina própria, 4. epitélio juncional, 5. amadurecem, 6. ameloblastos, 7. epitélio reduzido do esmalte, 8. coroa anatômica, 9. fluido crevicular gengival, 10. sulco gengival.

FIG. 2.22 Palato: palato duro e palato mole (vista inferior e detalhe microanatômico)

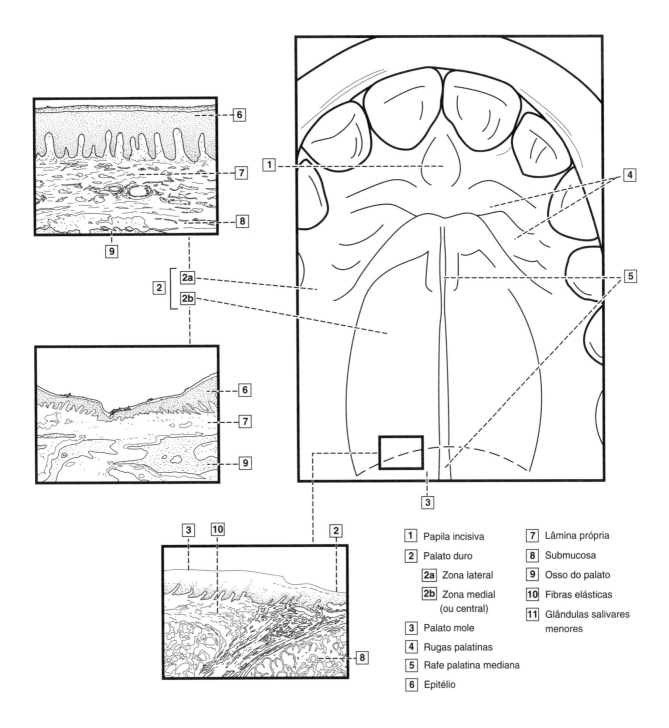

1. Papila incisiva
2. Palato duro
   - 2a. Zona lateral
   - 2b. Zona medial (ou central)
3. Palato mole
4. Rugas palatinas
5. Rafe palatina mediana
6. Epitélio
7. Lâmina própria
8. Submucosa
9. Osso do palato
10. Fibras elásticas
11. Glândulas salivares menores

CAPÍTULO 2 Anatomia Orofacial

QUESTÕES DE REVISÃO

Preencha os espaços em branco escolhendo os termos apropriados da lista a seguir.

1. Na parte anterior do teto da cavidade oral está o _____, limitado pelo processo alveolar da maxila e os dentes superiores.

2. O palato duro é formado anteriormente pelos dois processos palatinos das maxilas e pelas duas lâminas horizontais dos _____, posteriormente.

3. A articulação entre os ossos maxilares e palatinos no palato duro é marcada pela proeminente _____.

4. A sutura palatina mediana é clinicamente notada como _____.

5. A sutura palatina transversal é uma articulação entre os dois processos palatinos dos ossos _____ e as duas lâminas horizontais dos ossos palatinos.

6. O palato duro forma o assoalho da _____, bem como o teto da boca.

7. A margem posterior do palato duro forma os limites inferiores de duas aberturas em forma de funil, as _____ ou coanas, que são limites posteriores da cavidade nasal.

8. Cada abertura nasal posterior é limitada medialmente pelo vômer, inferiormente pela lâmina horizontal do osso palatino, lateralmente pela lâmina medial do _____ e, superiormente, pelo corpo do osso esfenoidal.

9. As aberturas nasais posteriores estão localizadas entre a cavidade nasal e a _____, permitindo a comunicação entre estes órgãos.

10. Próximo à margem superior de cada abertura nasal posterior há um pequeno canal, o _____, que se abre na fossa pterigopalatina e permite a passagem do nervo pterigoide e vasos sanguíneos.

ossos palatinos	**aberturas nasais posteriores**	**maxilares**
canal pterigoide	**palato duro**	**cavidade nasal**
nasofaringe	**rafe palatina**	**processo pterigóideo**
sutura palatina tranversal		

Referência

Capítulo 3, Skeletal system. In Fehrenbach MJ, Herring SW: *Illustrated anatomy of the head and neck*, ed 4, St. Louis, 2017, Saunders.

RESPOSTAS 1. palato duro, 2. ossos palatinos, 3. sutura palatina transversal, 4. rafe palatina, 5. maxilares, 6. cavidade nasal, 7. aberturas nasais posteriores, 8. processo pterigóideo, 9. nasofaringe, 10. canal pterigoide.

FIG. 2.23 Desenvolvimento do palato e da cavidade nasal no período pré-natal (secções coronárias)

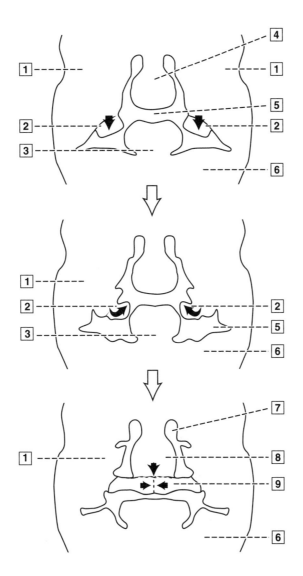

1. Processo maxilar
2. Prateleiras palatinas
3. Desenvolvimento da língua
4. Desenvolvimento do septo nasal
5. Estomodeu
6. Desenvolvimento da mandíbula
7. Desenvolvimento da cavidade nasal
8. Septo nasal
9. Fusão dos processos palatinos

CAPÍTULO 2 Anatomia Orofacial

QUESTÕES DE REVISÃO

Preencha os espaços em branco escolhendo os termos apropriados da lista a seguir.

1. A formação do palato, inicialmente no embrião e depois no feto, ocorre durante várias semanas de _____.

2. Durante a _____ semana de desenvolvimento pré-natal, ainda no período embrionário, o segmento intermaxilar é formado.

3. O segmento intermaxilar surge como resultado da fusão dos dois _____ no embrião.

4. O _____ é uma massa interna em forma de cunha que se estende inferior e profundamente às fossetas nasais, na parte interna do estomodeu.

5. O segmento intermaxilar formará o assoalho da _____ e o septo nasal.

6. O segmento intermaxilar dá origem ao _____ ou *palato primitivo*.

7. O palato primário serve apenas como uma estrutura que separa parcialmente a _____ em desenvolvimento e as cavidades nasais.

8. Futuramente, o palato primário formará a pré-maxila, parte da _____, no terço anterior do palato duro.

9. A pré-maxila é uma pequena parte do _____, localizada anteriormente ao forame incisivo, e conterá alguns dentes superiores, os incisivos.

10. A formação do palato primário completa o _____ estágio do desenvolvimento do palato.

cavidade oral propriamente dita	**desenvolvimento pré-natal**	**palato primário**
quinta	**segmento intermaxilar**	**primeiro**
cavidade nasal	**processos nasais mediais**	**palato duro**
maxila		

Referência

Capítulo 5, Orofacial development. In Fehrenbach MJ, Popowics T: *Illustrated dental embryology, histology, and anatomy*, ed 4, St. Louis, 2016, Saunders.

RESPOSTAS 1. desenvolvimento pré-natal, 2. quinta, 3. processos nasais mediais, 4. segmento intermaxilar, 5. cavidade nasal, 6. palato primário, 7. cavidade oral propriamente dita, 8. maxila, 9. palato duro, 10. primeiro.

CAPÍTULO 2 Anatomia Orofacial

FIG. 2.24 Desenvolvimento do palato e da cavidade nasal no período pré-natal (vistas inferiores)

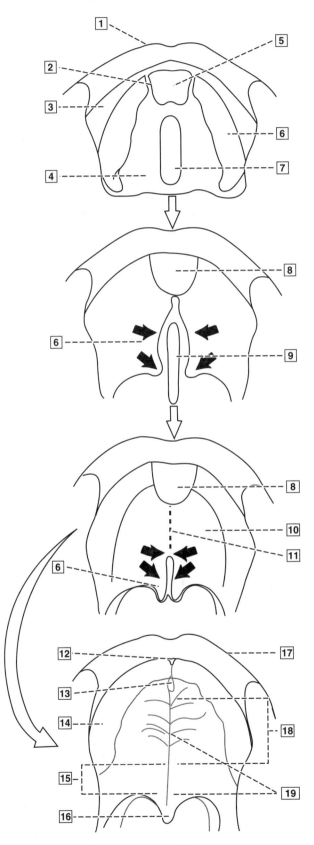

[1] Desenvolvimento do lábio superior
[2] Local da futura fusão
[3] Desenvolvimento do processo alveolar maxilar
[4] Cavidade nasal em desenvolvimento
[5] Segmento intermaxilar
[6] Prateleira palatina
[7] Desenvolvimento do septo nasal
[8] Palato primário
[9] Septo nasal

[10] Palato secundário
[11] Sutura palatina mediana
[12] Frênulo labial
[13] Papila incisiva
[14] Gengiva cobrindo o processo alveolar maxilar
[15] Palato mole
[16] Úvula
[17] Lábio superior
[18] Palato duro
[19] Rafe palatina

115

CAPÍTULO 2 Anatomia Orofacial

QUESTÕES DE REVISÃO

Preencha os espaços em branco escolhendo os termos apropriados da lista a seguir.

1. A conclusão final do palato envolve a _____ de saliências, ou tecidos de superfícies diferentes do embrião, que se encontram e se unem, de modo semelhante à fusão do tubo neural e dos componentes do lábio superior.

2. Durante a sexta semana do desenvolvimento pré-natal, no período embrionário, os processos maxilares bilaterais dão origem a duas _____.

3. As prateleiras palatinas crescem inferior e profundamente no interior do estomodeu em uma direção vertical, ao longo de ambos os lados da _____ em desenvolvimento, que posteriormente irá se contrair e se mover anterior e inferiormente, desviando-se das prateleiras palatinas em crescimento.

4. As prateleiras palatinas depois se moverão para uma posição horizontal, que é agora superior à língua em desenvolvimento, e então irão se alongar e se mover medialmente uma em direção à outra, encontrando-se e finalmente se fundindo para formar o _____; a formação dessa estrutura completa o segundo estágio do desenvolvimento do palato.

5. O palato secundário dará origem aos dois terços posteriores do palato duro, que contém alguns dentes anteriores _____ (caninos) e os dentes posteriores, todos localizados posteriormente ao forame incisivo, bem como o palato mole e sua úvula.

6. A _____ na mucosa de revestimento e a sutura palatina mediana, mais profunda entre os ossos maduros do palato duro, indicam a linha de fusão das prateleiras palatinas.

7. Para completar o estágio final do desenvolvimento palatino, a parte posterior do palato primário se encontra com o palato secundário, e essas estruturas se fundem gradualmente na direção anteroposterior; os três processos se fundem completamente, formando o palato final, tendo partes duras e moles, durante a _____ do desenvolvimento pré-natal.

8. O futuro septo nasal também está se desenvolvendo durante a formação do palato a partir do crescimento da fusão dos _____, semelhantemente ao palato primário.

9. Os tipos de tecido que formam o septo nasal crescerão inferior e profundamente aos processos nasais mediais e superiormente ao _____.

10. O septo nasal vertical funde-se com o palato final orientado horizontalmente depois de se formar; esta fusão começa na _____ semana e termina na décima segunda semana, resultando na separação do par de cavidades nasais e a cavidade oral única no feto, tornando-se completamente separadas.

rafe palatina	estomodeu	língua
superiores	fusão	processos nasais mediais
palato secundário	décima segunda semana	nona
prateleiras palatinas		

Referência

Capítulo 5, Orofacial development. In Fehrenbach MJ, Popowics T: *Illustrated dental embryology, histology, and anatomy*, ed 4, St. Louis, 2016, Saunders.

RESPOSTAS 1. fusão, 2. prateleiras palatinas, 3. língua, 4. palato secundário, 5. superiores, 6. rafe palatina, 7. décima segunda semana, 8. processos nasais mediais, 9. estomodeu, 10. nona.

FIG. 2.25 Cavidade oral: língua (vistas lateral e datalhes microanatômicos)

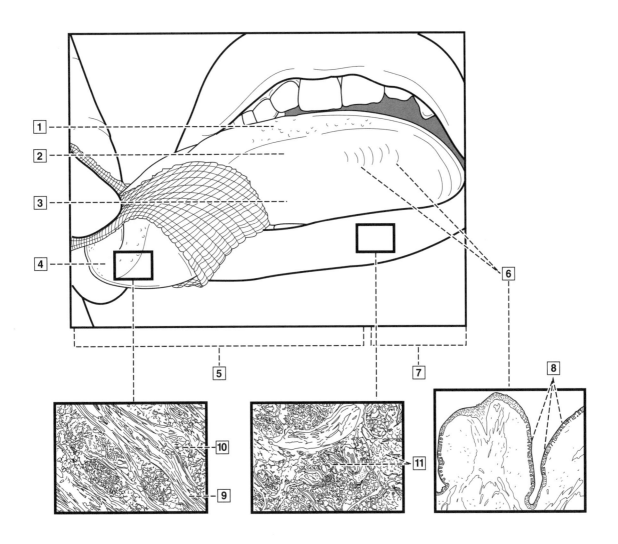

1. Superfície dorsal (dorso)
2. Margem lateral
3. Superfície ventral
4. Ápice da língua
5. Corpo da língua
6. Papilas linguais foliáceas (folheadas)
7. Raiz da língua
8. Botões gustativos
9. Feixes musculares estriados
10. Tecido conjuntivo adiposo
11. Glândulas salivares

CAPÍTULO 2 Anatomia Orofacial

QUESTÕES DE REVISÃO

Preencha os espaços em branco escolhendo os termos apropriados da lista a seguir.

1. A _____ é um órgão proeminente que se destaca na região oral, com seu terço posterior considerado como raiz (base) da língua ou porção faríngea.

2. A _____ fixa este órgão ao assoalho da boca.

3. A raiz da língua não está dentro da cavidade oral propriamente dita, mas na divisão oral da _____.

4. Os dois terços anteriores da língua são denominados de _____.

5. O corpo da língua é considerado como sua porção oral, uma vez que se encontra dentro da _____.

6. A extremidade anterior da língua é o _____.

7. O dorso da língua tem pequenas estruturas elevadas de mucosa especializada, as _____, algumas das quais estão associadas aos botões gustativos; as papilas linguais consistem em discretas estruturas ou pequenas ou apêndices de epitélio queratinizado, ortoqueratinizado e paraqueratinizado, localizadas acima da lâmina própria.

8. Na superfície lateral ou margem da língua são observadas pregas verticais, as _____ (ou folheadas), que consistem em estruturas em forma de folha com a região central de lâmina própria e superfície revestida por epitélio ortoqueratinizado ou paraqueratinizado com botões gustativos.

9. A superfície superior da língua é considerada _____.

10. A superfície inferior da língua é o _____.

cavidade oral propriamente dita	**raiz da língua**	**ápice da língua**
faringe	**língua**	**papilas linguais**
ventre da língua	**corpo da língua**	**dorso da língua**
papilas linguais folheadas		

Referências

Capítulo 2, Surface anatomy. In Fehrenbach MJ, Herring SW: *Illustrated anatomy of the head and neck*, ed 5, St. Louis, 2017, Saunders;

Capítulo 2, Oral cavity and pharynx. In Fehrenbach MJ, Popowics T: *Illustrated dental embryology, histology, and anatomy*, ed 4, St. Louis, 2016, Saunders.

RESPOSTAS 1. língua, 2. raiz da língua, 3. faringe, 4. corpo da língua, 5. cavidade oral propriamente dita, 6. ápice da língua, 7. papilas linguais, 8. papilas linguais folheadas, 9. dorso da língua, 10. ventre da língua.

CAPÍTULO 2 Anatomia Orofacial

FIG. 2.26 Cavidade oral: língua (superfície dorsal e detalhes microanatômicos)

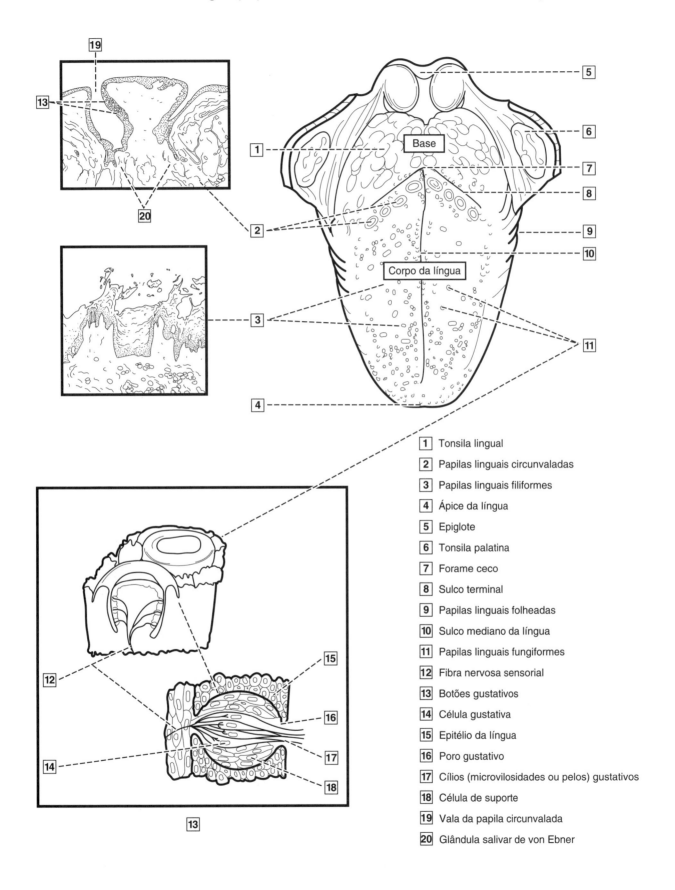

[1] Tonsila lingual
[2] Papilas linguais circunvaladas
[3] Papilas linguais filiformes
[4] Ápice da língua
[5] Epiglote
[6] Tonsila palatina
[7] Forame ceco
[8] Sulco terminal
[9] Papilas linguais folheadas
[10] Sulco mediano da língua
[11] Papilas linguais fungiformes
[12] Fibra nervosa sensorial
[13] Botões gustativos
[14] Célula gustativa
[15] Epitélio da língua
[16] Poro gustativo
[17] Cílios (microvilosidades ou pelos) gustativos
[18] Célula de suporte
[19] Vala da papila circunvalada
[20] Glândula salivar de von Ebner

CAPÍTULO 2 Anatomia Orofacial

QUESTÕES DE REVISÃO

Preencha os espaços em branco escolhendo os termos apropriados da lista a seguir.

1. A superfície dorsal da língua tem uma depressão na linha média, o _____, que corresponde à posição de uma faixa tendínea da linha mediana profunda no interior da língua, o septo mediano.

2. As papilas linguais em forma de cones pontiagudos são as _____, que dão à superfície dorsal da língua uma textura aveludada; consistem em uma espessa camada de epitélio ortoqueratinizado ou paraqueratinizado, com uma quantidade aumentada de queratina na superfície, cobrindo uma região central de lâmina própria.

3. Os pontos vermelhos em forma de cogumelo, ligeiramente elevados, são as _____, localizadas distantes do sulco terminal; consistem em fina camada de epitélio ortoqueratinizado ou paraqueratinizado com botões gustativos na parte superficial, que recobre uma região central de lâmina própria altamente vascularizada.

4. Posteriormente, na superfície dorsal da língua, há um sulco em forma de V, o _____, que separa a raiz do corpo da língua e onde se localiza uma pequena depressão puntiforme denominada forame cego.

5. As _____ alinham-se apenas na região imediatamente anterior do sulco terminal; estas grandes estruturas em forma de cogumelo são rodeadas por uma vala circular, consistem em epitélio ortoqueratinizado ou paraqueratinizado com centenas de botões gustativos em torno da sua base, e recobrem uma porção central de lâmina própria.

6. As _____ estão presentes na submucosa profundamente à lâmina própria das papilas circunvaladas; estas glândulas salivares menores serosas secretam para a vala que circunda as papilas circunvaladas.

7. Os _____ (ou papilas gustativas) são estruturas gustativas em forma de barril, derivadas do epitélio e compostas por células fusiformes que se estendem da membrana basal até a superfície da papila lingual.

8. As células de suporte sustentam o botão gustativo e geralmente estão localizadas na parte externa da estrutura; em contraste, as _____ em geral estão localizadas na parte central do botão gustativo.

9. As células gustativas possuem receptores gustativos que são responsáveis por fazer contato com moléculas dissolvidas de alimentos no _____ e produzir a percepção gustativa.

10. Na superfície mais posterior da base da língua, há uma massa irregular de tecido linfático denominada _____.

papilas fungiformes	papilas circunvaladas	botões gustativos
tonsila lingual	sulco mediano da língua	células gustativas
sulco terminal	papilas filiformes	poro gustativo
glândulas de von Ebner		

Referências

Capítulo 2, Surface anatomy. In Fehrenbach MJ, Herring SW: *Illustrated anatomy of the head and neck*, ed 5, St. Louis, 2017, Saunders;

Capítulo 9, Oral mucosa. In Fehrenbach MJ, Popowics T: *Illustrated dental embryology, histology, and anatomy*, ed 4, St. Louis, 2017, Saunders.

RESPOSTAS 1. sulco mediano da língua, 2. papilas filiformes, 3. papilas fungiformes, 4. sulco terminal, 5. papilas circunvaladas, 6. glândulas de von Ebner, 7. botões gustativos, 8. células gustativas, 9. poro gustativo, 10. tonsila lingual.

CAPÍTULO 2 Anatomia Orofacial

FIG. 2.27 Desenvolvimento da língua durante o período pré-natal

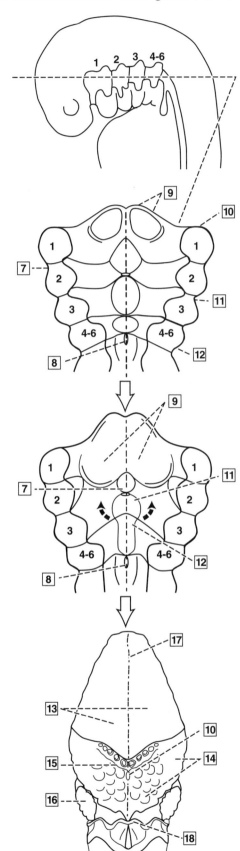

[7] Tubérculo ímpar
[8] Orifício laríngeo
[9] Saliências linguais laterais
[10] Forame cego
[11] Cópula
[12] Tubérculo epiglótico

[13] Corpo da língua
[14] Raiz (base) da língua
[15] Sulco terminal
[16] Tonsila palatina
[17] Sulco mediano da língua
[18] Epiglote

CAPÍTULO 2 Anatomia Orofacial

QUESTÕES DE REVISÃO

Preencha os espaços em branco escolhendo os termos apropriados da lista a seguir.

1. A língua se desenvolve durante a quarta à oitava semana do desenvolvimento pré-natal, a partir de saliências independentes localizadas internamente no assoalho da faringe primitiva, formadas pelos quatro primeiros _____ (ou faríngeos).

2. O _____ se desenvolve a partir do primeiro arco branquial, e a raiz se origina posteriormente, a partir do segundo, terceiro e quarto arcos branquiais.

3. Durante a quarta semana do desenvolvimento pré-natal, no período embrionário, a língua inicia seu desenvolvimento como uma saliência triangular, o _____, localizado na linha mediana do assoalho da faringe primitiva, dentro das cavidades nasais e orais conjuntas do embrião.

4. Posteriormente, duas _____ ovais desenvolvem-se e se fundem de cada lado do tubérculo ímpar, e são originadas do crescimento do primeiro arco branquial ou *arco mandibular*.

5. Em seguida, as duas saliências fusionadas crescem e englobam o tubérculo ímpar em involução, desaparecendo para formar os dois terços anteriores ou o corpo da língua, que se encontra dentro da cavidade oral propriamente dita; o _____ é uma demarcação superficial correspondente ao local da fusão das saliências linguais laterais, bem como de uma estrutura fibrosa mais profunda.

6. Em torno das saliências linguais, as células degeneram, formando um sulco que desprende o corpo da língua do assoalho da boca, exceto pela fixação da linha mediana pelo _____.

7. Imediatamente posterior à fusão dessas saliências anteriores, a _____, única, é formada na linha mediana a partir da fusão, principalmente, do terceiro e de partes do quarto arco branquial; gradualmente se sobrepõe ao segundo arco branquial ou *arco hioide* para formar a raiz da língua ou seu terço posterior.

8. Ainda mais posteriormente à cópula, encontra-se uma projeção correspondente à projeção de uma saliência mediana, a _____, que se desenvolve a partir das partes posteriores dos quartos arcos branquiais.

9. À medida que a língua se desenvolve ainda mais, a cópula da raiz da língua, depois de sobrepor-se ao segundo arco branquial, funde-se com as saliências anteriores do primeiro arco branquial do corpo da língua, durante a oitava semana de desenvolvimento pré-natal, que tem sua fusão marcada superficialmente pelo _____.

10. O sulco terminal está voltado para trás em direção à orofaringe, sobre uma pequena depressão semelhante a uma fossa, denominada de _____, que representa a origem do ducto tireoglosso, de onde se localiza a origem da glândula tireoide, bem como sua trajetória, mostrando a migração da glândula tireoide em direção à região do pescoço.

cópula	sulco terminal	arcos branquiais
sulco mediano da língua	tubérculo ímpar	saliência epiglótica
frênulo lingual	saliências linguais laterais	forame cego
corpo da língua		

Referência

Capítulo 5, Orofacial development. In Fehrenbach MJ, Popowics T: *Illustrated dental embryology, histology, and anatomy*, ed 4, St. Louis, 2016, Saunders.

RESPOSTAS 1. arcos branquiais, 2. corpo da língua, 3. tubérculo ímpar, 4. saliências linguais laterais, 5. sulco mediano da língua, 6. frênulo lingual, 7. cópula, 8. saliência epiglótica, 9. sulco terminal, 10. forame cego.

FIG. 2.28 Cavidade oral: língua (superfície ventral e detalhes microanatômicos)

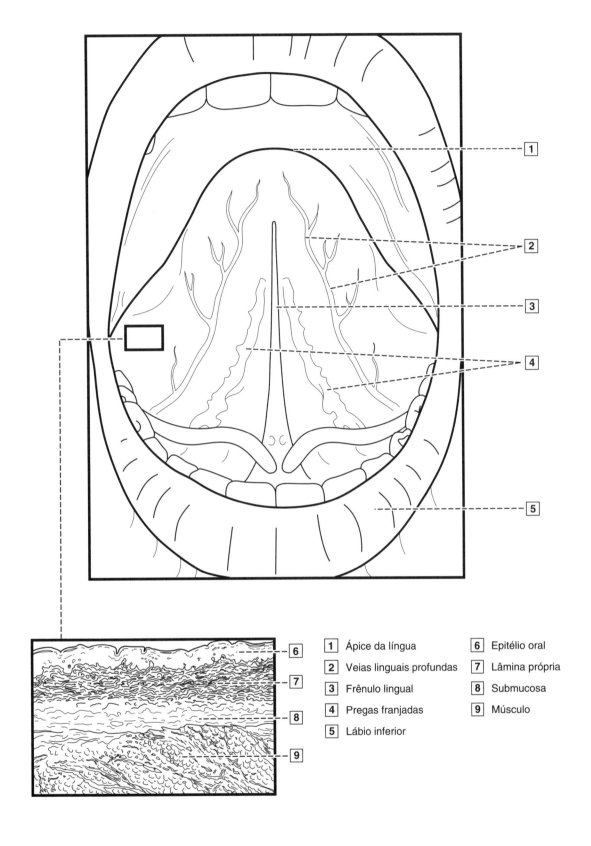

1. Ápice da língua
2. Veias linguais profundas
3. Frênulo lingual
4. Pregas franjadas
5. Lábio inferior
6. Epitélio oral
7. Lâmina própria
8. Submucosa
9. Músculo

CAPÍTULO 2 Anatomia Orofacial

QUESTÕES DE REVISÃO

Preencha os espaços em branco escolhendo os termos apropriados da lista a seguir.

1. A superfície inferior da língua é o _____.

2. Na superfície ventral da língua se observam seus vasos sanguíneos visivelmente grandes, as _____, que estão próximas da superfície.

3. Medialmente às veias profundas da língua, em cada lado, estão as _____, que são dobras com projeções de franjas.

4. O paciente pode levantar levemente o _____ para que sejam realizadas inspeção visual e palpação digital da superfície.

5. O paciente deve tocar suavemente a superfície do _____ com o ápice da língua para visualizar totalmente o ventre da língua.

6. Um exemplo da variabilidade venosa envolve as veias linguais; essa variabilidade inclui as veias dorsais da língua que drenam a superfície dorsal da língua, as veias profundas da língua muito ramificadas e azuladas drenam a superfície ventral da língua, sendo altamente visíveis e observadas durante um exame intraoral, e as _____ que drenam o assoalho da boca.

7. As veias linguais podem se unir para formar um único vaso ou desembocar separadamente em vasos maiores; elas também podem drenar indiretamente para a veia facial ou diretamente para a _____.

8. A veia jugular interna drena a maioria das estruturas da cabeça e do pescoço depois de se originar na _____, deixando-a através do forame jugular; ela recebe muitas tributárias, incluindo as veias das áreas lingual, sublingual e faríngea, bem como a veia facial.

9. A superfície ventral da língua é revestida por _____.

10. A superfície ventral da língua tem um epitélio extremamente delgado, que recobre, mas não esconde, uma lâmina própria com extenso _____, tornando a região mais avermelhada e as veias (como as veias profundas da língua) mais aparentes.

veias sublinguais	**veia jugular interna**	**epitélio estratificado pavimentoso não queratinizado**
palato duro	**veias profundas da língua**	
ápice da língua	**ventre da língua**	**suprimento vascular**
pregas franjadas	**cavidade craniana**	

Referências

Capítulo 2, Surface anatomy. In Fehrenbach MJ, Herring SW: *Illustrated anatomy of the head and neck*, ed 5, St. Louis, 2017, Saunders;

Capítulo 2, Oral cavity and pharynx. In Fehrenbach MJ, Popowics T: *Illustrated dental embryology, histology, and anatomy*, ed 4, St. Louis, 2016, Saunders.

RESPOSTAS 1. ventre da língua, 2. veias profundas da língua, 3. pregas franjadas, 4. ápice da língua, 5. palato duro, 6. veias sublinguais, 7. veia jugular interna, 8. cavidade craniana, 9. epitélio estratificado pavimentoso não queratinizado, 10. suprimento vascular.

FIG. 2.29 Região oral: assoalho da boca (vista superior)

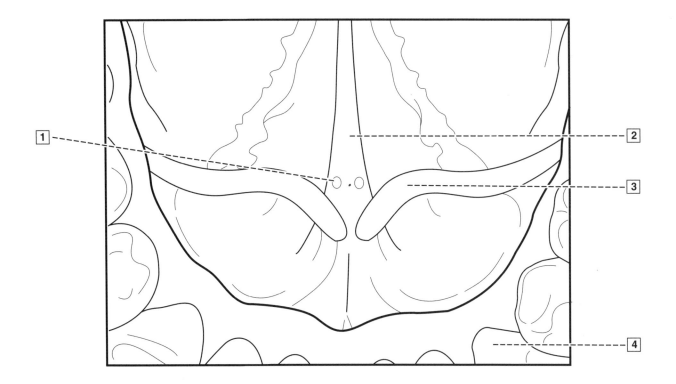

[1] Carúncula sublingual
[2] Frênulo lingual
[3] Prega sublingual
[4] Dentes inferiores

CAPÍTULO 2 Anatomia Orofacial

QUESTÕES DE REVISÃO

Preencha os espaços em branco escolhendo os termos apropriados da lista a seguir.

1. O _____ está localizado abaixo da superfície ventral da língua.

2. O _____ é uma dobra mucosa na linha mediana entre a superfície ventral da língua e o assoalho da boca.

3. Existe uma crista mucosa em cada lado do assoalho da boca, as _____, que contêm as aberturas dos ductos sublinguais das glândulas salivares sublinguais.

4. Juntas, as pregas sublinguais são dispostas em uma configuração em V, do frênulo lingual à _____.

5. Uma pequena papila, a _____, na extremidade anterior de cada prega sublingual contém as aberturas dos ductos submandibulares e ductos sublinguais de ambas as glândulas salivares, submandibulares e sublinguais.

6. O teto da boca ou palato marca o limite superior, enquanto o assoalho da boca é o _____ da cavidade oral.

7. A _____ vasculariza o músculo milo-hióideo, a glândula salivar sublingual e a mucosa oral do assoalho da boca, assim como o periodonto lingual e a gengiva dos dentes inferiores na maioria dos casos.

8. Durante o desenvolvimento da língua, as células degeneram em torno das saliências linguais, formando um sulco, que libera o _____ do assoalho da boca, exceto pela fixação do frênulo lingual na linha mediana.

9. O _____ é responsável pelo revestimento do assoalho da boca.

10. O assoalho da boca tem um epitélio extremamente delgado, sem esconder uma _____ com um suprimento vascular extenso, tornando a região mais avermelhada e com veias mais aparentes.

limite inferior	**corpo da língua**	**epitélio estratificado pavimentoso**
raiz da língua	**freio lingual**	**não queratinizado**
carúncula sublingual	**assoalho da boca**	**lâmina própria**
pregas sublinguais	**artéria sublingual**	

Referências

Capítulo 2, Surface anatomy. In Fehrenbach MJ, Herring SW: *Illustrated anatomy of the head and neck*, ed 5, St. Louis, 2017, Saunders;

Capítulo 2, Oral cavity and pharynx. In Fehrenbach MJ, Popowics T: *Illustrated dental embryology, histology, and anatomy*, ed 4, St. Louis, 2016, Saunders.

RESPOSTAS 1. assoalho da boca, 2. frênulo lingual, 3. pregas sublinguais, 4. raiz da língua, 5. carúncula sublingual, 6. limite inferior, 7. artéria sublingual, 8. corpo da língua, 9. epitélio estratificado pavimentoso não queratinizado, 10. lâmina própria.

FIG. 2.30 Faringe e anatomia associada (secção sagital mediana)

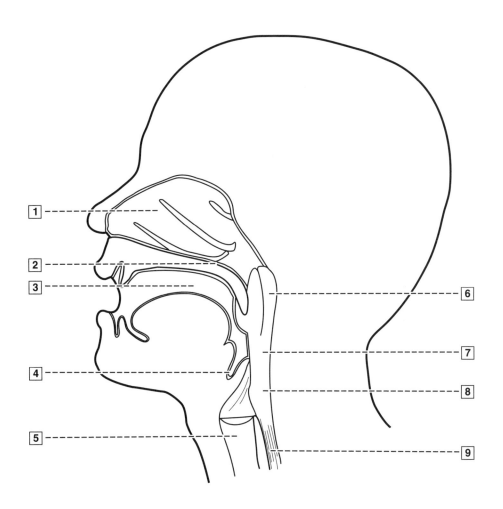

1 Cavidade nasal
2 Palato mole
3 Cavidade oral
4 Epiglote
5 Laringe
6 Nasofaringe
7 Orofaringe
8 Laringofaringe
9 Esôfago

CAPÍTULO 2 Anatomia Orofacial

QUESTÕES DE REVISÃO

Preencha os espaços em branco escolhendo os termos apropriados da lista a seguir.

1. A cavidade oral propriamente dita fornece a entrada para outra estrutura mais posterior, a _____, também conhecida popularmente por *garganta*.

2. A faringe é um tubo muscular que serve tanto ao sistema respiratório quanto ao sistema digestório e consiste em _____ partes, que incluem a nasofaringe, a orofaringe e a laringofaringe.

3. A _____ é a divisão mais inferior da faringe, próxima da abertura laríngea (ádito da laringe).

4. A parte da faringe que é superior ao nível do palato mole é a _____, e continua-se com a cavidade nasal.

5. A porção da faringe que fica entre o palato mole e a abertura da laringe é a _____.

6. Os lábios marcam o limite anterior da cavidade oral, e a faringe é o _____.

7. Durante a quarta semana de desenvolvimento pré-natal após o dobramento embrionário, há a formação de um longo tubo oco; a parte anterior é o _____, que forma a faringe primitiva, e também inclui uma parte do saco vitelino primitivo à medida que se torna fechado pelo dobramento.

8. As duas partes mais posteriores do tubo formado durante a quarta semana do desenvolvimento pré-natal são o _____ e o intestino posterior, que formarão o restante da faringe madura, assim como o restante do tubo digestório.

9. Durante o desenvolvimento do tubo digestório, quatro pares de _____ se formarão a partir de evaginações nas paredes laterais da faringe.

10. A faringe primitiva se alarga cranialmente durante o desenvolvimento pré-natal, onde se junta à cavidade oral primitiva, e também se estreita caudalmente ao se unir ao esôfago; o _____ da faringe reveste as partes internas dos arcos branquiais e passa para áreas semelhantes a balões, as bolsas faríngeas.

intestino	limite posterior	intestino primitivo anterior
nasofaringe	orofaringe	bolsas faríngeas
laringofaringe	faringe	endoderma
três		

Referências

Capítulo 2, Surface anatomy. In Fehrenbach MJ, Herring SW: *Illustrated anatomy of the head and neck*, ed 5, St. Louis, 2017, Saunders;

Capítulo 2, Oral cavity and pharynx. In Fehrenbach MJ, Popowics T: *Illustrated dental embryology, histology, and anatomy*, ed 4, St. Louis, 2016, Saunders;

Capítulo 8, Head and neck. In Drake R, Vogl AW, Mitchell AWM: *Gray's anatomy for students*, ed 3, Philadelphia, 2015, Churchill Livingstone.

RESPOSTAS 1. faringe, 2. três, 3. laringofaringe, 4. nasofaringe, 5. orofaringe, 6. limite posterior, 7. intestino primitivo anterior, 8. intestino médio, 9. bolsas faríngeas, 10. endoderma.

FIG. 2.31 Orofaringe e estruturas associadas (vista anterior)

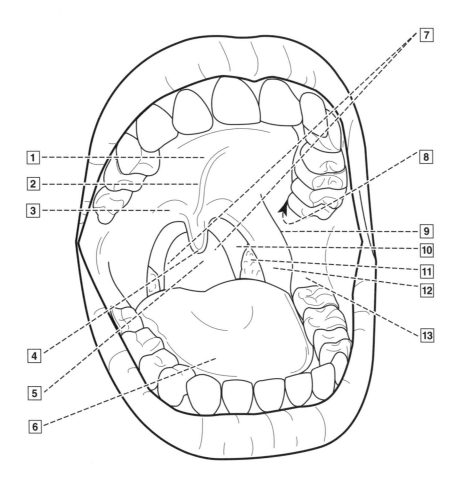

1	Palato duro	7	Istmo das fauces
2	Rafe palatina	8	Tuberosidade maxilar
3	Palato mole	9	Prega pterigomandibular
4	Úvula	10	Prega palatofaríngea (pilar posterior das fauces)
5	Parede posterior da faringe	11	Tonsila palatina
6	Dorso da língua	12	Prega palatoglosso (pilar anterior das fauces)
		13	Coxim retromolar

CAPÍTULO 2 Anatomia Orofacial

QUESTÕES DE REVISÃO

Preencha os espaços em branco escolhendo os termos apropriados da lista a seguir.

1. A parte da faringe que fica entre o _____ e a abertura da laringe é a orofaringe.

2. Atrás da raiz da língua e em frente à orofaringe está a _____, uma saliência de cartilagem, que está em repouso na posição vertical e permite que o ar passe através da laringe para o restante do sistema respiratório; durante a deglutição, ela se flete para proteger a entrada da laringe, impedindo que a comida e os líquidos entrem na traqueia, ou, ainda mais profundamente, nos pulmões.

3. A abertura da região oral para a orofaringe é o istmo das _____.

4. O istmo das fauces é formado lateralmente, tanto pelo _____ como pelo arco palatofaríngeo.

5. O tecido tonsilar chamado de _____ está localizado no espaço entre os pilares (ou pregas) palatoglosso e palatofaríngeo, criados pelos músculos subjacentes.

6. Os _____ formam os pilares palatofaríngeos, pregas verticais posteriores a cada tonsila palatina.

7. Os _____ formam os pilares palatoglossos, pregas verticais anteriores a cada tonsila palatina.

8. Cada massa de tecido tonsilar intraoral contém nódulos linfáticos fundidos que geralmente têm _____; cada tonsila também tem 10 a 20 invaginações epiteliais, ou sulcos, que penetram profundamente na tonsila para formar criptas tonsilares.

9. As tonsilas, como os linfonodos, contêm linfócitos que removem os produtos tóxicos e, em seguida, dirigem-se para a superfície epitelial à medida que amadurecem; diferentemente dos linfonodos, o tecido linfático da tonsila não está localizado ao longo dos vasos linfáticos, mas está situado próximo às _____ e às passagens de alimentos para proteger o corpo contra processos patológicos e produtos tóxicos relacionados.

10. As tonsilas palatinas são derivadas do revestimento das _____ e também das paredes da faringe.

vias aéreas	**músculos palatofaríngeos**	**segunda bolsa faríngea**
palato mole	**fauces**	**músculos palatoglossos**
arco palatoglosso	**epiglote**	**centros germinativos**
tonsila palatina		

Referências

Capítulo 2, Surface anatomy. In Fehrenbach MJ, Herring SW: *Illustrated anatomy of the head and neck*, ed 5, St. Louis, 2017, Saunders;

Capítulo 2, Oral cavity and pharynx. In Fehrenbach MJ, Popowics T: *Illustrated dental embryology, histology, and anatomy*, ed 4, St. Louis, 2016, Saunders.

RESPOSTAS 1. palato mole, 2. epiglote, 3. fauces, 4. arco palatoglosso, 5. tonsila palatina, 6. músculos palatofaríngeos, 7. músculos palatoglossos, 8. centros germinativos, 9. vias aéreas, 10. segundas bolsas faríngeas.

CAPÍTULO 2 Anatomia Orofacial

FIG. 2.32 Regiões do pescoço: pontos de referência globais e triângulos cervicais

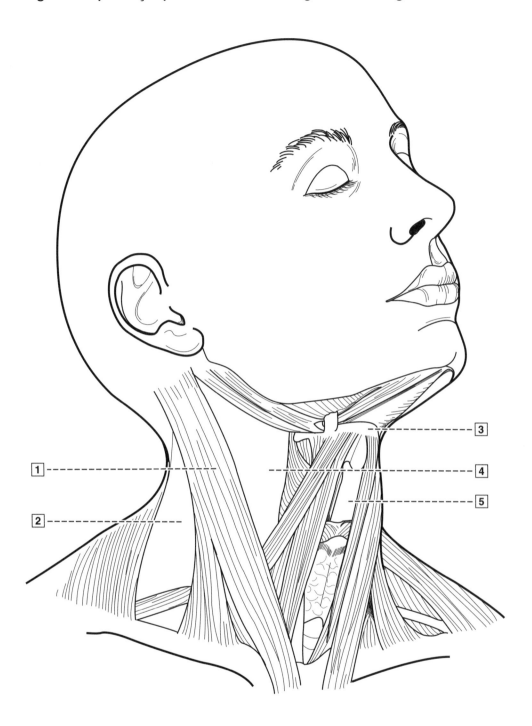

1. Músculo esternocleidomastóideo
2. Triângulo cervical posterior
3. Osso hioide
4. Triângulo cervical anterior
5. Cartilagem tireoide

131

CAPÍTULO 2 Anatomia Orofacial

QUESTÕES DE REVISÃO

Preencha os espaços em branco escolhendo os termos apropriados da lista a seguir.

1. O _____ estende-se do crânio e mandíbula até as clavículas e o esterno.

2. O grande músculo do pescoço, o _____, divide cada lado do pescoço diagonalmente em um triângulo cervical anterior e um triângulo cervical posterior.

3. A região anterior do pescoço corresponde aos dois _____, separados pela linha mediana; as principais estruturas que passam entre a cabeça e o tórax podem ser acessadas através destes triângulos.

4. A região lateral do pescoço, posterior ao músculo esternocleidomastóideo, é considerada como _____ em cada lado.

5. Na linha mediana anterior, a maior das cartilagens da laringe, a _____, é visível como a proeminência laríngea ou *pomo de adão*.

6. A cartilagem tireóidea está localizada superior à _____.

7. A _____ da cartilagem tireóidea é imediatamente superior à proeminência laríngea.

8. As pregas vocais ou ligamentos da _____ (*uma caixa de voz*) estão fixados à superfície posterior da cartilagem tireoide.

9. O _____ está localizado na linha mediana anterior e suspenso no pescoço sem quaisquer articulações ósseas, superior à cartilagem tireóidea.

10. Muitos _____ estão presos ao osso hioide e controlam a língua e a faringe, auxiliam os músculos da mastigação, bem como os músculos envolvidos na deglutição.

laringe	osso hioide	triângulo cervical posterior
cartilagem tireóidea	incisura tireóidea superior	pescoço
triângulos cervicais anteriores	glândula tireoide	músculos
músculo esternocleidomastóideo		

Referências

Capítulo 2, Surface anatomy. In Fehrenbach MJ, Herring SW: *Illustrated anatomy of the head and neck*, ed 5, St. Louis, 2017, Saunders;

Capítulo 1, Face and neck regions. In Fehrenbach MJ, Popowics T: *Illustrated dental embryology, histology, and anatomy*, ed 4, St. Louis, 2016, Saunders.

RESPOSTAS 1. pescoço, 2. músculo esternocleidomastóideo, 3. triângulos cervicais anteriores, 4. triângulo cervical posterior, 5. cartilagem tireóidea, 6. glândula tireoide, 7. incisura tireóidea superior, 8. laringe, 9. osso hioide, 10. músculos.

FIG. 2.33 Regiões do pescoço: pontos de referência do triângulo cervical anterior

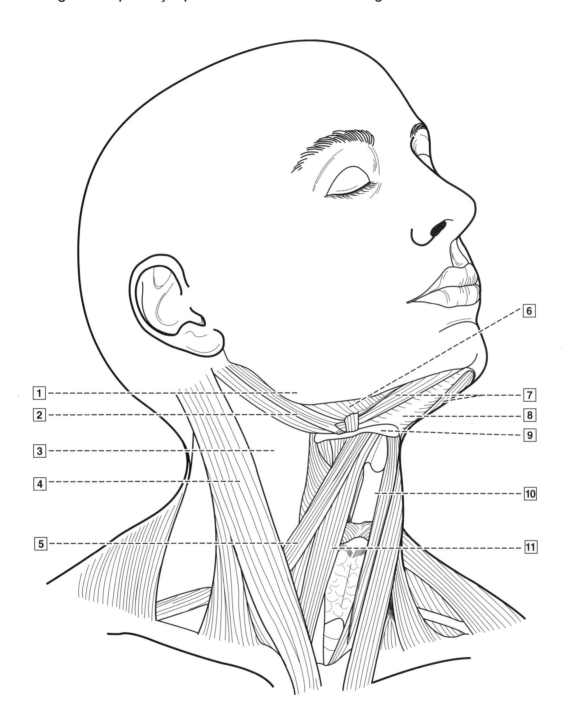

1. Mandíbula
2. Músculo digástrico (ventre posterior)
3. Triângulo carotídeo
4. Músculo esternocleidomastóideo
5. Músculo omo-hióideo (ventre superior)
6. Triângulo submandibular
7. Músculos digástricos (ventres anteriores)
8. Triângulo submentoniano (ou submental)
9. Osso hioide
10. Cartilagem tireóidea
11. Triângulo muscular

CAPÍTULO 2 Anatomia Orofacial

QUESTÕES DE REVISÃO

Preencha os espaços em branco escolhendo os termos apropriados da lista a seguir.

1. O _____ é uma região, em cada lado do pescoço, que pode ser subdividida em regiões triangulares menores por músculos da área que não são tão proeminentes quanto o músculo esternocleidomastóideo.

2. A parte superior de cada triângulo cervical anterior é delimitada pelos dois ventres, anterior e posterior, do músculo digástrico, e com a mandíbula, formando o _____ como uma região do pescoço.

3. A parte inferior de cada triângulo cervical anterior é ainda subdividida pelo ventre superior do músculo omo-hióideo em _____, uma região do pescoço que é superior ao ventre do músculo.

4. A parte inferior de cada triângulo cervical anterior é ainda subdividida pelo ventre superior do músculo omo-hióideo em _____, uma região do pescoço que é inferior ao ventre do músculo.

5. Na linha mediana, um _____, é a região do pescoço formada pelos dois ventres anteriores do músculo digástrico, tanto o direito como o esquerdo, bem como pelo osso hioide.

6. Passando pelo triângulo cervical anterior estão as _____ e seus ramos, as artérias carótidas externa e interna; estes vasos sanguíneos fornecem todo o sangue para as estruturas da cabeça e pescoço.

7. A parte superior de cada artéria carótida comum e sua divisão em _____ ocorrem no triângulo carotídeo, que é uma subdivisão do triângulo cervical anterior.

8. À medida que o _____ passa pela área do triângulo cervical anterior, inerva o músculo estilofaríngeo, envia um ramo para o seio carotídeo e fornece ramos sensoriais à faringe.

9. Os ramos do _____ que passam pelo triângulo cervical anterior incluem um ramo motor para a faringe, um ramo para o glomo carótico (ou corpo carotídeo), o nervo laríngeo superior (que se divide em ramos externos e internos da laringe) e, possivelmente, um ramo cardíaco.

10. O _____ é um músculo da expressão facial que vai do pescoço até próximo ao lábio inferior, superficial ao triângulo cervical anterior e veia jugular externa.

nervo vago	**triângulo carotídeo**	**artérias carótidas externas e internas**
triângulo submandibular	**triângulo muscular**	**nervo glossofaríngeo**
triângulo cervical anterior	**artérias carótidas comuns**	**platisma**
triângulo submental		

Referências

Capítulo 2, Surface anatomy. In Fehrenbach MJ, Herring SW: *Illustrated anatomy of the head and neck*, ed 5, St. Louis, 2017, Saunders;

Capítulo 1, Face and neck regions. In Fehrenbach MJ, Popowics T: *Illustrated dental embryology, histology, and anatomy*, ed 4, St. Louis, 2016, Saunders;

Capítulo 8, Head and neck. In Drake R, Vogl AW, Mitchell AWM: *Gray's anatomy for students*, ed 3, Philadelphia, 2015, Churchill Livingstone.

RESPOSTAS 1. triângulo cervical anterior, 2. triângulo submandibular, 3. triângulo carotídeo, 4. triângulo muscular, 5. triângulo submental, 6. artérias carótidas comuns, 7. artérias carótidas externas e internas, 8. nervo glossofaríngeo, 9. nervo vago, 10. platisma.

CAPÍTULO 2 Anatomia Orofacial

FIG. 2.34 Regiões do pescoço: pontos de referência do triângulo cervical posterior

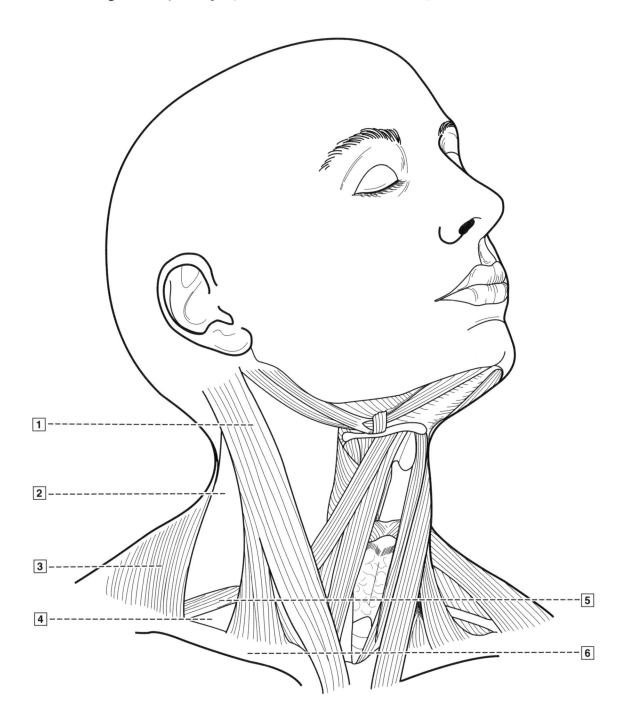

1 Músculo esternocleidomastóideo
2 Triângulo occipital
3 Músculo trapézio
4 Triângulo supraclavicular (subclávio ou omoclavicular)
5 Músculo omo-hióideo (ventre inferior)
6 Clavícula

CAPÍTULO 2 Anatomia Orofacial

QUESTÕES DE REVISÃO

Preencha os espaços em branco escolhendo os termos apropriados da lista a seguir.

1. Cada _____ é uma área do pescoço que pode ser subdividida em regiões triangulares menores em cada lado pelos músculos da região.

2. O ventre inferior do músculo omo-hióideo divide o triângulo supraclavicular ou _____, uma região do pescoço que é superior ao ventre do músculo em cada lado.

3. O ventre inferior do músculo omo-hióideo divide o triângulo cervical posterior em _____, uma região do pescoço que é inferior ao ventre do músculo em cada lado, mas superior à clavícula.

4. O _____ é uma estrutura do pescoço que se localiza medialmente ao triângulo occipital.

5. O _____ é uma estrutura do pescoço que se localiza lateralmente ao triângulo occipital.

6. O teto do triângulo cervical posterior consiste em uma camada de revestimento da fáscia cervical que envolve os _____ conforme passa pela região.

7. O assoalho muscular do triângulo cervical posterior é formado pela camada pré-vertebral da _____; e, de superior a inferior, observam-se os músculos esplênio da cabeça, levantador da escápula e escaleno posterior, médio e anterior.

8. Uma das estruturas mais superficiais que passa pelo triângulo cervical posterior é a _____; depois de cruzar o músculo esternocleidomastóideo, o vaso sanguíneo entra no triângulo posterior e continua a sua descida em direção vertical.

9. As margens do triângulo cervical posterior são especificamente o terço médio da _____, a margem anterior do músculo trapézio e a margem posterior do músculo esternocleidomastóideo.

10. O triângulo cervical posterior, em parte, localiza-se sobre a _____ (canal cervicoaxilar) e está associado a estruturas (nervos e vasos sanguíneos) que passam para o membro superior.

veia jugular externa	**músculos esternocleidomastóideo e trapézio**	**clavícula**
triângulo occipital		**entrada axilar**
músculo esternocleidomastóideo	**triângulo cervical posterior**	**fáscia cervical**
músculo trapézio	**triângulo subclávio**	

Referências

Capítulo 2, Surface anatomy. In Fehrenbach MJ, Herring SW: *Illustrated anatomy of the head and neck*, ed 5, St. Louis, 2017, Saunders;

Capítulo 1, Face and neck regions. In Fehrenbach MJ, Popowics T: *Illustrated dental embryology, histology, and anatomy*, ed 4, St. Louis, 2016, Saunders;

Capítulo 8, Head and neck. In Drake R, Vogl AW, Mitchell AWM: *Gray's anatomy for students*, ed 3, Philadelphia, 2015, Churchill Livingstone.

RESPOSTAS 1. triângulo cervical posterior, 2. triângulo occipital, 3. triângulo subclávio, 4. músculo esternocleidomastóideo, 5. músculo trapézio, 6. músculos esternocleidomastóideo e trapézio, 7. fáscia cervical, 8. veia jugular externa, 9. clavícula, 10. entrada da axila.

CAPÍTULO 3 Anatomia Dental

FIG. 3.1 Etapas do desenvolvimento dentário ou odontogênese

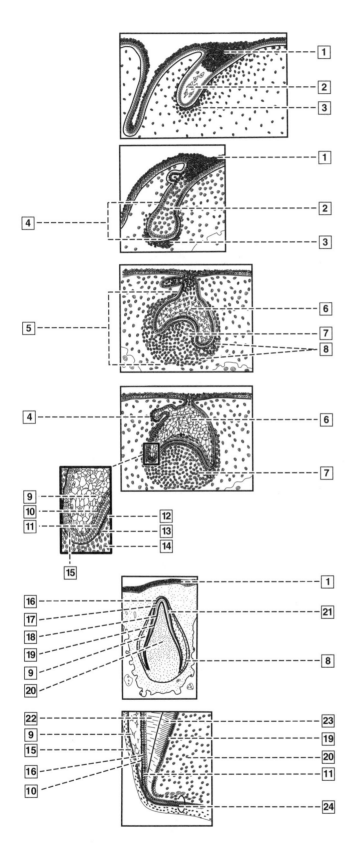

Estágios de iniciação e de botão (ou broto)

1. Epitélio oral
2. Lâminas dentária
3. Ectomesênquima
4. Botão dentário

Estágio de capuz (ou proliferação)

5. Germe dentário
6. Órgão esmalte
7. Papila dentária
8. Folículo dentário

Estágio de campânula (ou sino)

9. Retículo estrelado
10. Estrato intermediário
11. Epitélio interno do órgão do esmalte
12. Membrana basal
13. Células periféricas da papila dentária
14. Células centrais da papila dentária
15. Epitélio externo do órgão do esmalte

Estágio de aposição (campânula avançada ou coroa)

16. Ameloblastos
17. Matriz de esmalte
18. Matriz de dentina
19. Odontoblastos
20. Polpa dental
21. Junção amelodentinária

Estágio de maturação

22. Esmalte dentário
23. Dentina
24. Bainha epitelial de Hertwig

137

CAPÍTULO 3 Anatomia Dental

QUESTÕES DE REVISÃO

Preencha os espaços em branco escolhendo os termos apropriados da lista a seguir.

1 O primeiro estágio do desenvolvimento dentário é conhecido como estágio de _____, que envolve o processo fisiológico de indução, uma interação ativa entre os diferentes tipos de tecido embriológico.

2. Durante a segunda fase ou estágio do desenvolvimento dentário para a dentição decídua, que ocorre durante o início da oitava semana de desenvolvimento pré-natal, há uma extensa proliferação da lâmina dentária, resultando na formação dos futuros arcos dentais superior e inferior, cada um contendo 10_____.

3. Durante a terceira fase do desenvolvimento dentário decíduo, que ocorre entre a nona e a décima semana de desenvolvimento pré-natal, aparece uma depressão na parte mais profunda de cada broto dentário, formando o órgão de esmalte em forma de _____.

4. O estágio de _____ (ou sino) do desenvolvimento dentário decíduo ocorre entre a décima primeira e a décima segunda semana de desenvolvimento pré-natal.

5. Durante o quarto estágio do desenvolvimento dentário, o órgão do esmalte se diferencia em quatro diferentes tipos celulares, sendo um deles o _____, que, posteriormente, se tornará as células secretoras de esmalte ou ameloblastos.

6. Intimamente à concavidade do órgão do esmalte em diferenciação, as _____ sofrem extensa diferenciação durante a quarta semana de desenvolvimento pré-natal, para posteriormente se tornarem células secretoras de dentina ou odontoblastos.

7. Cada tecido duro do dente maduro é inicialmente secretado como uma _____ parcialmente mineralizada durante o estágio de crescimento aposicional, uma estrutura que mais tarde sofrerá maturação quando cada tecido é mineralizado em sua amplitude máxima.

8. Os _____ são as primeiras células do germe dentário em desenvolvimento a serem submetidas à inversão de polaridade da membrana basal, e a partir daí induzirão as células da periferia da papila dentária a se tornarem odontoblastos.

9. As primeiras células a iniciar sua atividade secretória próximo à membrana basal após a repolarização são os odontoblastos, para produzir a _____, obtendo assim uma camada de manto mais espessa que a matriz de esmalte em qualquer local durante o estágio de crescimento aposicional do desenvolvimento dentário.

10. A alça cervical, composta apenas pelos epitélios interno e externo do órgão do esmalte, começa a crescer mais profundamente após a formação do esmalte, afastando-se da área da coroa recém-terminada para envolver mais a papila dentária, formando a _____, que funciona para moldar a(s) raiz(raízes), induzindo a formação de dentina radicular.

matriz	sino	capuz
epitélio do esmalte interno	bainha epitelial de Hertwig	pré-ameloblastos
iniciação	células externas da papila dentária	botões
pré-dentina		

Referência

Capítulo 6, Tooth development and eruption. In Fehrenbach MJ, Popowics T: *Illustrated dental embryology, histology, and anatomy*, ed 4, St. Louis, 2016, Saunders.

RESPOSTAS 1. iniciação, 2. botões, 3. capuz, 4. campânula, 5. epitélio interno do órgão do esmalte, 6. células periféricas da papila dentária, 7. matriz, 8. pré-ameloblastos, 9. pré-dentina, 10. bainha epitelial de Hertwig.

CAPÍTULO 3 Anatomia Dental

FIG. 3.2 Comparação de dentes decíduos e permanentes (dentes anteriores: vista vestibular; dentes posteriores: vista mesial)

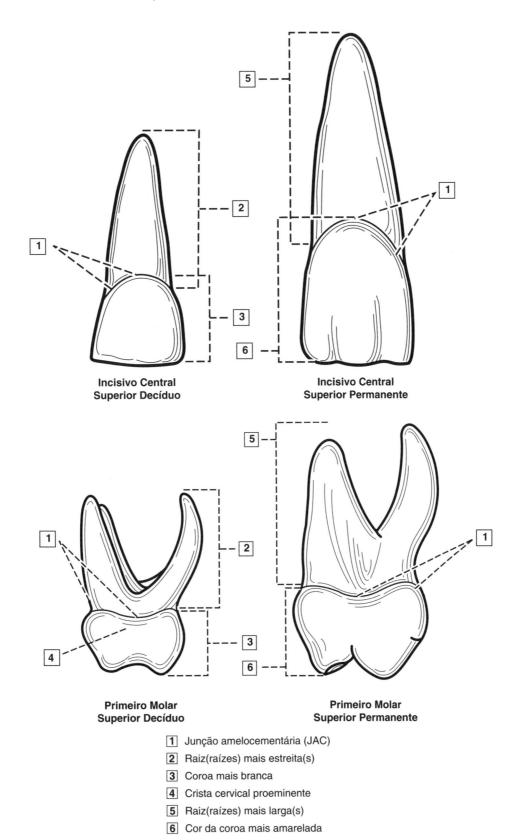

CAPÍTULO 3 Anatomia Dental

QUESTÕES DE REVISÃO

Preencha os espaços em branco escolhendo os termos apropriados da lista a seguir.

1. Os dentes decíduos têm um tom mais branco da _____ quando comparada às dos dentes permanentes, devido à maior opacidade do esmalte que cobre a dentina amarela subjacente.

2. Os dentes decíduos possuem um _____ total menor, enquanto os dentes permanentes são maiores; no entanto, isso não significa que os dentes decíduos sejam menos importantes para a saúde bucal geral do que os dentes permanentes.

3. As coroas dos dentes decíduos são mais constritas, ou mais estreitas, na _____, fazendo com que pareçam bulbosas em relação à constrição do colo do dente.

4. Os dentes decíduos possuem uma _____ proeminente, que está presente nas superfícies vestibulares e linguais dos dentes anteriores e nas faces vestibulares dos dentes molares, sendo mais evidente que qualquer estrutura semelhante nos molares permanentes.

5. Os dentes decíduos têm _____ com diâmetro mais estreito, e mais longas que o comprimento da coroa, podendo apresentar reabsorção parcial que pode ser notada radiograficamente à medida que os dentes começam a se esfoliar.

6. A _____ coroa-raiz dos dentes decíduos é menor que seus equivalentes na dentição permanente.

7. A cavidade pulpar nos dentes decíduos exibe câmaras pulpares e os cornos pulpares são relativamente grandes em proporção quando comparados aos dentes permanentes, especialmente os cornos pulpares mesiais dos dentes _____.

8. Em geral, a espessura da _____ entre as câmaras pulpares e o esmalte é maior, especialmente no segundo molar inferior decíduo.

9. O _____ é relativamente fino em dentes decíduos em comparação aos seus equivalentes permanentes, mas ainda tem uma espessura consistente sobrejacente à dentina da coroa.

10. Na dentição decídua, _____ específicos estão presentes na dentição da maioria das crianças, uma vez que permitem o alinhamento adequado da próxima dentição permanente; esses espaços são chamados espaços primatas, estando presentes principalmente entre o incisivo lateral superior e o canino, e também entre o canino e o primeiro molar inferior decíduo.

proporção	junção amelocementária	coroa
espaços interproximais	esmalte dentário	tamanho
dentina	molares	crista cervical
raízes		

Referência

Capítulo 18, Primary dentition. In Fehrenbach MJ, Popowics T: *Illustrated dental embryology, histology, and anatomy*, ed 4, St. Louis, 2016, Saunders.

RESPOSTAS 1. coroa, 2. tamanho, 3. junção amelocementária, 4. crista cervical, 5. raízes, 6. proporção, 7. molares, 8. dentina, 9. esmalte dentário, 10. espaços interproximais.

CAPÍTULO 3 Anatomia Dental

FIG. 3.3 Cronogramas de erupção da dentição decídua e de esfoliação

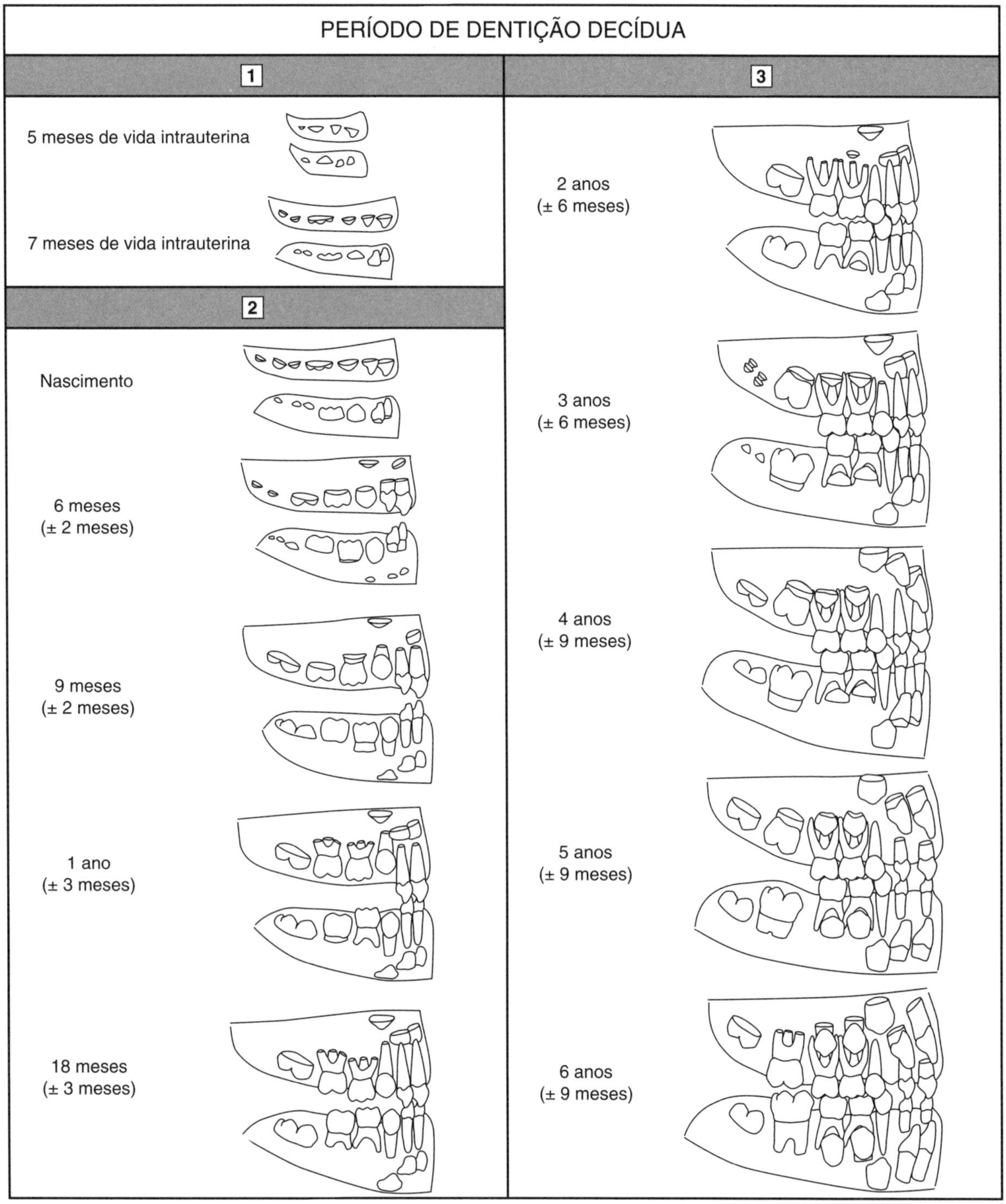

PERÍODO DE DENTIÇÃO DECÍDUA

1 Pré-natal

2 Primeira infância

3 Idade pré-escolar

Periodonto: vermelho

Dentes decíduos: brancos

Dentes permanentes: amarelos

CAPÍTULO 3 Anatomia Dental

QUESTÕES DE REVISÃO

Preencha os espaços em branco escolhendo os termos apropriados da lista a seguir.

1. Embora existam apenas duas dentições, há três _____ durante toda a vida de uma pessoa por causa da sobreposição de tempo entre as duas dentições.

2. A cada cavidade oral deve ser atribuída um período de dentição de maneira que se realize o tratamento dentário mais eficaz para esse período; essa especificidade é especialmente importante quando se considera a terapia ortodôntica, porque o crescimento durante determinados períodos da dentição é maximizado para permitir a expansão das _____, e o movimento dos dentes nelas.

3. O primeiro período de dentição é o _____.

4. O período da dentição decídua começa com a erupção do _____ decíduo, que ocorre aproximadamente entre 6 meses e 6 anos de idade.

5. Apenas _____ estão presentes na dentição durante o período da dentição decídua.

6. A dentição decídua tem sua _____ concluída em 30 meses.

7. A erupção dos dentes decíduos geralmente é completada quando os _____ decíduos estão em oclusão.

8. Os arcos dentários começam a crescer durante o período da dentição decídua para acomodar os _____, que são maiores.

9. O período da dentição decídua é um tempo que geralmente termina quando o primeiro dente permanente erupciona, o _____ permanente.

10. O período da dentição decídua é seguido pelo _____.

maxilas	período de dentição mista	dente permanente
períodos de dentição	erupção	incisivo central inferior
dentes decíduos	período de dentição primária (ou decídua)	segundos molares
primeiro molar inferior		

Referência

Capítulo 6, Tooth development and eruption, e Capítulo 15, Overview of dentitions. In Fehrenbach MJ, Popowics, T: *Illustrated dental embryology, histology, and anatomy*, ed 4, St. Louis, 2016, Saunders.

RESPOSTAS 1. períodos de dentição, 2. maxilas, 3. período de dentição primária (ou decídua), 4. incisivo central inferior, 5. dentes decíduos, 6. erupção, 7. segundos molares, 8. dentes permanentes, 9. primeiro molar inferior, 10. período de dentição mista.

CAPÍTULO 3 Anatomia Dental

FIG. 3.4 Cronograma da erupção da dentição permanente

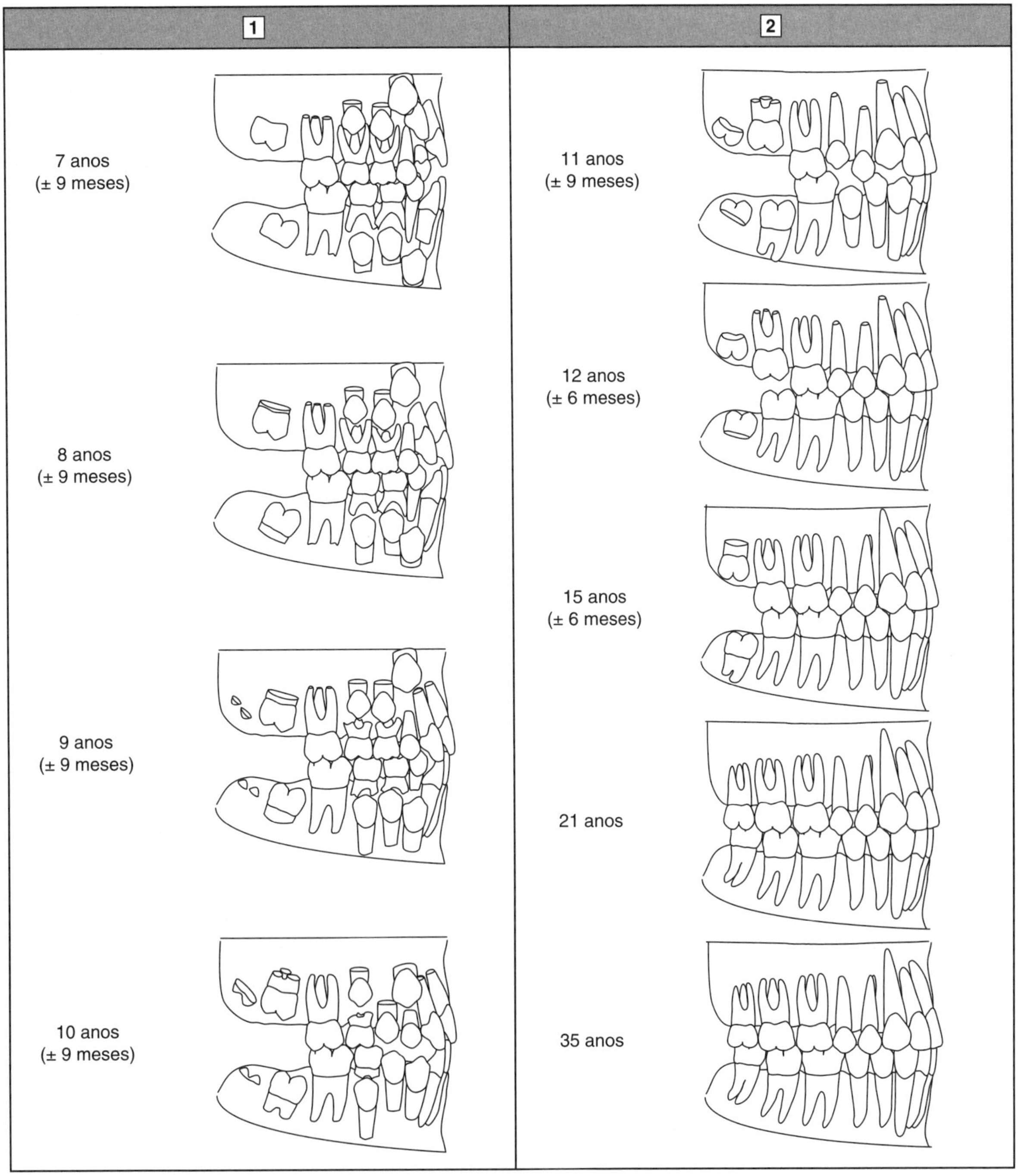

1 — 7 anos (± 9 meses)
8 anos (± 9 meses)
9 anos (± 9 meses)
10 anos (± 9 meses)

2 — 11 anos (± 9 meses)
12 anos (± 6 meses)
15 anos (± 6 meses)
21 anos
35 anos

1 PERÍODO DE DENTIÇÃO MISTA – Infância tardia (idade escolar)
2 PERÍODO DE DENTIÇÃO PERMANENTE – Adolescência e vida adulta

Periodonto: vermelho
Dentes decíduos: brancos
Dentes permanentes: amarelos

CAPÍTULO 3 Anatomia Dental

QUESTÕES DE REVISÃO

Preencha os espaços em branco escolhendo os termos apropriados da lista a seguir.

1. O _____ ocorre aproximadamente entre os 6 e 12 anos de idade, com dentes decíduos e permanentes presentes, dando a aparência de "patinho feio".

2. Durante o período de dentição mista há a _____ da dentição decídua, permitindo a visita da "fada do dente".

3. O período de dentição mista começa com a erupção do primeiro dente permanente, o primeiro molar inferior, guiado pela face distal do _____ decíduo.

4. Durante o período de dentição mista há _____ dos dentes permanentes na cavidade oral após a formação das suas coroas.

5. Tanto os _____ como dentes permanentes estão presentes durante o período de dentição mista, um estágio de transição.

6. As diferenças de coloração entre os dentes decíduos e permanentes se tornam aparentes clinicamente durante o período de dentição mista, devido ao fato de que os dentes permanentes têm menor opacidade do _____ sobrejacente; assim, a dentina amarelada subjacente é mais visível.

7. O _____ começa com a esfoliação do último dente decíduo, aproximadamente após os 12 anos de idade, acabando com as visitas da "fada dos dentes".

8. Durante o período de dentição permanente, há pouco crescimento dos _____, em virtude de a puberdade já ter passado, contrastando com o período de dentição mista, que tem o crescimento mais rápido e mais perceptível, compatível com o início da puberdade.

9. Quando a cavidade oral da criança apresenta atraso ou avanço incomum na sequência natural de erupção dos dentes, a _____ da família biológica deve ser avaliada quanto a anomalias de desenvolvimento.

10. Os diferentes tipos de dentes tendem a erupcionar aos pares, de modo que, se existir alguma _____ em um paciente, deverá ser necessária uma radiografia da região.

esfoliação	período de dentição	assimetria
dentes decíduos	permanente	segundo molar inferior
esmalte dentário	período de dentição mista	maxilares
história odontológica	erupção	

Referência

Capítulo 6, Tooth development and eruption, e Capítulo 15, Overview of dentitions. In Fehrenbach MJ, Popowics T: *Illustrated dental embryology, histology, and anatomy*, ed 4, St. Louis, 2016, Saunders.

RESPOSTAS 1. período de dentição mista, 2. esfoliação, 3. segundo molar inferior, 4. erupção, 5. dentes decíduos, 6. esmalte dentário, 7. período de dentição permanente, 8. maxilares, 9. história odontológica, 10. assimetria.

FIG. 3.5 Tecidos dentários e designações de coroa (dente anterior: secção vestibulolingual; dente posterior: secção mesiodistal)

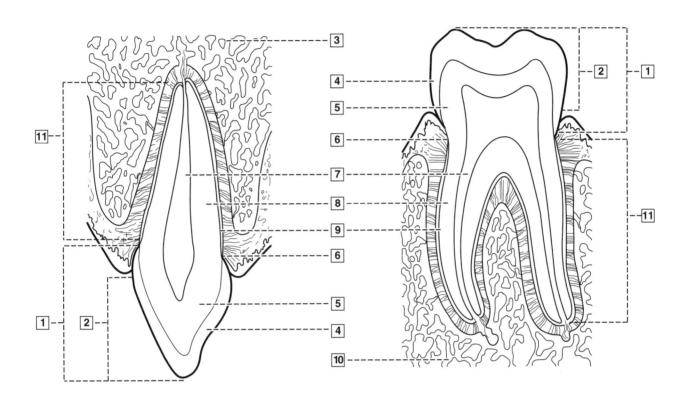

[1] Coroa anatômica	[6] Junção amelocementária (JAC)
[2] Coroa clínica	[7] Cavidade pulpar
[3] Processo alveolar maxilar (superior)	[8] Dentina
[4] Esmalte dentário	[9] Cemento dentário
[5] Dentina	[10] Processo alveolar mandibular (inferior)
	[11] Raiz anatômica

CAPÍTULO 3 Anatomia Dental

QUESTÕES DE REVISÃO

Preencha os espaços em branco escolhendo os termos apropriados da lista a seguir.

1. Cada dente consiste em uma raiz e uma _____ com dentina coberta por esmalte dentário, constante ao longo da vida do dente, exceto quando ocorrem atrito e outros desgastes físicos.

2. Cada raiz dentária possui sua dentina coberta pelo _____.

3. A face interna da _____ na coroa e na raiz forma a cavidade pulpar do dente.

4. A _____ possui uma câmara e canal(is) radicular(es) com forame apical.

5. A _____ na coroa e a camada de cemento dentário na raiz geralmente se encontram próximas à junção amelocementária, com três possibilidade de relação.

6. A _____ é uma linha externa que contorna o colo do dente, e em geral apresenta-se uniformemente lisa, granulosa ou possui um discreto sulco, sentido na exploração.

7. O _____ maxilar contém as raízes dos dentes superiores.

8. O processo alveolar da mandíbula contém as raízes dos dentes _____.

9. A _____ é a parte da coroa anatômica visível na cavidade oral, sujeita à variabilidade ao longo do tempo e alterada com a recessão gengival.

10. A altura da coroa clínica é determinada pela localização da gengiva marginal, que pode mudar com o tempo, especialmente com a_____, à medida que a gengiva marginal recua em direção apical.

coroa anatômica	processo alveolar	cemento dentário
cavidade pulpar	coroa clínica	inferiores
camada de esmalte dentário	dentina	recessão gengival
junção amelocementária		

Referências

Capítulo 15, Overview of dentitions. In Fehrenbach MJ Popowics, *Illustrated dental embryology, histology, and anatomy*, ed 4, St. Louis, 2016, Saunders;

Capítulo 2, Surface anatomy, Fehrenbach, MJ, Herring SW: *Illustrated anatomy of the head and neck*, ed 5, St. Louis, 2017, Saunders.

RESPOSTAS 1. coroa anatômica, 2. cemento dentário, 3. dentina, 4. cavidade pulpar, 5. camada de esmalte dentário, 6. junção amelocementária, 7. processo alveolar, 8. inferiores, 9. coroa clínica, 10. recessão gengival.

FIG. 3.6 Esmalte com prismas de esmalte dentário (secção longitudinal e transversal com detalhes microanatômicos)

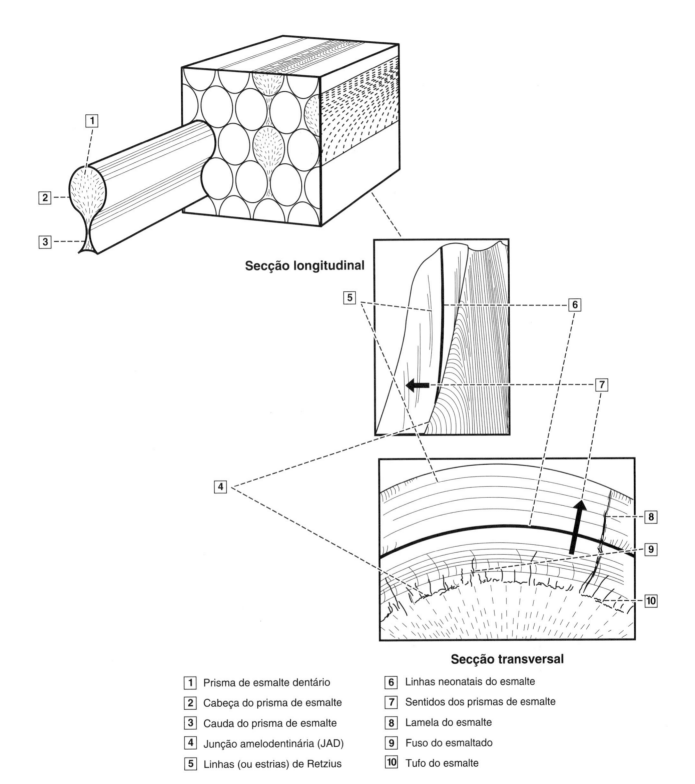

Secção longitudinal

Secção transversal

1. Prisma de esmalte dentário
2. Cabeça do prisma de esmalte
3. Cauda do prisma de esmalte
4. Junção amelodentinária (JAD)
5. Linhas (ou estrias) de Retzius
6. Linhas neonatais do esmalte
7. Sentidos dos prismas de esmalte
8. Lamela do esmalte
9. Fuso do esmaltado
10. Tufo do esmalte

CAPÍTULO 3 Anatomia Dental

QUESTÕES DE REVISÃO

Preencha os espaços em branco escolhendo os termos apropriados da lista a seguir.

1. O esmalte maduro é um material altamente mineralizado ou inorgânico, consistindo principalmente em
_____.

2. O esmalte parece mais _____ do que a dentina ou a polpa dentária porque é mais denso que as últimas estruturas, as quais parecem mais radiolúcidas.

3. Circundando a parte externa de cada prisma de esmalte encontra-se a região de _____ (ou esmalte interbastão), que parece diferente no interior do prisma do esmalte nas secções transversais por causa da diferente orientação cristalina.

4. As _____ aparecem como linhas incrementais marrons em preparações de esmalte maduro, com orientação diferente, dependendo da direção da secção do tecido.

5. Associadas às linhas de Retzius encontram-se as linhas de imbricação elevadas e sulcadas das _____, que são observadas clinicamente nas superfícies não mastigatórias de alguns dentes na cavidade oral, e que podem ser perdidas através do desgaste dentário.

6. A _____ é uma linha incremental de Retzius mais acentuada, que marca o estresse ou trauma experimentado pelos ameloblastos durante o nascimento, demonstrando a sensibilidade dos ameloblastos à medida que formam a matriz do esmalte dentário.

7. A junção amelodentinária é a união entre o esmalte maduro e dentina que aparece denteada em secção transversal do dente, com suas convexidades voltadas para a _____, e as faces côncavas em direção ao esmalte.

8. Os _____ são outra característica microscópica do esmalte maduro e representam curtos túbulos dentinários próximos à junção amelodentinária, resultantes dos processos dos odontoblastos que atravessam a membrana basal antes da mineralização da junção amelodentinária.

9. Os _____ são outra característica microscópica do esmalte maduro, descritos como pequenos e escuros pincéis, com suas bases próximas à junção amelodentinária no terço mais interno do esmalte, representando áreas de menor mineralização.

10. As _____ são outra característica microscópica do esmalte maduro que representam camadas verticais parcialmente mineralizadas da matriz do esmalte, que se estendem da junção amelodentinária até a superfície oclusal externa, próximo ao colo do dente.

radiopaco	periquimácias	fusos de esmalte
esmalte interprismático	linha neonatal	dentina
tufos de esmalte	lamelas de esmalte	cristais de hidroxiapatita
linhas de Retzius		

Referência

Capítulo 12, Enamel. In Fehrenbach MJ, Popowics T: *Illustrated dental embryology, histology, and anatomy*, ed 4, St. Louis, 2016, Saunders.

RESPOSTAS 1. cristais de hidroxiapatita, 2. radiopaco, 3. esmalte interprismático, 4. linhas de Retzius, 5. periquimácias, 6. linha neonatal, 7. dentina, 8. fusos do esmalte, 9. tufos do esmalte, 10. lamelas do esmalte.

CAPÍTULO 3 Anatomia Dental

FIG. 3.7 Desenvolvimento de esmalte dentário e dentina na junção amelodentinária

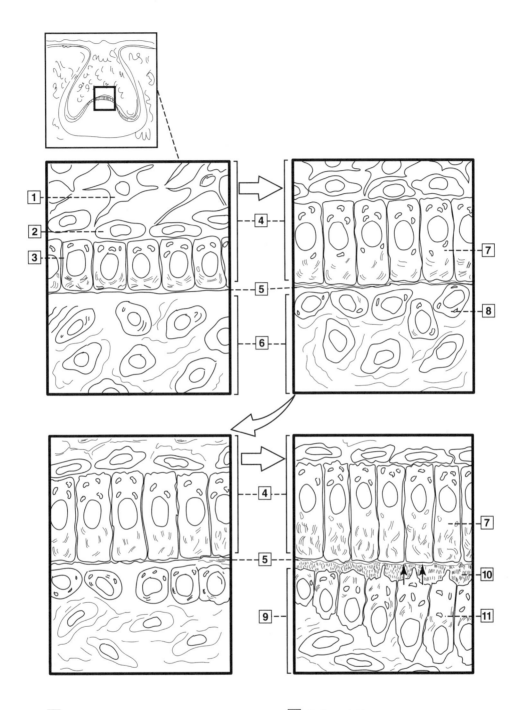

1. Retículo estrelado
2. Estrato intermediário
3. Epitélio interno do órgão do esmalte (EIOE)
4. Órgão esmalte
5. Membrana basal
6. Papila dentária
7. Pré-ameloblastos
8. Células periféricas da papila dentária
9. Polpa dentária
10. Pré-dentina
11. Odontoblasto

CAPÍTULO 3 Anatomia Dental

QUESTÕES DE REVISÃO

Preencha os espaços em branco escolhendo os termos apropriados da lista a seguir.

1. As células do epitélio externo do órgão do esmalte são cuboides e servirão como uma barreira protetora para o resto do órgão do esmalte durante a produção do esmalte no estágio de _____.

2. Entre o epitélio externo e o interno do órgão esmalte estão duas camadas de células mais internas, o _____ e o estrato intermediário.

3. Uma das camadas mais internas do órgão do esmalte é o _____, que é formado por camadas comprimidas de células planas a cuboidais.

4. Após a formação do _____ no estágio de campânula, essas células mais internas se tornam ainda mais colunares à medida que se diferenciam em pré-ameloblastos, que então sofrerão repolarização (ou inversão da polaridade do seu núcleo celular).

5. Posteriormente, os _____ primeiramente induzirão as células da papila dentária a se diferenciarem em células formadoras de dentina (odontoblastos), e então se diferenciarão em células secretoras da matriz do esmalte, passando a ser os ameloblastos.

6. A papila dentária dentro da concavidade do órgão do esmalte sofre extensa _____, de modo que se consegue distinguir duas regiões distintas, as células da periferia (externas) e as células centrais da papila dentária.

7. As células da periferia da papila dentária são induzidas pelos pré-ameloblastos a se diferenciarem em _____, e após seu completo amadurecimento, passam a ser denominados de odontoblastos.

8. Durante a diferenciação e repolarização (inversão da polaridade do núcleo), os pré-odontoblastos começam o processo de _____, que é a secreção e crescimento aposicional da pré-dentina de um lado da membrana basal.

9. Após a diferenciação dos odontoblastos a partir das células periféricas da papila dentária e a formação de pré-dentina, a _____ entre os pré-ameloblastos e os odontoblastos se desintegra; esta é a futura junção amelodentinária.

10. As _____ tornam-se, com o desenvolvimento dos dentes, o primórdio da zona central da polpa dentária.

retículo estrelado	dentinogênese	pré-odontoblastos
pré-ameloblastos	células da região central da papila dentária	estrato intermediário
histodiferenciação		membrana basal
aposição ou coroa	epitélio interno do órgão do esmalte	

Referência

Capítulo 6, Tooth development and eruption. In Fehrenbach MJ, Popowics T: *Illustrated dental embryology, histology, and anatomy*, ed 4, St. Louis, 2016, Saunders.

RESPOSTAS 1. aposição, ou coroa 2. retículo estrelado, 3. estrato intermediário, 4. epitélio interno do órgão do esmalte, 5. pré-ameloblastos, 6. histodiferenciação, 7. pré-odontoblastos, 8. dentinogênese, 9. membrana basal, 10. células da região central da papila dentária.

CAPÍTULO 3 Anatomia Dental

FIG. 3.8 Aposição de esmalte dentário e dentina na junção amelodentinária

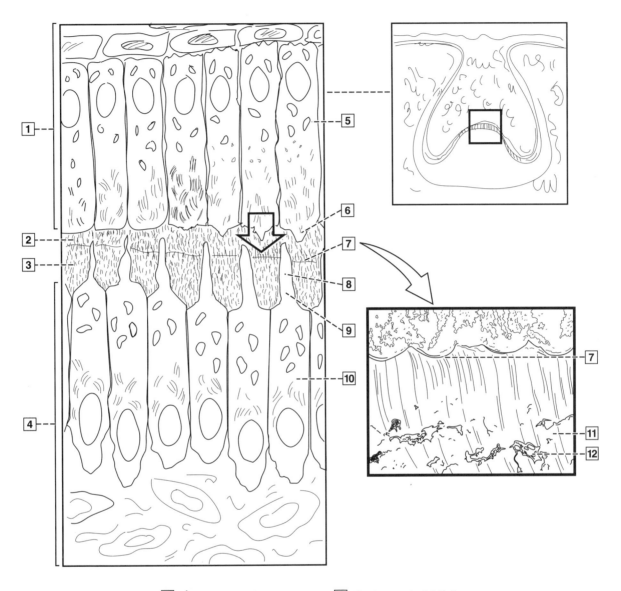

1. Órgão do esmalte
2. Matriz do esmalte dentário
3. Pré-dentina
4. Polpa dentária
5. Ameloblastos
6. Processo de Tomes
7. Junção amelodentinária (JAD)
8. Processo odontoblástico
9. Túbulo dentinário
10. Odontoblasto
11. Dentina globular
12. Dentina interglobular

CAPÍTULO 3 Anatomia Dental

QUESTÕES DE REVISÃO

Preencha os espaços em branco escolhendo os termos apropriados da lista a seguir.

1. Os estágios finais da odontogênese incluem a fase _____, na qual o esmalte e a dentina, na coroa dentária, e a dentina radicular, são secretados em camadas sucessivas.

2. O _____ é atingido quando as matrizes dos tipos de tecidos dentários duros, subsequentemente, mineralizam-se completamente até seus níveis corretos.

3. A desintegração da membrana basal permite que os pré-ameloblastos entrem em contato com a pré-dentina recém-formada, o que induz os pré-ameloblastos a se diferenciarem em _____.

4. Após a diferenciação, os ameloblastos começam a _____, ou o crescimento aposicional da matriz do esmalte, depositando-o no lado oposto da membrana basal na interface com dentina, agora desintegrando-se.

5. A matriz de esmalte prismático é secretada a partir do _____, uma projeção inclinada da membrana plasmática de cada ameloblasto voltada para a membrana basal desintegrada, criada à medida que os ameloblastos se afastam da interface dentina.

6. O crescimento aposicional contínuo de ambos os tipos de matriz dentária (esmalte e dentina) torna-se regular e rítmico à medida que os corpos celulares dos odontoblastos e ameloblastos se afastam da _____, formando seus tecidos em perspectiva.

7. Os odontoblastos, ao contrário dos ameloblastos, deixam seus processos celulares denominados de _____, envoltos por matriz dentinária ao longo da espessura da dentina, à medida que se afastam da junção amelodentinária recém-formada.

8. Cada processo odontoblástico está contido em um canal mineralizado no interior da dentina, o _____.

9. Os corpos celulares dos odontoblastos permanecerão dentro da _____ anexados à dentina pelos processos odontoblásticos, após o estágio de crescimento aposicional.

10. Os _____ dos ameloblastos participam das fases finais do processo de mineralização, mas serão perdidos após a erupção do dente na cavidade oral.

processo de Tomes	junção amelodentinária	polpa dentária
crescimento aposicional	ameloblastos	corpos celulares
amelogênese	estágio de maturação	túbulo dentinário
processos odontoblásticos		

Referência

Capítulo 6, Tooth development and eruption. In Fehrenbach MJ, Popowics T: *Illustrated dental embryology, histology, and anatomy,* ed 4, St. Louis, 2016, Saunders.

RESPOSTAS 1. crescimento aposicional, 2. estágio de maturação, 3. ameloblastos, 4. amelogênese, 5. processo de Tomes, 6. junção amelodentinária, 7. processos odontoblásticos, 8. túbulo dentinário, 9. polpa dentária, 10. corpos celulares.

CAPÍTULO 3 Anatomia Dental

FIG. 3.9 Dentina (secção mesiodistal com detalhes microanatômicos)

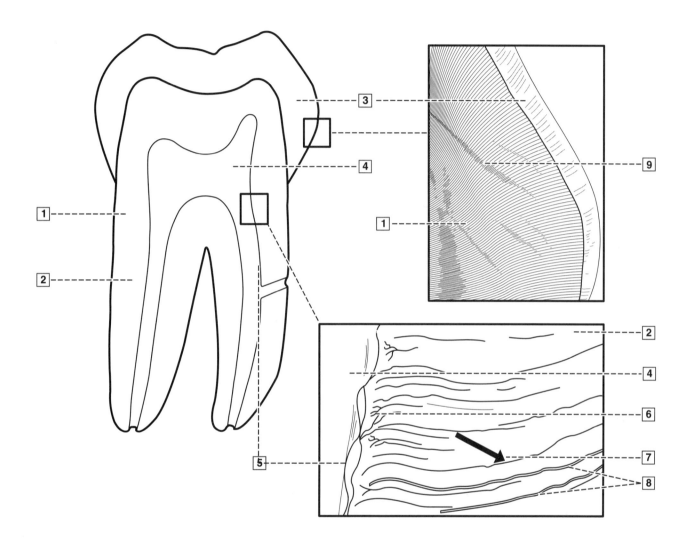

1. Dentina de manto
2. Dentina circumpulpar
3. Esmalte dentário
4. Polpa dentária
5. Parede externa da cavidade pulpar
6. Processos odontoblásticos
7. Direção de linhas de imbricação (ou incrementais) de von Ebner
8. Túbulos dentinários
9. Linha neonatal na dentina

153

CAPÍTULO 3 Anatomia Dental

QUESTÕES DE REVISÃO

Preencha os espaços em branco escolhendo os termos apropriados da lista a seguir.

1. Os túbulos dentinários são longos tubos ou túneis na dentina que se estendem desde a junção amelodentinária na coroa, ou junção cementodentinária (dentinocementária) na área da raiz, até a parede externa da polpa dentária, e são preenchidos com o _____.

2. O _____ é uma longa extensão celular localizada dentro do túbulo dentinário, que é conectado ao corpo celular do odontoblastos, que, por sua vez, encontra-se dentro da polpa dentária.

3. A dentina que forma a parede do túbulo dentinário é a _____, sendo altamente mineralizada após a maturação da dentina.

4. A dentina encontrada entre os túbulos é a _____.

5. A _____ é a primeira pré-dentina que se forma e amadurece no interior do dente, próximo à junção amelodentinária.

6. Profundamente à dentina do manto, a camada de dentina que se dispõe ao redor da polpa dentária, formando a parede externa da cavidade pulpar, é a _____, que compõe a maior parte da dentina em um dente.

7. A _____ é formada em um dente antes que se complete a formação do forame apical da raiz, que é a abertura no canal radicular na raiz, sendo caracterizada por seu padrão regular de túbulos dentinários.

8. A dentina secundária começa a ser depositada após a conclusão da formação do _____ e continua a ser produzida ao longo da vida do dente, numa velocidade mais lenta do que a da dentina primária.

9. As _____ são uma característica microscópica que aparecem como linhas ou bandas incrementais em uma secção microscópica da dentina.

10. A camada granulosa de Tomes é uma característica microscópica mais frequentemente encontrada na parte periférica da dentina radicular, abaixo do cemento dentário, adjacente à _____.

junção cementodentinária	dentina circumpulpar	forame apical
dentina do manto	processo odontoblástico	dentina peritubular
fluido dentinário	linhas de imbricação de von Ebner	dentina primária
dentina intertubular		

Referência

Capítulo 13, Dentin and pulp. In Fehrenbach MJ, Popowics T: *Illustrated dental embryology, histology, and anatomy*, ed 4, St. Louis, 2016, Saunders.

RESPOSTAS 1. fluido dentinário, 2. processo odontoblástico, 3. dentina peritubular, 4. dentina intertubular, 5. dentina do manto, 6. dentina circumpulpar, 7. dentina primária, 8. forame apical, 9. linhas de imbricação de von Ebner, 10. junção cementodentinária.

FIG. 3.10 Comparação da cavidade pulpar entre dentes decíduos e permanentes (secções mesiodistais)

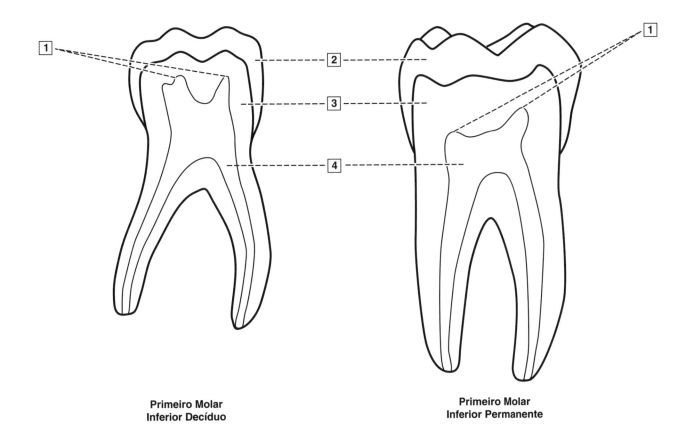

Primeiro Molar Inferior Decíduo

Primeiro Molar Inferior Permanente

1 Cornos da câmara pulpar
2 Esmalte dentário
3 Dentina
4 Cavidade de polpa

CAPÍTULO 3 Anatomia Dental

QUESTÕES DE REVISÃO

Preencha os espaços em branco escolhendo os termos apropriados da lista a seguir.

1. A _____ é o tecido dentário mais interno do dente, e nas radiografias aparece radiotransparente (radiolúcido ou mais escuro) porque é menos densa que os tecidos duros radiopacos (ou mais claros) do dente.

2. A polpa dentária é um tecido conjuntivo com todos os componentes desse tipo de tecido, como _____, fibras e substância intercelular.

3. A polpa dentária se forma a partir das _____ durante o desenvolvimento do dente.

4. A _____ de dentes decíduos mostra que as câmaras pulpares e os cornos pulpares são relativamente grandes em proporção aos dos dentes permanentes.

5. A maior parte da polpa dentária está contida dentro da _____ do dente.

6. Os _____ são especialmente proeminentes na dentição permanente, sob as cúspides vestibulares dos dentes pré-molares e das cúspide mesio-vestibular dos dentes molares.

7. Extensões menores da _____ nas cúspides dos dentes posteriores formam os cornos pulpares, que correm risco de exposição durante procedimentos restauradores.

8. No geral, a _____ da dentição decídua é mais fina que a das contrapartes permanentes; entretanto, sua espessura entre a câmara pulpar e o esmalte dentário é aumentada, especialmente no segundo molar inferior decíduo.

9. O _____ é relativamente fino nos dentes decíduos em comparação com os dentes permanentes, mas tem espessura consistente sobre a dentina da coroa.

10. Os dentes _____ possuem o esmalte dentário com a coloração mais branca em suas coroas, quando comparados com a cor dos dentes permanentes, devido à maior opacidade do esmalte, que recobre a dentina amarela subjacente.

polpa coronária	cavidade pulpar	câmara pulpar
esmalte dentário	células da região central da papila dentária	polpa
decíduos		fibroblastos
dentina	cornos da câmara pulpar	

Referência

Capítulo 13, Dentin and pulp, e Capítulo 18, Primary dentition. In Fehrenbach MJ, Popowics T: *Illustrated dental embryology, histology, and anatomy*, ed 4, St. Louis, 2016, Saunders.

RESPOSTAS 1. polpa, 2. fibroblastos, 3. células da região central da papila dentária, 4. cavidade pulpar, 5. câmara pulpar, 6. cornos da câmara pulpar, 7. polpa coronária, 8. dentina, 9. esmalte dentário, 10. decíduos.

CAPÍTULO 3 Anatomia Dental

FIG. 3.11 Polpa dentária (secção mesiodistal com detalhe microanatômico)

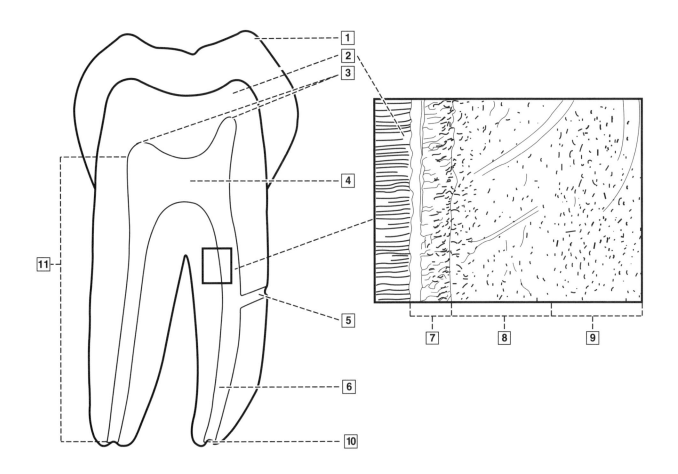

1 Esmalte dentário
2 Dentina
3 Cornos da câmara pulpar
4 Polpa coronária dentro da câmara pulpar
5 Canal acessório
6 Polpa radicular dentro do canal radicular
7 Zona (ou camada) odontoblástica
8 Zona livre (ou pobre) de células ou acelular da camada subodontoblástica
9 Zona rica em células da camada subodontoblástica
10 Forame apical
11 Cavidade pulpar

157

CAPÍTULO 3 Anatomia Dental

QUESTÕES DE REVISÃO

Preencha os espaços em branco escolhendo os termos apropriados da lista a seguir.

1. Uma camada interna formada pelos corpos celulares dos odontoblastos é encontrada no dente maduro ao longo da_____, na periferia da polpa dentária.

2. Os _____ não são encontrados nos dentes anteriores, entretanto, estas pequenas extensões da câmara pulpar estão presentes sob as cúspides dos dentes posteriores.

3. A _____ é a parte da polpa dentária localizada na coroa do dente.

4. A _____ é a parte da polpa dentária localizada no *canal radicular* ou na raiz do dente.

5. O _____ é a abertura da cavidade pulpar para o ligamento periodontal circundante, próximo ao ápice radicular de cada raiz dentária.

6. Os _____, ou *canais laterais*, podem estar associados à polpa dentária e são aberturas adcionais do canal radicular para o ligamento periodontal; geralmente estão localizados na superfície lateral das raízes dos dentes.

7. A primeira zona ou camada da polpa dentária mais próxima da dentina é a camada odontoblástica, que consiste em uma camada formada pelos _____ dos odontoblastos, cujos processos odontoblásticos estão localizados no interior dos túbulos dentinários da dentina adjacente.

8. A próxima camada, mais perto da camada odontoblástica e interna da polpa dentária, é considerada uma _____.

9. A camada seguinte, após a zona pobre em células, é a _____, situada mais no interior da polpa dentária.

10. A região da polpa dentária que está no centro da câmara pulpar é a _____.

cornos da câmara pulpar	**forame apical**	**polpa coronária**
polpa radicular	**zona central**	**zona pobre em células**
zona rica em células	**canais acessórios**	**corpos celulares**
parede da cavidade pulpar		

Referência

Capítulo 13, Dentin and pulp. In Fehrenbach MJ, Popowics: *Illustrated dental embryology, histology, and anatomy*, ed 4, St. Louis, 2016, Saunders.

RESPOSTAS 1. parede da cavidade pulpar, 2. cornos da câmara pulpar, 3. polpa coronária, 4. polpa radicular, 5. forame apical, 6. canais acessórios, 7. corpos celulares, 8. zona pobre em células, 9. zona rica em células, 10. zona central.

CAPÍTULO 3 Anatomia Dental

FIG. 3.12 Periodonto e dentina (secção mesiodistal com detalhes microanatômicos)

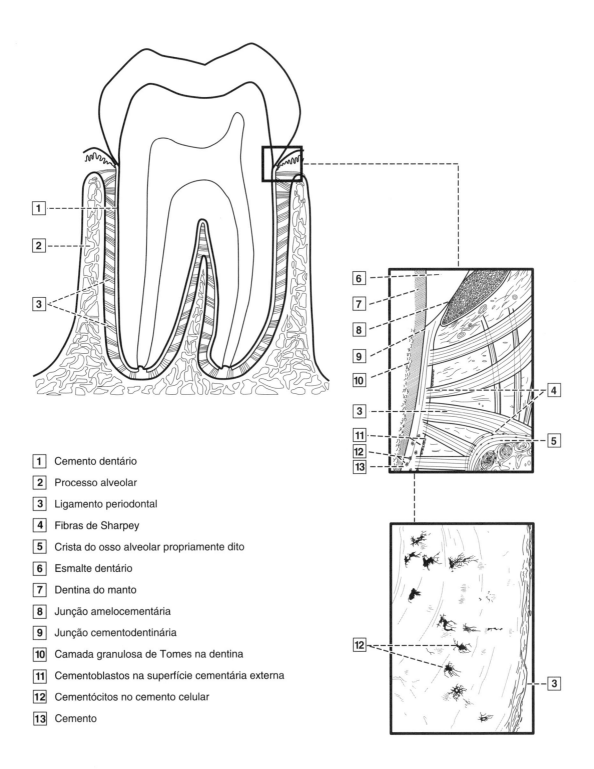

1. Cemento dentário
2. Processo alveolar
3. Ligamento periodontal
4. Fibras de Sharpey
5. Crista do osso alveolar propriamente dito
6. Esmalte dentário
7. Dentina do manto
8. Junção amelocementária
9. Junção cementodentinária
10. Camada granulosa de Tomes na dentina
11. Cementoblastos na superfície cementária externa
12. Cementócitos no cemento celular
13. Cemento

CAPÍTULO 3 Anatomia Dental

QUESTÕES DE REVISÃO

Preencha os espaços em branco escolhendo os termos apropriados da lista a seguir.

1. O periodonto inclui o cemento dentário, o osso alveolar e o _____.

2. O cemento dentário é a parte do periodonto que prende os dentes ao _____, ancorando-o através do ligamento periodontal.

3. Em uma situação saudável, o cemento dentário não é clinicamente visível, pois geralmente cobre toda a raiz, sobrejacente à_____ da dentina.

4. O cemento dentário é um tecido mineralizado, mais espesso no terço apical do dente e nas áreas entre as raízes dos dentes multirradiculares, porém é mais delgado próximo à _____.

5. As _____ são uma parte das fibras colágenas do ligamento periodontal que são parcialmente inseridas na superfície externa do cemento dentário em ângulo reto (90°) ou perpendicularmente à superfície cementária (assim como aquelas que se inserem no osso alveolar).

6. Após o crescimento aposicional do cemento em camadas, os _____ , que não ficam aprisionados no cemento, alinham-se por todo o comprimento da superfície externa do cemento, no ligamento periodontal, de modo que possam formar camadas subsequentes de cemento, caso o dente seja lesionado.

7. O cemento _____ consiste nas primeiras camadas de cemento dentário depositadas na junção cementodentinária e, portanto, também é denominado *cemento primário* e não contém cementócitos aprisionados em seu interior.

8. O cemento _____ é às vezes denominado *cemento secundário* porque é depositado após o cemento primário, e muitos cementócitos são incorporados e encontrados em seu interior.

9. Os _____ são direcionados para o ligamento periodontal e contêm em seu interior finos processos celulares, que existem para difundir os nutrientes do ligamento periodontal vascularizado para os cementócitos.

10. A largura do cemento celular pode mudar durante a vida do dente, especialmente no terço _____ de cada raiz dentária.

osso alveolar	celular	junção amelocementária
fibras de Sharpey	camada granulosa de Tomes	apical
cementoblastos		celular
canalículos do cemento	ligamento periodontal	

Referência

Capítulo 14, Periodontium. In Fehrenbach MJ, Popowics T: *Illustrated dental embryology, histology, and anatomy*, ed 4, St. Louis, 2016, Saunders.

RESPOSTAS 1. ligamento periodontal, 2. osso alveolar, 3. camada granulosa de Tomes, 4. junção amelocementária, 5. fibras de Sharpey, 6. cementoblastos, 7. acelular, 8. celular, 9. canalículos do cemento, 10. apical.

CAPÍTULO 3 Anatomia Dental

FIG. 3.13 Desenvolvimento da dentina radicular e do cemento dentário (detalhes microanatômicos)

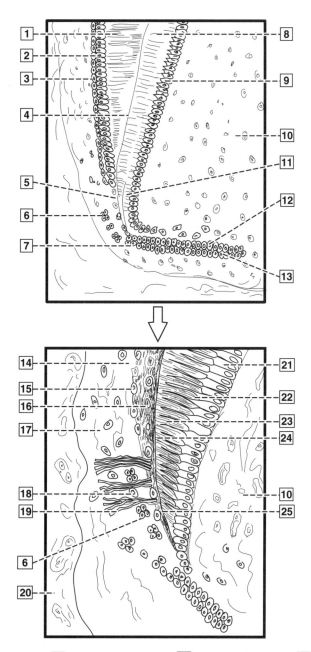

[1] Esmalte dentário
[2] Ameloblastos
[3] Estrato intermediário
[4] Junção amelodentinária (JAD)
[5] Futura junção amelocementária (JAC)
[6] Restos epiteliais de Malassez
[7] Desintegração da bainha epitelial radicular de Hertwig
[8] Dentina coronária
[9] Odontoblastos
[10] Polpa dentária
[11] Dentina radicular
[12] Epitélio interno do órgão do esmalte (EIOE)
[13] Epitélio externo do órgão do esmalte (EEOE)
[14] Cemento dentário
[15] Cementoblasto
[16] Cementócito
[17] Folículo dentário
[18] Célula do folículo dentário transformando-se em um cementoblasto
[19] Formação do ligamento periodontal
[20] Desenvolvimento do processo alveolar
[21] Odontoblasto
[22] Pré-dentina
[23] Dentina radicular
[24] Junção cementodentinária (JCD)
[25] Cementoide

CAPÍTULO 3 Anatomia Dental

QUESTÕES DE REVISÃO

Preencha os espaços em branco escolhendo os termos apropriados da lista a seguir.

1. O processo de desenvolvimento da raiz ocorre muito depois que a _____ é completamente moldada e o dente está começando a irromper ou erupcionar na cavidade oral.

2. A estrutura responsável pelo desenvolvimento radicular é a alça cervical, que é a parte mais cervical do _____, uma formação circular constituída por uma bicamada celular, formada apenas pelo epitélio interno e externo do órgão do esmalte.

3. Para formar a região da raiz, a alça cervical começa a se aprofundar no _____ circundante do folículo dentário, alongando-se e afastando-se da coroa dentária recém-formada, envolvendo ainda mais a papila dentária e formando a bainha epitelial radicular de Hertwig.

4. A função da _____ é moldar a raiz (ou raízes), induzindo a formação de dentina radicular, de modo que seja contínua com a dentina coronária.

5. Após a desintegração da bainha epitelial radicular de Hertwig, suas células tornam-se os _____.

6. O _____ dará origem ao periodonto, os diferentes tecidos de suporte do dente, incluindo o cemento dentário, o osso alveolar propriamente dito e o ligamento periodontal, durante o desenvolvimento da raiz dentária.

7. A desintegração da bainha epitelial radicular de Hertwig permite que as células indiferenciadas do folículo dentário entrem em contato com a superfície recém-formada da dentina radicular, induzindo estas células imaturas a se tornarem _____.

8. Os cementoblastos se movimentam para cobrir a superfície da dentina radicular e sofrer cementogênese, depositando o _____.

9. Ao contrário dos ameloblastos e odontoblastos, que não deixam seus corpos celulares envoltos pelos seus produtos secretados, muitos cementoblastos ficam aprisionados pela matriz do cemento que produzem nos estágios finais do crescimento aposicional e se transformam em células maduras denominadas _____.

10. Como resultado do crescimento aposicional do cemento dentário sobre a dentina, a _____ é formada na área onde a membrana basal desintegra, localizada entre estes dois tipos de tecido.

cementoblastos	junção cementodentinária	ectomesênquima
folículo dentário	coroa	bainha epitelial radicular de Hertwig
cementoide	órgão do esmalte	cementócitos
restos epiteliais de Malassez		

Referência

Capítulo 6, Tooth development and eruption. In Fehrenbach MJ, Popowics T: *Illustrated dental embryology, histology, and anatomy*, ed 4, St. Louis, 2016, Saunders.

RESPOSTAS 1. coroa, **2.** órgão do esmalte, **3.** ectomesênquima, **4.** bainha epitelial radicular de Hertwig, **5.** restos epiteliais de Malassez, **6.** folículo dentário, **7.** cementoblastos, **8.** cementoide, **9.** cementócitos, **10.** junção cementodentinária.

CAPÍTULO 3   Anatomia Dental

FIG. 3.14   Formação do epitélio reduzido do esmalte sobre a superfície do esmalte dentário

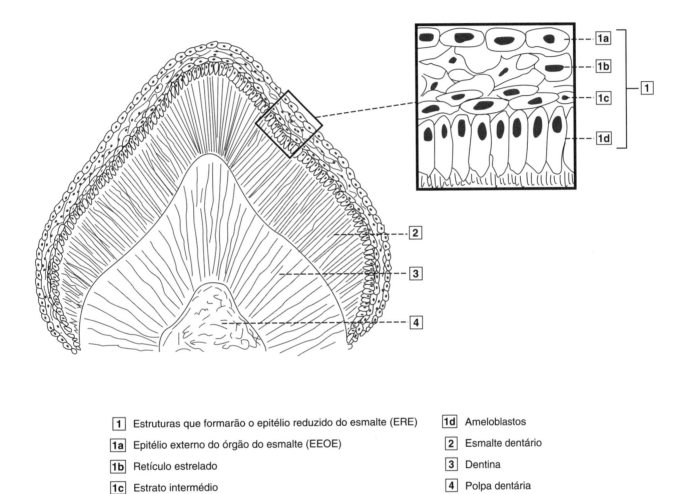

[1] Estruturas que formarão o epitélio reduzido do esmalte (ERE)
[1a] Epitélio externo do órgão do esmalte (EEOE)
[1b] Retículo estrelado
[1c] Estrato intermédio
[1d] Ameloblastos
[2] Esmalte dentário
[3] Dentina
[4] Polpa dentária

CAPÍTULO 3 Anatomia Dental

QUESTÕES DE REVISÃO

Preencha os espaços em branco escolhendo os termos apropriados da lista a seguir.

1. A erupção _____ de um dente decíduo tem muitos estágios durante a movimentação do dente no processo alveolar de cada arco dentário; esta não é a erupção passiva, que ocorre com o envelhecimento, quando o tecido gengival recua mas não ocorre nenhum movimento dentário real.

2. Após o crescimento aposicional do esmalte cessar na coroa de cada dente decíduo ou permanente, os _____ colocam uma cutícula dentária acelular na superfície externo do esmalte recém-formado.

3. Durante o desenvolvimento dentário, o órgão do esmalte consiste em retículo estrelado, estrato intermediário e _____, junto aos ameloblastos originados do epitélio interno do órgão do esmalte.

4. As camadas do órgão do esmalte são compactadas, ou colapsadas, formando o _____, que aparece como algumas camadas de células achatadas sobre a superfície do esmalte.

5. As células externas do epitélio reduzido do esmalte são derivadas principalmente das células do estrato intermediário, mas, possivelmente, também por remanescentes celulares do retículo estrelado e do epitélio externo do órgão do esmalte; assim, essas células epiteliais indiferenciadas irão se dividir e multiplicar e, eventualmente, dar origem ao _____.

6. Quando ocorre a formação do epitélio reduzido do esmalte em um dente decíduo, isso pode então iniciar o _____ na cavidade oral.

7. Para permitir o processo de erupção, o epitélio reduzido do esmalte tem que se fundir primeiramente com o _____ que reveste a cavidade bucal.

8. Um resíduo pode se formar em dentes recém-erupcionados de ambas as dentições, a _____, que pode deixar os dentes corados extrinsecamente de verde-acinzentados; este resíduo consiste no tecido fundido do epitélio reduzido do esmalte e do epitélio oral, assim como na cutícula dentária depositada pelos ameloblastos na superfície externa do esmalte.

9. A membrana de Nasmyth é facilmente impregnada e manchada por restos de comida de difícil remoção, exceto pelo polimento seletivo da superfície externa do _____ recém-erupcionado.

10. Com a formação da _____ antes da raiz, a prevenção de lesões traumáticas nos dentes permanentes antes de estarem totalmente ancorados nos processos alveolares das maxilas e mandíbula é muito importante.

processo de erupção	epitélio reduzido do esmalte	ameloblastos
membrana de Nasmyth	epitélio juncional inicial	ativa
esmalte dentário	epitélio oral	epitélio externo do órgão do esmalte
coroa		

Referência

Capítulo 6, Tooth development and eruption. In Fehrenbach MJ, Popowics T: *Illustrated dental embryology, histology, and anatomy*, ed 4, St. Louis, 2016, Saunders.

RESPOSTAS 1. ativa, 2. ameloblastos, 3. epitélio externo do órgão do esmalte, 4. epitélio reduzido do esmalte, 5. epitélio juncional inicial, 6. processo de erupção, 7. epitélio oral, 8. membrana de Nasmyth, 9. esmalte dentário, 10. coroa.

CAPÍTULO 3 Anatomia Dental

FIG. 3.15 Erupção dentária

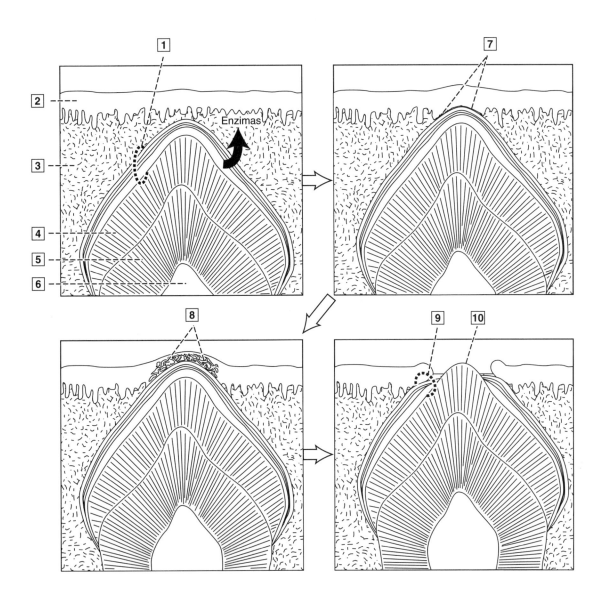

1 Epitélio reduzido do esmalte
2 Epitélio oral
3 Tecido conjuntivo
4 Esmalte dentário
5 Dentina
6 Polpa dentária
7 Fusão dos tecidos
8 Área de desintegração dos tecidos
9 Epitélio juncional inicial
10 Ápice do dente em erupção

165

CAPÍTULO 3 Anatomia Dental

QUESTÕES DE REVISÃO

Preencha os espaços em branco escolhendo os termos apropriados da lista a seguir.

1. Para permitir o processo de erupção, o epitélio reduzido do esmalte primeiramente se submete a _____ com o epitélio oral que reveste a cavidade oral.

2. As enzimas do epitélio reduzido do esmalte desintegram a parte central dos tecidos fundidos, deixando um _____ para o dente entrar em erupção através do epitélio oral circundante da cavidade oral.

3. A _____ do tecido durante o processo de erupção geralmente causa uma resposta inflamatória local, conhecida como "erupção dentária", podendo ser acompanhada por sensibilidade e edema do tecido local.

4. A instituição de cuidados domiciliares adequados pode reduzir a intensidade da _____ e, portanto, o desconforto associado a essas alterações orais em crianças, à medida que seus primeiros dentes irrompem, bem como na época da erupção dos terceiros molares em adultos jovens.

5. Radiografias panorâmicas da _____ são importantes para monitorar o desenvolvimento dos dentes.

6. Um dente permanente em geral começa a irromper antes que o dente _____ esteja completamente esfoliado, podendo criar problemas no espaçamento nos arcos dentários, mas a terapia ortodôntica interceptiva pode prevenir algumas dessas situações.

7. Quando um dente decíduo entra em erupção, a parte coronária do tecido epitelial que se fundiu se solta do esmalte dentário, deixando a parte cervical ainda presa ou inserida ao colo do dente, servindo como _____ e criando uma vedação ou selamento entre o tecido e a superfície do dente.

8. O epitélio juncional inicial do dente é substituído por um epitélio juncional definitivo quando a _____ completa a sua formação.

9. O processo de erupção para um dente permanente sucedâneo é o mesmo que ocorre para o dente decíduo após o alargamento do _____.

10. O processo da erupção do dente permanente _____ é semelhante ao de um sucedâneo, mas nenhum dente decíduo é eliminado ou esfoliado, como ocorre com os dentes permanentes sucedentes.

túnel epitelial	inflamação	desintegração
raiz	canal gubernacular	decíduo
não sucedâneo	fusão	epitélio juncional inicial
dentição mista		

Referência

Capítulo 6, Tooth development and eruption. In Fehrenbach MJ, Popowics T: *Illustrated dental embryology, histology, and anatomy*, ed 4, St. Louis, 2016, Saunders.

RESPOSTAS 1. fusão, 2. túnel epitelial, 3. desintegração, 4. inflamação, 5. dentição mista, 6. decíduo, 7. epitélio juncional inicial, 8. raiz, 9. canal gubernacular, 10. não sucedâneo.

FIG. 3.16 Desenvolvimento dos dentes permanentes (secção da mandíbula fetal)

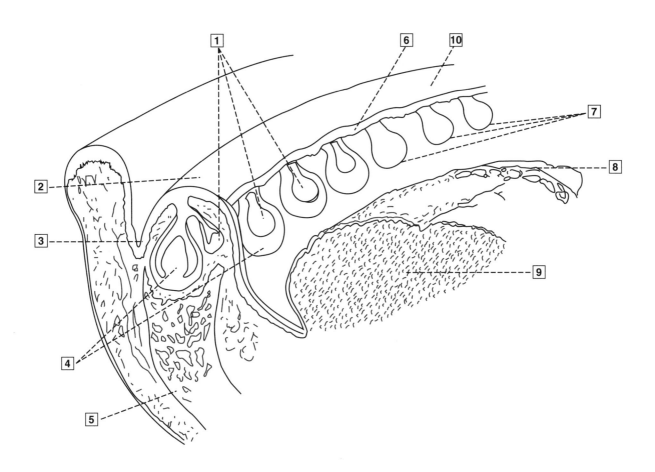

1. Lâmina dentária com sucessão dos dentes decíduos pelos germes dos dentes permanentes
2. Arco dentário mandibular em desenvolvimento
3. Vestíbulo bucal em desenvolvimento
4. Desenvolvimento de dentes decíduos
5. Mandíbula em desenvolvimento
6. Epitélio oral (corte para mostrar os botões dos dentes)
7. Germes dentários de molares permanentes não sucedâneos
8. Base ou raíz da língua
9. Corpo da língua
10. Extensão posterior da lâmina dentária

CAPÍTULO 3 Anatomia Dental

QUESTÕES DE REVISÃO

Preencha os espaços em branco escolhendo os termos apropriados da lista a seguir.

1. Para permitir o processo de erupção, primeiramente o _____ precisa se fundir com o epitélio oral que reveste a cavidade oral.

2. Quando o dente decíduo é formado, o dente permanente sucedâneo se desenvolve em posição _____ do respectivo dente decíduo.

3. O processo que envolve a esfoliação do dente decído consiste na diferenciação de _____ multinucleados a partir de macrófagos que se fundem, que inicia reabsorvendo o processo alveolar entre os dois dentes.

4. Os _____ são formados a partir do mesênquima indiferenciado; essas células causam a reabsorção ou remoção de partes do cemento e da dentina radicular do dente decíduo, bem como de pequenas partes do esmalte da coroa dentária.

5. Fibroblastos especiais, agora considerados _____, destroem quaisquer fibras colágenas remanescentes do dente decíduo dentro do ligamento periodontal adjacente, durante o processo de esfoliação da dentição decídua.

6. O processo de esfoliação do dente primário é intermitente ("liga/desliga"), pois ao mesmo tempo que os osteoclastos se diferenciam para reabsorver o osso e os odontoblastos se diferenciam para reabsorver o tecido dental, os _____ e cementoblastos estão sempre disponíveis para substituir as partes reabsorvidas da raiz.

7. O dente permanente sucedâneo geralmente irrompe na cavidade oral em uma posição lingual às raízes dos dentes _____, assim como se desenvolve neste mesmo local.

8. A única exceção à colocação da erupção pela posição lingual são os dentes _____ permanentes, que se movem para uma posição mais vestibular, conforme erupcionam cavidade oral.

9. É comum o surgimento de um cisto de _____ (ou cisto dentígero) em um dente parcialmente irrompido, apresentando-se como uma lesão gengival semelhante a uma vesícula azul e flutuante.

10. Os dentes permanentes sucedâneos e não sucedâneos entram em erupção em uma ordem _____.

epitélio reduzido do órgão do esmalte	odontoclastos	decíduos
fibroblastos	osteoclastos	incisivos superiores
lingual	odontoblastos	cronológica
	erupção	

Referência

Capítulo 6, Tooth development and eruption. In Fehrenbach MJ, Popowics T: *Illustrated dental embryology, histology, and anatomy*, ed 4, St. Louis, 2016, Saunders.

RESPOSTAS 1. epitélio reduzido do órgão do esmalte, 2. lingual, 3. osteoclastos, 4. odontoclastos, 5. fibroclastos, 6. odontoblastos, 7. decíduos, 8. incisivos superiores, 9. erupção, 10. cronológica.

CAPÍTULO 3 Anatomia Dental

FIG. 3.17 Desenvolvimento do dente multirradicular

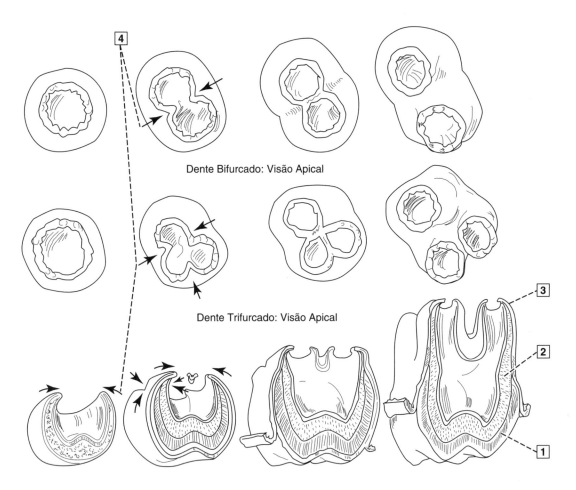

Dente Bifurcado: Visão Apical

Dente Trifurcado: Visão Apical

Dente Trifurcado: Secção Longitudinal

1. Esmalte dentário
2. Dentina
3. Polpa dentária
4. Extensões horizontais de alça cervical (setas)

169

CAPÍTULO 3 Anatomia Dental

QUESTÕES DE REVISÃO

Preencha os espaços em branco escolhendo os termos apropriados da lista a seguir.

1. Como os dentes anteriores, os pré-molares e os molares multirradiculares se originam como _____ na base da coroa, sendo essa parte anatômica nos dentes posteriores denominada de bulbo radicular.

2. A secção transversal na região cervical do _____ segue inicialmente a forma da coroa; entretanto, a raiz de um dente posterior se divide a partir do bulbo radicular em número específico de ramos radiculares para cada o tipo de dente.

3. O crescimento diferencial da _____ leva o bulbo radicular dos dentes multirradiculares a dividir-se em duas ou três raízes.

4. Durante a formação do órgão do esmalte em um dente multirradicular, ocorre o alongamento da sua _____, permitindo o desenvolvimento de longas extensões, ou aberturas, epiteliais, horizontais e em forma de lingueta para dentro dele.

5. Duas ou três extensões, ou retalhos epiteliais, estão presentes nos dentes multirradiculares a partir do alongamento da alça cervical, dependendo do número correspondente de _____ no dente posterior.

6. A abertura cervical geralmente única da coroa do _____ é dividida em duas ou três aberturas por essas extensões horizontais da alça cervical para formar o número correto de raízes.

7. Nas superfícies pulpares dessas aberturas que correspondem a cada raiz, inicia-se a formação de dentina radicular após a indução dos odontoblastos e da _____ da bainha epitelial radicular de Hertwig e da membrana basal associada.

8. Os _____ são induzidos a formar cemento sobre a dentina recém-formada apenas na periferia de cada abertura cervical da polpa radicular correspondente a cada raiz dentária.

9. Os dentes molares do _____ (ou dentário superior) da dentição permanente geralmente possuem três raízes.

10. Os dentes molares do _____ (ou dentário inferior) da dentição permanente geralmente possuem duas raízes.

desintegração	alça cervical	órgão do esmalte
arco maxilar	única raiz	cementoblastos
raízes	bulbo radicular	arco mandibular
bainha de epitelial radicular de Hertwig		

Referência

Capítulo 6, Tooth development and eruption. In Fehrenbach MJ, Popowics T: *Illustrated dental embryology, histology, and anatomy*, ed 4, St. Louis, 2016, Saunders.

RESPOSTAS 1. única raiz, 2. bulbo radicular, 3. bainha de epitelial radicular de Hertwig, 4. alça cervical, 5. raízes, 6. órgão do esmalte, 7. desintegração, 8. cementoblastos, 9. arco maxilar, 10. arco mandibular.

FIG. 3.18 Processo alveolar propriamente dito (detalhe microanatômico)

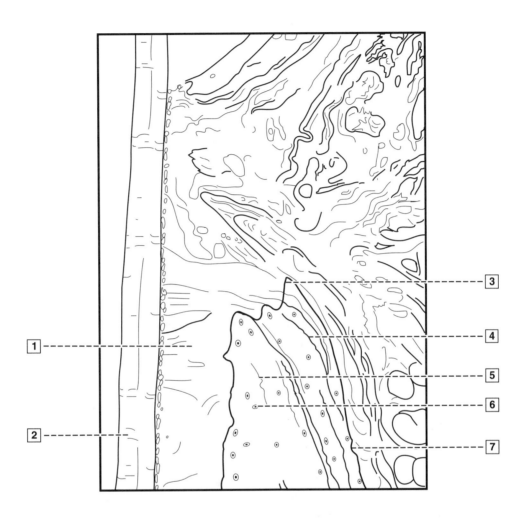

1 Ligamento periodontal
2 Cemento dentário
3 Crista óssea alveolar
4 Linha de repouso
5 Linha de reversão
6 Osteócito em lacuna
7 Lacuna de Howship

CAPÍTULO 3 Anatomia Dental

QUESTÕES DE REVISÃO

Preencha os espaços em branco escolhendo os termos apropriados da lista a seguir.

1. O _____ é aquela parte dos ossos maxilares e da mandíbula que suporta e protege os dentes.

2. O processo alveolar propriamente dito é a parte do periodonto em que o cemento do dente está ligado a ele através do _____.

3. O _____ é o revestimento interno do alvéolo ou da cavidade dentária.

4. A _____ é o ponto ou margem mais cervical do osso alveolar propriamente dito, encontrando a cortical óssea do processo alveolar.

5. Dentro do osso totalmente mineralizado estão os _____, que são osteoblastos maduros aprisionados.

6. O corpo celular do osteócito é circundado por osso mineralizado, mas sem contato direto, pois existe um espaço imediatamente ao seu redor, formando uma _____.

7. Os processos citoplasmáticos dos osteócitos irradiam para fora da lacuna em todas as direções no osso e estão localizados no interior de canais tubulares presentes na matriz óssea, denominados de _____.

8. O crescimento aposicional, com formação de camadas de osso ao longo de sua periferia, é realizado pelos osteoblastos, que mais tarde se tornam aprisionados como os _____.

9. As linhas de repouso (ou de aposição) aparecem como linhas suaves e regulares entre as camadas de osso devido a um curto período de inativação dos _____, que tornam a depositar matriz óssea, ficando inativos novamente, após o crescimento aposicional, mostrando a natureza incremental (lamelar ou em camadas) do crescimento aposicional.

10. As _____ aparecem como linhas curvas ou recortadas entre as camadas de osso, mostrando onde a reabsorção óssea teve início, seguidas por um rápido crescimento aposicional de osso novo.

osteoblastos

lacuna

linhas de reversão

osteócitos

crista óssea alveolar

processo alveolar

osso alveolar propriamente dito

canalículos

ligamento periodontal

osteócitos

Referência

Capítulo 6, Basic Tissue, e Capítulo 14, Periodontium. In Fehrenbach MJ, Popowics T: *Illustrated dental embryology, histology, and anatomy*, ed 4, St. Louis, 2016, Saunders.

RESPOSTAS 1. processo alveolar, 2. ligamento periodontal, 3. osso alveolar propriamente dito, 4. crista óssea alveolar, 5. osteócitos, 6. lacuna, 7. canalículos, 8. osteócitos, 9. osteoblastos, 10. linhas de reversão.

FIG. 3.19 Ligamento periodontal e processo alveolar (secção mesiodistal com detalhe microanatômico)

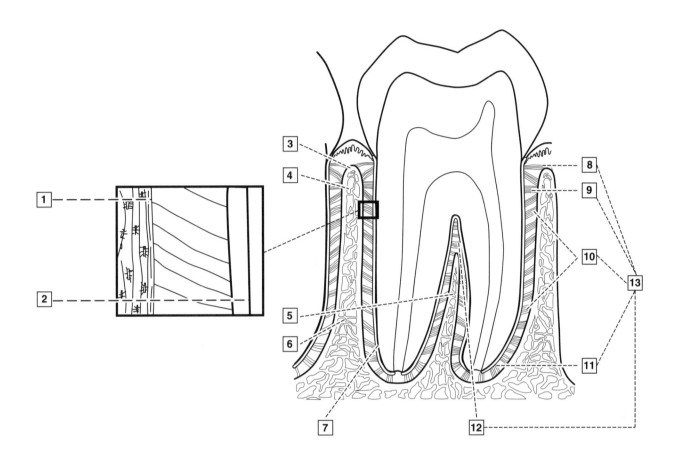

1	Fibrs de Sharpey no processo alveolar	8	Grupo de fibras da crista alveolar
2	Fibras de Sharpey no cemento dentário	9	Grupo de fibras horizontais
3	Crista óssea alveolar	10	Grupo de fibras oblíquas
4	Processo alveolar	11	Grupo de fibras apicais
5	Septo inter-radicular	12	Grupo de fibras inter-radiculares
6	Septo interdental	13	Ligamento dentoalveolar (periodontal)
7	Cemento dentário		

CAPÍTULO 3 Anatomia Dental

QUESTÕES DE REVISÃO

Preencha os espaços em branco escolhendo os termos apropriados da lista a seguir.

1. O _____ consiste de osso cortical mais o osso trabecular (esponjoso).

2. O processo alveolar entre dois dentes vizinhos é o septo ou _____.

3. O processo alveolar entre raízes do mesmo dente é o _____.

4. Uma parte do osso alveolar propriamente dito é vista em radiografias como uma _____, que é uniformemente radiopaca (ou mais clara).

5. As extremidades das fibras principais do ligamento periodontal inserem-se no interior do cemento ou do osso alveolar propriamente dito e são denominadas por _____.

6. As principais fibras do ligamento periodontal formam o grupo _____, que consiste em cinco subgrupos de fibras de feixe colágeno, denominados: grupo da crista alveolar, grupo horizontal, grupo oblíquo, grupo apical e grupo interradicular, este último presente nos dentes multirradiculados.

7. O _____ do ligamento alveolodental é fixado ao cemento logo abaixo da junção amelocementária e direciona-se em sentido inferior e externo para se inserir na crista alveolar do próprio osso alveolar.

8. A função do grupo de fibras horizontais do ligamento dentoalveolar é resistir às forças de _____, que atuam sobre os dentes no sentindo mesial, distal, lingual ou vestibular, e também resistir às forças rotacionais.

9. O _____ do ligamento dentoalveolar é o mais numeroso dos subgrupos de fibras e reveste os dois terços apicais da raiz, sendo estas fibras direcionadas a partir do cemento dentário em sentido oblíquo para superior, onde irão se inserir no osso alveolar propriamente dito numa posição mais cervical ou coronária.

10. A função do grupo de fibras apicais do ligamento dentoalveolar é resistir às forças _____, que expulsam o dente para fora do álveolo, assim como resistir às forças rotacionais.

lâmina dura	**inclinação**	**fibras de Sharpey**
septo inter-radicular	**osso interdental**	**grupo de fibras oblíquas**
extrusivas	**grupo de fibras da crista alveolar**	**ligamento dentoalveolar**
osso alveolar de suporte		

Referência

Capítulo 14, Periodontium. In Fehrenbach MJ, Popowics T: *Illustrated dental embryology, histology, and anatomy*, ed 4, St. Louis, 2016, Saunders.

RESPOSTAS 1. osso alveolar de suporte, 2. osso interdental, 3. septo inter-radicular, 4. lâmina dura, 5. fibras de Sharpey, 6. ligamento dentoalveolar, 7. grupo de fibras da crista alveolar, 8. inclinação, 9. grupo de fibras oblíquas, 10. extrusivas.

FIG. 3.20 Ligamento interdental (superfície da face vestibular do dente com secção mesiodistal)

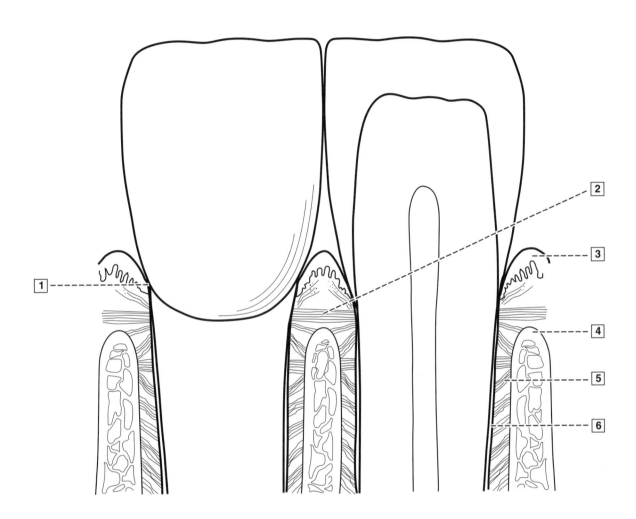

1. Junção amelocementária
2. Ligamento interdental
3. Papila interdental
4. Crista óssea alveolar
5. Ligamento dentoalveolar
6. Cemento dentário

CAPÍTULO 3 Anatomia Dental

QUESTÕES DE REVISÃO

Preencha os espaços em branco escolhendo os termos apropriados da lista a seguir.

1. Outro grupo de fibras principais, além daquelas que constituem o _____ ou alveolodental) do ligamento periodontal, são as fibras do ligamento dentoalveolar, é o ligamento interdental (ou ligamento transeptal).

2. O ligamento interdentário se insere no sentido _____ ou interdental, entre os cementos dentários cervicais de dentes vizinhos.

3. O ligamento interdentário está em posição superior à _____ do próprio osso alveolar.

4. O ligamento interdental está a uma altura inferior (mais apical) à base do _____.

5. As fibras do ligamento interdentário estendem-se de um cemento de um dente ao cemento do outro dente, sem qualquer inserção ao _____.

6. O ligamento interdentário ajuda a manter o _____ entre os dentes.

7. O _____ conecta todos os dentes de cada arco, tanto no arco maxilar quanto no arco mandibular.

8. O ligamento interdental é às vezes chamado de _____ por causa de sua direção.

9. A função do ligamento interdental é resistir às _____ que podem ser aplicadas aos dentes, na torção do dente em seu alvéolo.

10. As fibras do ligamento interdentário que se inserem no cemento dentário são denominadas _____.

ligamento dentoalveolar	epitélio juncional	contato interproximal
ligamento interdental	fibras de Sharpey	ligamento transeptal
crista óssea alveolar	processo alveolar	forças rotacionais
mesiodistal		

Referência

Capítulo 14, Periodontium. In Fehrenbach MJ, Popowics T: *Illustrated dental embryology, histology, and anatomy*, ed 4, St. Louis, 2016, Saunders.

RESPOSTAS 1. ligamento dentoalveolar, 2. mesiodistal, 3. crista óssea alveolar, 4. epitélio juncional, 5. processo alveolar, 6. contato interproximal, 7. ligamento interdental, 8. ligamento transeptal, 9. forças rotacionais, 10. fibras de Sharpey.

FIG. 3.21 Grupo de fibras gengivais (vista interproximal e secção vestibulolingual)

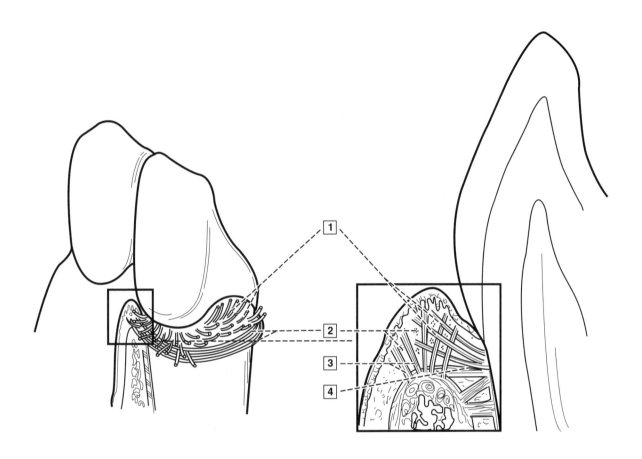

[1] Ligamento dentogengival
[2] Ligamento circular
[3] Ligamento alveologengival
[4] Ligamento dentoperiosteal

CAPÍTULO 3 Anatomia Dental

QUESTÕES DE REVISÃO

Preencha os espaços em branco escolhendo os termos apropriados da lista a seguir.

1. O _____ é considerado por alguns histologistas como parte das fibras principais do ligamento periodontal.

2. O grupo de fibras gengivais é um grupo separado, mas adjacente ao _____ e ligamento interdentário.

3. O grupo de fibras gengivais é encontrado no interior da _____ da gengiva marginal (ou livre).

4. O grupo de fibras gengivais não possui a função de suportar o dente nas maxilas e na mandíbula, resistindo às forças mastigatórias e da fala; em vez disso, suporta apenas a _____ para manter sua relação com o dente.

5. O _____ do grupo de fibras gengivais circunda o dente, como se observa em uma secção transversal de um dente, entrelaçando-se com os outros subgrupos de fibras gengivais.

6. O ligamento dentogengival é o mais extenso do grupo de fibras gengivais, pois se insere no cemento na raiz, apicalmente à _____, e se estende até a lâmina própria da gengiva marginal e gengiva inserida.

7. O ligamento dentogengival trabalha com o ligamento circular para manter a integridade _____, principalmente da gengiva marginal, de modo a manter sua relação com o dente.

8. O _____ irradia da crista alveolar do osso alveolar propriamente dito e se estende em direção à lâmina própria da gengiva marginal.

9. O ligamento alveologengival ajuda a fixar a gengiva ao _____, sua única fixação mineralizada ao osso.

10. O _____ parte do cemento, perto da junção amelocementária, e passa através da crista alveolar para ancorar o dente à cortical óssea externa, protegendo o ligamento periodontal, localizado mais profundamente.

ligamento circular	aderência epitelial	processo alveolar
ligamento dentoperiosteal	grupo de fibras gengivais	ligamento dentoalveolar
gengiva marginal	lâmina própria	gengival
ligamento alveologengival		

Referência

Capítulo 14, Periodontium. In Fehrenbach MJ, Popowics: *Illustrated dental embryology, histology, and anatomy*, ed 4, St. Louis, 2011, Saunders.

RESPOSTAS 1. grupo de fibras gengivais, 2. ligamento dentoalveolar, 3. lâmina própria, 4. gengiva marginal, 5. ligamento circular, 6. aderência epitelial, 7. gengival, 8. ligamento alveologengival, 9. processo alveolar, 10. ligamento dentoperiosteal.

CAPÍTULO 3 Anatomia Dental

FIG. 3.22 Dentição primária ou decídua: vista oclusal e vistas vestibulares e linguais no quadro dentário

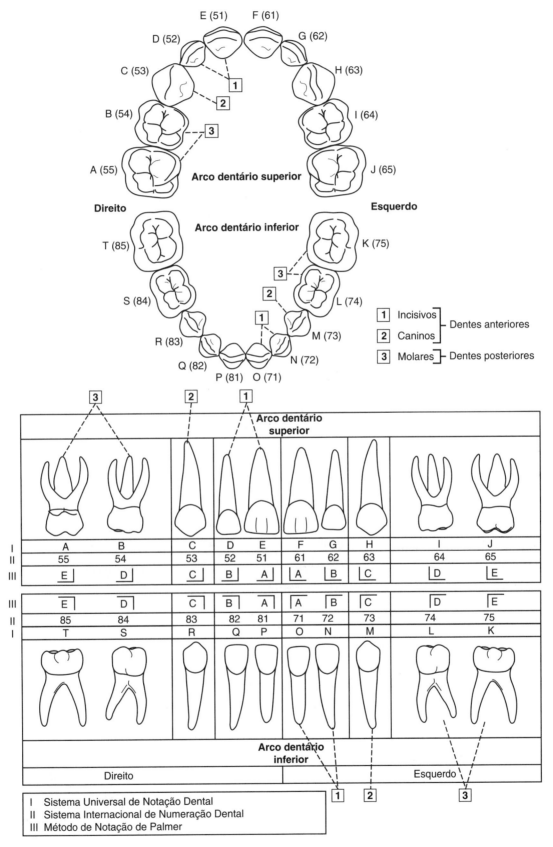

I Sistema Universal de Notação Dental
II Sistema Internacional de Numeração Dental
III Método de Notação de Palmer

CAPÍTULO 3 Anatomia Dental

QUESTÕES DE REVISÃO

Preencha os espaços em branco escolhendo os termos apropriados da lista a seguir.

1. Os diferentes tipos de dentes de ambos os arcos denários da dentição primária, que também é denominada dentição _____, incluem oito incisivos, quatro caninos e oito molares, totalizando 20 dentes.

2. É importante ressaltar que apenas a dentição permanente possui os dentes pré-molares; em contraste, a dentição decídua não possui os dentes _____.

3. Os dentes _____ funcionam como instrumentos para morder e cortar os alimentos durante a mastigação, devido ao formato triangular das faces proximais.

4. Os dentes _____, devido à sua forma cônica e sua cúspide proeminente, funcionam perfurando e rasgando os alimentos durante a mastigação.

5. Como os dentes _____ possuem as maiores e mais fortes coroas, funcionam triturando os alimentos durante a mastigação.

6. São as amplas superfícies oclusais dos molares, com suas proeminentes _____, que auxiliam na mastigação.

7. Tanto os dentes decíduos como os dentes permanentes podem ser designados por letras ou números usando o _____.

8. Com o Sistema Universal de Notação Dental, os dentes decíduos são designados em um arranjo consecutivo usando letras maiúsculas, de *A* a *T*, começando pelo segundo molar superior direito, seguindo no _____, e terminando no segundo molar inferior direito.

9. Outro sistema de designação dos dentes, que é comumente usado durante a terapia ortodôntica, é o _____, também conhecido como *Sistema Militar de Numeração de Dentes*.

10. Dentro do Método de Notação de Palmer, os dentes são designados com um símbolo de ângulo reto que indica o _____, com o número do dente no seu interior, que indica a posição do dente em relação à linha mediana do quadrante do arco dentário.

molares	Sistema Universal de Notação Dental	caninos
Método de Notação de Palmer		quadrantes
decídua	cúspides	pré-molares
incisivos	sentido horário	

Referência

Capítulo 15, Overview of dentitions. In Fehrenbach MJ, Popowics T: *Illustrated dental embryology, histology, and anatomy*, ed 4, St. Louis, 2016, Saunders.

RESPOSTAS 1. decídua, 2. pré-molares, 3. incisivos, 4. caninos, 5. molares, 6. cúspides, 7. Sistema Universal de Notação Dental, 8. sentido horário, 9. Método de Notação de Palmer, 10. quadrante.

FIG. 3.23 Dentição secundária ou permanente: vista oclusal e vistas vestibulares e linguais no quadro dentário

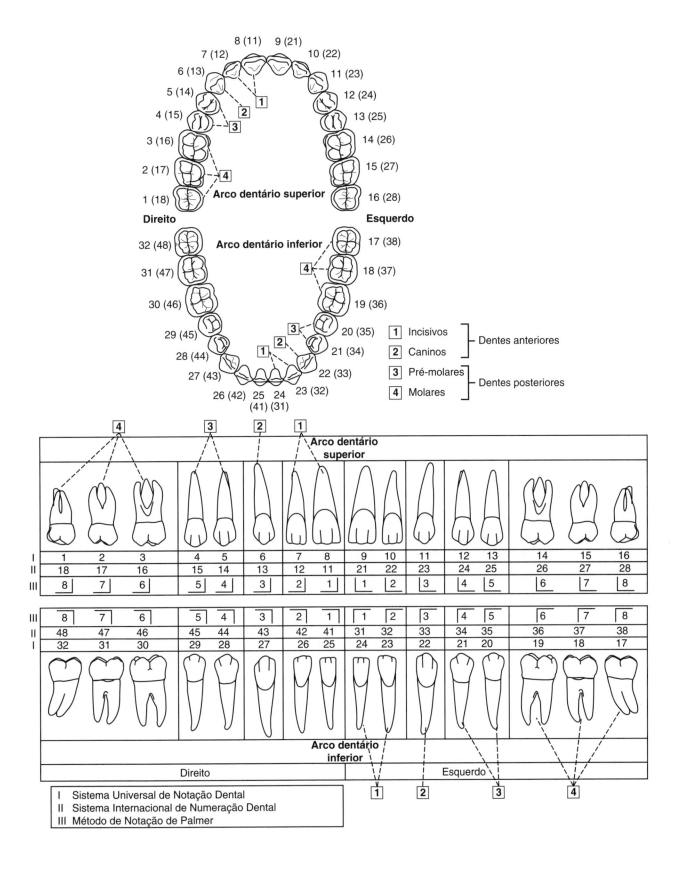

CAPÍTULO 3 Anatomia Dental

QUESTÕES DE REVISÃO

Preencha os espaços em branco escolhendo os termos apropriados da lista a seguir.

1. Os diferentes tipos de dentes de ambos os arcos dentários da dentição permanente, que também é chamada de dentição _____, incluem oito incisivos, quatro caninos, oito pré-molares e 12 molares, totalizando 32 dentes.

2. Apenas a dentição permanente apresenta os dentes _____; em contraste, a dentição decídua não possui estes dentes.

3. Os pré-molares, encontrados apenas na dentição permanente, auxiliam os dentes _____ na trituração dos alimentos durante a mastigação, devido à sua ampla superfície oclusal e suas cúspides proeminentes.

4. Os pré-molares auxiliam os dentes _____ a perfurar e rasgar os alimentos com suas cúspides.

5. Como dentes que possuem as maiores e mais fortes coroas, os molares atuam na trituração dos alimentos durante o processo de _____, auxiliados pelos dentes pré-molares.

6. Os dentes molares da dentição permanente são elementos _____, porque eles não têm predecessores primários na dentição decídua.

7. Somente os dentes anteriores (incisivos e caninos) e pré-molares da dentição permanente são elementos _____, porque eles possuem predecessores primários na dentição decídua.

8. Os dentes permanentes são designados pelo _____, em uma sequência consecutiva na cavidade oral, como observado nos dois arcos pela superfície oclusal, usando os dígitos de *1* a *32*, começando pelo terceiro molar superior direito, movendo-se no sentido horário e terminando no terceiro molar inferior direito.

9. O _____, instituído pela Organização Internacional de Padronização (Sistema ISO) e pela Organização Mundial de Saúde (OMS), os elementos dentários são designados utilizando-se o sistema de dois dígitos, sendo que o primeiro dígito do código indica o quadrante em que o dente se encontra, e o segundo dígito indica o dente e a sua posição no quadrante.

10. No Sistema Internacional de Numeração Dental, o segundo dígito indica o dente, sendo os dígitos *1* a *8* usados para os dentes permanentes, a partir da _____ em direção distal.

Sistema Universal de Notação Dental	**pré-molares**	**sucedâneos**
molares	**Sistema Internacional de Numeração Dental**	**linha mediana**
não sucedâneos	**secundária**	**mastigação**
		caninos

Referência

Capítulo 15, Overview of dentitions. In Fehrenbach MJ, Popowics T: *Illustrated dental embryology, histology, and anatomy*, ed 4, St. Louis, 2016, Saunders.

RESPOSTAS 1. secundária, 2. pré-molares, 3. molares, 4. caninos, 5. mastigação, 6. não sucedâneos, 7. sucedâneos, 8. Sistema Universal de Notação Dental, 9. Sistema Internacional de Numeração Dental, 10. linha mediana.

FIG. 3.24 Termos gerais de orientação das superfícies dentárias

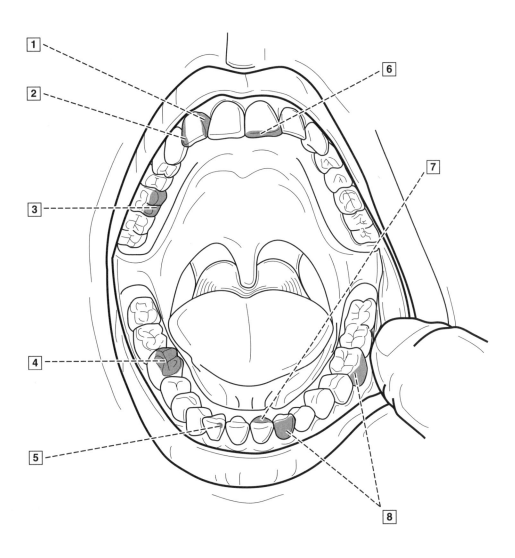

1	Face mesial	5	Face proximal com área de contato
2	Face distal	6	Margem ou borda incisal
3	Face palatina	7	Face lingual
4	Face oclusal	8	Faces vestibulares: face labial e face bucal

CAPÍTULO 3 Anatomia Dental

QUESTÕES DE REVISÃO

Preencha os espaços em branco escolhendo os termos apropriados da lista a seguir.

1. As superfícies dentais mais próximas à face do indivíduo são denominadas faces _____.

2. As superfícies dentais vestibulares, por estarem mais próximas aos lábios, são denominadas faces _____.

3. As superfícies dentais vestibulares voltadas para a face interna da bochecha são denominadas de faces _____.

4. As superfícies dos dentes mais próximas à _____ são denominadas faces linguais.

5. As superfícies linguais dos dentes no arco superior, voltadas para o palato, são também denominadas faces _____.

6. A superfície _____ é a face oclusal envolvida diretamente na mastigação, na região mais superior da coroa, e nos dentes anteriores, forma a margem incisal.

7. A superfície mastigatória é a face de mastigação na superfície mais superior da coroa, formando a face _____ nos dentes posteriores.

8. A superfície dentária mais próxima da _____ é denominada face mesial.

9. A superfície dentária mais distante da linha mediana é denominada face _____.

10. As superfícies mesial e distal entre os dentes adjacentes são denominadas face _____ (ou interproximal).

linha mediana	vestibulares	palatinas
distal	labiais	oclusal
mastigatória	bucais	proximais
língua		

Referência

Capítulo 15, Overview of dentitions. In Fehrenbach MJ, Popowics T: *Illustrated dental embryology, histology, and anatomy*, ed 4, St. Louis, 2016, Saunders.

RESPOSTAS   1. vestibulares, 2. labiais, 3. bucais, 4. língua, 5. palatinas, 6. mastigatória, 7. oclusal, 8. linha mediana, 9. distal, 10. proximais.

FIG. 3.25 Ameias dentárias: áreas ou pontos de contato entre os dentes e espaços interproximais

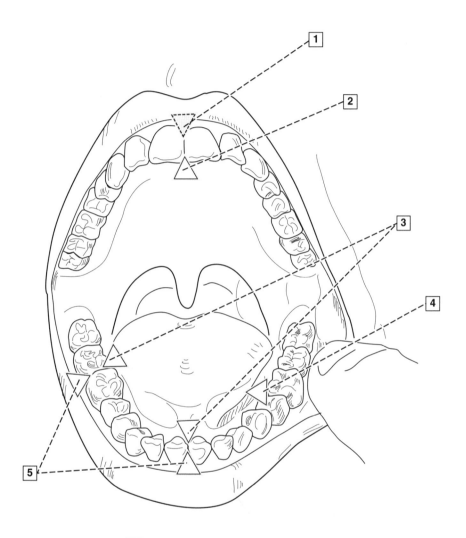

1. Ameia apical (com perda de tecido)
2. Ameia incisal
3. Ameias linguais
4. Ameia oclusal
5. Ameias vestibulares

CAPÍTULO 3 Anatomia Dental

QUESTÕES DE REVISÃO

Preencha os espaços em branco escolhendo os termos apropriados da lista a seguir.

1. Quando dois dentes adjacentes no mesmo arco dentário entram em contato fisicamente, suas curvaturas próximas às áreas de contato dos dentes formam espaços denominados _____ dentárias.

2. As ameias são contínuas com os _____ entre os dentes, e há um aumento da ameia oclusal dos dentes anteriores para os posteriores.

3. As ameias dentárias formam _____ entre os dentes para direcionar o alimento, desviando-o para longe da gengiva.

4. As ameias dentárias fornecem mais um mecanismo de _____ para os dentes.

5. As ameias dentárias fornecem um meio de proteção para a _____, contra o trauma por atrito indevido, assim como proporcionam estimulação adequada aos tecidos.

6. A área onde as coroas dos dois dentes adjacentes no mesmo arco dentário se tocam fisicamente por suas faces proximais é o ponto ou _____.

7. A área de contato mesial e distal, a _____, (ou crista da curvatura) é a região específica da face proximal da coroa do dente de maior elevação ou convexidade, no sentido incisocervical ou oclusocervical.

8. Observando um dente como um todo, nota-se que a curvatura da _____ (linha de colo) nas faces proximais é maior nos dentes anteriores e menos acentuada nos dentes posteriores.

9. A curvatura da junção amelocementária é semelhante nas faces _____ e distal de dois dentes adjacentes.

10. Em qualquer dente, a altura da curvatura da junção amelocementária é mais acentuada (convexa) na face mesial que na face _____.

gengiva	área de contato	espaços interproximais
áreas de escape	autolimpeza	junção amelocementária
mesial	ameias	distal
altura do contorno		

Referência

Capítulo 15, Overview of dentitions. In Fehrenbach MJ, Popowics T: *Illustrated dental embryology, histology, and anatomy*, ed 4, St. Louis, 2016, Saunders.

RESPOSTAS 1. ameias, 2. espaços interproximais, 3. áreas de escape, 4. autolimpeza, 5. gengiva, 6. área de contato, 7. altura do contorno, 8. junção amelocementária, 9. mesial, 10. distal.

FIG. 3.26 Incisivo central superior direito (vistas lingual ou palatina, vestibular ou bucal e incisal ou oclusal))

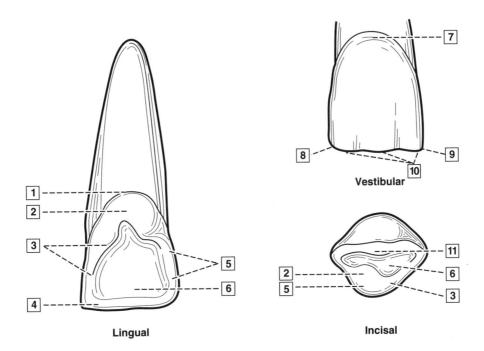

1 Junção amelocementária	7 Linhas de imbricação
2 Cíngulo	8 Ângulo disto-incisal
3 Crista marginal mesial	9 Ângulo mésio-incisal
4 Crista línguo-incisal	10 Mamelões
5 Crista marginal distal	11 Margem incisal
6 Fossa lingual	

CAPÍTULO 3 Anatomia Dental

QUESTÕES DE REVISÃO

Preencha os espaços em branco escolhendo os termos apropriados da lista a seguir.

1. Os incisivos centrais superiores permanentes irrompem entre os 7 e os 8 anos de idade, com a conclusão da raiz aos 10 anos, geralmente após a erupção dos dentes _____.

2. Os dentes incisivos centrais superiores são os dentes mais proeminentes na dentição permanente devido ao seu grande tamanho e à sua posição _____ no arco dentário superior.

3. Eles são os maiores de todos os dentes incisivos, e os dois geralmente compartilham uma _____ entre suas faces mesiais.

4. O incisivo central superior possui uma _____ única, cônica, lisa e ligeiramente reta, geralmente com ápice arredondado.

5. Numa visão vestibular, a _____ é quase reta, com duas depressões de desenvolvimento vestibulares, que podem se estender pelo comprimento da coroa, do colo (cervical) para incisal.

6. O contorno mesial da face vestibular é ligeiramente arredondado, com um _____ mésio-incisal agudo em comparação com o ângulo disto-incisal.

7. A face lingual apresenta um único _____, amplo e bem desenvolvido em tamanho, além de estar localizado um pouco deslocado do centro desta face, em direção distal.

8. Por uma visão da face lingual, a _____ mesial é mais longa que a distal.

9. A única _____ é larga, porém rasa, e está localizada imediatamente numa posição mais incisal em relação ao cíngulo.

10. Pode haver um _____ colocado verticalmente, que se origina na fosseta lingual e se estende cervical e discretamente para distal sobre o cíngulo.

ângulo	anterior	crista marginal
sulco línguo-gengival	área de contato	fossa lingual
raiz	cíngulo	margem incisal
incisivos centrais inferiores		

Referência

Capítulo 16, Permanent anterior teeth. In Fehrenbach MJ, Popowics T: *Illustrated dental embryology, histology, and anatomy*, ed 4, St. Louis, 2016, Saunders.

RESPOSTAS 1. incisivos centrais inferiores, 2. anterior, 3. área de contato, 4. raiz, 5. margem incisal, 6. ângulo, 7. cíngulo, 8. crista marginal, 9. fossa lingual, 10. sulco línguo-gengival.

FIG. 3.27 Incisivo lateral superior direito (vistas lingual ou palatina e incisal ou oclusal)

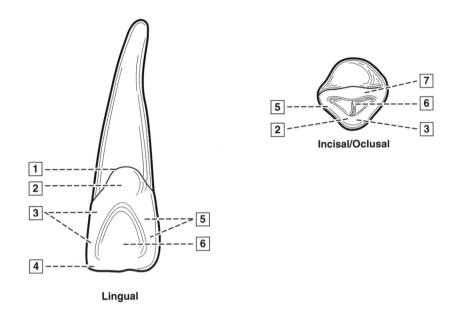

1. Junção amelocementária
2. Cíngulo
3. Crista marginal mesial
4. Crista línguo-incisal
5. Crista marginal distal
6. Fossa lingual
7. Margem incisal

CAPÍTULO 3 Anatomia Dental

QUESTÕES DE REVISÃO

Preencha os espaços em branco escolhendo os termos apropriados da lista a seguir.

1. Os dentes incisivos laterais superiores permanentes entram em erupção entre os 8 e os 9 anos de idade, com a conclusão da raiz aos 11 anos, geralmente após a irrupção dos dentes _____.

2. A morfologia da _____ de um incisivo lateral superior tem o maior grau de variação na forma em comparação a qualquer outro dente permanente, exceto em relação aos terceiros molares.

3. Este dente apresenta um _____ proeminente, porém mais centralizado e mais estreito na sua face lingual, quando comparado com o do incisivo central superior.

4. A sua _____ é mais profunda na face lingual quando comparada com a do incisivo central superior.

5. A _____ mesial é mais longa vista pela face lingual, tendo uma disposição retilínea em comparação com a crista marginal distal, que é mais curta e bastante reta.

6. A _____ é visivelmente bem desenvolvida em tamanho, vista pela face lingual.

7. Uma _____ é mais comum no incisivo lateral superior do que no dente incisivo central superior, localizada na superfície incisal do cíngulo, ao longo do sulco lingual horizontal.

8. Um _____ vertical é mais comum neste dente do que no incisivo central superior observado da vista lingual e se origina na fossa lingual, estendendo-se cervical e um pouco distalmente sobre o cíngulo; pode também se estender até a superfície da raiz.

9. Semelhantemente ao dente incisivo central superior, a _____ no incisivo lateral é mais curvada na face mesial do que na face distal, conforme observado por uma vista proximal.

10. A _____ está geralmente deslocada para vestibular em relação ao longo eixo do dente, característica mais bem observada por uma vista proximal.

crista línguo-incisal	fosseta lingual	coroa
junção amelocementária	cume marginal	sulco línguo-gengival
cíngulo	margem incisal	fossa lingual
incisivos centrais superiores		

Referência

Capítulo 16, Permanent anterior teeth. In Fehrenbach MJ, Popowics T: *Illustrated dental embryology, histology, and anatomy*, ed 4, St. Louis, 2016, Saunders.

RESPOSTAS 1. incisivos centrais superiores, 2. coroa, 3. cíngulo, 4. fossa lingual, 5. crista marginal, 6. crista línguo-incisal, 7. fosseta lingual, 8. sulco línguo-gengival, 9. junção amelocementária, 10. margem incisal.

FIG. 3.28 Incisivo central inferior direito (vistas lingual ou palatina e incisal ou oclusal)

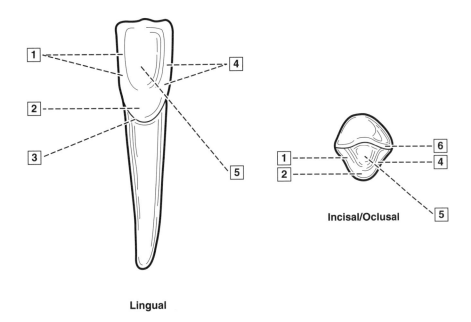

1 Crista marginal mesial
2 Cíngulo
3 Junção amelocementária
4 Crista marginal distal
5 Fossa lingual
6 Margem incisal

CAPÍTULO 3 Anatomia Dental

QUESTÕES DE REVISÃO

Preencha os espaços em branco escolhendo os termos apropriados da lista a seguir.

1. Os incisivos centrais inferiores permanentes irrompem entre os 6 e os 7 anos de idade com a conclusão da formação da raiz aos 9 anos de idade, normalmente antes da erupção dos dentes _____.

2. Em virtude do seu tamanho reduzido, este dente tem apenas um antagonista no _____.

3. O contorno da coroa de um incisivo central inferior é bastante _____ numa visão vestibular, apresentando o formato de um leque.

4. A _____ do incisivo central inferior é mais estreita na face lingual do que na face vestibular, que é o inverso da vista vestibular.

5. No geral, a face lingual é menos pronunciada e possui um _____ pequeno e centrado.

6. Na face lingual, a única _____ é quase imperceptível.

7. Uma vez que o cíngulo possui uma localização mais centralizada, as tênues _____ mesial e distal possuem o mesmo comprimento.

8. A curvatura da _____ é mais elevada incisalmente (convexa para incisal) na face mesial do que na face distal.

9. A _____ está geralmente formando um ângulo de 90°, ou perpendicular, ao eixo vestibulolingual da coroa do dente e normalmente ocupa uma posição mais lingual ao longo eixo da raiz.

10. Os incisivos centrais inferiores são os menores e mais simples dentes da dentição permanente; assim, são menores que os incisivos laterais no _____.

fossa lingual	cristas marginais	coroa
arco dentário inferior	incisivos centrais superiores	arco dentário superior
simétrico	cíngulo	margem incisal
junção amelocementária		

Referência

Capítulo 16, Permanent anterior teeth. In Fehrenbach MJ, Popowics T: *Illustrated dental embryology, histology, and anatomy*, ed 4, St. Louis, 2016, Saunders.

RESPOSTAS 1. incisivos centrais superiores, 2. arco dentário superior, 3. simétrico, 4. coroa, 5. cíngulo, 6. fossa lingual, 7. cristas marginais, 8. junção amelocementária, 9. margem incisal, 10. arco dentário inferior.

FIG. 3.29 Incisivo lateral inferior direito (vistas lingual ou palatina e incisal ou oclusal)

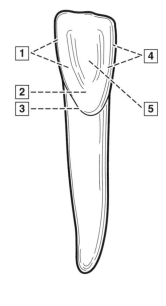

Lingual

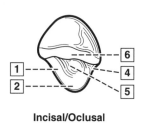

Incisal/Oclusal

1. Crista marginal mesial
2. Cíngulo
3. Junção amelocementária
4. Crista marginal distal
5. Fossa lingual
6. Margem incisal

CAPÍTULO 3 Anatomia Dental

QUESTÕES DE REVISÃO

Preencha os espaços em branco escolhendo os termos apropriados da lista a seguir.

1. Os dentes incisivos laterais inferiores permanentes irrompem entre os 7 e 8 anos de idade, com a conclusão da formação da raiz aos 10 anos, geralmente após a erupção dos _____.

2. Tanto pela face vestibular, como pela face lingual, observa-se que a _____ deste dente aparece inclinada ou em rotação distal em relação ao longo eixo do dente.

3. Pela face vestibular, o _____ mésio-incisal da margem incisal é mais acentuado (agudo) do que o ângulo disto-incisal.

4. Na face lingual, o pequeno _____ está localizado distalmente ao longo eixo da raiz.

5. Na face lingual, tanto a _____ mesial, como a distal, são mais desenvolvidas que as do dente incisivo central inferior, embora a crista mesial seja mais longa que a distal.

6. Uma _____ única está presente na face lingual do dente.

7. Uma _____ (ou forame cego) raramente está presente no dente incisivo lateral inferior, embora ocorra mais frequentemente do que em um incisivo central inferior.

8. A altura da curvatura da _____ (convexa para incisal) é maior na face mesial que na face distal.

9. A coroa de um incisivo lateral inferior não é _____, ao contrário do incisivo central inferior, no mesmo arco dentário.

10. Estes dentes possuem uma única raiz e, como os incisivos centrais inferiores, apresentam _____ acentuadas nas superfícies proximais, especialmente na face distal.

simétrica	fossa lingual	coroa
junção amelocementária	concavidades radiculares	fosseta lingual
ângulo	cumes marginais	incisivos centrais inferiores
cíngulo		

Referência

Capítulo 16, Permanent anterior teeth. In Fehrenbach MJ, Popowics T: *Illustrated dental embryology, histology, and anatomy*, ed 4, St. Louis, 2016, Saunders.

RESPOSTAS 1. incisivos centrais inferiores, 2. coroa, 3. ângulo, 4. cíngulo, 5. cristas marginais, 6. fossa lingual, 7. fosseta lingual, 8. junção amelocementária, 9. simétrica, 10. concavidades radiculares.

CAPÍTULO 3 Anatomia Dental

FIG. 3.30 Canino superior direito (vistas lingual ou palatina e incisal ou oclusal)

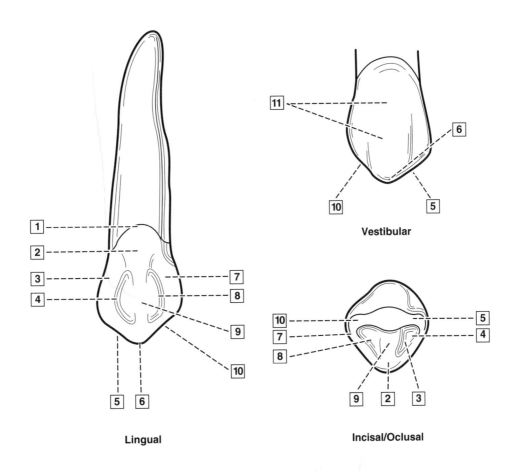

Lingual

Vestibular

Incisal/Oclusal

[1] Junção amelocementária
[2] Cíngulo
[3] Crista marginal mesial
[4] Fossa mesiolingual
[5] Inclinação ou declive ou aresta mesial da cúspide
[6] Ápice ou vértice da cúspide
[7] Crista marginal distal
[8] Fossa distolingual
[9] Crista lingual
[10] Inclinação ou declive ou aresta distal da cúspide
[11] Crista vestibular

CAPÍTULO 3 Anatomia Dental

QUESTÕES DE REVISÃO

Preencha os espaços em branco escolhendo os termos apropriados da lista a seguir.

1. Os dentes caninos superiores permanentes irrompem entre 11 e 12 anos de idade e a formação da sua raiz é concluída entre os 13 e 15 anos de idade, geralmente após a erupção dos dentes _____, incisivos superiores e possivelmente dos pré-molares superiores.

2. Este dente possui uma única _____ longa e um ápice arredondado; é o elemento de maior comprimento do arco dentário superior.

3. O _____ na face lingual é mais desenvolvido e maior que o do incisivo central do mesmo arco, tornando o dente mais forte durante a mastigação.

4. Um canino superior se assemelha a um canino inferior; entretanto, no superior, a cúspide é mais desenvolvida e maior, e o _____ é mais nítido quando comparado com todos os outros dentes superiores.

5. Todas as características da face lingual do canino superior são mais proeminentes do que no canino inferior, incluindo a _____ e as cristas marginais.

6. A face lingual possui as duas _____ proeminentes, uma mesial e outra distal, uma de cada lado do cíngulo.

7. Na face lingual deste dente, a fossa lingual é dividida por uma crista lingual vertical em uma fossa rasa, mas visível, a _____, e a fossa distolingual.

8. O cíngulo e a metade incisal da face lingual são às vezes separados por um sulco lingual raso, que pode conter uma _____ (forame cego) próximo ao seu centro, ou pode estar presente na ausência do sulco lingual.

9. A convexidade voltada incisalmente da _____ é mais profunda na face mesial do que na face distal.

10. Os _____ parecem formar uma linha quase reta, sendo a crista marginal mesial maior que a crista marginal distal.

crista lingual	raiz	cíngulo
fossa mesiolingual	declives da cúspide	caninos inferiores
fosseta lingual	ápice da cúspide	cristas marginais
junção amelocementária		

Referência

Capítulo 16, Permanent anterior teeth. In Fehrenbach MJ, Popowics T: *Illustrated dental embryology, histology, and anatomy*, ed 4, St. Louis, 2016, Saunders.

RESPOSTAS 1. caninos inferiores, 2. raiz, 3. cíngulo, 4. ápice da cúspide, 5. crista lingual, 6. cristas marginais, 7. fossa mesiolingual, 8. fosseta lingual, 9. junção amelocementária, 10. declives da cúspide.

FIG. 3.31 Canino inferior direito (vistas lingual ou palatina e incisal ou oclusal)

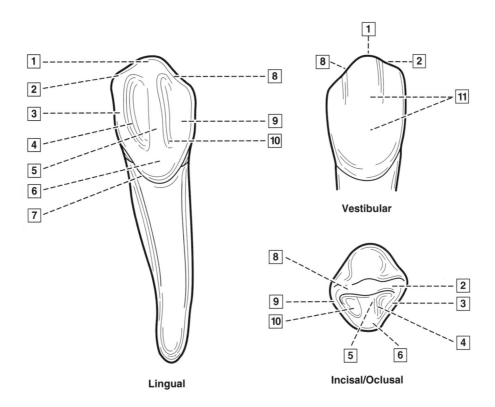

1. Ápice ou vértice da cúspide
2. Inclinação ou declive ou aresta mesial da cúspide
3. Crista marginal mesial
4. Fossa mesiolingual
5. Crista lingual
6. Cíngulo
7. Junção amelocementária
8. Inclinação ou declive ou aresta distal da cúspide
9. Crista marginal distal
10. Fossa distolingual
11. Crista vestibular

CAPÍTULO 3 Anatomia Dental

QUESTÕES DE REVISÃO

Preencha os espaços em branco escolhendo os termos apropriados da lista a seguir.

1. Os caninos inferiores permanentes irrompem entre os 9 e os 10 anos de idade, com a conclusão da formação de sua raiz entre os 12 e os 14 anos, geralmente antes dos caninos superiores e depois da maioria dos dentes _____ terem erupcionados.

2. A face lingual da coroa do canino inferior é menos acidentada que a de um canino superior e tem um _____ menos desenvolvido, assim como as duas cristas marginais.

3. A única _____ do canino inferior pode ser tão longa quanto a do canino superior, embora geralmente seja um pouco mais curta; este é o dente mais longo do arco dentário inferior.

4. O contorno _____ da face vestibular deste dente é mais curto e mais arredondado que o contorno mesial, semelhante ao do canino superior.

5. O _____ da cúspide do canino inferior recém-irrompido é menor do que o declive distal da cúspide, como observado pela face vestibular.

6. A face lingual é relativamente lisa, exceto pelas características pouco demarcadas das _____, crista marginal mesial, crista marginal distal e duas fossas linguais, uma fossa distolingual e a outra fossa mesiolingual.

7. Raramente existem _____ (forames cegos) ou sulcos linguais na face lingual dos caninos inferiores.

8. O _____ está mais inclinado para lingual, quando o dente se encontra sem desgaste incisal, ao contrário do dente canino superior, em que a sua cúspide se localiza mais para vestibular.

9. A convexidade da _____ na face mesial é maior no sentido incisal comparada à mesma face do canino superior.

10. A partir de uma vista incisiva/oclusal, a _____ mesial deste dente é mais longa que a crista marginal distal.

fossetas linguais	junção amelocementária	distal
ápice da cúspide	crista lingual	cíngulo
raiz	declive mesial	incisivos
crista marginal		

Referência

Capítulo 16, Permanent anterior teeth. In Fehrenbach MJ, Popowics T: *Illustrated dental embryology, histology, and anatomy*, ed 4, St. Louis, 2016, Saunders.

RESPOSTAS 1. incisivos, 2. cíngulo, 3. raiz, 4. distal, 5. declive mesial, 6. crista lingual, 7. fossetas linguais, 8. ápice da cúspide, 9. junção amelocementária, 10. crista marginal.

CAPÍTULO 3 Anatomia Dental

FIG. 3.32 Primeiro pré-molar superior direito (vistas mesial, vestibular ou bucal e oclusal)

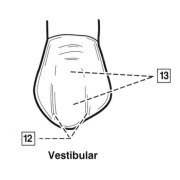
Vestibular

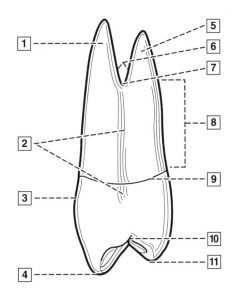
Mesial

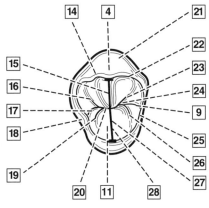
Oclusal

[1] Raiz dentária vestibular
[2] Depressão ou sulco de desenvolvimento mesial
[3] Crista cervical vestibular
[4] Cúspide vestibular
[5] Raiz lingual ou palatina
[6] Área de furca ou furquilha
[7] Furca
[8] Bulbo radicular
[9] Junção amelocementária
[10] Sulco marginal mesial

[11] Cúspide lingual
[12] Depressões ou sulcos de desenvolvimento vestibulares
[13] Crista vestibular com aresta vestibular da cúspide vestibular
[14] Aresta distal da cúspide vestibular
[15] Aresta lingual/oclusal da cúspide vestibular ou crista triangular vestibular (parte vestibular da crista transversal)
[16] Fossa triangular distal (com a fosseta distal)
[17] Sulco triangular distovestibular
[18] Crista marginal distal
[19] Sulco triangular distolingual

[20] Sulco central
[21] Aresta vestibular da cúspide vestibular
[22] Aresta mesial da cúspide vestibular
[23] Sulco triangular mesiovestibular
[24] Fossa triangular mesial (com a fosseta mesial)
[25] Crista marginal mesial
[26] Sulco triangular mesiolingual
[27] Aresta vestibular/oclusal da cúspide lingual ou crista triangular lingual (parte lingual da crista transversal)
[28] Crista transversal

199

CAPÍTULO 3   Anatomia Dental

QUESTÕES DE REVISÃO

Preencha os espaços em branco escolhendo os termos apropriados da lista a seguir.

1. Os primeiros pré-molares superiores permanentes irrompem entre 10 e 11 anos de idade e completam a sua formação radicular entre os 12 a 13 anos de idade, distalmente aos _____ ou em seus espaços deixados no arco dentário; sendo assim, são elementos substitutos sucedâneos dos primeiros molares superiores decíduos.

2. A maioria dos dentes primeiros pré-molares superiores é _____, com dois ramos radiculares no terço apical, sendo uma raiz vestibular e uma raiz lingual (ou raiz palatina).

3. Uma _____, em sua face mesial, está presente no bulbo radicular do primeiro pré-molar superior, estendendo-se a partir da área de contato até a bifurcação.

4. A cavidade pulpar de um dente com duas raízes geralmente mostra dois cornos pulpares (um para cada cúspide) e dois _____ (um para cada raiz).

5. Numa visão vestibular, a _____ do primeiro pré-molar superior é a que possui a maior dimensão mesiodistal dentre todos os outros dentes pré-molares.

6. Este é o único dente na dentição permanente que apresenta uma cúspide vestibular com _____ maior que o distal.

7. A _____ mais curta é saliente, mas não tanto quanto a cúspide vestibular, e está deslocada na direção do sentido mesial.

8. A convexidade da _____ está mais deslocada no sentido oclusal na face mesial que na face distal.

9. Estendendo-se mesiodistalmente, através da superfície oclusal do primeiro pré-molar superior, há um longo _____, que divide o dente de maneira uniforme no sentido vestibulolingual.

10. A fossa triangular _____ contorna o sulco triangular mesiovestibular, é mais profunda do que a fossa triangular distal, que é mais rasa e circunda o sulco triangular distovestibular, sendo que as partes mais profundas dessas fossas são as fossetas de desenvolvimento oclusais, denominadas fossetas mesial e distal.

bifurcado	declive mesial	canais radiculares
mesial	coroa	concavidade na raiz
sulco central	junção amelocementária	caninos superiores decíduos
cúspide lingual		

Referência

Capítulo 17, Permanent posterior teeth. In Fehrenbach MJ, Popowics T: *Illustrated dental embryology, histology, and anatomy*, ed 4, St. Louis, 2016, Saunders.

RESPOSTAS 1. caninos superiores decíduos, 2. bifurcado, 3. concavidade na raiz, 4. canais radiculares, 5. coroa, 6. declive mesial, 7. cúspide lingual, 8. junção amelocementária, 9. sulco central, 10. mesial.

FIG. 3.33 Segundo pré-molar superior direito (vistas mesial ou bucal e oclusal)

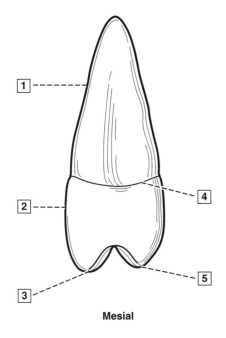
Mesial

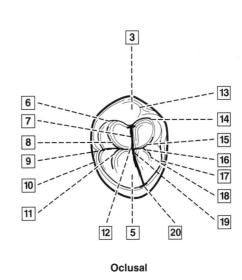
Oclusal

1	Raiz dentária
2	Crista cervical vestibular
3	Cúspide vestibular
4	Junção amelocementária
5	Cúspide lingual
6	Aresta distal da cúspide vestibular
7	Aresta lingual/oclusal da cúspide vestibular ou crista triangular vestibular
8	Sulco triangular distovestibular
9	Fossa triangular distal (com a fosseta distal)
10	Crista marginal distal
11	Sulco triangular distolingual
12	Sulco central
13	Aresta vestibular da cúspide vestibular
14	Aresta mesial da cúspide vestibular
15	Sulco triangular mesiovestibular
16	Fossa triangular mesial (com a fosseta mesial)
17	Crista marginal mesial
18	Sulco triangular mesiolingual
19	Aresta vestibular/oclusal da cúspide lingual ou crista triangular lingual
20	Crista transversal

CAPÍTULO 3 Anatomia Dental

QUESTÕES DE REVISÃO

Preencha os espaços em branco escolhendo os termos apropriados da lista a seguir.

1. Os segundos pré-molares superiores permanentes irrompem entre os 10 e 12 anos de idade, tendo a conclusão da formação da raiz entre os 12 e 14 anos de idade; erupcionam distalmente aos primeiros pré-molares superiores permanentes, sendo assim dentes sucedâneos dos _____.

2. O segundo pré-molar superior assemelha-se ao primeiro pré-molar superior, exceto que sua _____ é menos angular e mais arredondada.

3. Ao contrário do primeiro pré-molar superior, um segundo pré-molar superior geralmente possui apenas uma _____.

4. A câmara pulpar destes dentes possui dois _____ e um único canal radicular.

5. A _____ do segundo pré-molar superior não é tão longa e nem tão marcada quanto a cúspide do primeiro pré-molar superior.

6. Todas as características da face lingual do segundo pré-molar superior são semelhantes às do primeiro pré-molar superior; uma exceção é que a _____ do segundo pré-molar é maior e apresenta quase a mesma altura da cúspide vestibular de um segundo pré-molar superior, além de ser ligeiramente deslocada em direção mesial.

7. A face mesial do segundo pré-molar superior é semelhante à do primeiro pré-molar superior, com exceção do tamanho aproximado das cúspides e da ausência da _____ mesial, tanto na coroa como na superfície radicular.

8. As áreas de contato e a crista marginal _____ estão localizadas numa posição mais cervical que as do primeiro pré-molar superior.

9. O _____ é mais curto no segundo pré-molar superior do que no primeiro pré-molar superior e termina em uma fosseta mesial e outra distal, que estão mais próximas uma da outra e, portanto, mais centralizadas na face oclusal.

10. O segundo pré-molar superior apresenta numerosos _____ que se irradiam a partir do sulco central, conferindo ao dente uma aparência mais enrugada em comparação com o primeiro pré-molar superior.

depressão de desenvolvimento	**sulcos secundários**	**coroa**
sulco central	**raiz**	**segundos molares superiores decíduos**
cornos pulpares	**cúspide lingual**	
cúspide vestibular	**mesial**	

Referência

Capítulo 17, Permanent posterior teeth. In Fehrenbach MJ, Popowics T: *Illustrated dental embryology, histology, and anatomy*, ed 4, St. Louis, 2016, Saunders.

RESPOSTAS 1. segundos molares superiores decíduos, 2. coroa, 3. raiz, 4. cornos pulpares, 5. cúspide vestibular, 6. cúspide lingual, 7. depressão de desenvolvimento, 8. mesial, 9. sulco central, 10. sulcos secundários.

CAPÍTULO 3 Anatomia Dental

FIG. 3.34 Primeiro pré-molar inferior direito (vistas mesial, vestibular ou bucal e oclusal)

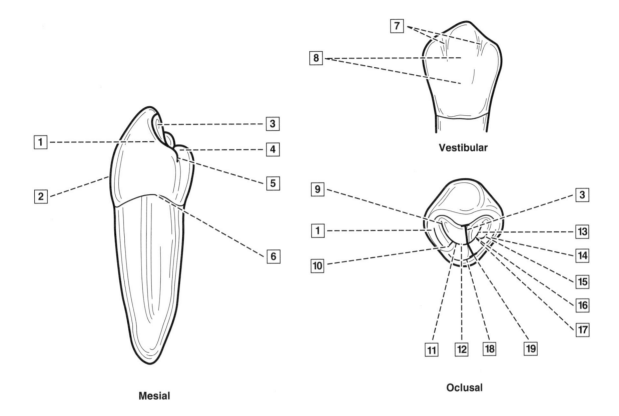

Mesial

Vestibular

Oclusal

1	Crista marginal mesial
2	Crista cervical vestibular
3	Crista triangular vestibular (aresta lingual/oclusal da cúspide vestibular)
4	Cúspide lingual
5	Sulco mesiolingual
6	Junção amelocementária
7	Depressões ou sulcos de desenvolvimento vestibular
8	Crista vestibular
9	Sulco triangular mesiovestibular
10	Sulco mesiolingual

11	Fossa mesial (com a fosseta mesial)
12	Sulco central
13	Sulco triangular distovestibular
14	Crista marginal distal
15	Sulco marginal distal
16	Sulco triangular distolingual
17	Fossa distal (com a fosseta distal)
18	Crista triangular lingual (aresta vestibular/oclusal da cúspide lingual)
19	Crista transversal

CAPÍTULO 3 Anatomia Dental

QUESTÕES DE REVISÃO

Preencha os espaços em branco escolhendo os termos apropriados da lista a seguir.

1. Os primeiros pré-molares inferiores permanentes irrompem entre os 10 e os 12 anos de idade, com a conclusão da formação da raiz ocorrendo entre os 12 e 13 anos de idade, em posição distal aos caninos inferiores permanentes; sendo assim, são os dentes _____ que irão substituir os primeiros molares inferiores decíduos.

2. O primeiro pré-molar inferior se assemelha mais ao dente _____ inferior, sob muitos aspectos, do que o segundo pré-molar inferior.

3. O primeiro pré-molar inferior tem uma _____ longa e bastante pontiaguda, sendo esta a única cúspide funcional durante a oclusão, semelhante ao dente canino inferior.

4. A _____ do primeiro pré-molar inferior é geralmente menor e não funcional, similar em aparência ao cíngulo encontrado em alguns caninos superiores.

5. O contorno da face vestibular da _____ do primeiro pré-molar inferior é quase simétrico.

6. A _____ mesial da cúspide vestibular é menor que a distal.

7. Como a cúspide lingual é pequena, a maior parte da _____ pode ser observada numa vista lingual.

8. Numa vista pela face proximal, a _____ mesial é quase paralela à angulação da crista transversal, porém em um nível mais cervical.

9. A convexidade da _____ apresenta-se mais deslocada no sentido oclusal.

10. O contorno da coroa do primeiro pré-molar inferior tem o formato de um diamante numa vista oclusal, com um entalhe ou incisura na crista mesial (contorno mesial), causado pelo _____.

sulco mesiolingual	canino	cúspide lingual
coroa	aresta	face oclusal
crsita marginal	sucedâneo	junção amelocementária
cúspide vestibular		

Referência

Capítulo 17, Permanent posterior teeth. In Fehrenbach MJ, Popowics T: *Illustrated dental embryology, histology, and anatomy*, ed 4, St. Louis, 2016, Saunders.

RESPOSTAS 1. sucedâneos, 2. canino, 3. cúspide vestibular, 4. cúspide lingual, 5. coroa, 6. aresta, 7. face oclusal, 8. crista marginal, 9. junção amelocementária, 10. sulco mesiolingual.

FIG. 3.35 Segundo pré-molar inferior direito (vistas mesial e oclusal, com diferentes tipos de cúspides)

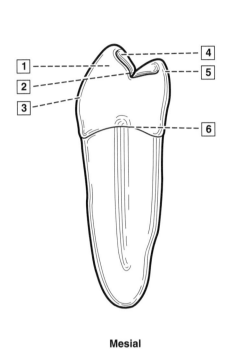
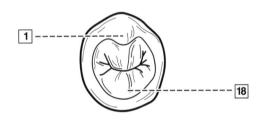

Mesial

Oclusal: tipo com três cúspides

Oclusal: tipo com duas cúspides

1	Cúspide vestibular	10	Sulco central
2	Crista marginal mesial	11	Fossa central
3	Crista cervical vestibular	12	Sulco triangular distovestibular
4	Crista triangular vestibular (aresta lingual/oclusal da cúspide vestibular)	13	Crista marginal distal
		14	Cúspide distolingual
5	Cúspide mesiolingual	15	Sulco marginal distal
6	Junção amelocementária	16	Fossa distal (com a fosseta distal)
7	Sulco triangular mesiovestibular	17	Sulco lingual
8	Sulco marginal mesial	18	Cúspide lingual
9	Fossa mesial (com a fosseta mesial)		

CAPÍTULO 3 Anatomia Dental

QUESTÕES DE REVISÃO

Preencha os espaços em branco escolhendo os termos apropriados da lista a seguir.

1. Os dentes segundos pré-molares inferiores permanentes irrompem entre os 11 e 12 anos de idade e a conclusão da formação da raiz ocorre entre os 13 e 14 anos de idade, erupcionando em posição distal aos _____, sendo assim sucedâneos aos segundos molares inferiores decíduos.

2. Ao contrário dos primeiros pré-molares inferiores, o tipo mais comum de segundo pré-molar inferior são dentes que se apresentam com com três cúspides, uma _____ grande, formada por três lobos vestibulares, e duas cúspides linguais menores, compostas de dois lobos linguais.

3. Semelhantemente aos primeiros pré-molares inferiores, o tipo menos comum de dente com duas cúspides possui uma cúspide vestibular maior e uma _____ menor.

4. A _____ do dente com três cúspides mostra três cornos pulpares pontiagudos.

5. A cúspide lingual ou cúspides linguais, dependendo do tipo de dente, são mais longas, e assim, uma pequena parte da _____ pode ser observada pela face lingual.

6. Através de uma vista pela face proximal, a _____ mesial encontra-se perpendicular ou em um ângulo quase 90° em relação ao longo eixo do dente, e não existe sulco mesiolingual.

7. No tipo de dente tricuspidado, as cúspides são separadas por dois sulcos de desenvolvimento, um _____ em forma de "V" e um sulco lingual linear.

8. O sulco central nos dentes bicuspidados apresenta-se mais frequentemente em forma decrescente de meia-lua, formando um padrão de sulco em "U" na _____; e, com menos frequência, o sulco central pode ter um formato mais reto, formando um padrão de sulco em "H" na mesma superfície do dente.

9. No dente do tipo tricuspidado, uma _____ profunda está localizada no encontro do sulco central e do sulco lingual, em direção ao lingual.

10. O sulco central dos dentes bicuspidados apresenta suas extremidades terminando de forma centralizada nas fossas mesial e distal, que são depressões circulares das quais se irradiam os _____; e nenhum dos segundos pré-molares inferiores bicuspidados constam de sulco lingual ou fosseta central.

crista marginal	câmara pulpar	primeiros pré-molares inferiores
sulcos secundários	cúspide vestibular	fosseta central
sulco central	cúspide lingual	superfície oclusal
face oclusal		

Referência

Capítulo 17, Permanent posterior teeth. In Fehrenbach MJ, Popowics T: *Illustrated dental embryology, histology, and anatomy*, ed 4, St. Louis, 2016, Saunders.

RESPOSTAS 1. primeiros pré-molares inferiores, 2. cúspide vestibular, 3. cúspide lingual, 4. câmara pulpar, 5. face oclusal, 6. crista marginal, 7. sulco central, 8. superfície oclusal, 9. fosseta central, 10. sulcos secundários.

FIG. 3.36 Primeiro molar superior direito permanente (vistas lingual ou palatina, mesial e oclusal)

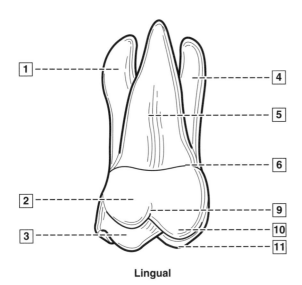

Lingual

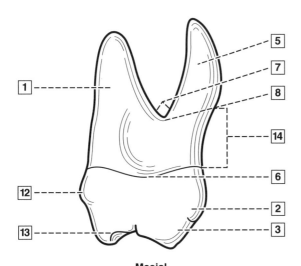

Mesial

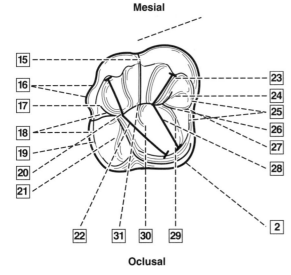

Oclusal

[1] Raiz mesiovestibular
[2] Tubérculo ou cúspide de Carabelli
[3] Cúspide mesiolingual
[4] Raiz distovestibular
[5] Raiz lingual (ou palatina)
[6] Junção amelocementária
[7] Área de furca ou furquilha
[8] Furca

[9] Sulco distolingual
[10] Cúspide distolingual
[11] Cúspide distovestibular
[12] Crista cervical vestibular
[13] Cúspide mesiovestibular
[14] Bulbo radicular

[15] Sulco vestibular
[16] Crista marginal distal
[17] Sulco da crista marginal distal
[18] Fossa distal (com a fosseta distal)
[19] Aresta distal da cúspide distolingual
[20] Fossa distal (com a fosseta distal)

[21] Aresta distal da cúspide distolingual
[22] Crista oblíqua
[23] Aresta lingual/oclusal da cúspide mesiovestibular
[24] Sulco triangular mesiovestibular
[25] Crista marginal mesial
[26] Fossa mesial (com a fosseta mesial)

[27] Sulco da crista marginal mesial
[28] Crista transversal
[29] Sulco triangular mesiolingual
[30] Aresta vestibular/oclusal da cúspide mesolingual
[31] Sulco central (com a fosseta central)

CAPÍTULO 3 Anatomia Dental

QUESTÕES DE REVISÃO

Preencha os espaços em branco escolhendo os termos apropriados da lista a seguir.

1. Os primeiros molares superiores permanentes irrompem entre os 6 e os 7 anos de idade, completando a formação da raiz entre os 9 e 10 anos de idade; eles erupcionam em posição _____ aos segundos molares superiores decíduos e, portanto, são caracterizados como dentes não sucedâneos, porque não existem dentes decíduos predecessores.

2. Esses dentes são os primeiros elementos dentários permanentes a irromperem no _____.

3. O primeiro molar superior é o maior dente no arco dentário superior, além de ter a maior _____ na dentição permanente.

4. As três _____ dos primeiros molares superiores são maiores e mais divergentes que as raízes dos segundos molares e apresentam um formato mais complexo que as dos pré-molares superiores.

5. A _____ ou raiz lingual, é a maior e mais longa, inclina-se lingualmente e estende-se além do contorno da coroa, possuindo uma curvatura semelhante à de uma banana em direção vestibular.

6. A cavidade pulpar do primeiro molar superior geralmente possui um _____ para cada cúspide principal.

7. Por uma vista da face vestibular, o contorno oclusal do primeiro molar superior é dividido simetricamente pelo _____.

8. O sulco vestibular de desenvolvimento se estende entre as duas cúspides vestibulares, em direção apical a meio caminho da junção amelocementária, sendo paralelo ao longo eixo do dente, onde pode desaparecer ou terminar em uma _____.

9. O ponto de _____ é inicialmente realizado com o dente segundo molar superior decíduo, até que esse dente seja esfoliado; posteriormente, o contato do dente ocorre com o dente segundo pré-molar permanente, após a sua erupção.

10. Através de uma vista da face lingual (ou palatina), uma vez que é a maior cúspide na face oclusal, observa-se que o contorno da _____ é muito maior e amplo, porém a cúspide não é tão pontiaguda e definida como a cúspide distolingual; comumente decorrente da face lingual da cúspide mesiolingual, uma quinta cúspide não funcional é encontrada e recebe o nome de cúspide ou tubérculo de Carabelli.

sulco vestibular	fosseta vestibular	coroa
cúspide mesiolingual	raiz palatina	distal
contato mesial	raízes	arco dentário superior
corno pulpar		

Referência

Capítulo 17, Permanent posterior teeth. In Fehrenbach MJ, Popowics T: *Illustrated dental embryology, histology, and anatomy*, ed 4, St. Louis, 2016, Saunders.

RESPOSTAS 1. distal, 2. arco dentário superior, 3. coroa, 4. raízes, 5. raiz palatina, 6. corno pulpar, 7. sulco vestibular, 8. fosseta vestibular, 9. contato mesial, 10. cúspide mesiolingual.

FIG. 3.37 Segundo molar superior direito permanente: coroa com contorno romboidal (vistas lingual ou palatina, mesial e oclusal)

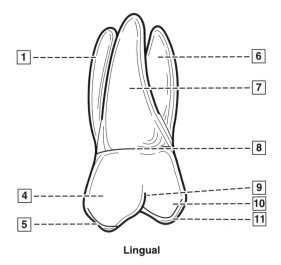

Lingual

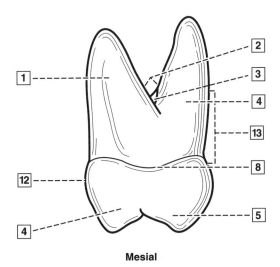

Mesial

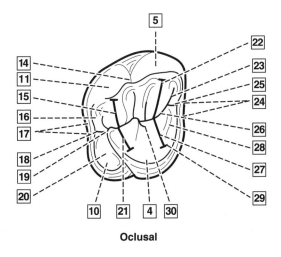

Oclusal

1	Raiz mesiovestibular
2	Área furca ou furquilha
3	Furca
4	Cúspide mesiolingual
5	Cúspide mesiovestibular
6	Raiz distovestibular
7	Raiz lingual ou palatina
8	Junção amelocementária
9	Sulco distolingual
10	Cúspide distolingual
11	Cúspide distovestibular
12	Crista cervical lingual
13	Bulbo radicular
14	Sulco vestibular
15	Aresta lingual/oclusal da cúspide distovestibular
16	Sulco triangular distovestibular
17	Crista marginal distal
18	Sulco da crista marginal distal
19	Fossa distal (com a fosseta distal)
20	Aresta vestibular/oclusal da cúspide distolingual
21	Crista oblíqua
22	Aresta lingual/oclusal da cúspide mesiovestibular
23	Sulco triangular mesiovestibular
24	Crista marginal mesial
25	Sulco da crita marginal mesial
26	Fossa mesial (com a fosseta mesial)
27	Cúspide mesolingual
28	Sulco triangular mesiolingual
29	Crista transversal
30	Sulco central (com a fosseta central)

CAPÍTULO 3 Anatomia Dental

QUESTÕES DE REVISÃO

Preencha os espaços em branco escolhendo os termos apropriados da lista a seguir.

1. Os segundos molares superiores permanentes irrompem entre os 12 e os 13 anos de idade e concluem a formação da raiz entre os 14 e 16 anos de idade, erupcionando em posição _____ aos primeiros molares superiores permanentes e, portanto, sendo caracterizados como dentes não sucedâneos, não tendo predecessores decíduos.

2. A sua _____ geralmente tem quatro cúspides semelhantes às quatro cúspides principais do primeiro molar superior permanente; entretanto, também pode apresentar apenas três cúspides.

3. As três _____ desses segundos molares superiores permanentes são menores que as dos dentes primeiros molares superiores permanentes, além de serem menos divergentes e assumirem uma posição mais paralela.

4. A cavidade pulpar desses dentes segundos molares superiores permanentes consiste em uma _____ e três canais radiculares pulpares principais, sendo um para cada uma das três raízes.

5. O contorno da coroa do tipo romboidal é o mais comum e possui quatro lados, com lados opostos paralelos entre si; este tipo é semelhante àquele do _____ superior permanente, porém com esse contorno ainda mais acentuado.

6. O contorno da coroa do tipo em forma de coração (cordiforme) é o menos comum e é semelhante a um típico _____ superior.

7. No entanto, a _____ é definida e menos proeminente no segundo molar superior permanente do que no primeiro molar superior, como visto na face oclusal do dente.

8. Um aumento no número de _____ geralmente está presente na face oclusal anatômica do segundo molar superior permanente, conferindo-lhe uma aparência enrugada.

9. Com o contorno da coroa do tipo cordiforme (formato de coração), a _____ é bem menor, e as outras três cúspides a ofuscam completamente.

10. É importante notar que no segundo molar superior permanente não se encontra presente nenhuma _____, até que o terceiro molar superior erupcione e atinja o plano oclusal.

crista oblíqua	**sulcos secundários**	**distal**
área de contato na face distal	**câmara pulpar**	**coroa**
primeiro molar	**raízes**	**terceiro molar**
cúspide distolingual		

Referência

Capítulo 17, Permanent posterior teeth. In Fehrenbach MJ, Popowics T: *Illustrated dental embryology, histology, and anatomy*, ed 4, St. Louis, 2016, Saunders.

RESPOSTAS 1. distal, 2. coroa, 3. raízes, 4. câmara pulpar, 5. primeiro molar, 6. terceiro molar, 7. crista oblíqua, 8. sulcos secundários, 9. cúspide distolingual, 10. área de contato na face distal.

FIG. 3.38 Primeiro molar inferior direito permanente (vistas lingual ou palatina, mesial e oclusal)

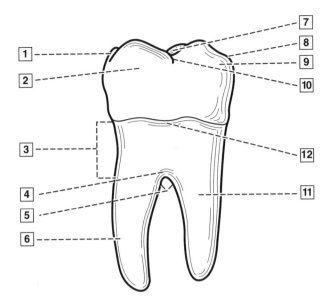

Lingual

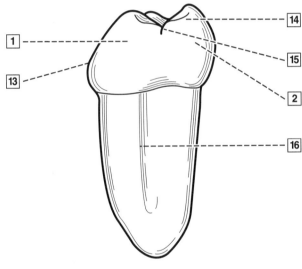

Mesial

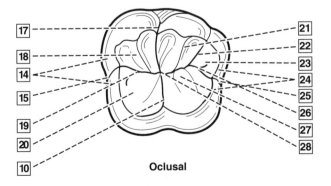

Oclusal

[1] Cúspide mesiovestibular
[2] Cúspide mesiolingual
[3] Bulbo radicular
[4] Furca
[5] Área de furca
[6] Raiz mesial
[7] Cúspide distovestibular
[8] Cúspide distal

[9] Cúspide distolingual
[10] Sulco lingual
[11] Raiz distal
[12] Junção amelocementária
[13] Crista cervical vestibular
[14] Crista marginal mesial
[15] Sulco da crista marginal mesial

[16] Sulco inter-radicular mesial
[17] Sulco mesiovestibular
[18] Aresta lingual/oclusal da cúspide mesiovestibular
[19] Fossa triangular mesial (com a fosseta mesial)
[20] Aresta vestibular/oclusal da cúspide mesiolingual
[21] Aresta lingual/oclusal da cúspide distovestibular
[22] Sulco distovestibular

[23] Aresta lingual/oclusal da cúspide distal
[24] Crista marginal distal
[25] Sulco da crista marginal distal
[26] Fossa triangular distal (com a fosseta distal)
[27] Aresta vestibular/oclusal da cúspide distolingual
[28] Sulco central (com a fosseta central)

CAPÍTULO 3 Anatomia Dental

QUESTÕES DE REVISÃO

Preencha os espaços em branco escolhendo os termos apropriados da lista a seguir.

1. Os dentes primeiros molares inferiores permanentes irrompem entre os 6 e 7 anos de idade, e a conclusão da sua formação radicular ocorre entre os 9 e 10 anos de idade; erupcionam em posição distal aos segundos molares inferiores decíduos e, portanto, são caracterizados como dentes _____, não tendo predecessores decíduos.

2. Estes elementos são geralmente os primeiros _____ a entrarem em erupção na cavidade oral.

3. A _____ de um primeiro molar inferior permanente geralmente apresenta cinco cúspides, sendo três vestibulares e duas linguais.

4. As duas raízes dentárias, uma mesial e outra distal, dos primeiros molares inferiores são maiores e mais _____ do que as raízes dos segundos molares inferiores permanentes, deixando-as amplamente separadas por uma vista vestibular, e não mais paralelas entre si.

5. Existe a presença de um _____, uma depressão de desenvolvimento alongada, observada em muitas faces dos ramos radiculares, especialmente na face mesial da raiz mesial, mas nenhum sulco é observado na face distal da raiz distal.

6. A cavidade pulpar do primeiro molar inferior em geral apresenta cinco cornos pulpares e três _____, sendo um distal, um mesiovestibular e um mesiolingual.

7. O sulco mesiovestibular estende-se no sentido cervical em linha reta até um ponto aproximadamente a meia distância oclusocervical, porém ligeiramente mesial ao centro da dimensão mesiodistal da face vestibular, e geralmente termina em uma _____.

8. A _____, ou bossa vestibular, é uma saliência alongada e arredondada no sentido mesiodistal, localizada no terço cervical da face vestibular; normalmente, apresenta-se mais proeminente em sua proção mais mesial.

9. A _____ é a menor das cúspides e tem um ápice afiado.

10. O padrão de sulcos em forma de "Y" é formado na _____ em torno das cúspides pelo sulco mesiovestibular, sulco distovestibular e sulco lingual; possui também três fossas, que incluem uma grande fossa central, uma pequena fossa triangular mesial e uma fossa triangular distal, com fossetas associadas.

coroa	sulco inter-radicular	dente permanente
face oclusal anatômica	divergente	não sucedâneos
cúspide distal	crista cervical bucal	fosseta vestibular
canais radiculares		

Referência

Capítulo 17, Permanent posterior teeth. In Fehrenbach MJ, Popowics T: *Illustrated dental embryology, histology, and anatomy*, ed 4, St. Louis, 2016, Saunders.

RESPOSTAS 1. não sucedâneos, 2. dentes permanentes, 3. coroa, 4. divergente, 5. sulco inter-radicular, 6. canais radiculares, 7. fosseta vestibular, 8. crista cervical vestibular, 9. cúspide distal, 10. face oclusal anatômica.

CAPÍTULO 3 Anatomia Dental

FIG. 3.39 Segundo molar inferior direito permanente (vistas lingual ou palatina, mesial e oclusal)

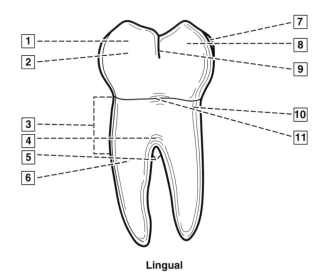
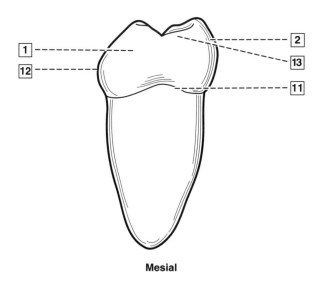
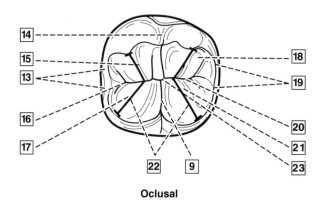

1	Cúspide mesiovestibular
2	Cúspide mesiolingual
3	Bulbo radicular
4	Furca
5	Área de furca
6	Raiz mesial
7	Cúspide distovestibular
8	Cúspide distolingual

9	Sulco lingual
10	Raiz distal
11	Junção amelocementária
12	Crista cervical vestibular
13	Crista marginal mesial
14	Sulco vestibular

15	Aresta lingual/oclusal da cúspide mesiovestibular
16	Fossa triangular mesial (com a fosseta mesial)
17	Aresta vestibular/oclusal da cúspide mesiolingual
18	Aresta lingual/oclusal da cúspide distovestibular
19	Crista marginal distal
20	Fossa triangular distal (com a fosseta distal)

21	Aresta vestibular/oclusal da cúspide distolingual
22	Cristas transversais
23	Suco central (com a fosseta central)

213

CAPÍTULO 3 Anatomia Dental

QUESTÕES DE REVISÃO

Preencha os espaços em branco escolhendo os termos apropriados da lista a seguir.

1. Os segundos molares inferiores permanentes irrompem entre os 11 e 13 anos de idade e completam a formação da raiz entre os 14 e 15 anos de idade, erupcionando em posição _____ aos primeiros molares inferiores permanentes e, portanto, são dentes não sucedâneos, pois não têm predecessores decíduos.

2. As dimensões da _____ do dente segundo molar inferior permanente são geralmente menores quando comparadas às do primeiro molar inferior permanente; o segundo molar inferior possui quatro cúspides que são quase de mesmo tamanho, quando comparadas com as cinco cúspides de diferentes tamanhos de um primeiro molar inferior.

3. As duas _____ dentárias do segundo molar inferior permanente são menores, mais curtas e menos divergentes em comparação às de um primeiro molar inferior, sendo mais paralelas entre si.

4. Embora a cavidade pulpar de um segundo molar inferior possa ter dois canais radiculares (um para cada raiz), é mais frequente a presença de três _____, semelhantemente ao primeiro molar inferior, sendo um canal distal, um canal mesiovestibular e outro canal mesiolingual (os dois últimos canais estão localizados na raiz mesial).

5. A partir de uma visão da face vestibular, observa-se que o _____ do segundo molar inferior separa as cúspides mesiovestibular e cúspide distovestibular, ambas de mesmo tamanho.

6. A face oclusal de um segundo molar inferior permanente é consideravelmente diferente da face oclusal do primeiro molar inferior, porque não possui a _____, e todas as cúspides presentes são do mesmo tamanho.

7. Um padrão de sulcos em forma de cruz (cruciforme) é formado quando o sulco central, bem definido, é interceptado por um sulco vestibular e um sulco lingual, dividindo a _____ em quatro partes aproximadamente iguais.

8. Na face oclusal existem três _____ presentes, sendo uma central, uma mesial e uma distal.

9. As arestas das cúspides do segundo molar inferior permanente são menos regulares do que as do primeiro molar inferior, porque os segundos molares têm um número maior de _____.

10. Ao contrário do dente primeiro molar inferior, o segundo molar inferior possui duas _____, formadas pelo encontro das arestas ou cristas triangulares das cúspides mesiovestibulares e mesiolinguais, assim como pelo encontro das arestas ou cristas triangulares das cúspides distovestibular e distolingual

coroa	cúspide distal	fossetas oclusais
sulcos secundários	distal	cristas transversais
face oclusal anatômica	raízes	canais radiculares
sulco vestibular		

Referência

Capítulo 17, Permanent posterior teeth. In Fehrenbach MJ, Popowics T: *Illustrated dental embryology, histology, and anatomy*, ed 4, St. Louis, 2016, Saunders.

RESPOSTAS 1. distal, 2. coroa, 3. raízes, 4. canais radiculares, 5. sulco vestibular, 6. cúspide distal, 7. face oclusal anatômica, 8. fossetas oclusais, 9. sulcos secundários, 10. cristas transversais.

CAPÍTULO 4 Sistema Esquelético

FIG. 4.1 Ossos do crânio (vista anterior)

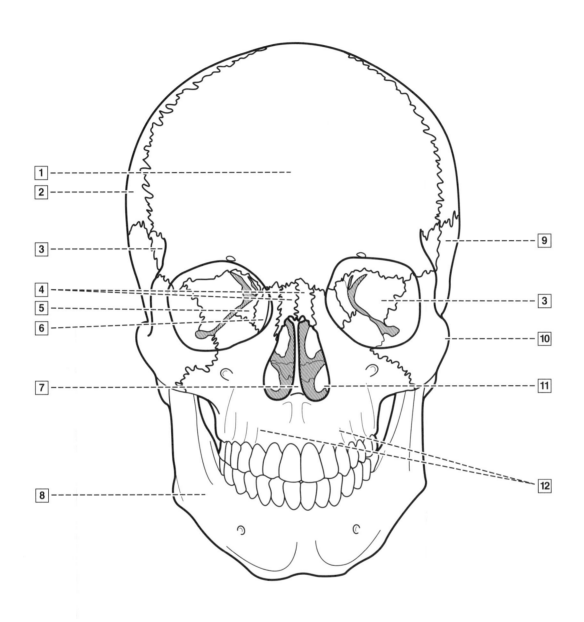

1	Osso frontal	7	Osso vômer
2	Osso parietal	8	Osso mandíbula
3	Osso esfenoide	9	Osso temporal
4	Ossos nasais	10	Osso zigomático
5	Osso etmoide	11	Osso concha nasal inferior
6	Osso lacrimal	12	Ossos maxilares

CAPÍTULO 4 Sistema Esquelético

QUESTÕES DE REVISÃO

Preencha os espaços em branco escolhendo os termos apropriados da lista a seguir.

1. As _____ são um osso ímpar do crânio que forma a porção mais posterior do crânio e parte da base do crânio, com quatro margens e se articula com a primeira vértebra cervical, o atlas.

2. O _____ é um osso craniano fundido e ímpar, que compõe a porção mais anterior do crânio, localizado superiormente aos olhos, e forma a maior parte da fronte (testa e o teto de cada cavidade orbitária.

3. Formando um par de ossos cranianos, cada _____ se articula entre si formando a sutura sagital, e juntos delimitam a maior parte do teto (calvária, abóbada ou calota craniana) e das paredes laterais direita e esquerda da cavidade craniana.

4. Cada _____ forma um par de ossos cranianos, que ajudam na formação das paredes laterais e da base do crânio; cada um destes ossos é composto por três porções que incluem as partes escamosa, timpânica e petrosa.

5. O _____ é um osso ímpar em formato de morcego ou borboleta, localizado na linha mediana, auxiliando na formação da base e paredes laterais do crânio, além do assoalho e paredes de cada cavidade orbitária.

6. O _____ é um osso ímpar localizado na linha mediana na base do crânio, formado por duas lâminas em diferentes direções, a lâmina perpendicular e a lâmina cribriforme (ou crivosa), que se cruzam entre si de forma perpendicular.

7. Cada _____ forma um par de pequenos ossos faciais retangulares, dispostos lado a lado, e que se fundem entre si para formar o dorso do nariz na linha mediana, superior à abertura piriforme, o acesso mais anterior da cavidade nasal.

8. Cada _____ forma um par de ossos faciais em forma de losango (romboide), que contribuem para formação do volume facial conhecido por "maçãs do rosto" e também ajudam a formar as paredes laterais e o assoalho de cada uma das cavidades orbitárias; este osso é composto de três processos, denominados processos frontal, temporal e maxilar.

9. A _____ é um dos ossos faciais que se fundem durante o desenvolvimento e juntos formam o arco dentário superior; cada osso maxilar possui um corpo e quatro projeções ósseas, que incluem os processos frontal, zigomático, palatino e alveolar.

10. A _____ é um osso facial ímpar e fundido, que forma o arco dentário inferior, sendo o único osso livremente móvel da cabeça, articulando-se com os ossos temporais bilateralmente, nas articulações temporomandibulares.

osso frontal	osso etmoide	osso zigomático
osso parietal	mandíbula	maxilas
osso esfenoide	osso temporal	osso occipital
osso nasal		

Referência

Capítulo 3, Skeletal system. In Fehrenbach MJ, Herring SW: *Illustrated anatomy of the head and neck*, ed 5, St. Louis, 2017, Saunders.

RESPOSTAS 1. osso occipital, 2. osso frontal, 3. osso parietal, 4. osso temporal, 5. osso esfenoide, 6. osso etmoide, 7. osso nasal, 8. osso zigomático, 9. maxilas, 10. mandíbula.

FIG. 4.2 Ossos do crânio com pontos de referência (vista lateral)

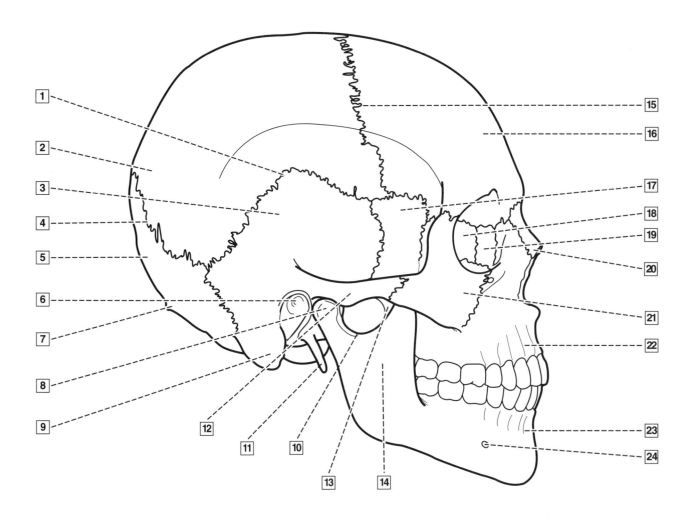

1 Sutura de escamosa	9 Processo mastoide do osso temporal	17 Osso esfenoide
2 Osso parietal	10 Incisura da mandíbula	18 Osso etmoide
3 Osso temporal	11 Processo estiloide do osso temporal	19 Osso lacrimal
4 Sutura lambdoide	12 Processo zigomático do osso temporal	20 Osso nasal
5 Osso occipital	13 Processo pterigoide de osso esfenoide	21 Osso zigomático
6 Meato acústico externo no osso temporal	14 Ramo mandibular	22 Maxila
7 Protuberância occipital externa no osso occipital	15 Sutura coronal	23 Mandíbula
8 Processo condilar da mandíbula	16 Osso frontal	24 Forame mentual (ou mental) da mandíbula

217

CAPÍTULO 4 Sistema Esquelético

QUESTÕES DE REVISÃO

Preencha os espaços em branco escolhendo os termos apropriados da lista a seguir.

1. A _____ (ou coronária) emparelhada se estende através do crânio, entre o osso frontal e os ossos parietais de cada lado; é também onde se localiza a fontanela anterior em forma de losango, um "ponto fraco" no crânio em recém-nascidos, permanecendo aberta até o seu fechamento, por volta dos 2 anos de idade.

2. A _____ é ímpar, estendendo-se do sentido anterior para posterior na calota craniana na linha mediana entre os ossos parietais, sendo paralelo ao plano de secção sagital e perpendicular à sutura coronária do crânio.

3. A _____ também é ímpar e está localizada entre o osso occipital e os ossos parietais, com um aspecto muito mais serrilhado do que as outras suturas, lembrando a forma de uma letra "V" invertida.

4. A _____ é bilateral, em direção arqueada e localizada entre o osso temporal e o osso parietal em cada lado.

5. A porção timpânica do osso temporal forma a maior parte do _____, um canal curto que leva à cavidade timpânica, localizada posteriormente à fossa articular.

6. Na face inferior da porção petrosa do osso temporal e posterior ao meato acústico externo, está o _____, uma grande projeção óssea, rugosa, que possui em seu interior espaços aéreos que se comunicam com a orelha média, e promove pontos de inserção de grandes músculos cervicais, incluindo o músculo esternocleidomastóideo.

7. Inferior e medialmente ao meato acústico externo, na porção petrosa do osso temporal, localiza-se uma longa projeção óssea pontiaguda denominada _____, uma estrutura que serve para a fixação de músculos da língua e músculos faríngeos.

8. Inferiormente à asa maior do osso esfenoide encontra-se o _____, local onde se fixam alguns músculos da mastigação; esta estrutura consiste em duas lâminas ósseas que projetam inferiormente, as lâminas pterigoides lateral e medial.

9. O par de _____ é formado por ossos achatados, finos e irregulares, que formam uma pequena porção mais anterior da parede medial da cavidade orbitária de cada lado, sendo considerados os ossos mais frágeis e menores de todos os ossos faciais.

10. O _____ é formado por duas estruturas, o côndilo mandibular e uma parte estreita que o sustenta, denominado colo da mandíbula.

processo mastoide	sutura sagital	processo condilar
sutura lambdoide	conduto acústico externo	sutura coronal
ossos lacrimais	sutura escamosa	processo pterigoide
processo estiloide		

Referência

Capítulo 3, Skeletal system. In Fehrenbach MJ, Herring SW: *Illustrated anatomy of the head and neck*, ed 5, St. Louis, 2017, Saunders.

RESPOSTAS 1. sutura coronal, 2. sutura sagital, 3. sutura lambdoide, 4. sutura escamosa, 5. meato acústico externo, 6. processo mastoide, 7. processo estiloide, 8. processo pterigoide, 9. ossos lacrimais, 10. processo condilar.

FIG. 4.3 Ossos do crânio com pontos de referência (vista inferior)

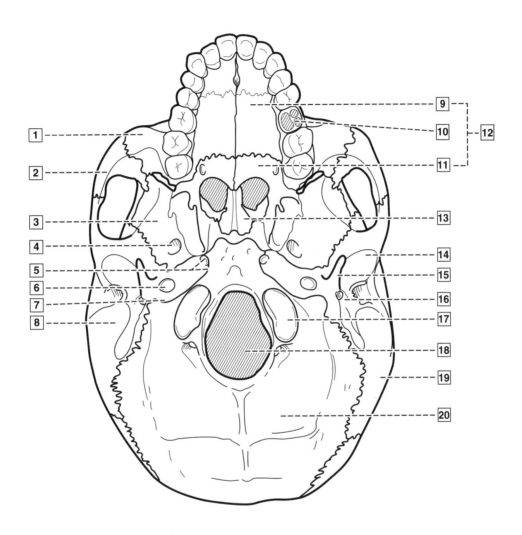

1 Processo zigomático da maxila	8 Processo mastoide do osso temporal	15 Processo estiloide do osso temporal
2 Osso zigomático	9 Processo palatino do osso maxilar	16 Forame estilomastóideo do osso temporal
3 Osso esfenoide	10 Processo alveolar do osso maxilar	17 Côndilo occipital do osso occipital
4 Forame oval do osso esfenoide	11 Lâmina horizontal do osso palatino	18 Forame magno do osso occipital
5 Forame lacerado	12 Palato duro	19 Osso temporal
6 Canal carotídeo do osso temporal	13 Osso vômer	20 Osso occipital
7 Forame jugular	14 Fossa articular (ou mandibular) do osso temporal	

CAPÍTULO 4 Sistema Esquelético

QUESTÕES DE REVISÃO

Preencha os espaços em branco escolhendo os termos apropriados da lista a seguir.

1. O palato duro do viscerocrânio é formado pelos dois processos palatinos dos ossos maxilares, anteriormente, e duas lâminas horizontais dos _____, posteriormente, articulados pela sutura palatina mediana.

2. A abertura circular mais anterior e de maior diâmetro no osso esfenoide é o _____, que dá passagem ao nervo mandibular, ramo do quinto par de nervos cranianos ou nervo trigêmeo.

3. O grande _____ possui forma irregular e é obliterado por uma cartilagem em crânios não macerados.

4. Um canal de abertura redonda localizado na porção petrosa do osso temporal é o _____, que permite a passagem a artéria carótida interna, e juntamente a este vaso, transporta uma rede de fibras nervosas simpáticas, o plexo carotídeo, que segue o trajeto do vaso em sua túnica adventícia.

5. Imediatamente posterior ao processo estiloide localiza-se o _____, uma abertura através da qual o sétimo par de nervos cranianos, ou nervo facial, deixa o crânio e segue para a face.

6. O _____ está localizado medialmente ao processo estiloide e por ele passam a veia jugular interna e três nervos cranianos, que incluem o nono par de nervos cranianos ou nervo glossofaríngeo, o décimo par de nervos cranianos ou nervo vago, e o décimo primeiro par de nervos cranianos ou nervo acessório.

7. A maior abertura observada na norma inferior do crânio é o _____ localizado no osso occipital, através do qual passam a medula espinal para se continuar com o bulbo nervoso, as artérias vertebrais, e a raiz espinal do décimo primeiro par de nervos cranianos ou nervo acessório.

8. Em posição mais lateral e um pouco mais anterior ao forame magno, de cada lado de sua margem, os _____ são duas projeções curvas e lisas que se articulam com o atlas, a primeira vértebra cervical da coluna vertebral.

9. Próximo à origem do processo zigomático do osso temporal, em sua superfície inferior, a _____ está localizada posteriormente à eminência articular; estas duas estruturas compreendem as superfícies ósseas articulares destinadas à articulação com a mandíbula, na articulação temporomandibular de cada lado.

10. O _____ é um fino osso do viscerocrânio, liso e ímpar, localizado na linha mediana, com formato quase trapezoidal e que compõe a porção mais posterior do septo nasal.

côndilos occipitais	**canal carotídeo**	**forame lacerado**
forame oval	**forame jugular**	**fossa articular da mandíbula**
forame estilomastóideo	**ossos palatinos**	**forame magno**
osso vômer		

Referência

Capítulo 3, Skeletal system. In Fehrenbach MJ, Herring SW: *Illustrated anatomy of the head and neck*, ed 5, St. Louis, 2017, Saunders.

RESPOSTAS 1. ossos palatinos, 2. forame oval, 3. forame lacerado, 4. canal carotídeo, 5. forame estilomastóideo, 6. forame jugular, 7. forame magno, 8. côndilos occipitais, 9. fossa articular da mandíbula, 10. osso vômer.

FIG. 4.4 Ossos do crânio com pontos de referência (vista interna da base do crânio)

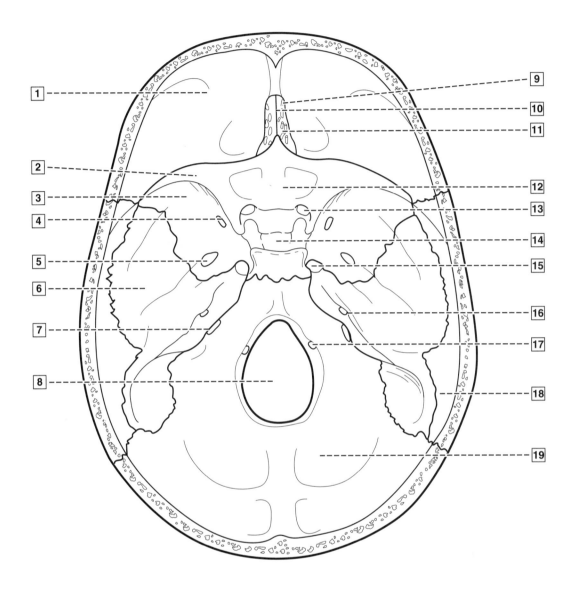

1. Osso frontal
2. Asa menor do osso esfenoide
3. Asa maior do osso esfenoide
4. Forame redondo do osso esfenoide
5. Forame oval do osso esfenoide
6. Osso temporal
7. Forame jugular
8. Forame magno do osso occipital
9. Osso etmoide
10. Crista galli (ou etmoidal) do osso etmoide
11. Lâmina cribriforme ou crivosa do osso etmoide
12. Osso esfenoide
13. Forame óptico do osso esfenoide
14. Sela túrcica ou turca do osso esfenoide
15. Forame lacerado
16. Meato acústico interno do osso temporal
17. Canal do nervo hipoglosso do osso occipital
18. Osso parietal
19. Osso occipital

CAPÍTULO 4 Sistema Esquelético

QUESTÕES DE REVISÃO

Preencha os espaços em branco escolhendo os termos apropriados da lista a seguir.

1. A _____ (ou crivosa) é toda perfurada por numerosos forames para a passagem dos filetes nervosos do primeiro par de nervos cranianos ou nervo olfativo.

2. O _____ transporta o nervo maxilar, segundo ramo do quinto par de nervos cranianos ou nervo trigêmeo.

3. Assim como na vista externa da superfície do crânio, o _____ do osso occipital também está presente na vista superior da base crânio, juntamente a outros forames próximos, e por ele passam a medula espinal, artérias vertebrais e a raiz espinal do décimo primeiro par de nervos cranianos ou nervo acessório.

4. O _____ dá passagem ao sétimo par de nervos cranianos (ou nervo facial) e ao oitavo par de nervos cranianos, ou nervo vestibulococlear.

5. Partindo do corpo do osso esfenoide na linha mediana da base do crânio, dois processos anteriorizados, chamados de _____, ajudam a formar a base do ápice da cavidade orbitária.

6. Os grandes processos posterolaterais que partem do corpo do osso esfenoide na linha mediana são as _____.

7. O _____ é um canal ósseo localizado no osso occipital por onde transita o décimo segundo par de nervos cranianos ou nervo hipoglosso.

8. A abertura arredondada no ápice da cavidade orbitária é o _____, que fica entre as duas raízes das asas menores do osso esfenoide, permitindo a passagem da artéria oftálmica e do segundo par de nervos cranianos ou nervo óptico para alcançar o globo ocular.

9. A _____ (ou turca) é uma depressão em forma de sela no corpo do osso esfenoide, onde se encontra a fossa hipofisária que abriga a glândula hipófise (ou pituitária).

10. A _____ ou etmoidal é uma continuação da lâmina perpendicular vertical do osso etmoide, em forma de cunha, superior à lâmina cribriforme, já no interior da cavidade craniana, servindo para inserção das membranas meníngeas que cobrem o encéfalo.

meato acústico interno	**crista** *galli*	**sela túrcica**
canal do nervo hipoglosso	**lâmina cribriforme**	**asas menores do osso esfenoide**
asas maiores do osso esfenoide	**canal óptico**	**forame redondo**
forame magno		

Referências

Capítulo 3, Skeletal system. In Fehrenbach MJ, Herring SW: *Illustrated anatomy of the head and neck*, ed 5, St. Louis, 2017, Saunders;

Capítulo 8, Head and neck. In Drake R, Vogl AW, Mitchell AWM: *Gray's anatomy for students*, ed 3, Philadelphia, 2015, Churchill Livingstone.

RESPOSTAS 1. lâmina cribriforme, 2. forame redondo, 3. forame magno, 4. meato acústico interno, 5. asas menores do osso esfenoide, 6. asas maiores do osso esfenoide, 7. canal do nervo hipoglosso, 8. canal óptico, 9. sela túrcica, 10. crista galli.

FIG. 4.5 Ossos do crânio com pontos de referência (secção sagital mediana)

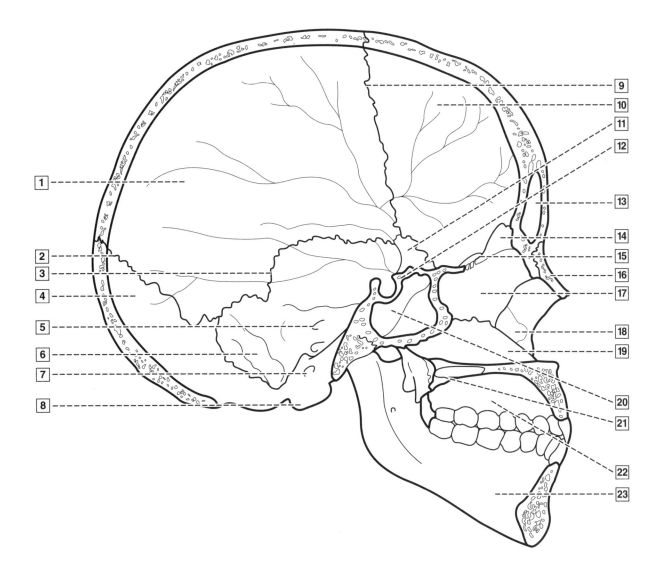

1 Osso parietal	9 Sutura coronal	17 Lâmina perpendicular de osso etmoidal
2 Sutura lambdoide	10 Osso frontal	18 Osso concha nasal inferior
3 Sutura escamosa	11 Osso esfenoide	19 Osso vômer
4 Osso occipital	12 Sela túrcica ou turca de osso esfenoide	20 Seio esfenoidal no osso esfenoide
5 Meato acústico interno do osso temporal	13 Seio frontal do osso frontal	21 Osso palatino
6 Osso temporal	14 Crista *galli* ou etmoidal de osso etmoidal	22 Osso maxilar
7 Canal do nervo hipoglosso do osso occipital	15 Lâmina cribriforme ou crivosa de osso etmoide	23 Mandíbula
8 Côndilo occipital do osso occipital	16 Osso nasal	

CAPÍTULO 4 Sistema Esquelético

QUESTÕES DE REVISÃO

Preencha os espaços em branco escolhendo os termos apropriados da lista a seguir.

1. O corpo de cada osso _____ tem superfícies orbitais, nasais, infratemporais e faciais; cada corpo contém seios maxilares, que são espaços cheios de ar, parte dos seios paranasais.

2. A _____ se articula com cada osso maxilar através dos dentes contidos nos seus respectivos arcos dentários, superior e inferior.

3. As _____ são ossos pares do viscerocrânio que se projetam da maxila para o interior da cavidade nasal, formando parte das paredes laterais das fossas nasais.

4. O _____ possui um formato relativamente quadrado, como uma lâmina curvada, e quatro margens ou bordas.

5. Lateral e anteriormente próximos à margem arredondada do forame magno, estão os pares dos côndilos occipitais, saliências curvas e lisas na face externa do _____.

6. Os _____ se articulam com os ossos zigomáticos e parietais, bem como com os ossos occipital e esfenoide e com a mandíbula.

7. Os _____ se encaixam entre os processos frontais dos ossos maxilares.

8. Os _____ são pares e estão localizados dentro do osso frontal, logo acima da cavidade nasal, sendo assimétricos, com suas metades esquerda e direita sempre separadas por um septo ósseo.

9. Os _____ são pares e estão localizados profundamente no interior do corpo do osso esfenoide, sendo frequentemente assimétricos devido ao deslocamento lateral do septo ósseo interveniente.

10. As lâminas horizontais dos _____ formam inferiormente a parte posterior do palato duro e, superiormente, a porção mais posterior do assoalho da cavidade nasal; anteriormente eles se juntam aos processos palatinos dos ossos maxilares.

maxilar	mandíbula	ossos palatinos
osso parietal	seios esfenoidais	ossos temporais
osso occipital	conchas nasais inferiores	ossos nasais
seios frontais		

Referência

Capítulo 3, Skeletal system. In Fehrenbach MJ, Herring SW: *Illustrated anatomy of the head and neck*, ed 5, St. Louis, 2017, Saunders.

RESPOSTAS 1. maxilar, 2. mandíbula, 3. conchas nasais inferiores, 4. osso parietal, 5. osso occipital, 6. ossos temporais, 7. ossos nasais, 8. seios frontais, 9. seios esfenoidais, 10. ossos palatinos.

FIG. 4.6 Órbita ou cavidade orbitária esquerda com pontos de referência (vista anterior)

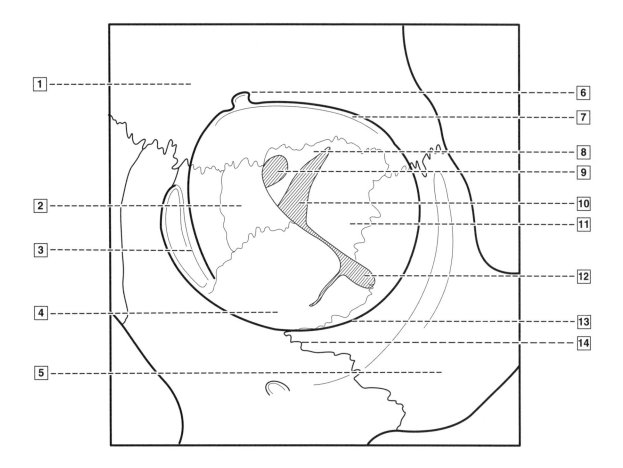

1 Osso frontal
2 Osso etmoidal
3 Osso lacrimal
4 Maxila
5 Osso zigomático
6 Incisura supraorbital do osso frontal
7 Margem supraorbital
8 Asa menor do osso esfenoide
9 Canal óptico do osso esfenoide
10 Fissura orbital superior de osso esfenoide ou fenda esfenoidal
11 Asa maior do osso esfenoide
12 Fissura orbital inferior
13 Margem infraorbital
14 Sutura zigomatomaxilar

CAPÍTULO 4 Sistema Esquelético

QUESTÕES DE REVISÃO

Preencha os espaços em branco escolhendo os termos apropriados da lista a seguir.

1. A _____, cavidade orbitária ou cavidade orbital, contém e protege o globo ocular e é uma característica proeminente do viscerocrânio.

2. A abertura redonda no ápice da cavidade orbitária é o _____.

3. O canal óptico fica entre as duas raízes das _____.

4. Lateralmente ao canal óptico está a _____, ou fenda esfenoidal, curva e em forma de lâmina, localizada entre as asas maiores e menores do osso esfenoide.

5. A fissura orbital inferior também pode ser observada entre a _____ e a maxila.

6. A _____ conecta a cavidade orbitária com ambas as fossas infratemporal e pterigopalatina; tanto os nervos infraorbital e zigomático, que são ramos do nervo maxilar, quanto a artéria infraorbital entram na órbita através dessa abertura.

7. O _____ forma a porção anterior da parede lateral da cavidade orbitária.

8. As lâminas orbitárias do _____ formam o teto ou a parede superior da cavidade orbitária.

9. O _____ forma a maior porção da parede medial da cavidade orbitária.

10. O _____ está localizado na porção medial anterior da cavidade orbitária, e com a face orbital da maxila forma o assoalho ou a parede inferior da órbita.

canal óptico	órbita	osso lacrimal
fissura orbital superior	osso frontal	osso zigomático
asa maior do osso esfenoide	osso etmoide	asas menores do osso esfenoide
fissura orbital inferior		

Referência

Capítulo 3, Skeletal system. In Fehrenbach MJ, Herring SW: *Illustrated anatomy of the head and neck*, ed 5, St. Louis, 2017, Saunders.

RESPOSTAS 1. órbita, 2. canal óptico, 3. asas menores do osso esfenoidal, 4. fissura orbital superior, 5. asa maior do osso esfenoide, 6. fissura orbital inferior, 7. osso zigomático, 8. osso frontal, 9. osso etmoide, 10. osso lacrimal.

FIG. 4.7 Região nasal com pontos de referência (vista anterior)

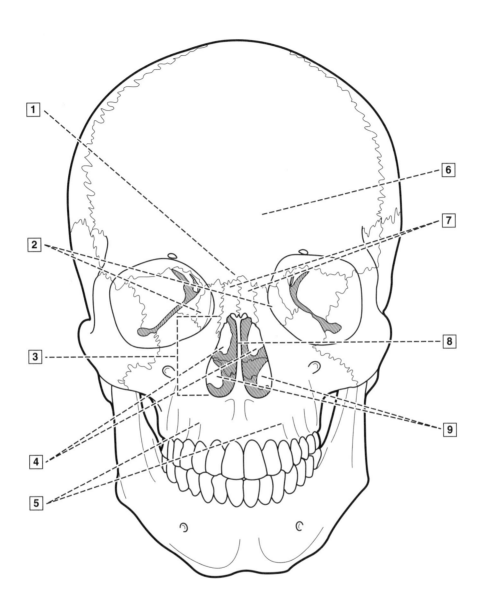

1 Násio
2 Ossos lacrimais
3 Abertura piriforme
4 Conchas nasais médias
5 Ossos maxilares
6 Osso frontal
7 Ossos nasais
8 Septo nasal
9 Conchas nasais inferiores

CAPÍTULO 4   Sistema Esquelético

QUESTÕES DE REVISÃO

Preencha os espaços em branco escolhendo os termos apropriados da lista a seguir.

1. A _____ é a porção superior das vias respiratórias e localiza-se entre as cavidades orbitárias, sendo limitada por duas paredes laterais, um teto e um assoalho, além de uma abertura anterior e outra posterior.

2. O dorso do nariz é formado pelo par de _____.

3. Cada parede lateral da cavidade nasal possui três estruturas salientes ou cornetos que se projetam para o meio e para baixo, e incluem a concha nasal superior, a _____ e a concha nasal inferior.

4. A divisória vertical mediana, denominada _____, divide a cavidade nasal em duas metades.

5. A porção posterior do septo nasal é formada pelo _____.

6. Cada _____ é um osso do viscerocrânio independente, que se localiza na parede lateral da cavidade nasal.

7. O _____ é um ponto cefalométrico ímpar mediano e está localizado na sutura entre os ossos nasais e frontal.

8. A abertura anterior da cavidade nasal é chamada de _____; é grande e apresenta formato triangular.

9. O assoalho da cavidade nasal é formado pelos ossos do palato duro, os processos palatinos dos _____ anteriormente, e as lâminas horizontais dos ossos palatinos posteriormente.

10. Anteriormente, o septo nasal é formado tanto pela lâmina perpendicular do _____, localizado mais superiormente, como pela cartilagem do septo nasal, que ocupa uma posição mais inferior e anterior.

cavidade nasal	**septo nasal**	**násio**
osso etmoide	**osso vômer**	**abertura piriforme**
ossos nasais	**concha nasal inferior**	**ossos maxilares**
concha nasal média		

Referências

Capítulo 3, Skeletal system. In Fehrenbach MJ, Herring SW: *Illustrated anatomy of the head and neck*, ed 5, St. Louis, 2017 Saunders;

Capítulo 1, Face and neck regions. In Fehrenbach MJ, Popowics T: *Illustrated dental embryology, histology, and anatomy*, ed 4, St. Louis, 2016, Saunders.

RESPOSTAS   1. cavidade nasal, 2. ossos nasais, 3. concha nasal média, 4. septo nasal, 5. osso vômer, 6. concha nasal inferior, 7. násio, 8. abertura piriforme, 9. ossos maxilares, 10. osso etmoide.

FIG. 4.8 Cavidade nasal com pontos de referência (secção sagital da parede lateral)

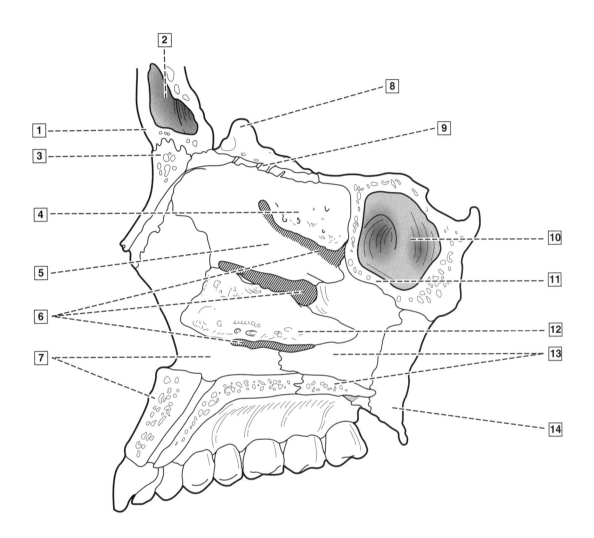

1 Osso frontal
2 Seio frontal do osso frontal
3 Osso nasal
4 Concha nasal superior do osso etmoide
5 Concha nasal média do osso etmoide
6 Meatos nasais: superior, médio e inferior
7 Maxila
8 Crista *galli* do osso etmoide
9 Lâmina cribriforme ou crivosa do osso etmoide
10 Seio esfenoidal do osso esfenoide
11 Osso esfenoide
12 Osso concha nasal inferior
13 Osso palatino
14 Lâmina pterigoide medial do processo pterigoide do osso esfenoide

CAPÍTULO 4 Sistema Esquelético

QUESTÕES DE REVISÃO

Preencha os espaços em branco escolhendo os termos apropriados da lista a seguir.

1. Cada _____ comunica-se com e drena para a cavidade nasal por um canal estreito denominado ducto nasofrontal, até o meato nasal médio.

2. Cada parede lateral da cavidade nasal possui três estruturas salientes ou cornetos que se projetam para o meio e para baixo, incluindo as _____, conchas nasais médias e as conchas nasais inferiores.

3. Os limites laterais da cavidade nasal são formados principalmente pelos _____.

4. Formados e protegidos por cada concha nasal, existem espaços chamados de _____, cada um com aberturas que comunicam os seios paranasais ou ducto nasolacrimal com a cavidade nasal.

5. As aberturas mais anteriores do nariz, primeira porção da cavidade nasal, são as _____, e as aberturas mais posteriores são denominadas coanas ou aberturas nasais posteriores.

6. A continuação da lâmina óssea mediana do etmoide, a lâmina perpendicular do osso etmoide, acima no nível da lâmina crivosa, no interior da cavidade craniana, é a _____ ou etmoidal e possui o formato de uma cunha.

7. A _____ ou crivosa do osso etmoide, no assoalho da cavidade craniana, uma estrutura da porção mais superior do osso etmoide, na base da crista *galli*, é perfurada por numerosos forames para permitir a passagem dos filetes nervosos dos nervos olfatórios, responsáveis pelo sentido da olfação.

8. As lâminas verticais dos _____ contribuem para a formação de uma porção das paredes laterais da cavidade nasal.

9. Os _____ são ossos pares do viscerocrânio que se projetam das maxilas, contribuindo para a formação de uma parte das paredes laterais da cavidade nasal.

10. Os _____ se comunicam e drenam para a cavidade nasal, cada um através de um orifício localizado acima de cada concha nasal superior.

ossos palatinos   conchas nasais superiores   ossos conchas nasais inferiores

seio frontal   ossos maxilares   lâmina cribriforme

narinas   crista *galli*   seios esfenoidais

meatos nasais

Referências

Capítulo 3, Skeletal system. In Fehrenbach MJ, Herring SW: *Illustrated anatomy of the head and neck*, ed 5, St. Louis, 2017, Saunders;

Capítulo 11, Head and neck structures. In Fehrenbach MJ, Popowics T: *Illustrated dental embryology, histology, and anatomy*, ed 4, St. Louis, 2016, Saunders.

RESPOSTAS 1. seio frontal, 2. conchas nasais superiores, 3. ossos maxilares, 4. meatos nasais, 5. narinas, 6. crista *galli*, 7. lâmina cribriforme, 8. ossos palatinos, 9. ossos conchas nasais inferiores, 10. seios esfenoidais.

FIG. 4.9 Osso occipital com pontos de referência (vistas inferior, lateral e posterior)

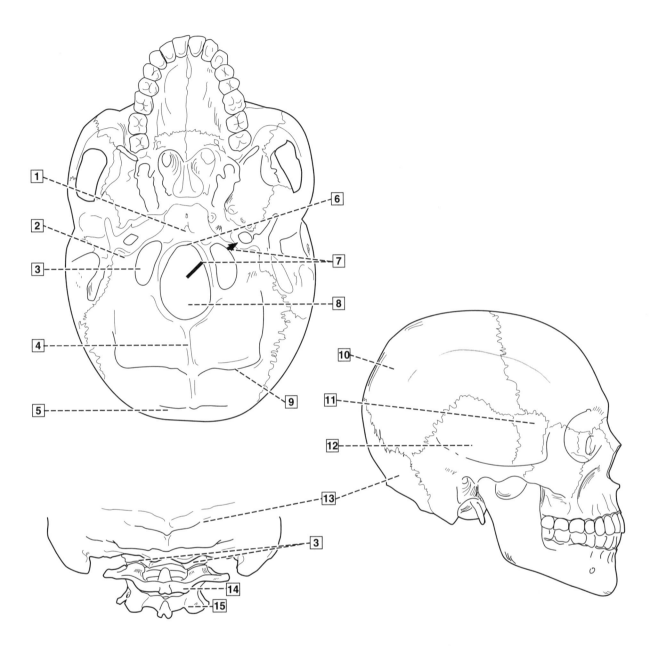

1. Tubérculo faríngeo
2. Incisura jugular do osso occipital
3. Côndilos occipitais
4. Protuberância occipital externa
5. Linha nucal superior
6. Porção basilar do osso occipital
7. Canal do hipoglosso
8. Forame magno
9. Linha nucal inferior
10. Osso parietal
11. Osso esfenoide
12. Osso temporal
13. Osso occipital
14. Atlas (primeira vértebra cervical)
15. Áxis (segunda vértebra cervical)

CAPÍTULO 4 Sistema Esquelético

QUESTÕES DE REVISÃO

Preencha os espaços em branco escolhendo os termos apropriados da lista a seguir.

1. O _____ é um osso ímpar do neurocrânio.

2. O osso occipital se articula com os _____, ossos temporais e osso esfenoide do neurocrânio.

3. O osso occipital se articula com a primeira vértebra cervical ou _____.

4. Na superfície externa do osso occipital, através de uma vista inferior, observa-se que o grande _____ é completamente formado por este osso.

5. Lateralmente e mais anterior ao forame magno, localizam-se os _____, um par de saliências ósseas arredondadas e lisas no osso occipital.

6. Na forte _____, uma parte do osso occipital de formato quadrilátero, anteriormente ao forame magno, possui uma pequena saliência na linha mediana, denominada tubérculo faríngeo.

7. Inclinando o crânio, numa vista inferior do osso occipital, visualizam-se um par de aberturas bem evidentes, denominadas _____, que são localizadas anterior e lateralmente ao forame magno.

8. A _____ do osso occipital forma a porção medial do forame jugular (a porção lateral é formada pelo o osso temporal), observada por uma vista inferior.

9. O osso occipital é um osso irregular com _____ lados, e possui uma lâmina um pouco curvada.

10. O osso occipital forma a parte posterior e parte da base do _____.

incisura jugular	forame magno	ossos parietais
neurocrânio	canais do hipoglosso	quatro
côndilos occipitais	osso occipital	porção basilar
atlas		

Referência

Capítulo 3, Skeletal system. In Fehrenbach MJ, Herring SW: *Illustrated anatomy of the head and neck*, ed 5, St. Louis, 2017, Saunders.

RESPOSTAS 1. osso occipital, 2. ossos parietais, 3. atlas, 4. forame magno, 5. côndilos occipitais, 6. porção basilar, 7. canais do hipoglosso, 8. incisura jugular, 9. quatro, 10. neurocrânio.

CAPÍTULO 4 Sistema Esquelético

FIG. 4.10 Osso frontal com pontos de referência (vista lateral do crânio e vistas anterior e inferior do osso frontal desarticulado)

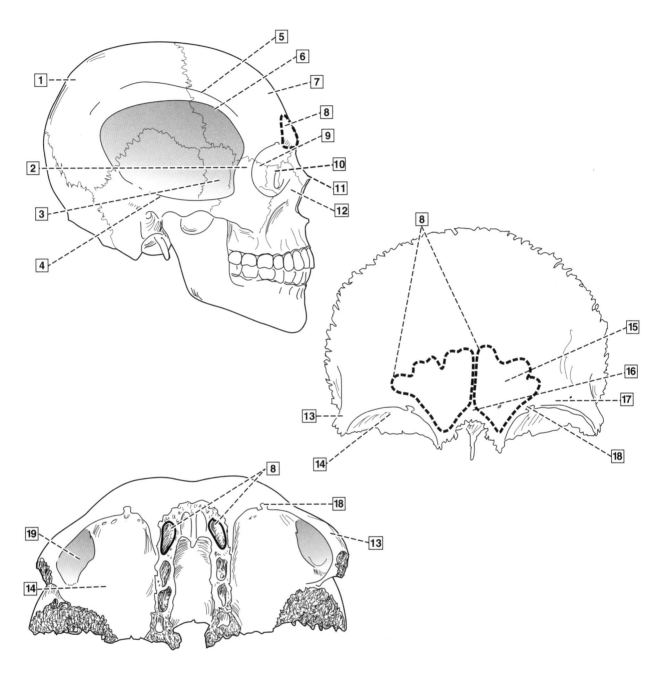

1	Osso parietal	8	Localização dos seios frontais	14	Teto da cavidade orbitária
2	Osso zigomático	9	Osso etmoide	15	Eminência (bossa ou túber) frontal
3	Osso esfenoide	10	Osso lacrimal	16	Glabela
4	Fossa temporal	11	Osso nasal	17	Crista supraorbital
5	Linha temporal superior	12	Maxila	18	Incisura supraorbital
6	Linha temporal inferior	13	Processo zigomático do osso frontal	19	Fossa lacrimal
7	Osso frontal				

233

CAPÍTULO 4 Sistema Esquelético

QUESTÕES DE REVISÃO

Preencha os espaços em branco escolhendo os termos apropriados da lista a seguir.

1. O _____ é um osso ímpar do neurocrânio que forma a porção mais anterior da cavidade craniana, superior aos olhos na região frontal, e inclui a maior parte da fronte, bem como o teto de cada cavidade orbitária.

2. O osso frontal se articula com os _____, osso esfenoide, ossos lacrimais, ossos nasais, osso etmoide, ossos zigomáticos e ossos maxilares.

3. Parte da linha temporal superior e da _____ são observadas no osso frontal quando ele é visto a partir de um aspecto lateral.

4. No interior do osso frontal encontra-se um par de seios paranasais, os chamados

   _____.

5. A _____ está localizada na porção medial da margem supraorbital do osso frontal, local por onde a artéria e nervo supraorbitários transitam da cavidade orbitária para a região frontal.

6. Entre as cristas supraorbitais do osso frontal, na linha mediana, entre as sobrancelhas, observa-se uma área elevada e suave denominada _____.

7. Lateralmente à cada órbita, a projeção óssea que delimita parte a margem e superfície orbitária é o _____ do osso frontal.

8. Numa vista inferior do osso frontal, próximo ao terço mais lateral de cada margem supraorbital, observam-se as _____.

9. Cada fossa lacrimal do osso frontal contém uma _____, que produz o fluido lacrimal, líquido lacrimal ou *lágrimas*.

10. As suaves elevações curvas acima da margem superior da cavidade orbitária são as _____ do osso frontal, subjacentes às sobrancelhas.

glândula lacrimal	fossas lacrimais	processo zigomático
seios frontais	ossos parietais	cristas supraorbitais
linha temporal inferior	incisura supraorbital	glabela
osso frontal		

Referência

Capítulo 3, Skeletal system. In Fehrenbach MJ, Herring SW: *Illustrated anatomy of the head and neck*, ed 5, St. Louis, 2017, Saunders.

RESPOSTAS 1. osso frontal, 2. ossos parietais, 3. linha temporal inferior, 4. seios frontais, 5. incisura supraorbital, 6. glabela, 7. processo zigomático, 8. fossas lacrimais, 9. glândula lacrimal, 10. cristas supraorbitais.

FIG. 4.11 Ossos parietais com pontos de referência (vista posterior)

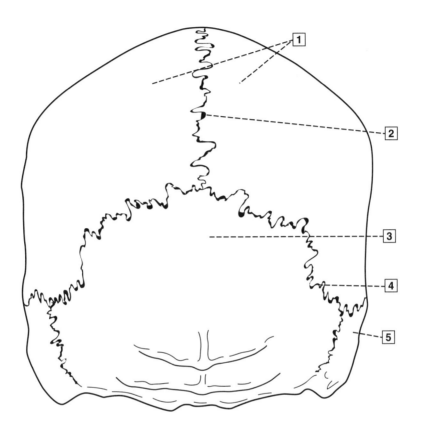

1. Ossos parietais
2. Sutura sagital
3. Osso occipital
4. Sutura lambdoide
5. Osso temporal

CAPÍTULO 4   Sistema Esquelético

QUESTÕES DE REVISÃO

Preencha os espaços em branco escolhendo os termos apropriados da lista a seguir.

1. Os _____ são ossos pares do neurocrânio.

2. Os dois ossos parietais articulam-se entre si formando a _____ ímpar, que se estende de anterior para posterior da calota craniana na linha mediana, sendo paralela ao plano sagital.

3. Os ossos parietais estão localizados posteriormente ao _____.

4. Os dois ossos parietais formam a maior parte das paredes laterais direita e esquerda e o teto do _____.

5. Os ossos parietais articulam-se com outros ossos do crânio, incluindo o osso occipital, o osso frontal, o osso temporal e o osso _____.

6. Os ossos parietais articulam-se com o osso occipital, formando a _____ ímpar, assemelhando-se a uma letra "V" invertida, sendo a sutura de margem mais serrilhada das demais articulações do crânio.

7. Cada osso parietal tem _____ margens e o formato de uma placa curva.

8. A face externa do osso parietal é convexa, lisa e com uma elevação discreta próximo ao seu centro, denominada bossa ou _____, que indica o ponto onde a ossificação deu início.

9. A borda ou _____ é a parte de maior comprimento e mais espessa de cada osso parietal, por onde o osso se articula com o outro osso parietal oposto, formando a sutura sagital.

10. O ponto onde a sutura sagital intersecta a sutura lambdoide é chamado de _____.

eminência parietal	**sutura sagital**	**neurocrânio**
margem sagital	**lambda**	**osso frontal**
quatro	**ossos parietais**	**sutura lambdoide**
esfenoide		

Referências

Capítulo 3, Skeletal system. In Fehrenbach MJ, Herring SW: *Illustrated anatomy of the head and neck*, ed 5, St. Louis, 2017, Saunders;

Vários Capítulos. In Drake R, Vogel AW, Mitchell AWM: *Gray's anatomy for students*, ed 3, Philadelphia, 2014, Churchill Livingstone.

RESPOSTAS 1. ossos parietais, 2. sutura sagital, 3. osso frontal, 4. neurocrânio, 5. esfenoide, 6. sutura lambdoide, 7. quatro, 8. eminência parietal, 9. margem sagital, 10. lambda.

CAPÍTULO 4 Sistema Esquelético

FIG. 4.12 Ossos temporais com suas porções e pontos de referência (vistas lateral e inferior do osso desarticulado e vista externa da base do crânio)

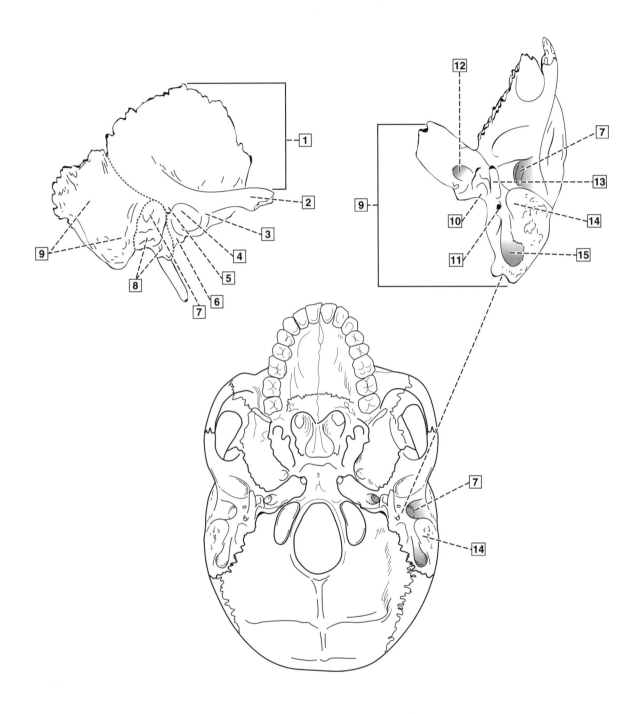

1 Porção escamosa	6 Fissura petrotimpânica	11 Forame estilomastóideo
2 Processo zigomático	7 Meato acústico externo	12 Canal carotídeo
3 Eminência articular	8 Porção timpânica	13 Processo estiloide
4 Fossa articular	9 Porção petrosa	14 Processo mastoide
5 Processo ou tubérculo pós-glenoidal	10 Incisura jugular	15 Incisura mastoide

CAPÍTULO 4 Sistema Esquelético

QUESTÕES DE REVISÃO

Preencha os espaços em branco escolhendo os termos apropriados da lista a seguir.

1. Os _____ são ossos pares do neurocrânio que contribuem para a formação das paredes laterais da cavidade craniana e região temporal.

2. Os ossos temporais fazem parte da base do _____ na região auricular.

3. Cada osso temporal está localizado profundamente ao músculo _____, que está superficialmente na face lateral da cabeça, posterior a cada olho.

4. Cada osso temporal articula-se com o osso zigomático, o osso parietal, o osso occipital, o osso esfenoide, bem como com o osso _____.

5. Cada osso temporal é composto por _____ porções, incluindo as porções escamosa, timpânica e petrosa.

6. A pequena _____ do osso temporal possui formato irregular, está associada ao canal auditivo e forma a maior parte do meato acústico externo.

7. A grande porção plana em forma de leque, mais superior em cada um dos ossos temporais, é a _____ do osso temporal.

8. A _____ do osso temporal é localizada inferiormente e contribui com a formação da base do crânio.

9. Anterior à fossa articular do osso temporal está localizada a _____, e, posteriormente, encontra-se o processo pós-glenoidal, com a porção timpânica separada da porção petrosa pela fissura petrotimpânica, através da qual o nervo corda do tímpano emerge.

10. Na face inferior da porção petrosa do osso temporal, e posterior ao meato acústico externo, há uma grande projeção óssea rugosa denominada _____.

três	**temporal**	**crânio**
mandíbula	**porção petrosa**	**porção escamosa**
porção timpânica	**ossos temporais**	**eminência articular**
processo mastoide		

Referência

Capítulo 3, Skeletal system. In Fehrenbach MJ, Herring SW: *Illustrated anatomy of the head and neck*, ed 5, St. Louis, 2017, Saunders.

RESPOSTAS 1. ossos temporais, 2. crânio, 3. temporal, 4. mandíbula, 5. três, 6. porção timpânica, 7. porção escamosa, 8. porção petrosa, 9. eminência articular, 10. processo mastoide.

CAPÍTULO 4 Sistema Esquelético

FIG. 4.13 Osso esfenoide com pontos de referência (vista superior da superfície interna da base do crânio, vista lateral do osso desarticulado, e vistas inferior e lateral do crânio)

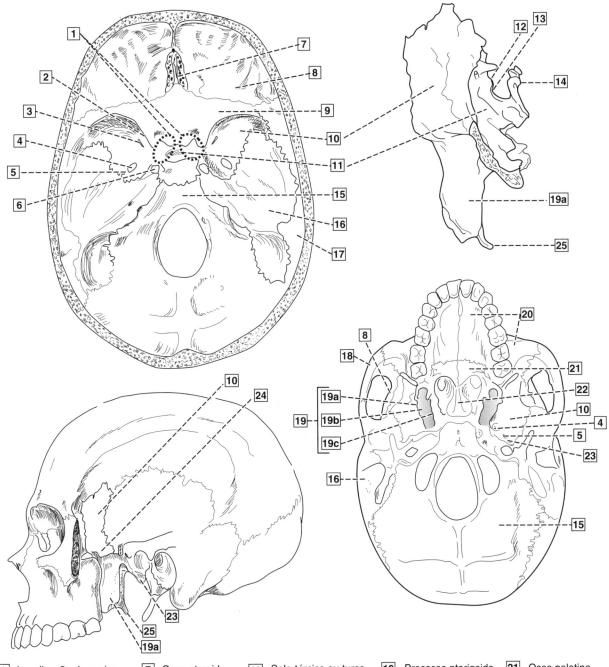

1. Localização dos seios esfenoidais
2. Fissura orbital superior
3. Forame redondo
4. Forame oval
5. Forame espinhoso
6. Forame lacerado
7. Osso etmoide
8. Osso frontal
9. Asa menor do osso esfenoide
10. Asa maior do osso esfenoide
11. Corpo do osso esfenoide
12. Tubérculo da sela turca
13. Sela túrcica ou turca com fossa hipofisária
14. Dorso da sela truca
15. Osso occipital
16. Ossos temporais
17. Osso parietal
18. Osso zigomático
19. Processo pterigoide do osso esfenoide
19a. Lâmina lateral do processo pterigoide
19b. Fossa do processo pterigoide
19c. Lâmina medial do processo pterigoide
20. Osso maxilar
21. Osso palatino
22. Osso vômer
23. Espinha do osso esfenoide
24. Crista infratemporal
25. Hâmulo da lâmina medial do processo pterigoide do osso esfenoide

239

CAPÍTULO 4 Sistema Esquelético

QUESTÕES DE REVISÃO

Preencha os espaços em branco escolhendo os termos apropriados da lista a seguir.

1. O _____ é um osso ímpar na linha mediana da base do crânio, estrategicamente cruzando o plano de secção sagital mediana e, portanto, é localizado entre vários outros ossos do neurocrânio, assemelhando-se a um morcego com as asas estendidas ou a uma borboleta em voo.

2. O osso esfenoide se articula com os ossos frontal, parietais, etmoide, temporais, zigomáticos, maxilares, palatinos, vômer e _____, contribuindo com a conexão entre os ossos do viscerocrânio e o neurocrânio.

3. O osso esfenoide é composto por um _____ e três pares de processos ósseos, possuindo ainda vários acidentes anatômicos e aberturas ou forames.

4. O corpo do osso esfenoide articula-se através da sua face anterior com o _____, e posteriormente com a porção basilar do osso occipital.

5. O processo ósseo posterolateral do osso esfenoide é a _____ do osso esfenoide.

6. Uma projeção óssea aguda e pontiaguda forma a _____ do osso esfenoide, localizada na região mais posterior de cada asa maior do osso esfenoide.

7. Cada asa maior do osso esfenoide é dividida externamente em duas superfícies menores pela _____ em faces temporal e infratemporal.

8. A _____ do crânio está localizada lateralmente à lâmina lateral do processo pterigoide do osso esfenoide.

9. O _____ é um delgado e curto processo ósseo na extremidade inferior final da lâmina medial do processo pterigoide do osso esfenoide.

10. A fissura pterigomaxilar em vertical está localizada entre a lâmina lateral do _____ do osso esfenoide e a tuberosidade maxilar do osso maxilar; por esta fissura transita parte da artéria e veia maxilares.

hâmulo	processo pterigoide	occipital
fossa infratemporal	osso etmoide	asa maior
espinha	osso esfenoide	crista infratemporal
corpo		

Referência

Capítulo 3, Skeletal system. In Fehrenbach MJ, Herring SW: *Illustrated anatomy of the head and neck*, ed 5, St. Louis, 2017, Saunders.

RESPOSTAS 1. osso esfenoide, 2. occipital, 3. corpo, 4. osso etmoide, 5. asa maior, 6. espinha, 7. crista infratemporal, 8. fossa infratemporal, 9. hâmulo, 10. processo pterigoide.

FIG. 4.14 Osso etmoide com pontos de referência (vista anterior do crânio, vistas anterior e anterolateral do osso desarticulado, e vista interna da base do crânio)

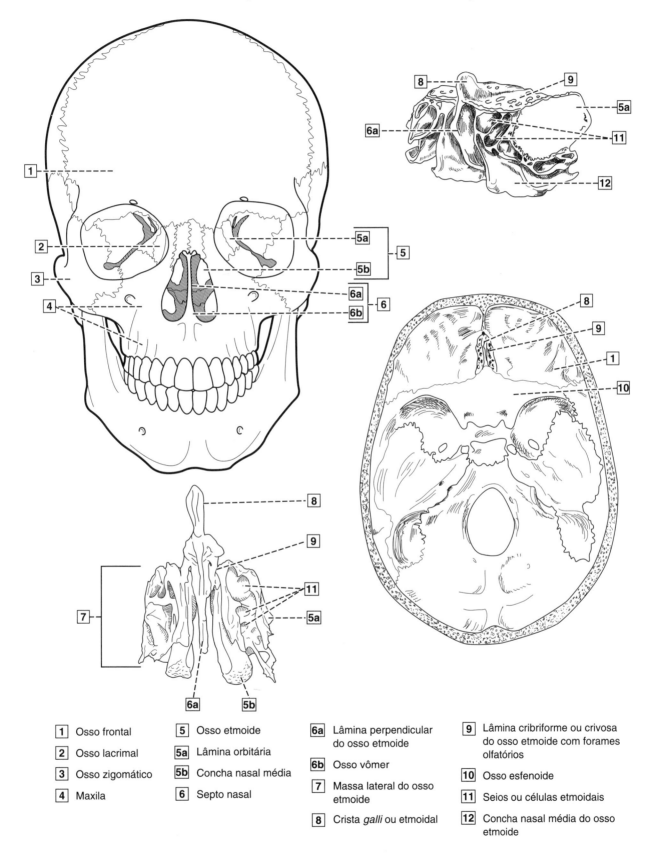

1	Osso frontal	5	Osso etmoide	6a	Lâmina perpendicular do osso etmoide	9	Lâmina cribriforme ou crivosa do osso etmoide com forames olfatórios
2	Osso lacrimal	5a	Lâmina orbitária	6b	Osso vômer		
3	Osso zigomático	5b	Concha nasal média	7	Massa lateral do osso etmoide	10	Osso esfenoide
4	Maxila	6	Septo nasal	8	Crista *galli* ou etmoidal	11	Seios ou células etmoidais
						12	Concha nasal média do osso etmoide

CAPÍTULO 4 Sistema Esquelético

QUESTÕES DE REVISÃO

Preencha os espaços em branco escolhendo os termos apropriados da lista a seguir.

1. O _____ é um osso ímpar na linha mediana da base do crânio que, assim como esfenoide, é atravessado o plano de secção mediossagital.

2. O osso etmoidal está localizado anterior ao osso esfenoide na fossa anterior da base _____.

3. O osso etmoide se articula com os ossos frontal, esfenoide, lacrimais, bem como com os ossos maxilares e _____, através de suas margens.

4. O osso etmoide tem duas lâminas não pareadas, compostas pela lâmina perpendicular vertical na linha mediana e pela _____ ou crivosa, numa direção horizontal, que se cruzam de forma perpendicular, uma sobre a outra.

5. A lâmina cribriforme ou crivosa do osso etmoide, visualizada na face interna da base da cavidade craniana e localizada mais superiormente no referido osso, é perfurada por numerosos forames para permitir a passagem de nervos olfatórios pelo sentido da olfação, e de onde se projeta a _____ ou etmoidal.

6. Na face interna das massas laterais do osso etmoide se formam as _____ nasais superiores e médias (ou cornetos), de cada lado, que são lâminas ósseas que se projetam para o interior da cavidade nasal (e, dessa forma, fazem parte da parede lateral desta cavidade); essas massas ainda formam, através de suas superfícies voltadas para o interior da cavidade orbitária, as lâminas orbitárias em cada lado.

7. A _____ do osso etmoide contribui para a formação da parede medial da cavidade orbitária.

8. Entre as lâminas orbitárias e as conchas nasais, localizam-se os _____, ou *células aéreas etmoidais*, formadas por um número variável de pequenas cavidades no interior da massa lateral do osso etmoide, que são parcialmente completadas pelos ossos articulados circundantes.

9. A _____ do osso etmoidal é uma estrutura óssea observada no interior da cavidade nasal, ao se visualizar o crânio por um aspecto frontal, e contribui para formação do septo nasal junto com o osso vômer e com a cartilagem do septo nasal.

10. No interior da _____ observa-se uma continuação da lâmina vertical perpendicular do osso etmoide, na linha mediana, superiormente à lâmina cribriforme ou crivosa, que é a crista *galli* ou crista etmoidal, em forma de cunha, e que serve como um ponto de inserção para as membranas meníngeas que recobrem o encéfalo.

lâmina perpendicular	seios etmoidais	osso etmoide
cavidade craniana	lâmina cribriforme	crânio
conchas	osso vômer	crista *galli*
lâmina orbitária		

Referência

Capítulo 3, Skeletal system. In Fehrenbach MJ, Herring SW: *Illustrated anatomy of the head and neck*, ed 5, St. Louis, 2017, Saunders.

RESPOSTAS 1. osso etmoide, 2. crânio, 3. osso vômer, 4. lâmina cribriforme, 5. crista *galli*, 6. conchas, 7. lâmina orbitária, 8. seios etmoidais, 9. lâmina perpendicular, 10. cavidade craniana.

FIG. 4.15 Osso vômer com pontos de referência (vista da parede mediana da cavidade nasal e vista lateral do osso desarticulado)

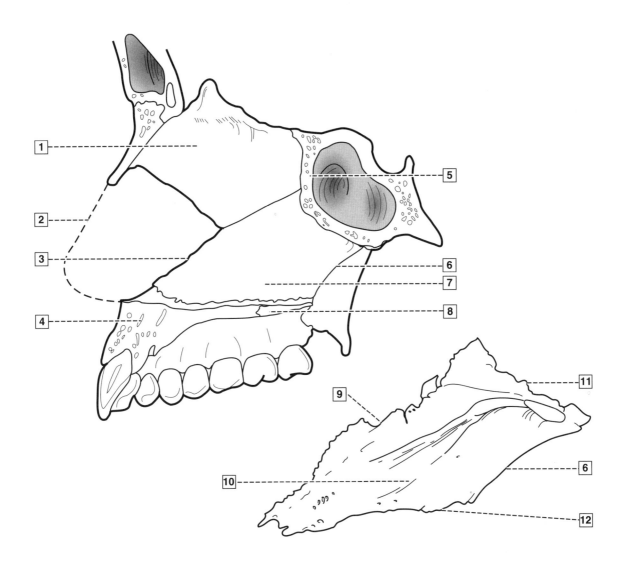

1 Osso etmoidal	5 Osso esfenoide	9 Margem anterior do osso vômer
2 Localização da cartilagem do septo nasal	6 Margem posterior (livre) do osso vômer	10 Sulco nasopalatino
3 Articulação com a cartilagem do septo nasal	7 Osso vômer	11 Margem superior do osso vômer
4 Osso maxilar	8 Osso palatino	12 Margem inferior do osso vômer

CAPÍTULO 4 Sistema Esquelético

QUESTÕES DE REVISÃO

Preencha os espaços em branco escolhendo os termos apropriados da lista a seguir.

1. O _____ é um fino osso do viscerocrânio, plano e bastante simples.

2. O osso vômer possui um formato quase _____.

3. O osso vômer contribui para a formação da parte posterior do _____, sendo a parte anterior formada pelo osso etmoide.

4. A lâmina perpendicular do _____ é vista dentro da cavidade nasal e contribui para a formação do septo nasal, junto com a cartilagem do septo nasal e o osso vômer.

5. O assoalho da cavidade nasal é formado pelo palato duro, que, por sua vez, é formado pelos processos palatinos dos ossos maxilares, mais anteriormente, e pelas lâminas horizontais dos _____, mais posteriormente.

6. O osso vômer articula-se com a lâmina perpendicular do osso etmoide na metade superior de sua margem anterior, com sua metade mais inferior sulcada para permitir o encaixe com a margem inferior da cartilagem do septo nasal; também se articula com o _____ através de sua margem superior.

7. A margem posteroinferior do osso vômer não estabelece articulações ósseas e também não promove inserções _____.

8. O osso vômer está localizado no _____ e suas articulações são visualizadas através de uma vista lateral do osso.

9. Cada face lateral do osso vômer apresenta o _____, no qual trafegam o nervo nasopalatino e os ramos dos vasos sanguíneos esfenopalatinos.

10. O osso vômer não é um osso do neurocrânio, mas é considerado um osso da face ou do _____.

ossos palatinos	osso vômer	musculares
viscerocrânio	septo nasal	plano sagital
sulco nasopalatino	osso esfenoide	trapezoidal
osso etmoide		

Referência

Capítulo 3, Skeletal system. In Fehrenbach MJ, Herring SW: *Illustrated anatomy of the head and neck*, ed 5, St. Louis, 2017, Saunders.

RESPOSTAS 1. osso vômer, 2. trapezoidal, 3. septo nasal, 4. osso etmoide, 5. ossos palatinos, 6. osso esfenoide, 7. musculares, 8. plano sagital, 9. sulco nasopalatino, 10. viscerocrânio.

FIG. 4.16 Ossos nasais, ossos lacrimais e conchas nasais inferiores (vista anterior)

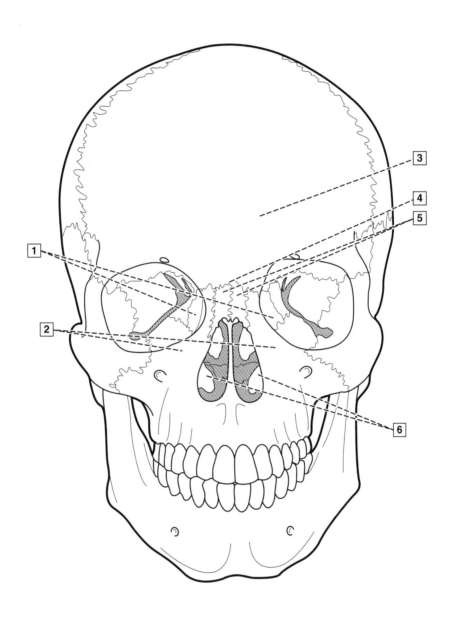

1. Ossos lacrimais
2. Ossos maxilares
3. Osso frontal
4. Sutura frontonasal
5. Ossos nasais
6. Conchas nasais inferiores

CAPÍTULO 4 Sistema Esquelético

QUESTÕES DE REVISÃO

Preencha os espaços em branco escolhendo os termos apropriados da lista a seguir.

1. Cada par de _____ é formado por duas lâminas ósseas finas e irregulares e contribui para a formação de uma pequena porção anterior da parede medial da cavidade orbitária.

2. Cada osso lacrimal, como um osso do viscerocrânio, articula-se com o osso etmoide, com o _____, assim como com os ossos maxilares.

3. O ducto nasolacrimal é formado pela articulação do osso lacrimal com o osso _____.

4. O líquido lacrimal ou *lágrimas*, produzidos pela glândula lacrimal, são drenados através do ducto nasolacrimal para o _____.

5. Os _____ são pequenos ossos pares do viscerocrânio, situados lado a lado, que se articulam e acabam se fundindo entre si, formando o dorso do nariz na linha mediana, superior à abertura piriforme; a linha de fusão entre os dois ossos é chamada de *sutura internasal*.

6. Os ossos nasais se localizam entre os processos frontais dos ossos maxilares e, assim, articulam-se com o osso frontal superiormente na _____, e com os ossos maxilares lateralmente.

7. Os ossos _____ são ossos pares do viscerocrânio que se projetam a partir de sua articulação com os ossos maxilares para o interior da cavidade nasal, contribuindo para formar uma parte das paredes laterais desta cavidade.

8. Ao contrário das conchas nasais superiores e médias, se projetam a partir do osso etmoide, as conchas nasais inferiores são _____, ou ossos do viscerocrânio, independentes.

9. Os ossos conchas nasais inferiores articulam-se com o osso etmoide, ossos lacrimais e _____, assim como com os ossos maxilares.

10. A face medial de cada concha nasal inferior é convexa e perfurada por numerosos orifícios que dão passagem a sulcos longitudinais com vasos sanguíneos; já a face lateral é côncava e forma o _____ inferior.

meato nasal	ossos palatinos	meato nasal inferior
maxilar	osso frontal	conchas nasais inferiores
ossos faciais	osso lacrimal	ossos nasais
sutura frontonasal		

Referências

Capítulo 3, Skeletal system. In Fehrenbach MJ, Herring SW: *Illustrated anatomy of the head and neck*, ed 5, St. Louis, 2017, Saunders;

Vários Capítulos. In Drake R, Vogel AW, Mitchell AWM: *Gray's anatomy for students*, ed 3, Philadelphia, 2014, Churchill Livingstone.

RESPOSTAS 1. osso lacrimal, 2. osso frontal, 3. maxilar, 4. meato nasal inferior. 5. ossos nasais, 6. sutura frontonasal, 7. conchas nasais inferiores, 8. ossos faciais, 9. ossos palatinos, 10. meato nasal.

FIG. 4.17 Ossos zigomáticos com pontos de referência (vistas lateral e anterior)

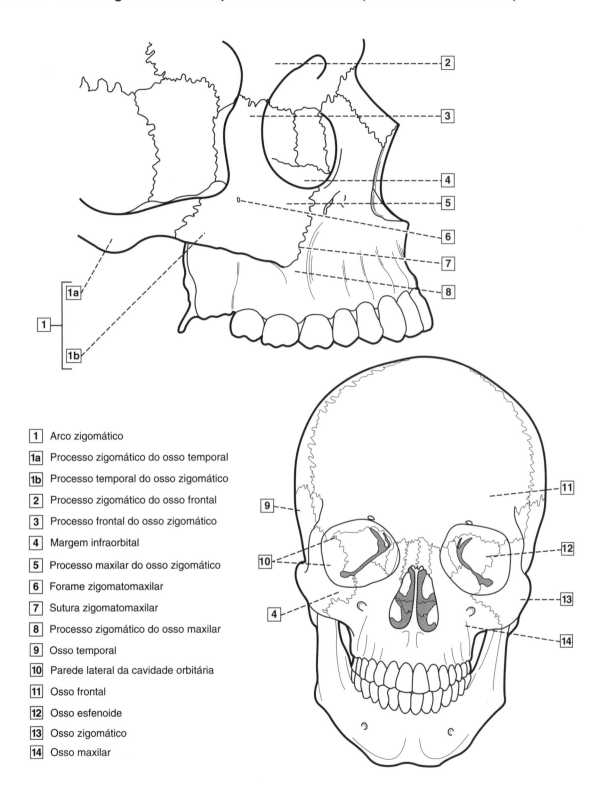

1 Arco zigomático
1a Processo zigomático do osso temporal
1b Processo temporal do osso zigomático
2 Processo zigomático do osso frontal
3 Processo frontal do osso zigomático
4 Margem infraorbital
5 Processo maxilar do osso zigomático
6 Forame zigomatomaxilar
7 Sutura zigomatomaxilar
8 Processo zigomático do osso maxilar
9 Osso temporal
10 Parede lateral da cavidade orbitária
11 Osso frontal
12 Osso esfenoide
13 Osso zigomático
14 Osso maxilar

CAPÍTULO 4 Sistema Esquelético

QUESTÕES DE REVISÃO

Preencha os espaços em branco escolhendo os termos apropriados da lista a seguir.

1. O _____ ou *zigoma* é um osso par do viscerocrânio, responsável pela formação da maior parte das saliências zigomáticas (superfície malar), ou da "maçã da face".

2. Os ossos zigomáticos se articulam com os ossos frontal, temporais e esfenoides, assim como com os ossos _____.

3. Cada osso zigomático possui o formato de um losango, composto por _____ processos ósseos com articulações associadas, denominados de forma semelhante, incluindo os processos frontal, temporal e maxilar do osso zigomático.

4. A face orbitária do _____ do osso zigomático contribui para a formação da porção mais anterior da parede lateral da cavidade orbitária, geralmente apresentando um pequeno orifício denominado forame zigomatofacial, abrindo-se na sua superfície lateral.

5. O _____ de cada osso zigomático forma o arco zigomático quando se articula com o processo zigomático do osso temporal e apresenta um orifício denominado forame zigomaticotemporal, bilateralmente, na superfície do osso.

6. A face orbital do _____ do osso zigomático contribui para a formação da porção mais lateral da margem infraorbital e de uma pequena porção mais anterior da parede lateral da cavidade orbitária.

7. Os ossos zigomáticos contribuem para a formação das paredes laterais e do assoalho das _____.

8. Cada um dos três processos do osso zigomático ajuda na conformação das estruturas do _____, ou esqueleto da face.

9. Próximo ao centro da face temporal do osso zigomático localiza-se o _____ para a passagem do nervo zigomaticotemporal.

10. A face anterior do osso zigomático é convexa e perfurada próximo ao seu centro por um pequeno forame chamado de _____, que permite a passagem do nervo zigomatofacial e de vasos sanguíneos.

forame zigomaticotemporal	**três**	**osso zigomático**
cavidades orbitárias	**forame zigomatofacial**	**maxilares**
viscerocrânio	**processo maxilar**	**processo frontal**
processo temporal		

Referência

Capítulo 3, Skeletal system. In Fehrenbach MJ, Herring SW: *Illustrated anatomy of the head and neck*, ed 5, St. Louis, 2017, Saunders.

RESPOSTAS 1. osso zigomático, 2. maxilares, 3. três, 4. processo frontal, 5. processo temporal, 6. processo maxilar, 7. cavidades orbitárias, 8. viscerocrânio, 9. forame zigomaticotemporal, 10. forame zigomatofacial.

CAPÍTULO 4 Sistema Esquelético

FIG. 4.18 Ossos palatinos e maxilares com pontos de referência (vista inferior do palato duro, vista posteroinferior do crânio e vista superoposterior do osso palatino desarticulado)

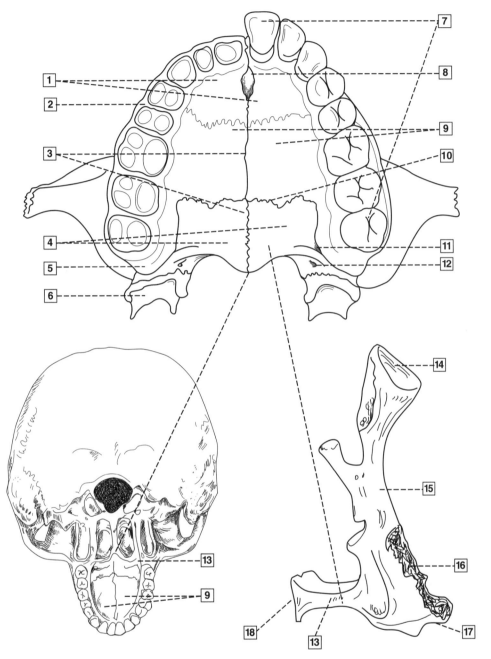

1	Processos palatinos da maxila
2	Processo alveolar da maxila
3	Sutura palatina mediana
4	Lâminas horizontais dos ossos palatinos
5	Tuberosidade maxilar
6	Osso esfenoide
7	Dentes superiores
8	Forame incisivo
9	Ossos maxilares
10	Sutura palatina transversa
11	Forame palatino maior
12	Forame palatino menor
13	Lâmina horizontal do osso palatino
14	Processo orbitário do osso palatino no ápice da cavidade orbitária
15	Lâmina vertical do osso palatino
16	Processo piramidal do osso palatino
17	Articulação com o processo palatino da maxila na sutura palatina transversal
18	Articulação com osso palatino contralateral na sutura palatina mediana

249

CAPÍTULO 4 Sistema Esquelético

QUESTÕES DE REVISÃO

Preencha os espaços em branco escolhendo os termos apropriados da lista a seguir.

1. Os _____ são ossos pares do viscerocrânio que formam a porção mais posterior do palato duro e o assoalho da cavidade nasal; anteriormente eles se articulam com os ossos maxilares.

2. Cada osso palatino possui o formato da letra "L" e é composto por duas placas ósseas, a _____ e a lâmina vertical.

3. As lâminas horizontais de cada osso palatino formam a porção mais posterior do _____.

4. As _____ de cada osso palatino formam as paredes laterais da cavidade nasal e ainda contribuem com uma pequena parte na formação do ápice da cavidade orbitária.

5. Os ossos palatinos funcionam como um elo entre os ossos _____ e o osso esfenoide, articulando-se com ambos.

6. As duas lâminas horizontais dos ossos palatinos articulam-se entre si no segmento mais posterior da _____.

7. As duas lâminas horizontais de cada osso palatino articulam-se anteriormente com os ossos maxilares na _____.

8. O _____ está localizado no quadrante posterolateral de cada lâmina horizontal dos ossos palatinos, geralmente superior aos ápices dos segundos ou terceiros molares superiores, e por ele transitam o nervo palatino maior e vasos sanguíneos, servindo como um ponto anatômico de referência para a administração de anestésico local para o bloqueio do nervo palatino maior.

9. Outro orifício menor próximo ao forame palatino maior é o _____, por onde passam o nervos palatinos menores e vasos sanguíneos em direção ao palato mole e tonsilas palatinas.

10. O _____, par e bilateral, é um orifício formado entre o osso esfenoide e o processo orbital de cada osso palatino; este forame se abre na cavidade nasal e por ele passam ramos do gânglio nervoso pterigopalatino e da artéria esfenopalatina, um ramo da artéria maxilar.

lâminas verticais	forame palatino maior	maxilares
forame esfenopalatino	ossos palatinos	lâmina horizontal
sutura palatina mediana	forame palatino menor	palato duro
sutura palatina transversa		

Referência

Capítulo 3, Skeletal system. In Fehrenbach MJ, Herring SW: *Illustrated anatomy of the head and neck*, ed 5, St. Louis, 2017, Saunders.

RESPOSTAS 1. ossos palatinos, 2. lâmina horizontal, 3. palato duro, 4. lâminas verticais, 5. maxilares, 6. sutura palatina mediana, 7. sutura palatina transversa, 8. forame palatino maior, 9. forame palatino menor, 10. forame esfenopalatino.

FIG. 4.19 Ossos maxilares com pontos de referência (vista anterior)

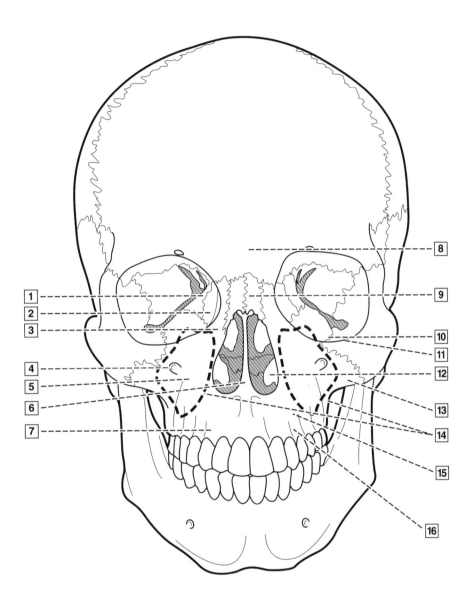

1 Osso etmoide	6 Osso vômer	11 Margem infraorbital
2 Osso lacrimal	7 Processo alveolar da maxila	12 Concha nasal inferior
3 Processo frontal da maxila	8 Osso frontal	13 Processo zigomático da maxila
4 Forame infraorbital	9 Osso nasal	14 Localização do seio maxilar
5 Corpo da maxila	10 Sulco infraorbital	15 Fossa canina
		16 Eminência canina

CAPÍTULO 4   Sistema Esquelético

QUESTÕES DE REVISÃO

Preencha os espaços em branco escolhendo os termos apropriados da lista a seguir.

1. A _____ superior é formada pelos dois ossos maxilares.

2. Os dois ossos maxilares se articulam através da _____.

3. Cada maxila articula-se com o _____, com o osso concha nasal inferior, o osso lacrimal, o osso nasal, o osso vômer, o osso esfenoide, o osso etmoide, o osso palatino e o osso zigomático.

4. Cada osso maxilar é formado por corpo e _____ processos ósseos, denominados processos frontal, zigomático, palatino e alveolar.

5. O _____ da maxila tem uma face orbital, uma face nasal, uma face infratemporal e a face facial (anterior).

6. Cada um dos corpos dos ossos maxilares contém em seu interior os _____, que são cavidades cheias de ar ou seios paranasais.

7. O par de ossos maxilares compreende os ossos do viscerocrânio, que quando articulados entre si, formam o _____ superior, que contém e sustenta os dentes superiores.

8. Numa vista anterior, observa-se o_____ de cada maxila, que é a estrutura óssea pela qual este osso se articula com o osso frontal.

9. O sulco infraorbital torna-se o canal infraorbital e finalmente termina em um orifício na face anterior (ou facial) de cada maxila, o _____.

10. Uma depressão alongada, a _____, é vista numa posição posterossuperior a cada uma das saliências formadas pelas raízes dos dentes caninos superiores.

seios maxilares	fossa canina	quatro
corpo	arco dentário	sutura intermaxilar
processo frontal	forame infraorbitário	maxila
osso frontal		

Referência

Capítulo 3, Skeletal system. In Fehrenbach MJ, Herring SW: *Illustrated anatomy of the head and neck*, ed 5, St. Louis, 2017, Saunders.

RESPOSTAS   1. maxila, 2. sutura intermaxilar, 3. osso frontal, 4. quatro, 5. corpo, 6. seios maxilares, 7. arco dentário, 8. processo frontal, 9. forame infraorbital, 10. fossa canina.

FIG. 4.20 Maxila com pontos de referência (vista lateral com corte)

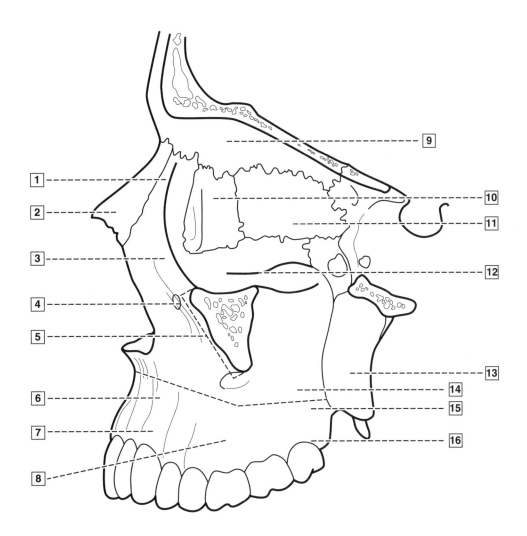

1. Processo frontal da maxila
2. Osso nasal
3. Margem infraorbital
4. Forame infraorbital
5. Processo zigomático da maxila
6. Fossa canina
7. Eminência canina
8. Processo alveolar superior (da maxila)
9. Osso frontal
10. Osso lacrimal
11. Osso etmoidal
12. Sulco infraorbital
13. Osso esfenoide
14. Corpo da maxila
15. Forames alveolares superiores posteriores
16. Tuberosidade maxilar

CAPÍTULO 4 Sistema Esquelético

QUESTÕES DE REVISÃO

Preencha os espaços em branco escolhendo os termos apropriados da lista a seguir.

1. A saliência óssea facial sobre cada uma das raízes dos dentes caninos superiores, denominada _____, é especialmente proeminente, servindo como um ponto de referência para a administração de anestésico e bloqueio do nervo alveolar superior anterior.

2. O _____ superior (ou da maxila) pode ser reabsorvido quando o arco dentário superior está completamente edêntulo; a reabsorção ocorre em menor grau em casos de pacientes parcialmente desdentados.

3. A partir de uma vista lateral, observa-se que cada _____ da maxila articula-se lateralmente através do processo maxilar do osso zigomático, constituindo a sutura zigomatomaxilar, que ajuda a formar parte da margem infraorbital.

4. Na região posterior do corpo da cada maxila, existe uma elevação arredondada e áspera denominada _____, imediatamente atrás do dente terceiro molar superior, servindo como ponto de referência para a tomada de radiografias intraorais e como margem de uma das fossas infratemporais do crânio, além de servir como ponto de referência para administração de anestésico e bloqueio do nervo alveolar superior posterior.

5. A região superolateral da tuberosidade maxilar possui múltiplas perfurações que formam os _____, por onde os ramos do nervo alveolar superior posterior e dos vasos sanguíneos penetram no osso maxilar, servindo como ponto de referência para bloqueio anestésico do nervo alveolar superior superior.

6. Cada maxila se articula com os ossos da concha nasal inferior, frontal, lacrimal, nasal, vômer, esfenoide, etmoide, palatino e _____.

7. Uma depressão alongada, a fossa canina, é localizada posterossuperiormente a cada uma das saliências formadas pelas raízes dos dentes caninos _____ permanentes, no processo alveolar superior.

8. O corpo de cada osso maxilar possui superfícies que formam as faces orbital, nasal, infratemporal e _____ (anterior).

9. O sulco no assoalho da face orbital ou orbitária de cada maxila é o _____.

10. O sulco infraorbital torna-se o canal infraorbital e termina na superfície facial de cada maxila como _____ ou infraorbitário.

tuberosidade maxilar	forame infraorbital	zigomático
processo zigomático	sulco infraorbital	superiores
processo alveolar	eminência canina	facial
forames alveolares superiores posteriores		

Referência

Capítulo 3, Skeletal system. In Fehrenbach MJ, Herring SW: *Illustrated anatomy of the head and neck*, ed 5, St. Louis, 2017, Saunders.

RESPOSTAS 1. eminência canina, 2. processo alveolar, 3. processo zigomático, 4. tuberosidade maxilar, 5. forames alveolares superiores posteriores, 6. zigomático, 7. superiores, 8. facial, 9. sulco infraorbital, 10. forame infraorbital.

CAPÍTULO 4 Sistema Esquelético

FIG. 4.21 Mandíbula com pontos de referência (vistas anterolaterais com remoção da cortical óssea)

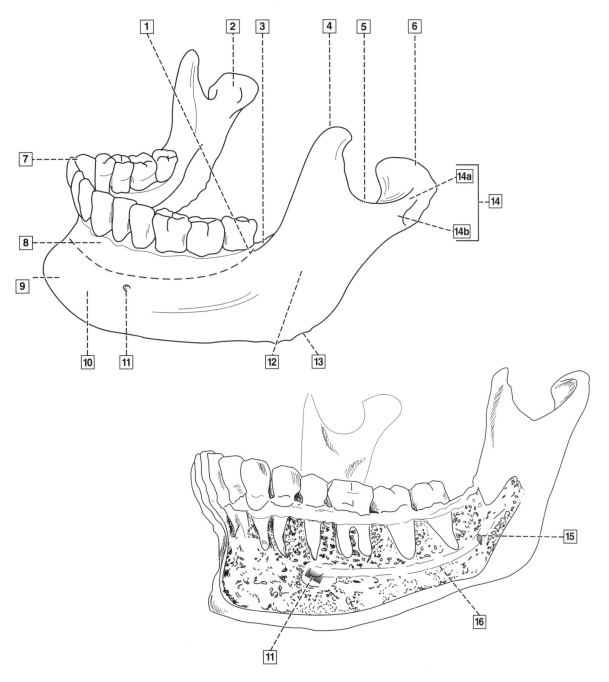

1	Linha oblíqua externa	6	Superfície articular do côndilo da mandíbula	11	Forame mentual	14b	Côndilo da mandíbula
2	Fóvea pterigoide			12	Ramo mandibular	15	Forame mandibular
3	Incisura coronoide	7	Dentes inferiores	13	Ângulo de mandíbula	16	Canal da mandíbula
4	Processo coronoide	8	Processo alveolar inferior (da mandíbula)	14	Processo condilar		
5	Incisura mandibular	9	Protuberância mental	14a	Colo do côndilo da mandíbula		
		10	Corpo da mandíbula				

255

CAPÍTULO 4 Sistema Esquelético

QUESTÕES DE REVISÃO

Preencha os espaços em branco escolhendo os termos apropriados da lista a seguir.

1. A _____ é um osso ímpar fusionado do viscerocrânio, que forma o "maxilar inferior"e é o único osso livremente móvel do crânio.

2. A porção horizontal robusta e forte da mandíbula, localizada inferiormente ao forame mentual, é o _____ com a base da mandíbula.

3. A _____ é uma proeminência óssea da linha mediana do mento, localizada abaixo das raízes dos dentes incisivos inferiores permanentes.

4. Mais posteriormente, na face externa do corpo da mandíbula, localizados em geral inferiormente aos ápices dos dentes pré-molares inferiores, estão dois orifícios denominados _____, por onde passam os nervos e vasos sanguíneos mentuais para se anastomosarem com os nervos e vasos sanguíneos incisivos do canal mandibular.

5. Superiormente ao corpo da mandíbula, a faixa de osso que contém as raízes dos dentes inferiores em seus alvéolos é o _____ inferior ou da mandíbula.

6. Na face externa e nas extremidades do corpo da mandíbula, a projeção óssea plana e robusta são os _____, que se estendem superior e posteriormente em cada lado.

7. A margem posterior do ramo da mandíbula torna-se mais espessa e se estende do ângulo da mandíbula (local de junção entre o ramo e o corpo da mandíbula), até uma grande projeção mais posterior, o _____.

8. O processo condilar é formado por duas partes, o côndilo da mandíbula e a porção mais estreita que o sustenta, denominada _____.

9. A margem anterior do ramo da mandíbula possui uma espessura delgada e afiada que se continua com o _____.

10. Uma parte da margem anterior do ramo da mandíbula forma uma curva côncava para a frente, a _____, uma grande depressão na margem anterior do ramo da mandíbula que serve como ponto de referência para o bloqueio anestésico do nervo alveolar inferior.

protuberância mental	processo alveolar	ramos da mandíbula
forames mentuais	corpo	processo condilar
mandíbula	incisura coronoide	colo
processo coronoide		

Referência

Capítulo 3, Skeletal system. In Fehrenbach MJ, Herring SW: *Illustrated anatomy of the head and neck*, ed 5, St. Louis, 2017, Saunders.

RESPOSTAS 1. mandíbula, 2. corpo, 3. protuberância mentual, 4. forames mentuais, 5. processo alveolar, 6. ramos da mandíbula, 7. processo condilar, 8. colo, 9. processo coronoide, 10. incisura coronoide.

CAPÍTULO 4 Sistema Esquelético

FIG. 4.22 Mandíbula com pontos de referência (vistas mediais e internas com remoção da cortical óssea)

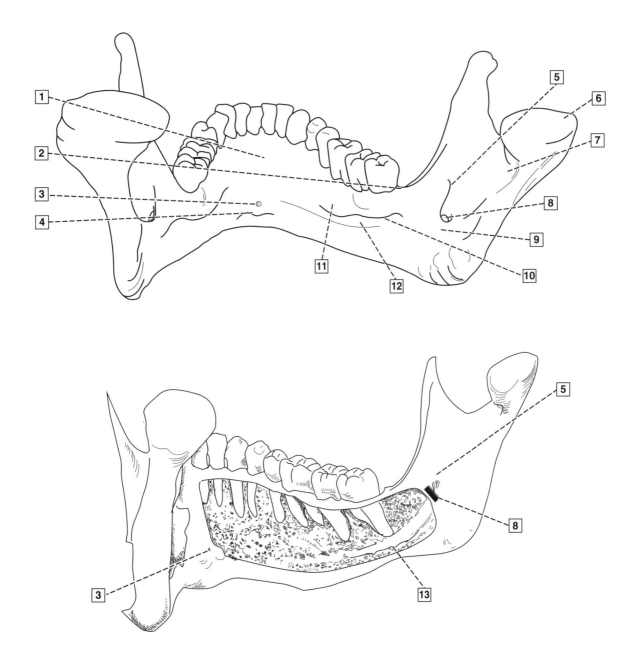

1. Processo alveolar inferior (da mandíbula)
2. Trígono retromolar
3. Forame lingual
4. Tubérculos (espinhas ou processos) genianos
5. Lingula da mandíbula
6. Superfície articular do côndilo da mandíbula
7. Ramo da mandíbula
8. Forame da mandíbula
9. Sulco milo-hióideo
10. Linha milo-hióidea
11. Fossa sublingual
12. Fossa submandibular
13. Canal mandibular

257

CAPÍTULO 4 Sistema Esquelético

QUESTÕES DE REVISÃO

Preencha os espaços em branco escolhendo os termos apropriados da lista a seguir.

1. Próximo à linha mediana da mandíbula, em sua face interna ou medial, estão as _____ ou mentuais, que são quatro pequenas projeções ósseas espinhosas destinadas à fixação muscular.

2. Na extremidade posterior do processo alveolar inferior, em cada lado, há uma área triangular e áspera denominada _____, imediatamente posterior ao dente molar inferior permanente mais distal (se presente), um ponto de referência utilizado para guiar na administração de anestésico local para bloqueio do nervo bucal, que quando coberto por tecidos moles, forma a almofada retromolar.

3. De cada lado da face interna ou medial do corpo da mandíbula, encontra-se a *crista oblíqua interna* ou _____, que se estende para posterior e superior, tornando-se mais proeminente à medida que ascende superiormente sobre o corpo da mandíbula; este é o ponto de fixação do músculo milo-hióideo que forma o assoalho da boca.

4. Uma depressão rasa, a _____, contém a glândula salivar sublingual e está localizada logo acima da porção mais anterior da linha milo-hióidea.

5. Inferior à porção mais posterior da linha milo-hióidea e aos dentes inferoposteriores permanentes, existe outra depressão mais profunda, a _____, que aloja a glândula salivar submandibular.

6. Na face medial ou interna do ramo da mandíbula, o _____ é uma abertura de entrada para canal mandibular por onde o nervo e vasos sanguíneos alveolares inferiores entram na mandíbula.

7. Sobressaindo-se ao forame da mandíbula, uma pequena espinha óssea chamada de _____ serve de inserção do ligamento esfenomandibular associado à articulação temporomandibular.

8. Um pequeno sulco, o _____, passa anterior e inferiormente a partir do forame da mandíbula, por onde viajam os vasos sanguíneos e o nervo milo-hióideo.

9. A _____ do côndilo da mandíbula é o local por onde este osso se articula com o osso temporal, formando a articulação temporomandibular.

10. Inferior à superfície articular do côndilo da mandíbula, na face anterior do colo do processo condilar, uma depressão triangular denominada _____ serve para a inserção do músculo pterigóideo lateral.

linha milo-hióidea	**sulco milo-hióideo**	**fossa sublingual**
fóvea pterigoide	**trígono retromolar**	**fossa submandibular**
superfície articular	**espinhas genianas**	**forame mandibular**
lingula da mandíbula		

Referência

Capítulo 3, Skeletal system. In Fehrenbach MJ, Herring SW: *Illustrated anatomy of the head and neck*, ed 5, St. Louis, 2017, Saunders.

RESPOSTAS 1. espinhas genianas, 2. trígono retromolar, 3. linha milo-hióidea, 4. fossa sublingual, 5. fossa submandibular, 6. forame mandibular, 7. lingula da mandíbula, 8. sulco milo-hióideo, 9. superfície articular, 10. fóvea pterigoide.

FIG. 4.23 Articulação temporomandibular (ATM) com os ossos associados: osso temporal e mandíbula (vista lateral, inferolateral do osso temporal e anterolateral da mandíbula)

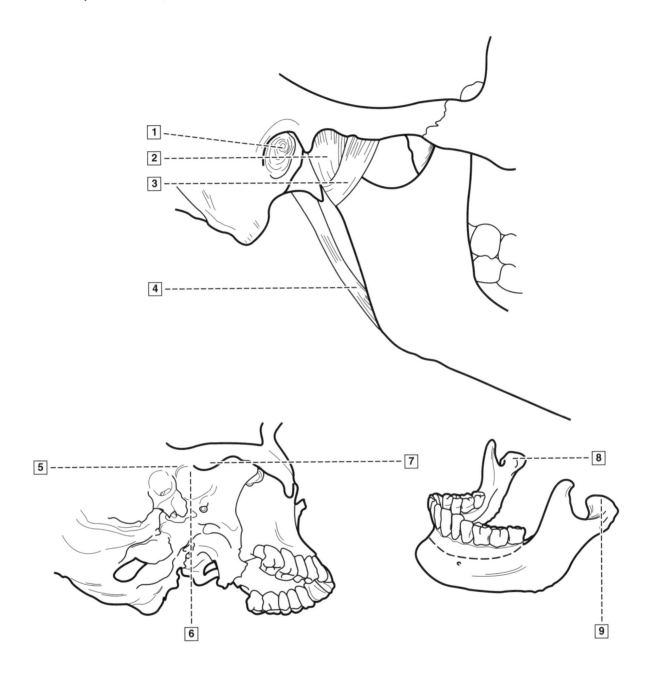

1. Meato acústico externo
2. Cápsula articular
3. Ligamento temporomandibular
4. Ligamento estilomandibular
5. Processo pós-glenoidal
6. Fossa articular (mandibular)
7. Eminência articular
8. Superfície articular do côndilo da mandíbula
9. Côndilo da mandíbula

CAPÍTULO 4 Sistema Esquelético

QUESTÕES DE REVISÃO

Preencha os espaços em branco escolhendo os termos apropriados da lista a seguir.

1. As _____ são duas articulações sinoviais de cada lado da cabeça que permitem o movimento da mandíbula para mastigação, fala e respiração.

2. O _____ é um osso neurocrânio que se articula com o osso da mandíbula, do viscerocrânio, na articulação temporomandibular com um disco articular.

3. A _____, também conhecida como *fossa mandibular* ou *fossa glenoidal*, localiza-se posterior à eminência articular e consiste em uma depressão oval no osso temporal, sendo também posterior e medial ao processo zigomático do osso temporal.

4. Posteriormente à fossa articular, observa-se uma crista mais nítida, chamada de _____.

5. A _____ do côndilo da mandíbula é fortemente convexa na direção anteroposterior, porém ligeiramente convexa no sentido mediolateral, estrutura por onde a mandíbula se articula com o osso temporal.

6. Uma _____ fibrosa envolve completamente a articulação temporomandibular, inserindo-se superiormente ao redor da margem da eminência articular e da fossa articular do osso temporal, inferiormente ao nível posterior e lateralmente do colo do processo condilar da mandíbula, mas anterior e medialmente se fixa à margem da superfície articular do côndilo da mandíbula.

7. O _____, em cada lado, está localizado entre as superfícies articulares do osso temporal e o côndilo da mandíbula, permitindo a articulação entre os dois ossos na articulação temporomandibular.

8. O _____ é um ligamento variável formado a partir de um espessamento da fáscia cervical na área que vai do processo estiloide do osso temporal ao ângulo da mandíbula, ajudando a separar glândulas salivares parótidas e submandibulares.

9. O _____ está localizado na superfície lateral de cada articulação temporomandibular, servindo como um reforço lateral da cápsula articular.

10. O disco articular divide completamente a cavidade articular da articulação temporomandibular em dois compartimentos ou duas _____, uma mais superior (supradiscal) e outra inferior (infradiscal).

cavidades sinoviais	processo pós-glenoidal	superfície articular
ligamento temporomandibular	ligamento estilomandibular	osso temporal
disco articular	fossa articular	articulação temporomandibular
cápsula articular		

Referências

Capítulo 5, Temporomandibular joint. In Fehrenbach MJ, Herring SW: *Illustrated anatomy of the head and neck*, ed 5, St. Louis, 2017, Saunders;

Capítulo 19, Temporomandibular joint. In Fehrenbach MJ, Popowics T: *Illustrated dental embryology, histology, and anatomy*, ed 4, St. Louis, 2016, Saunders.

RESPOSTAS 1. articulações temporomandibulares, 2. osso temporal, 3. fossa articular, 4. processo pós-glenoidal, 5. superfície articular, 6. cápsula articular, 7. disco articular, 8. ligamento estilomandibular, 9. ligamento temporomandibular, 10. cavidades sinoviais.

FIG. 4.24 Articulação temporomandibular com detalhes (vista medial)

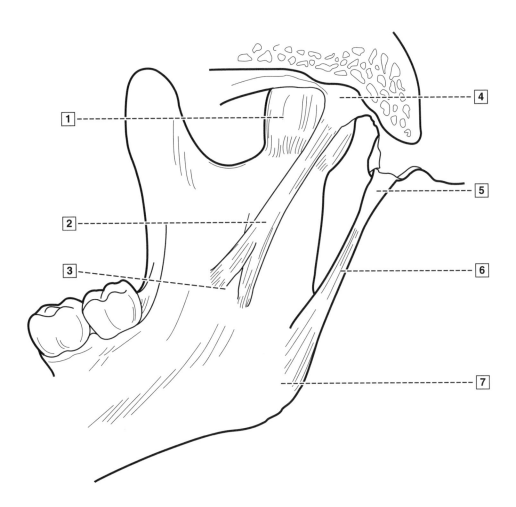

1. Cápsula articular
2. Ligamento esfenomandibular
3. Lingula sobre o forame mandibular
4. Espinha do osso esfenoide
5. Processo estiloide do osso temporal
6. Ligamento estilomandibular
7. Ângulo da mandíbula

CAPÍTULO 4 Sistema Esquelético

QUESTÕES DE REVISÃO

Preencha os espaços em branco escolhendo os termos apropriados da lista a seguir.

1. A mandíbula está unida ao neurocrânio por meio de ligamentos da _____, que incluem os ligamentos temporomandibular, estilomandibular e esfenomandibular.

2. O _____ está localizado de cada lado da articulação, formando um reforço na superfície lateral da cápsula articular, sendo considerado o principal ligamento da articulação temporomandibular.

3. O ligamento da articulação temporomandibular possui um formato triangular, com uma base fixada na região lateral do processo zigomático do _____ à eminência articular; já seu ápice é fixado na superfície lateral do colo da mandíbula.

4. O ligamento da articulação temporomandibular impede a _____ excessiva (ou o movimento para trás) da mandíbula.

5. O _____ estende-se do processo estiloide do osso temporal ao ângulo da mandíbula, e ajuda a separar as glândulas salivares parótidas e submandibulares, em cada lado, sendo tracionado quando a mandíbula é protraída.

6. O _____ estende-se da espinha do osso esfenoide até a lingula sobre o forame mandibular, na face medial do ramo da mandíbula.

7. O nervo alveolar inferior possui um trajeto descendente entre o ligamento esfenomandibular e a face medial do ramo da mandíbula, acessando o _____, devido à fixação do ligamento na lingula da mandíbula, que se sobrepõe a este forame.

8. O ligamento esfenomandibular, devido à sua localização, deve ser conhecido, sobretudo, por conta do seu envolvimento no bloqueio anestésico do nervo alveolar inferior; pode atuar como uma barreira à difusão do agente anestésico, se a face medial do _____ não for contatada mais profundamente com a agulha, próximo ao nervo alveolar inferior na entrada do forame da mandíbula.

9. O ligamento esfenomandibular não é estritamente considerado parte da articulação temporomandibular, porque está localizado na face _____ do ramo da mandíbula, a certa distância da articulação.

10. O ligamento estilomandibular é um ligamento variável, formado a partir do espessamento da _____ cervical da região.

medial	ligamento temporomandibular	forame mandibular
osso temporal	fáscia	ramo da mandíbula
ligamento estilomandibular	retração	ligamento esfenomandibular
articulação temporomandibular		

Referências

Capítulo 5, Temporomandibular joint. In Fehrenbach MJ, Herring SW: *Illustrated anatomy of the head and neck*, ed 5, St. Louis, 2017, Saunders;

Capítulo 19, Temporomandibular joint. In Fehrenbach MJ, Popowics T: *Illustrated dental embryology, histology, and anatomy*, ed 4, St. Louis, 2016, Saunders.

RESPOSTAS 1. articulação temporomandibular, 2. ligamento temporomandibular, 3. osso temporal, 4. retração, 5. ligamento estilomandibular, 6. ligamento esfenomandibular, 7. forame mandibular, 8. ramo da mandíbula, 9. medial, 10. fáscia.

FIG. 4.25 Articulação temporomandibular com detalhes (secção sagital com cápsula articular removida)

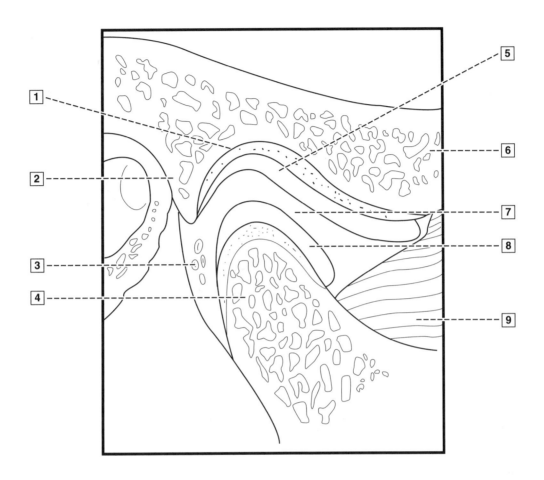

1. Fossa articular
2. Processo pós-glenoidal
3. Vasos sanguíneos
4. Côndilo mandibular
5. Cavidade sinovial superior (supradiscal)
6. Eminência articular
7. Disco articular
8. Cavidade sinovial inferior (infradiscal)
9. Músculo pterigóideo lateral

CAPÍTULO 4 Sistema Esquelético

QUESTÕES DE REVISÃO

Preencha os espaços em branco escolhendo os termos apropriados da lista a seguir.

1. A forma do _____ que divide a cavidade articular da articulação temporomandibular é adaptada à forma das superfícies articulares dos ossos adjacentes da articulação, e está envolvida nos movimentos articulares.

2. O disco articular é aneural e _____ (não possui vasos sanguíneos) em sua região central mais delgada ou zona intermediária de suporte de força.

3. Na secção, o disco articular aparece como um capuz sobre o _____, com a sua face superior na conformação côncavo-convexa de anterior para posterior, enquanto sua face inferior se apresenta côncava.

4. O disco articular divide completamente a cavidade articular da articulação temporomandibular em dois compartimentos, a _____ (supradiscal) e a cavidade sinovial inferior (infradiscal).

5. A membrana sinovial que reveste o interior da cápsula articular secreta o _____, de aspecto viscoso e coloração transparente, que preenche as cavidades sinoviais e atua na lubrificação da articulação.

6. O disco articular não está preso ao _____ anteriormente, exceto indiretamente, através da cápsula articular.

7. Posteriormente, o disco articular possui o tecido retrodiscal, dividido em duas lâminas, uma superior e outra inferior, sendo que a lâmina superior da porção posterior do disco se fixa ao _____ do osso temporal, enquanto a lâmina inferior se conecta ao colo do côndilo da mandíbula.

8. A região _____ do disco articular, no local onde ele se fixa à cápsula articular, é um dos locais por onde os nervos e vasos sanguíneos entram na articulação.

9. Com o envelhecimento ou algum trauma na área, o disco articular pode tornar-se mais _____ ou até mesmo ser perfurado.

10. O disco articular é fixado aos polos _____ e medial de cada côndilo da mandíbula.

posterior	lateral	disco articular
processo pós-glenoidal	côndilo da mandíbula	líquido sinovial
osso temporal	avascular	delgado
cavidade sinovial superior		

Referências

Capítulo 5, Temporomandibular joint. In Fehrenbach MJ, Herring SW: *Illustrated anatomy of the head and neck*, ed 5, St. Louis, 2017, Saunders;

Capítulo 19, Temporomandibular joint. In Fehrenbach MJ, Popowics T: *Illustrated dental embryology, histology, and anatomy*, ed 4, St. Louis, 2016, Saunders.

RESPOSTAS 1. disco articular, 2. avascular, 3. côndilo da mandíbula, 4. cavidade sinovial superior, 5. líquido sinovial, 6. osso temporal, 7. processo pós-glenoidal, 8. posterior, 9. delgado, 10. lateral.

CAPÍTULO 4 Sistema Esquelético

FIG. 4.26 Seios paranasais (vistas anterior e lateral)

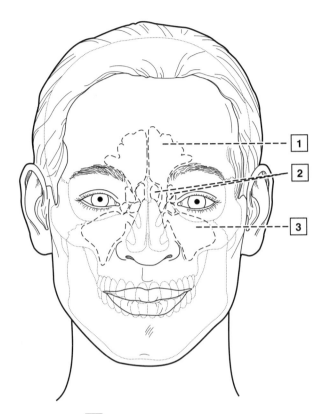

1	Seio frontal
2	Seios etmoidais
3	Seio maxilar
4	Seio esfenoidal

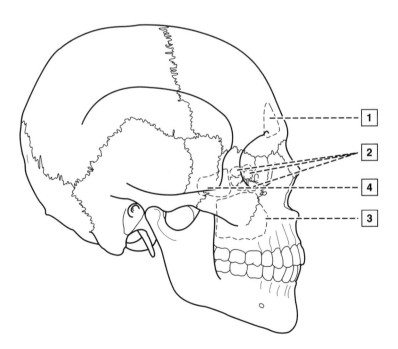

265

CAPÍTULO 4 Sistema Esquelético

QUESTÕES DE REVISÃO

Preencha os espaços em branco escolhendo os termos apropriados da lista a seguir.

1. Os _____ são cavidades pares, bilaterais, preenchidas por ar em alguns ossos do crânio, que se projetam lateral, superior e posteriormente nos ossos adjacentes e são revestidas pela mucosa respiratória, constituída por um epitélio cilíndrico pseudoestratificado, ciliado, contínuo, com o revestimento epitelial da cavidade nasal.

2. Os seios paranasais comunicam-se com a _____ através de pequenos óstios ou aberturas na parede nasal lateral; essas aberturas marcam as saídas a partir das quais os seios paranasais se desenvolvem.

3. O par de _____ está localizado no osso frontal, logo acima da cavidade nasal, com cada um se comunicando e drenando para a cavidade nasal por meio de um canal estreito chamado de ducto nasofrontal (ou frontonasal) até o meato nasal médio; estes seios não estão presentes ao nascimento, mas, em torno dos 2 anos de idade, os dois seios etmoidais mais anteriores crescem dentro do osso frontal, formando um osso frontal de cada lado, e em geral estes seios só são visíveis em radiografias por volta dos 7 anos de idade.

4. O par de _____ estão localizados no corpo do osso esfenoide, se comunicam e drenam para a cavidade nasal através de uma abertura superior a cada concha nasal superior; também não estão presentes ao nascimento, mas com aproximadamente 2 anos de idade, os dois seios etmoidais mais posteriores crescem para o interior do osso esfenoide, formando-os.

5. Os _____ ou *células aéreas etmoidais* são pequenas cavidades em número variável em cada uma das massas laterais do osso etmoide; no nascimento, apenas alguns estão presentes, mas só começam a se desenvolver por volta dos 6 a 8 anos de idade.

6. As células aéreas etmoidais posteriores abrem-se nos _____ da cavidade nasal, enquanto as células aéreas etmoidais médias e anteriores abrem-se nos meatos nasais médios.

7. Os _____ são seios paranasais pares localizados no interior do corpo de cada osso maxilar, imediatamente após a localização dos dentes caninos e pré-molares superiores; são pequenos durante o nascimento e crescem lentamente até a puberdade, não estando, portanto, totalmente desenvolvidos antes de todos os dentes permanentes irromperem no adulto jovem.

8. Os seios maxilares são os maiores seios paranasais, e cada um possui um _____, três paredes laterais, um teto e um assoalho.

9. O seio maxilar pode ser subdividido em compartimentos que se comunicam por paredes ósseas internas ou _____.

10. Cada seio maxilar drena através de um óstio para o _____ homolateral, do mesmo lado.

meato nasal médio	meatos nasais superiores	cavidade nasal
septos	seios esfenoidais	seios paranasais
ápice	seios frontais	seios etmoidais
seios maxilares		

Referências

Capítulo 3, Skeletal system. In Fehrenbach MJ, Herring SW: *Illustrated anatomy of the head and neck*, ed 5, St. Louis, 2017, Saunders;

Capítulo 11, Head and neck structures. In Fehrenbach MJ, Popowics T: *Illustrated dental embryology, histology, and anatomy*, ed 4, St. Louis, 2016, Saunders.

RESPOSTAS 1. seios paranasais, 2. cavidade nasal, 3. seios frontais, 4. seios esfenoidais, 5. seios etmoidais, 6. meatos nasais superiores, 7. seios maxilares, 8. ápice, 9. septos, 10. meato nasal médio.

FIG. 4.27 Fossa temporal e seus limites (vista lateral)

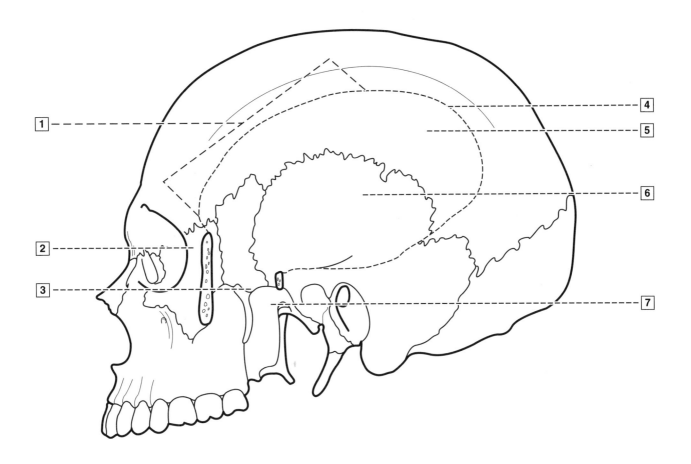

[1] Fossa temporal
[2] Processo frontal do osso zigomático
[3] Crista infratemporal da asa maior do osso esfenoide
[4] Linha temporal inferior
[5] Osso parietal
[6] Porção escamosa do osso temporal
[7] Fossa infratemporal

CAPÍTULO 4 Sistema Esquelético

QUESTÕES DE REVISÃO

Preencha os espaços em branco escolhendo os termos apropriados da lista a seguir.

1. Existem três depressões ou fossas presentes no crânio: as fossas _____, as fossas infratemporais e as fossas pterigopalatinas.

2. A fossa temporal é uma depressão rasa em forma de leque na face lateral do _____.

3. A fossa temporal é formada com a participação de cinco ossos, que incluem os ossos zigomático, frontal, asa maior do osso esfenoide, temporal e _____.

4. Os limites da fossa temporal incluem a linha temporal inferior, superior e posteriormente; o _____ do osso zigomático, anteriormente.

5. Inferiormente, o limite entre a fossa temporal e a fossa infratemporal é a _____ na asa maior do osso esfenoide.

6. A fossa temporal inclui uma faixa estreita do osso parietal, a _____ do osso temporal, a superfície temporal do osso frontal e a superfície temporal da asa maior do osso esfenoide.

7. A fossa temporal contém o corpo do _____.

8. A fossa temporal contém _____ e vasos sanguíneos regionais que passam por ela.

9. Os limites da fossa temporal são formados pela face externa do _____, medialmente; e pelo arco zigomático, lateralmente.

10. Inferiormente à porção anterior da fossa temporal localiza-se a _____, de cada lado do crânio.

crista infratemporal	músculo temporal	fossa infratemporal
porção escamosa	temporais	nervos
parietal	processo frontal	osso temporal
crânio		

Referência

Capítulo 3, Skeletal system. In Fehrenbach MJ, Herring SW: *Illustrated anatomy of the head and neck*, ed 5, St. Louis, 2017, Saunders.

RESPOSTAS 1. temporais, 2. crânio, 3. parietal, 4. processo frontal, 5. crista infratemporal, 6. porção escamosa, 7. músculo temporal, 8. nervos, 9. osso temporal, 10. fossa infratemporal.

FIG. 4.28 Fossa infratemporal e seus limites (vista inferior)

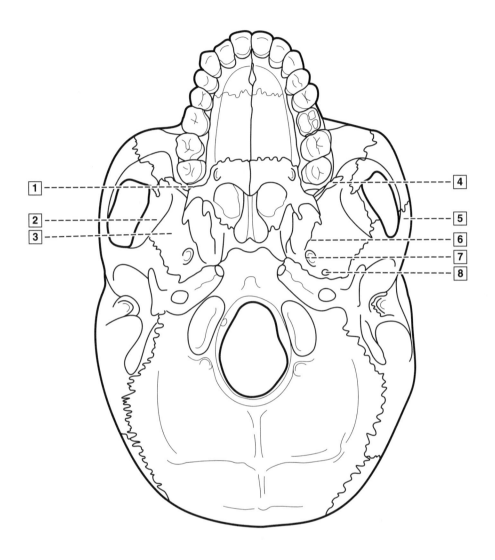

1. Tuberosidade da maxila
2. Crista infratemporal da asa maior do osso esfenoide
3. Fossa infratemporal
4. Fissura orbitária inferior
5. Arco zigomático
6. Lâmina lateral do processo pterigoide do osso esfenoide
7. Forame oval
8. Forame espinhoso

CAPÍTULO 4 Sistema Esquelético

QUESTÕES DE REVISÃO

Preencha os espaços em branco escolhendo os termos apropriados da lista a seguir.

1. A _____ é uma cavidade bilateral na face lateral do crânio, localizada inferior e anteriormente à fossa temporal.

2. Uma crista transversal denominada _____, na asa maior do osso esfenoide, contribui para limitar a fossa infratemporal e a fossa temporal sobrejacente.

3. Os limites da fossa infratemporal incluem, superiormente, a asa maior do osso esfenoide; anteriormente, a tuberosidade do osso maxilar; medialmente, a _____ do osso esfenoide; e, lateralmente, a face interna do ramo da mandíbula e o arco zigomático.

4. Não existem limites ósseos inferior e _____ para a fossa infratemporal; a fossa é envolvida por tecidos moles.

5. Algumas estruturas transitam da fossa infratemporal para a cavidade orbital através da _____, localizada na extremidade mais anterior e superior da fossa.

6. Outras estruturas transitam em direção à fossa infratemporal, provenientes da _____.

7. A fossa infratemporal contém a segunda parte da artéria maxilar e os seus ramos, que se originam a partir deste segmento do vaso, incluindo a artéria meníngea média, que entra na cavidade craniana através do _____; a artéria alveolar inferior, que penetra na mandíbula através do forame mandibular; e a artéria alveolar superior posterior, que entra no osso maxilar através dos forames alveolares na face infratemporal da maxila.

8. A fossa infratemporal contém o _____ e os músculos pterigoides.

9. Pela fossa infratemporal transita parte do nervo mandibular, proveniente do quinto par de nervos cranianos ou nervo trigêmeo, através do _____, passando entre as cavidades craniana e oral, incluindo alguns de seus ramos, como os nervos alveolar inferior e lingual.

10. Outra cavidade localizada medialmente mais profunda à fossa infratemporal, é a_____.

fossa pterigopalatina	**lâmina lateral do processo pterigoide**	**fossa infratemporal**
forame espinhoso		**forame oval**
posterior	**fissura orbitária inferior**	**plexo venoso pterigóideo**
cavidade craniana	**crista infratemporal**	

Referência

Capítulo 3, Skeletal system. In Fehrenbach MJ, Herring SW: *Illustrated anatomy of the head and neck*, ed 5, St. Louis, 2017, Saunders.

RESPOSTAS 1. fossa infratemporal, 2. crista infratemporal, 3. lâmina lateral do processo pterigoide, 4. posterior, 5. fissura orbitária inferior, 6. cavidade craniana, 7. forame espinhoso, 8. plexo venoso pterigóideo, 9. forame oval, 10. fossa pterigopalatina.

FIG. 4.29 Fossa pterigopalatina e seus limites (vista inferolateral)

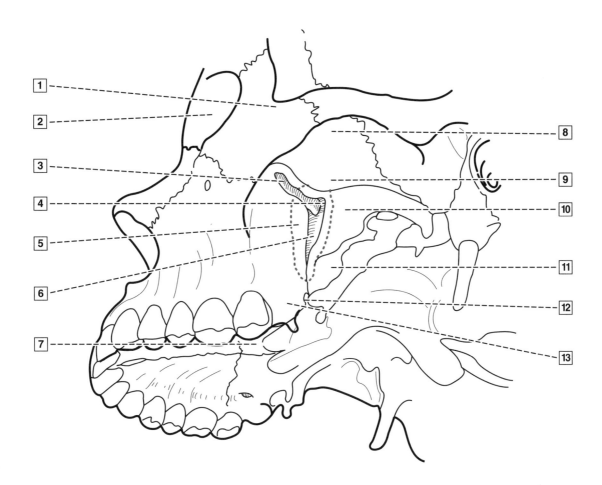

1. Arco zigomático
2. Cavidade orbitária
3. Fissura orbitária inferior
4. Forame esfenopalatino
5. Fossa pterigopalatina
6. Fissura pterigomaxilar
7. Osso palatino
8. Fossa temporal
9. Crista infratemporal da asa maior do osso esfenoide
10. Fossa infratemporal
11. Lâmina lateral pterigóidea do osso esfenoide
12. Canal pterigopalatino
13. Tuberosidade maxilar

CAPÍTULO 4 Sistema Esquelético

QUESTÕES DE REVISÃO

Preencha os espaços em branco escolhendo os termos apropriados da lista a seguir.

1. A _____ é uma cavidade bilateral em forma de cone, localizada profundamente à fossa infratemporal e posterior à maxila, de cada lado do crânio.

2. A fossa pterigopalatina localiza-se entre o processo pterigoide do osso esfenoide e a _____, próximo ao ápice da cavidade orbitária.

3. A fossa pterigopalatina é pequena e se comunica através de fissuras e forames presentes em suas paredes com a cavidade craniana, fossa infratemporal, cavidade orbitária, cavidade nasal e _____.

4. Os limites da fossa pterigopalatina incluem superiormente a face inferior do corpo do osso esfenoide; anteriormente, a tuberosidade do osso maxilar; e, medialmente, a _____ do osso palatino.

5. Fazendo parte dos limites da fossa pterigopalatina, existem lateralmente a fissura pterigomaxilar; inferiormente, o _____; e, posteriormente, o processo pterigoide do osso esfenoide.

6. A fossa pterigopalatina contém a terceira porção da _____ e os ramos que se originam deste segmento, incluindo as artérias infraorbital e esfenopalatina.

7. A fossa pterigopalatina também contém parte do _____, proveniente do quinto par de nervos cranianos ou trigêmeo e seus ramos, assim como o gânglio nervoso pterigopalatino.

8. O _____ é o óstio que permite a passagem do nervo maxilar para a cavidade craniana; um segundo forame no processo pterigoide do osso esfenoide, chamado de canal pterigoide, permite a passagem de fibras autônomas ao gânglio pterigopalatino.

9. O canal pterigopalatino também se comunica com os óstios dos _____ maior e menor, nos ossos palatinos, na região posterior do palato duro.

10. A fissura orbitária inferior comunica a cavidade orbital com as fossas _____ e pterigopalatina.

nervo maxilar	**lâmina vertical**	**fossa pterigopalatina**
fossa infratemporal	**cavidade oral**	**canal pterigopalatino**
forame redondo	**tuberosidade maxilar**	**forame palatino**
artéria maxilar		

Referência

Capítulo 3, Skeletal system. In Fehrenbach MJ, Herring SW: *Illustrated anatomy of the head and neck*, ed 5, St. Louis, 2017, Saunders.

RESPOSTAS 1. fossa pterigopalatina, 2. tuberosidade maxilar, 3. cavidade oral, 4. lâmina vertical, 5. canal pterigopalatino, 6. artéria maxilar, 7. nervo maxilar, 8. forame redondo, 9. forames palatinos, 10. fossa infratemporal.

FIG. 4.30 Osso occipital com vértebras cervicais (vistas posterior, superior e posterossuperior)

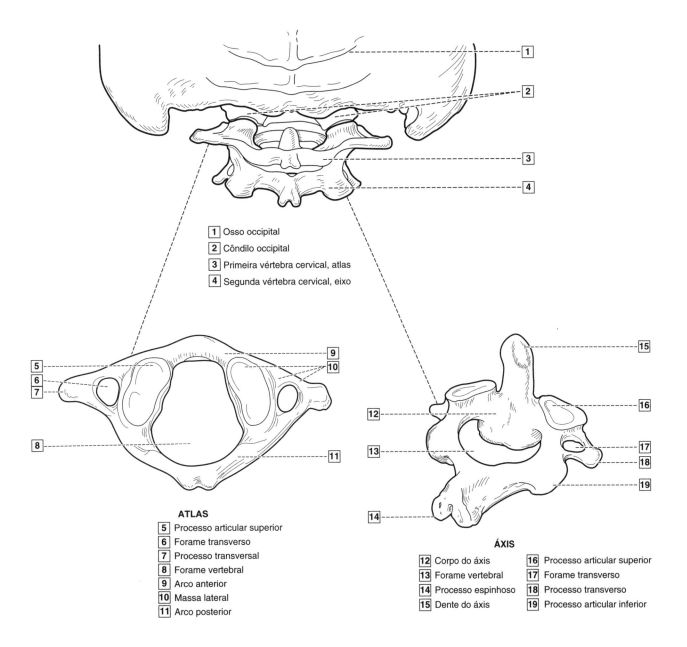

1 Osso occipital
2 Côndilo occipital
3 Primeira vértebra cervical, atlas
4 Segunda vértebra cervical, eixo

ATLAS
5 Processo articular superior
6 Forame transverso
7 Processo transversal
8 Forame vertebral
9 Arco anterior
10 Massa lateral
11 Arco posterior

ÁXIS
12 Corpo do áxis
13 Forame vertebral
14 Processo espinhoso
15 Dente do áxis
16 Processo articular superior
17 Forame transverso
18 Processo transverso
19 Processo articular inferior

CAPÍTULO 4 Sistema Esquelético

QUESTÕES DE REVISÃO

Preencha os espaços em branco escolhendo os termos apropriados da lista a seguir.

1. As _____ estão localizadas no pescoço, entre o crânio e as vértebras torácicas do tronco.

2. Todas as sete vértebras cervicais são basicamente anéis ósseos com um _____ central, para a alojar a medula nervosa e tecidos associados.

3. Ao contrário da maioria das outras vértebras, as vértebras cervicais são caracterizadas pela presença de um _____ no processo transverso de cada lado do forame vertebral, por onde passa a artéria vertebral.

4. A primeira vértebra cervical é o _____, que se articula com o crânio através dos côndilos occipitais do osso occipital.

5. O atlas tem a forma de um anel irregular formado por duas _____, conectados por um arco anterior mais curto e um arco posterior mais longo, sem a presença de um corpo e de um processo espinhoso.

6. Na porção mais medial das massas laterais do atlas, observam-se grandes _____ côncavos, para se articularem com os correspondentes côndilos occipitais do crânio.

7. A segunda vértebra cervical ou _____ é caracterizada por ter uma projeção óssea, o dente ou *processo odontoide*.

8. O _____ do áxis, ou processo odontoide, articula-se anteriormente com o arco anterior da primeira vértebra cervical, o atlas.

9. O _____ do áxis é inferior ao seu dente.

10. O _____ do áxis está localizado em seu arco, posterior ao seu corpo.

atlas	forame transverso	massas laterais
processos articulares superiores	corpo da vértebra	forame vertebral
eixo	processo espinhoso	vértebra cervical
dente		

Referência

Capítulo 3, Skeletal system. In Fehrenbach MJ, Herring SW: *Illustrated anatomy of the head and neck*, ed 5, St. Louis, 2017, Saunders.

RESPOSTAS 1. vértebras cervicais, 2. forame vertebral, 3. forame transverso, 4. atlas, 5. massas laterais, 6. processos articulares superiores, 7. áxis, 8. dente, 9. corpo da vértebra, 10. processo espinhoso.

CAPÍTULO 4 Sistema Esquelético

FIG. 4.31 Osso hioide com pontos de referência (vistas posterolateral e anterior)

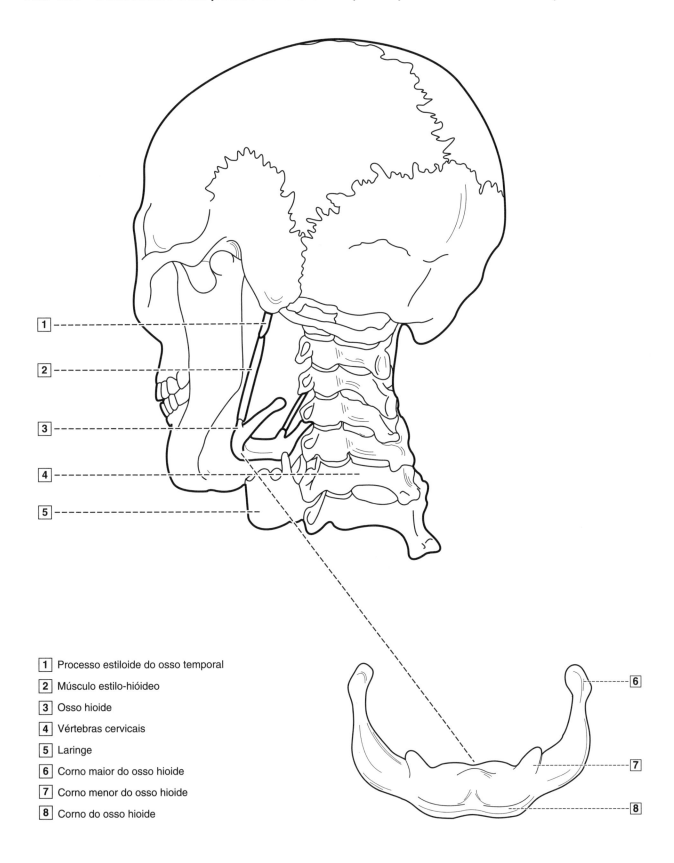

1. Processo estiloide do osso temporal
2. Músculo estilo-hióideo
3. Osso hioide
4. Vértebras cervicais
5. Laringe
6. Corno maior do osso hioide
7. Corno menor do osso hioide
8. Corno do osso hioide

CAPÍTULO 4   Sistema Esquelético

QUESTÕES DE REVISÃO

Preencha os espaços em branco escolhendo os termos apropriados da lista a seguir.

1. O _____ é suspenso no pescoço através dos ligamentos estilo-hióideos, provenientes do processo estiloide do osso temporal.

2. O osso hioide localiza-se inferior e medialmente aos dois ângulos da _____.

3. O osso hioide não se _____ com nenhum outro osso do crânio ou com ossos vertebrais, o que promove a sua mobilidade característica, necessária para mastigação, deglutição e fala; em vez disso, este osso está fixado pelos músculos regionais.

4. É importante não confundir clinicamente o osso hioide com a _____ que forma a proeminência laríngea (ou *pomo-de-adão*) localizada inferiormente.

5. O osso hioide está localizado superior e anterior à cartilagem tireóidea da laringe; geralmente ao nível da terceira _____, mas se modifica durante a deglutição e outras atividades.

6. O osso hioide é abaixado pela ampla _____, uma membrana fibrosa que o conecta à cartilagem tireóidea.

7. O osso hioide possui o formato da letra "U e consiste em_____ partes, conforme observado a partir de uma vista anterior.

8. A porção anterior do osso hioide na linha mediana é o _____.

9. Dois pares de projeções ósseas localizados de cada lado do corpo do osso hioide são os cornos _____ e os cornos menores.

10. Os cornos salientes no osso hioide servem para fixação de _____ e ligamentos.

cartilagem tireóidea	**osso hioide**	**corpo do osso hioide**
mandíbula	**maiores**	**membrana tireo-hióidea**
vértebra cervical	**músculos**	**articula**
cinco		

Referência

Capítulo 3, Skeletal system. In Fehrenbach MJ, Herring SW: *Illustrated anatomy of the head and neck*, ed 5, St. Louis, 2017, Saunders.

RESPOSTAS 1. osso hioide, 2. mandíbula, 3. articula, 4. cartilagem tireóidea, 5. vértebra cervical, 6. membrana tireo-hióidea, 7. cinco, 8. corpo do osso hioide, 9. maiores, 10. músculos.

CAPÍTULO 5 Sistema Muscular

FIG. 5.1 Músculo esternocleidomastóideo (vista inferolateral)

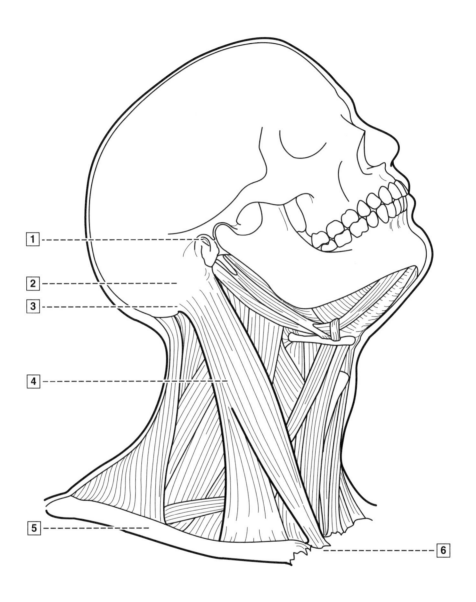

1. Poro acústico externo
2. Processo mastoide de osso temporal
3. Linha nucal superior
4. Músculo esternocleidomastóideo
5. Osso clavícula
6. Osso esterno

CAPÍTULO 5 Sistema Muscular

QUESTÕES DE REVISÃO

Preencha os espaços em branco escolhendo os termos apropriados da lista a seguir.

1. Os dois _____ mais superficiais incluem os músculos esternocleidomastóideo e trapézio.

2. Um dos maiores e mais superficiais músculos cervicais é o par de _____.

3. O músculo esternocleidomastóideo é um músculo cervical espesso e, portanto, serve como um ponto de referência anatômico primário do _____.

4. O músculo esternocleidomastóideo divide a região anterior do pescoço em _____ anterior e posterior, servindo como limites para ajudar a definir a localização de outras estruturas, como os linfonodos da cabeça e do pescoço (cervicais).

5. O músculo esternocleidomastóideo tem _____ no terço medial da clavícula e na margem superior e face anterior do manúbrio do osso esterno.

6. O músculo esternocleidomastóideo possui uma direção no sentido posterior e superior para se _____ no processo mastoide do osso temporal.

7. A inserção do músculo esternocleidomastóideo se dá logo abaixo e atrás do _____ de cada orelha.

8. Quando apenas um músculo esternocleidomastóideo se contrai, a cabeça e o pescoço se _____ para o lado ipsolateral, enquanto a face e a face anterior do pescoço giram para o lado contralateral.

9. Se ambos os músculos esternocleidomastóideos se contraírem ao mesmo tempo, a cabeça será _____ sobre o pescoço, estendendo-se na articulação entre o pescoço e o neurocrânio.

10. O músculo esternocleidomastóideo é inervado pelo décimo primeiro par de nervos cranianos ou _____.

inserir	músculos cervicais	dobram
nervo acessório	origem	poro acústico externo
flexionada	músculo esternocleidomas-tóideo	trígonos cervicais
pescoço		

Referência

Capítulo 4, Muscular system. In Fehrenbach MJ, Herring SW: *Illustrated anatomy of the head and neck*, ed 5, St. Louis, 2017, Saunders.

RESPOSTAS 1. músculos cervicais, 2. músculos esternocleidomastóideos, 3. pescoço, 4. trígonos cervicais, 5. origem, 6. inserir, 7. poro acústico externo, 8. dobram, 9. flexionada, 10. nervo acessório.

FIG. 5.2 Músculo trapézio (vista posterolateral)

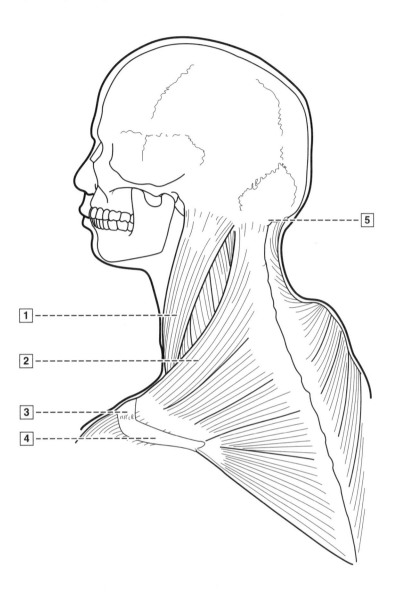

1 Músculo esternocleidomastóideo
2 Músculo trapézio
3 Osso clavícula
4 Osso escápula
5 Linha nucal superior do osso occipital

CAPÍTULO 5 Sistema Muscular

QUESTÕES DE REVISÃO

Preencha os espaços em branco escolhendo os termos apropriados da lista a seguir.

1. O _____ é um músculo par cervical superficial, no formato de um músculo triangular plano e largo, superficial às faces lateral e posterior do pescoço.

2. Os músculos trapézios se _____ na linha nucal superior da face externa do osso occipital e na linha mediana posterior, nos processos espinhosos das vértebras das regiões cervical e torácica.

3. Os músculos trapézios se _____ no terço lateral de cada clavícula e no acrômio e espinha de cada escápula.

4. As fibras cervicais do músculo trapézio possuem a função de _____ a clavícula e a escápula, movimento que ocorre quando os ombros são encolhidos.

5. O músculo trapézio é inervado pelo décimo primeiro par de nervos cranianos ou _____, bem como pelo terceiro e quarto nervos cervicais.

6. As cristas suaves e curvadas na face externa do osso occipital, chamada de _____, dão inserção aos músculos como o esternocleidomastóideo e o trapézio.

7. Os ramos descendentes da _____ irrigam o músculo trapézio.

8. Para localizar os linfonodos próximos à _____, como os linfonodos cervicais profundos, acessórios e supraclaviculares inferiores, é importante identificar o músculo trapézio durante a palpação como ponto de referência anatômico.

9. A _____ é uma fáscia muscular que circunda todo o pescoço, continuando-se com a fáscia parotideomassetérica; esta fáscia também se divide em torno das duas glândulas salivares submandibular e parótida, e dos músculos esternocleidomastóideo e trapézio, de cada lado, envolvendo-os completamente.

10. Especificamente, a _____ é fornecida pelo décimo primeiro par de nervos cranianos ou nervo acessório (NC XI); sensações, incluindo dor e propriocepção, são transmitidas através dos ramos ventrais do terceiro (C3) e quarto (C4) nervos cervicais.

artéria occipital	**clavícula**	**linhas nucais superiores**
elevar	**músculo trapézio**	**fáscia de revestimento cervical**
originam	**inserem**	**função motora**
nervo acessório		

Referências

Capítulo 4, Muscular system. In Fehrenbach MJ, Herring SW: *Illustrated anatomy of the head and neck*, ed 5, St. Louis, 2017, Saunders;

Capítulo 8, Head and neck. In Drake R, Vogl AW, Mitchell AWM: *Gray's anatomy for students*, ed 3, Philadelphia, 2015, Churchill Livingstone.

RESPOSTAS 1. músculo trapézio, 2. originam, 3. inserem, 4. elevar, 5. nervo acessório, 6. linhas nucais superiores, 7. artéria occipital, 8. clavícula, 9. fáscia de revestimento cervical, 10. função motora.

FIG. 5.3 Músculos da expressão facial (vista anterior)

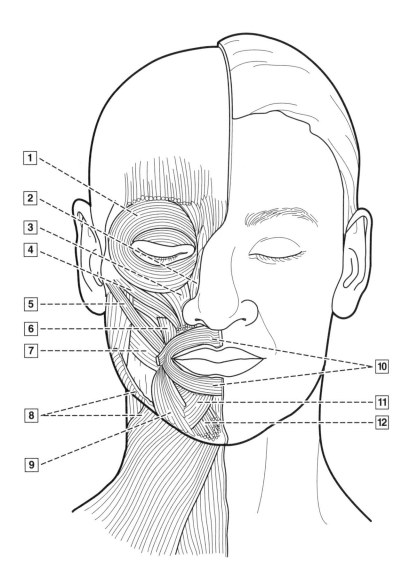

1	Músculo orbicular do olho	7	Músculo bucinador
2	Músculo levantador do lábio superior e da asa do nariz	8	Músculo platisma
3	Músculo levantador do lábio superior	9	Músculo depressor do ângulo da boca
4	Músculo zigomático menor	10	Músculo orbicular da boca
5	Músculo zigomático maior	11	Músculo depressor do lábio inferior
6	Músculo levantador do ângulo da boca	12	Músculo mentual

CAPÍTULO 5 Sistema Muscular

QUESTÕES DE REVISÃO

Preencha os espaços em branco escolhendo os termos apropriados da lista a seguir.

1. Os músculos da expressão facial são inervados pelo sétimo par de nervos cranianos ou _____, sendo cada nervo responsável pela inervação muscular da hemiface ipsolateral.

2. O _____ ou músculo *epicraniano* está localizado na região do couro cabeludo, possuindo dois ventres, um ventre frontal e outro ventre occipital, separados por um grande tendão escalpelado, denominado aponeurose epicraniana; os dois ventres agem juntos para elevar as sobrancelhas e o couro cabeludo como um dos músculos da expressão facial, evidente na expressão de surpresa.

3. O _____ circunda as margens da cavidade orbitária contendo o olho, contribuindo para formação da pálpebra, fechando-a nas expressões faciais.

4. Os _____ estão localizados mais profundamente às porções superiores e mediais dos músculos orbiculares do olho, provocando o aparecimento de rugas verticais em direção ao dorso no nariz na pele da região mediana entre as sobrancelhas, evidente na expressão facial de dúvida, quando uma pessoa franze a testa.

5. O _____ circunda o orifício da boca, localizado entre a pele e a mucosa dos lábios, que possui uma região de transição denominada zona do vermelhão; suas fibras musculares não possuem inserção óssea, e sua contração durante as expressões faciais envolvem os movimentos dos lábios.

6. O _____ forma a porção mais anterior da bochecha ou a parede lateral do vestíbulo da boca e, consequentemente, da cavidade oral; nas expressões faciais, traciona a comissura labial lateralmente, encurtando a bochecha nos sentidos vertical e horizontal.

7 O _____ atua como um músculo da expressão facial ao elevar o lábio superior.

8. O _____ eleva o lábio superior e ala do nariz, dilatando as narinas de cada lado, como na expressão facial de desprezo.

9. O _____ está localizado lateralmente ao músculo zigomático menor e atua tracionando, em direção superolateral, a comissura labial e o lábio superior, como ocorre na expressão facial de uma pessoa com sorriso.

10. O _____ é um pequeno músculo da expressão facial na região oral, localizado medialmente ao músculo zigomático maior, agindo para elevar o lábio superior e auxiliar no sorriso.

músculo bucinador	músculo zigomático maior	músculos corrugadores do supercílio
músculo levantador do lábio superior e da asa do nariz	nervo facial	músculo orbicular da boca
	músculo zigomático menor	músculo occipitofrontal
músculo orbicular do olho		
músculo levantador do lábio superior		

Referência

Capítulo 4, Muscular system. In Fehrenbach MJ, Herring SW: *Illustrated anatomy of the head and neck*, ed 5, St. Louis, 2017, Saunders.

RESPOSTAS 1. nervo facial, 2. músculo occipitofrontal, 3. músculo orbicular do olho, 4. músculos corrugadores do supercílio, 5. músculo orbicular da boca, 6. músculo bucinador, 7. músculo levantador do lábio superior, 8. músculo levantador do lábio superior e da asa do nariz, 9. músculo zigomático maior, 10. músculo zigomático menor.

FIG. 5.4 Músculos da expressão facial (vista lateral)

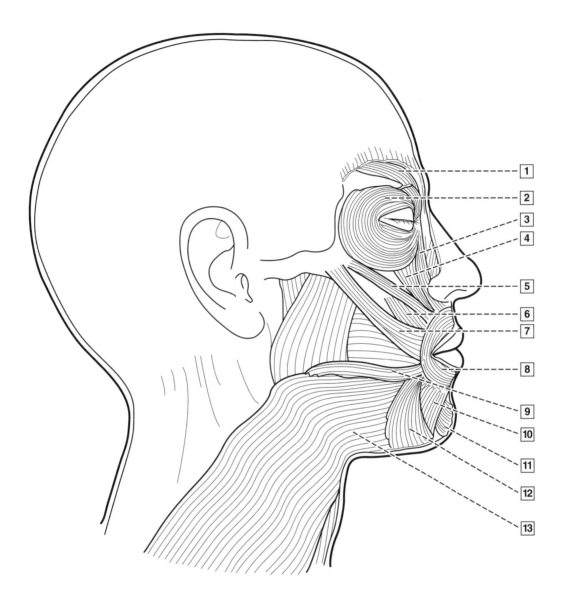

1	Músculo corrugador do supercílio
2	Músculo orbicular do olho
3	Músculo levantador do lábio superior e da asa do nariz
4	Músculo levantador do lábio superior
5	Músculo zigomático menor
6	Músculo levantador do ângulo da boca
7	Músculo zigomático maior
8	Músculo orbicular da boca
9	Músculo risório
10	Músculo depressor do lábio inferior
11	Músculo mental
12	Músculo depressor do ângulo da boca
13	Músculo platisma

CAPÍTULO 5 Sistema Muscular

QUESTÕES DE REVISÃO

Preencha os espaços em branco escolhendo os termos apropriados da lista a seguir.

1. O _____, como um músculo da expressão facial, atua tracionando os lábios lateralmente, retraindo a comissura labial e alargando a boca, provocando uma careta.

2. O _____ deprime a comissura labial, como ocorre na expressão facial de uma pessoa com cara severa.

3. Profundamente ao músculo depressor do ângulo da boca, localiza-se o _____, utilizado nas expressões faciais que deprimem o lábio inferior, expondo os dentes incisivos inferiores.

4. O _____ é um músculo da expressão facial que eleva e enruga a pele do mento, projetando o lábio inferior e estreitando o vestíbulo oral.

5. O _____ é um músculo da expressão facial que se estende desde a raiz do pescoço até a mandíbula e parte do lábio inferior, estando localizado superficialmente na região cervical anterior e tracionando a pele do pescoço quando se contrai.

6. O músculo platisma eleva a pele do pescoço formando pregas e rugas verticais e horizontais; também pode tracionar inferiormente as _____, como ocorre quando uma pessoa faz uma careta.

7. No entanto, o músculo platisma desempenha uma pequena função na depressão do _____, sendo este abaixado principalmente pelos músculos depressor do ângulo da boca e depressor do lábio inferior.

8. O músculo platisma origina-se na pele superficial à clavícula e ao ombro; segue numa direção anterior e superior para se inserir na _____ da mandíbula e nos outros músculos ao redor da boca.

9. Especificamente, o _____ do sétimo par de nervos cranianos ou nervo facial (VIII) emerge da pela margem inferior da glândula salivar parótida, de cada lado, para suprir o músculo platisma.

10. Profundamente ao músculo platisma, a _____ desce a partir do ângulo da mandíbula em direção à clavícula.

ramo cervical	comissuras labiais	músculo
músculo platisma	músculo risório	borda inferior
músculo depressor do ângulo da boca	músculo depressor do lábio inferior	veia jugular externa
músculo mentual		lábio inferior

Referências

Capítulo 4, Muscular system. In Fehrenbach MJ, Herring SW: *Illustrated anatomy of the head and neck*, ed 5, St. Louis, 2017, Saunders;

Capítulo 8, Head and neck. In Drake R, Vogl AW, Mitchell AWM: *Gray's anatomy for students*, ed 3, Philadelphia, 2015, Churchill Livingstone.

RESPOSTAS 1. músculo risório, 2. músculo depressor do ângulo da boca, 3. músculo depressor do lábio inferior, 4. músculo mentual, 5. músculo platisma, 6. comissuras labiais, 7. lábio inferior, 8. margem inferior, 9. ramo cervical, 10. veia jugular externa.

FIG. 5.5 Músculos da expressão facial: músculo occipitofrontal (vista lateral)

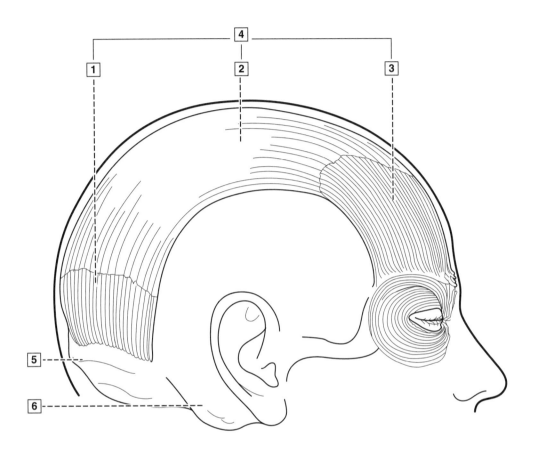

[1] Ventre occipital do músculo occipitofrontal
[2] Aponeurose epicraniana
[3] Ventre frontal do músculo occipitofrontal
[4] Músculo occipitofrontal ou epicraniano/epicranial
[5] Linha nucal superior do osso occipital
[6] Processo mastoide de osso temporal

CAPÍTULO 5 Sistema Muscular

QUESTÕES DE REVISÃO

Preencha os espaços em branco escolhendo os termos apropriados da lista a seguir.

1. O músculo occipitofrontal ou epicraniano/epicranial é um músculo da expressão facial com dois ventres e um tendão intermediário, os quais formam uma das camadas do _____.

2. O músculo occipitofrontal possui dois _____, um frontal e outro occipital.

3. Os dois ventres do músculo occipitofrontal são separados por um grande tendão intermediário laminar no couro cabeludo (escalpo), chamado de _____ (epicranial ou gálea aponeurótica), localizado superior à calota craniana.

4. O _____ do músculo occipitofrontal se fixa na aponeurose epicraniana, sem nenhuma inserção óssea.

5. O ventre frontal ou _____ se insere na pele da sobrancelha e da raiz do nariz.

6. O _____ ou músculo occipital se origina na linha nucal superior do osso occipital e do processo mastoide do osso temporal.

7. O ventre occipital ou _____ então se insere na aponeurose epicraniana.

8. Os dois ventres de cada músculo occipitofrontal elevam as _____ e tracionam o couro cabeludo, como ocorre na expressão facial de surpresa.

9. No entanto, os dois ventres do _____ também podem agir independentemente um do outro, em certas expressões faciais.

10. O _____, ramo do sétimo par de nervos cranianos ou nervo facial (VII) inerva o ventre occipital do músculo occipitofrontal, enquanto os ramos temporais do sétimo par de nervos cranianos ou nervo facial (VII) suprem o ventre frontal.

aponeurose epicraniana	ventre frontal	músculo frontal
ventre occipital	sobrancelhas	músculo occipital
ventres	músculo occipitofrontal	nervo auricular posterior
couro cabeludo		

Referência

Capítulo 4, Muscular system. In Fehrenbach MJ, Herring SW: *Illustrated anatomy of the head and neck*, ed 5, St. Louis, 2017, Saunders.

RESPOSTAS 1. couro cabeludo, 2. ventres, 3. aponeurose epicraniana, 4. ventre frontal, 5. músculo frontal, 6. ventre occipital, 7. músculo occipital, 8. sobrancelhas, 9. músculo occipitofrontal, 10. nervo auricular posterior.

FIG. 5.6 Músculos da expressão facial: músculo bucinador (vista lateral)

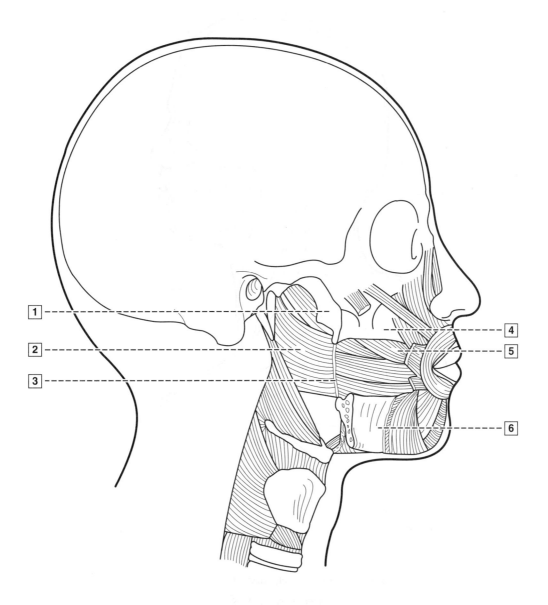

1. Lâmina lateral do processo pterigóideo do osso esfenoide
2. Músculo constritor superior da faringe (porção bucofaríngea)
3. Rafe pterigomandibular
4. Maxila
5. Músculo bucinador
6. Mandíbula (seccionada)

CAPÍTULO 5 Sistema Muscular

QUESTÕES DE REVISÃO

Preencha os espaços em branco escolhendo os termos apropriados da lista a seguir.

1. O _____ é um delgado músculo quadrilátero da expressão facial que auxilia na função dos músculos da mastigação.

2. O músculo bucinador forma a porção anterior da _____ ou parede lateral do vestíbulo bucal da cavidade oral.

3. O músculo bucinador se origina de três áreas, incluindo os processos alveolares dos ossos maxilares e mandíbula, bem como uma faixa tendínea denominada rafe pterigomandibular, que, no interior da cavidade oral, é observada como uma prega mucosa chamada _____.

4. As fibras do músculo bucinador originadas do processo alveolar superior (da maxila) e da porção superior da _____ possuem um sentido oblíquo em direção inferior até o lábio inferior, enquanto as fibras que se originam do processo alveolar inferior (da mandíbula) e da porção inferior da referida estrutura fibrosa também possuem sentido oblíquo, mas na direção superior até o lábio superior, formando um ponto de interseção das fibras musculares na comissura labial ipsolateral.

5. A ação dos dois músculos bucinadores mantém o alimento na região posterior da boca, na _____ ou face mastigatória dos dentes posteriores, no ato da mastigação.

6. Mantendo os alimentos no local correto ao mastigar, os músculos bucinadores auxiliam os _____.

7. Em bebês, os músculos bucinadores também atuam na alimentação, ao promover a _____.

8. A prega pterigomandibular é um ponto de _____ para a administração de soluções anestésicas para bloqueio do nervo alveolar inferior.

9. A _____, um ramo da segunda porção da artéria maxilar, passa para a mucosa jugal, suprindo o músculo bucinador e a região adjacente.

10. Mais próximo à base do crânio, a camada fascial visceral localizada posterior e lateral à faringe chama-se _____; essa fáscia cervical profunda envolve toda a porção superior do tubo digestório, sendo contínua com a fáscia que recobre o músculo bucinador, ponto onde se encontra a rafe pterigomandibular e local onde o músculo constritor superior da faringe se relaciona com o músculo bucinador.

referência anatômica	músculos da mastigação	sucção
face oclusal	prega pterigomandibular	artéria bucal
bochecha	músculo bucinador	fáscia bucofaríngea
rafe pterigomandibular		

Referência

Capítulo 4, Muscular system. In Fehrenbach MJ, Herring SW: *Illustrated anatomy of the head and neck*, ed 5, St. Louis, 2017, Saunders.

RESPOSTAS 1. músculo bucinador, 2. bochecha, 3. prega pterigomandibular, 4. rafe pterigomandibular, 5. face oclusal, 6. músculos da mastigação, 7. sucção, 8. referência anatômica, 9. artéria bucal, 10. fáscia bucofaríngea.

FIG. 5.7 Músculos da mastigação: músculo masseter (vista lateral)

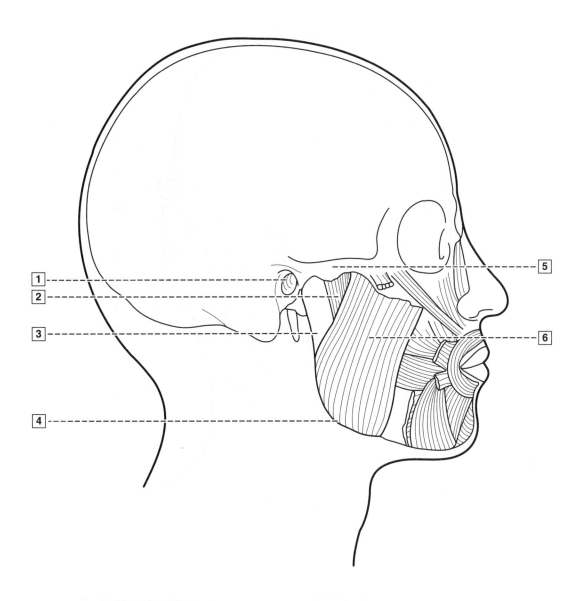

1. Meato acústico externo
2. Feixe profundo do músculo masseter
3. Ramo da mandíbula
4. Ângulo da mandíbula
5. Arco zigomático
6. Feixe superficial do músculo masseter

CAPÍTULO 5 Sistema Muscular

QUESTÕES DE REVISÃO

Preencha os espaços em branco escolhendo os termos apropriados da lista a seguir.

1. Os _____ são quatro pares de músculos ligados à mandíbula e incluem os músculos masseter, temporal, pterigóideo medial e pterigóideo lateral; esses músculos estão localizados mais profundamente na face quando comparados com os músculos da expressão facial.

2. Os músculos da mastigação trabalham em harmonia com a _____ para realizar os movimentos da mandíbula, permitindo a mastigação.

3. Os músculos da mastigação são inervados pelo _____, ramo do quinto par de nervos cranianos ou nervo trigêmeo, cada um inervando os músculos da hemiface homolateral.

4. O _____ é um músculo da mastigação retangular, liso e espesso, de cada lado da face, anterior à glândula salivar parótida.

5. O músculo masseter tem dois _____ (ou cabeças) que diferem em nível de profundidade, sendo um superficial e o outro, profundo.

6. O _____ do músculo masseter origina-se do processo zigomático da maxila e nos dois terços anteriores da margem inferior do arco zigomático.

7. O _____ do músculo masseter origina-se do terço posterior e de toda a superfície medial do arco zigomático, que é parcialmente oculto pelo feixe superficial do músculo.

8. Ambos os feixes do músculo masseter se dirigem inferiormente para se inserir em diferentes áreas da face externa da _____.

9. O feixe superficial do músculo masseter se insere na superfície lateral ou externa do _____ e o feixe profundo se insere na face externa ou lateral do ramo da mandíbula, superiormente ao ângulo.

10. A ação do músculo masseter na contração bilateral é _____ a mandíbula; o músculo masseter pode hipertrofiar na existência de hábitos parafuncionais.

nervo mandibular	**elevar**	**feixe superficial**
feixes	**músculo masseter**	**articulação temporomandibular**
feixe profundo	**mandíbula**	**músculos da mastigação**
ângulo da mandíbula		

Referência

Capítulo 4, Muscular system. In Fehrenbach MJ, Herring SW: *Illustrated anatomy of the head and neck*, ed 4, St. Louis, 2017, Saunders.

RESPOSTAS 1. músculos da mastigação, 2. articulação temporomandibular, 3. nervo mandibular, 4. músculo masseter, 5. feixes, 6. feixe superficial, 7. feixe profundo, 8. mandíbula, 9. ângulo da mandíbula, 10. elevar.

FIG. 5.8 Músculos da mastigação: músculo temporal (vista lateral)

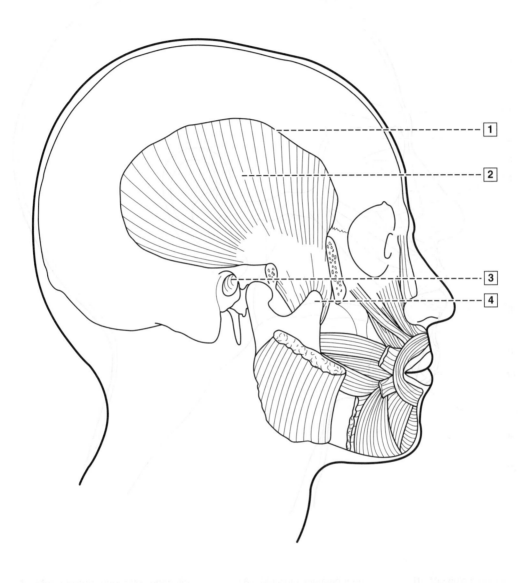

1. Linha temporal inferior
2. Músculo temporal
3. Meato acústico externo
4. Processo coronoide da mandíbula

CAPÍTULO 5 Sistema Muscular

QUESTÕES DE REVISÃO

Preencha os espaços em branco escolhendo os termos apropriados da lista a seguir.

1. O _____ é um músculo de mastigação amplo, em forma de leque, localizado acima do arco zigomático, preenchendo a fossa temporal de cada lado do crânio.

2. O músculo temporal se origina de toda a _____ no osso temporal, limitada superiormente pela linha temporal inferior e inferiormente pela crista infratemporal.

3. As fibras do músculo temporal convergem inferiormente para se inserir na superfície medial, ápice e margem anterior do processo coronoide da _____, na margem anteromedial do ramo mandibular.

4. Quando todo músculo temporal se contrai, ocorre a _____ da mandíbula, a principal ação deste músculo.

5. Quando ocorre a contração apenas das fibras posteriores do músculo temporal, o músculo movimenta a mandíbula _____, causando a sua retração.

6. O músculo temporal também mantém a mandíbula em sua posição de repouso fisiológico, permitindo o _____.

7. O músculo temporal é inervado pelos _____, ramos do nervo mandibular (ou terceira divisão) do quinto par de nervos cranianos ou nervo trigêmeo.

8. A fossa temporal é formada por vários ossos do crânio e contém o _____ ou ventre do músculo temporal.

9. O músculo _____ encontra-se no interior da fossa infratemporal, localizado profundamente ao músculo temporal.

10. A pequena _____ irriga o músculo temporal, sendo um ramo da artéria temporal superficial, proveniente da artéria carótida externa.

nervos temporais profundos	**espaço funcional**	**corpo**
músculo temporal	**fossa temporal**	**pterigóideo lateral**
elevação	**para trás**	**artéria temporal média**
mandíbula		

Referência

Capítulo 4, Muscular system. In Fehrenbach MJ, Herring SW: *Illustrated anatomy of the head and neck*, ed 4, St. Louis, 2017, Saunders.

RESPOSTAS 1. músculo temporal, 2. fossa temporal, 3. mandíbula, 4. elevação, 5. para trás, 6. espaço funcional, 7. nervos temporais profundos, 8. corpo, 9. pterigóideo lateral, 10. artéria temporal média.

FIG. 5.9 Músculos da mastigação: músculos pterigóideos medial e lateral (vista lateral)

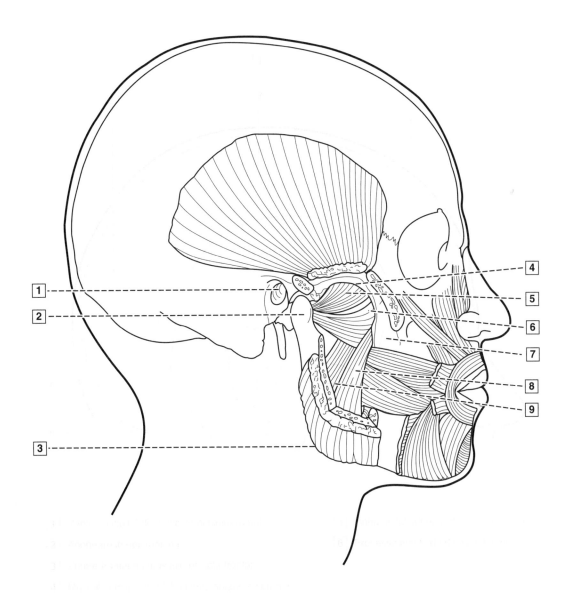

1. Meato acústico externo
2. Côndilo mandibular
3. Ângulo da mandíbula
4. Osso esfenoide
5. Feixe ou cabeça superior do músculo pterigóideo lateral
6. Feixe ou cabeça inferior do músculo pterigóideo lateral
7. Maxila
8. Feixe superficial do músculo pterigóideo medial
9. Feixe profundo do músculo pterigóideo medial

CAPÍTULO 5 Sistema Muscular

QUESTÕES DE REVISÃO

Preencha os espaços em branco escolhendo os termos apropriados da lista a seguir.

1. Localizado mais profundamente, com morfologia semelhante à do músculo masseter, que é mais superficial, outro músculo da mastigação é o _____ ou músculo pterigóideo interno.

2. O músculo pterigóideo medial tem dois _____ (ou cabeças) devido às diferenças de profundidade, sendo um mais superficial e outro mais profundo, de modo similar ao músculo masseter.

3. O _____ é o maior do músculo pterigóideo medial, originando-se da fossa pterigóidea na superfície medial da lâmina lateral do processo pterigoide do osso esfenoide.

4. O _____ do músculo pterigóideo medial é menor e se origina das superfícies laterais do processo piramidal do osso palatino e da tuberosidade da maxila.

5. Após suas origens, ambos os feixes do músculo pterigóideo medial se dirigem inferior, posterior e lateralmente para se inserir na face medial ou interna do _____ e do ângulo da mandíbula, estendendo-se tão superior quanto o forame da mandíbula.

6. O músculo pterigóideo medial _____ a mandíbula; isso é paralelo à ação do músculo masseter, mas com menor potência.

7. O _____, ou *músculo pterigóideo externo*, é um curto e quase cônico músculo da mastigação, localizado superiormente ao músculo pterigóideo medial, que se encontra inteiramente no interior da fossa infratemporal, profundamente ao músculo temporal, sendo circundado pelo plexo venoso pterigóideo.

8. O músculo pterigóideo lateral tem dois ventres (ou cabeças) separadas em suas _____, sendo um feixe superior e outro inferior; essas duas cabeças são separadas anteriormente por um pequeno espaço, mas fundidas posteriormente.

9. O feixe superior do músculo pterigóideo lateral origina-se da superfície infratemporal e da crista infratemporal da asa maior do _____, dirigindo-se inferiormente para se inserir na fóvea pterigoide na superfície anterior do colo do processo condilar da mandíbula e na margem anterior do disco e cápsula articular da articulação temporomandibular; o feixe inferior se origina na superfície externa da lâmina lateral do processo pterigoide e se insere na fóvea pterigoide na superfície anterior do colo do côndilo mandibular.

10. Ao contrário dos outros três músculos da mastigação, o músculo pterigóideo lateral é o único músculo da mastigação que auxilia na depressão da mandíbula, abaixando a mandíbula à medida que ela é levada para frente ou se projeta; no entanto, a principal ação, quando ambos os músculos se contraem bilateralmente, é movimentar a mandíbula inferior para baixo e _____, causando a sua protrusão; porém, quando apenas um músculo é contraído, a mandíbula é deslocada para o lado contralateral, causando desvio lateral.

para frente	feixes	músculo pterigóideo lateral
eleva	músculo pterigóideo medial	origens
ramo da mandíbula	feixe profundo	osso esfenoide
feixe superficial		

Referência

Capítulo 4, Muscular system. In Fehrenbach MJ, Herring SW: *Illustrated anatomy of the head and neck*, ed 5, St. Louis, 2017, Saunders.

RESPOSTAS 1. músculo pterigóideo medial, 2. feixes, 3. feixe profundo, 4. feixe superficial, 5. ramo da mandíbula, 6. eleva, 7. músculo pterigóideo lateral, 8. origens, 9. osso esfenoide, 10. para frente.

FIG. 5.10 Músculos hióideos: supra e infra-hióideos (vista anterior)

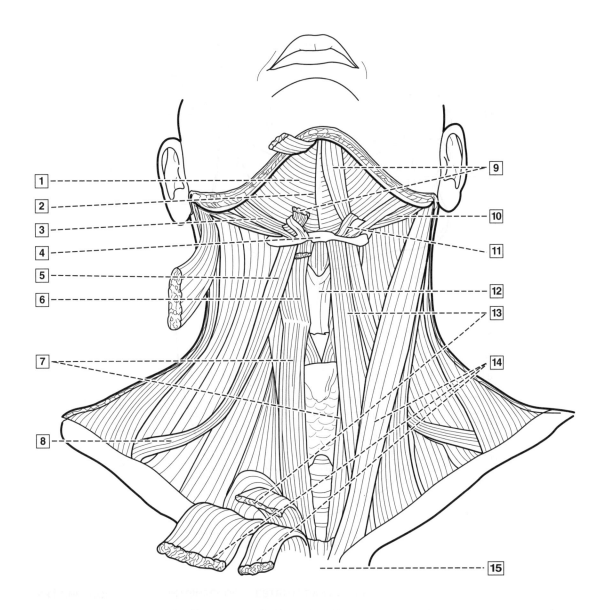

1. Músculo milo-hióideo
2. Rafe milo-hióidea
3. Músculo estilo-hióideo
4. Osso hioide
5. Ventre superior do músculo omo-hióideo
6. Músculo tireo-hióideo
7. Músculo esternotireóideo
8. Ventre inferior do músculo omo-hióideo
9. Ventre anterior do músculo digástrico
10. Ventre posterior do músculo digástrico
11. Tendão intermediário do músculo digástrico
12. Cartilagem tireóidea
13. Músculo esterno-hióideo
14. Músculo esternocleidomastóideo
15. Osso esterno

CAPÍTULO 5 Sistema Muscular

QUESTÕES DE REVISÃO

Preencha os espaços em branco escolhendo os termos apropriados da lista a seguir.

1. Os _____ auxiliam nas ações de mastigação e deglutição, sobretudo por causa de suas relações e inserções no osso hioide; os músculos podem ainda ser agrupados em dois grupos, os músculos supra-hióideos e músculos infra-hióideos, tendo como referência sua localização vertical em relação ao osso hioide.

2. Os _____são superiores ao osso hioide, consequentemente aos músculos infra-hióideos; esses músculos podem ser divididos de acordo com sua posição horizontal, em relação ao osso hioide, em anteriores e posteriores.

3. O grupo de _____ inclui o ventre anterior do músculo digástrico, o músculo milo-hióideo e o músculo gênio-hióideo.

4. O grupo de _____ inclui o ventre posterior do músculo digástrico e o músculo estilo-hióideo.

5. A ação dos músculos supra-hióideos anteriores e posteriores é fazer com que o osso hioide e a laringe sejam _____ quando a mandíbula estiver estabilizada pela contração dos músculos da mastigação, como ocorre durante a deglutição.

6. A ação dos músculos supra-hióideos anteriores faz com que a mandíbula seja _____ e a boca se abra.

7. O _____ é um músculo supra-hióideo que possui dois ventres separados, um anterior e outro posterior; o ventre anterior faz parte do grupo de músculos supra-hióideos anteriores, enquanto o ventre posterior está no grupo de músculos supra-hióideos posteriores.

8. Cada músculo digástrico ajuda a dividir a porção mais superior do _____, formando (com a mandíbula) um triângulo submandibular de cada lado do pescoço; os ventres anteriores direito e esquerdo também delimitam o triângulo submentual na linha mediana.

9. O _____ do músculo digástrico se origina a partir do tendão intermediário do músculo digástrico, que está frouxamente preso ao corpo e no corno maior do osso hioide, sendo direcionado em sentido superior e anterior para se inserir na fossa digástrica, na face medial ou interna do corpo da mandíbula; é inervado pelo nervo milo-hióideo, um ramo do nervo mandibular, proveniente do quinto par de nervos cranianos ou nervo trigêmeo.

10. O _____ do músculo digástrico tem inserção na incisura mastóidea, um sulco medial no processo mastoide do osso temporal, e então se dirige anterior e inferiormente para se inserir no tendão intermediário; é inervado pelo nervo digástrico posterior, que é um ramo do sétimo par de nervos cranianos ou nervo facial.

ventre anterior	**músculos supra-hióideos anteriores**	**ventre posterior**
músculo digástrico	**músculos hióideos**	**músculos supra-hióideos abaixada**
trígono cervical anterior	**músculos supra-hióideos posteriores**	
elevados		

Referência

Capítulo 4, Muscular system. In Fehrenbach MJ, Herring SW: *Illustrated anatomy of the head and neck*, ed 5, St. Louis, 2017, Saunders.

RESPOSTAS 1. músculos hióideos, 2. músculos supra-hióideos, 3. músculos supra-hióideos anteriores, 4. músculos supra-hióideos posteriores, 5. elevados, 6. abaixada, 7. músculo digástrico, 8. trígono cervical anterior, 9. ventre anterior, 10. ventre posterior.

FIG. 5.11 Músculos supra-hióideos (vista lateral, exceto o músculo gênio-hióideo)

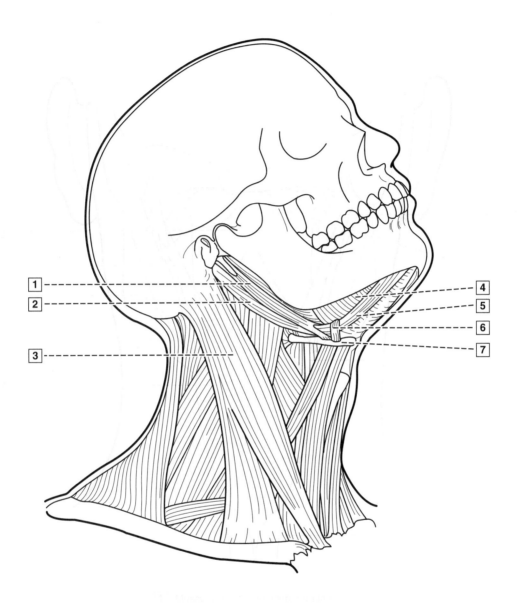

1. Músculo estilo-hióideo
2. Ventre posterior do músculo digástrico
3. Músculo esternocleidomastóideo
4. Músculo milo-hióideo
5. Ventre anterior do músculo digástrico
6. Tendão intermediário do músculo digástrico
7. Osso hioide

CAPÍTULO 5 Sistema Muscular

QUESTÕES DE REVISÃO

Preencha os espaços em branco escolhendo os termos apropriados da lista a seguir.

1. O _____ é um músculo supra-hióideo anterior, localizado profundamente ao músculo digástrico, com suas fibras musculares organizadas no sentido transversal, entre os dois ramos mandibulares.

2. O músculo milo-hióideo origina-se na linha milo-hióidea a partir da superfície medial do corpo da _____.

3. Os músculos milo-hióideos direito e esquerdo se dirigem inferiormente e se encontram medialmente, formando o _____, com as fibras mais posteriores se inserindo no corpo do osso hioide.

4. Além disso, o músculo milo-hióideo pode elevar o osso hioide ou _____ a mandíbula.

5. O músculo milo-hióideo também ajuda a _____ a língua.

6. O músculo milo-hióideo é inervado pelo _____, um ramo do nervo mandibular proveniente do quinto par de nervos cranianos ou nervo trigêmeo.

7. O _____ é um delgado músculo supra-hióideo posterior, e seu tendão distal se divide em duas faixas, uma mais superficial e outra mais profunda, localizadas em ambos os lados do tendão intermediário do músculo digástrico.

8. O músculo estilo-hióideo origina-se do _____ do osso temporal.

9. O músculo estilo-hióideo possui um trajeto no sentido anterior e inferior para se inserir no corpo do _____.

10. O músculo estilo-hióideo é inervado pelo _____, que é um ramo do sétimo par de nervos cranianos ou nervo facial.

nervo estilo-hióideo	assoalho da boca	músculo estilo-hióideo
músculo milo-hióideo	mandíbula	osso hioide
elevar	nervo milo-hióideo	deprimir
processo estiloide		

Referência

Capítulo 4, Muscular system. In Fehrenbach MJ, Herring SW: *Illustrated anatomy of the head and neck*, ed 5, St. Louis, 2017, Saunders.

RESPOSTAS 1. músculo milo-hióideo, 2. mandíbula, 3. assoalho da boca, 4. deprimir, 5. elevar, 6. nervo milo-hióideo, 7. músculo estilo-hióideo, 8. processo estiloide, 9. osso hioide, 10. nervo estilo-hióideo.

FIG. 5.12 Músculos supra-hióideos: músculo gênio-hióideo (vista superior)

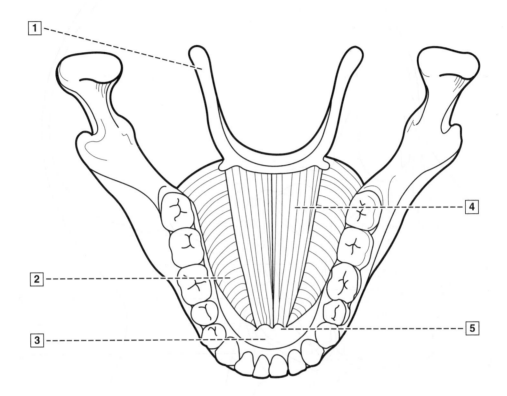

1 Osso hioide
2 Músculo milo-hióideo
3 Superfície medial ou interna da mandíbula
4 Músculo gênio-hióideo
5 Processos geniculados

CAPÍTULO 5 Sistema Muscular

QUESTÕES DE REVISÃO

Preencha os espaços em branco escolhendo os termos apropriados da lista a seguir.

1. O _____ é um músculo supra-hióideo anterior, localizado superiormente à margem medial do músculo milo-hióideo.

2. O músculo gênio-hióideo tem origem na superfície medial ou interna da mandíbula, especificamente no _____ (tubérculo ou espinha), próximo à sínfise da mandíbula.

3. Desde o ponto de origem até a sua inserção, cada o músculo gênio-hióideo direito e esquerdo estão em _____ um com o outro.

4. O músculo gênio-hióideo possui um trajeto posterior e inferior para se inserir no corpo do _____.

5. O músculo gênio-hióideo é inervado pelo primeiro nervo cervical, cujas fibras nervosas são conduzidas juntas com o décimo segundo par de nervos cranianos ou _____.

6. O músculo gênio-hióideo eleva o osso hioide ou deprime a _____.

7. O _____ é um músculo extrínseco da língua, em forma de leque, superior ao músculo gênio-hióideo.

8. Os músculos gênio-hióideos de cada lado estão em contato um com o outro na _____.

9. O músculo gênio-hióideo está localizado superiormente ao assoalho da cavidade oral e, por isso, geralmente não é considerado um músculo do trígono cervical anterior; no entanto, é considerado como um _____.

10. O músculo gênio-hióideo é inervado pelo primeiro nervo cervical, que se junta ao décimo segundo par de nervos cranianos ou nervo hipoglosso (XII), fazendo um trajeto comum; essas fibras nervosas formam a _____.

linha mediana	músculo genioglosso	mandíbula
processo geniano	músculo gênio-hióideo	músculo supra-hióideo
osso hioide	nervo hipoglosso	alça cervical
contato		

Referências

Capítulo 4, Muscular system. In Fehrenbach MJ, Herring SW: *Illustrated anatomy of the head and neck*, ed 5, St. Louis, 2017, Saunders;

Capítulo 8, Head and neck. In Drake R, Vogl AW, Mitchell AWM: *Gray's anatomy for students*, ed 3, Philadelphia, 2015, Churchill Livingstone.

RESPOSTAS 1. músculo gênio-hióideo, 2. processo geniano, 3. contato, 4. osso hioide, 5. nervo hipoglosso, 6. mandíbula, 7. músculo genioglosso, 8. linha mediana, 9. músculo supra-hióideo, 10. alça cervical.

FIG. 5.13 Músculos infra-hióideos (vista lateral)

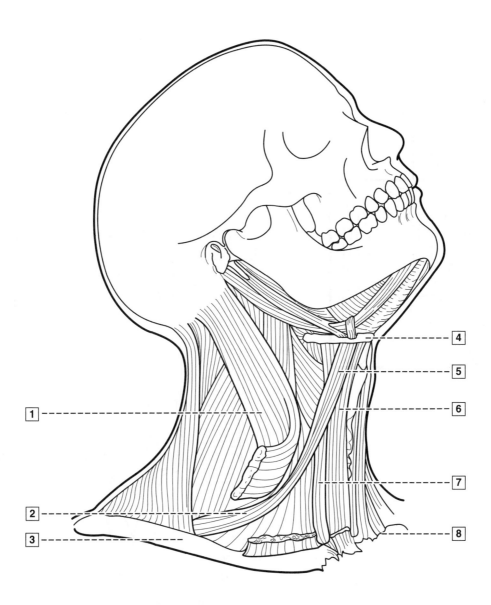

1. Músculo esternocleidomastóideo
2. Ventre inferior do músculo omo-hióideo
3. Clavícula
4. Osso hioide
5. Ventre superior do músculo omo-hióideo
6. Músculo esterno-hióideo
7. Músculo esternotireóideo
8. Osso esterno

CAPÍTULO 5 Sistema Muscular

QUESTÕES DE REVISÃO

Preencha os espaços em branco escolhendo os termos apropriados da lista a seguir.

1. Os _____ são quatro pares de músculos localizados inferiormente ao osso hioide; incluem os músculos esterno-hióideo, esternotireóideo, tireo-hióideo e omo-hióideo.

2. A maioria dos músculos infra-hióideos _____ o osso hioide; alguns dos músculos têm ações específicas adicionais e são inervados pelo primeiro, segundo e terceiro nervos cervicais.

3. O _____ é um músculo infra-hióideo localizado superficial à glândula tireoide e que se origina da face posterior do osso esterno, profundo e medial ao músculo esterno-hióideo, ao nível da primeira costela; possui um trajeto em direção superior para se inserir na cartilagem tireóidea.

4. O músculo esternotireóideo abaixa a _____ e, consequentemente, a laringe, mas não puxa o osso hioide diretamente para baixo.

5. O _____ é um músculo infra-hióideo superficial ao músculo esternotireóideo, assim como à cartilagem tireóidea e glândula tireoide, originando-se das face posterior e margem superior do esterno, próximo de onde a articulação do osso esterno se conecta à clavícula de cada lado; ele se dirige superiormente para se inserir no corpo do osso hioide.

6. O _____ é um músculo infra-hióideo localizado lateralmente aos músculos esternotireóideo e tireo-hióideo; tem dois ventres separados por um tendão intermediário, sendo um ventre superior e outro, inferior.

7. O _____ do músculo omo-hióideo contribui para a divisão da porção inferior do trígono cervical anterior do pescoço em triângulo carotídeo e triângulo muscular; no trígono cervical posterior, o ventre inferior divide esta região em um triângulo omoclavicular (supraclavicular maior ou cervical posteroinferior), mais inferior, e em outro triângulo occipital superiormente (cervical posterossuperior).

8. O _____ do músculo omo-hióideo se origina da escápula e possui um trajeto em sentido anterior e superior, cruzando a veia jugular interna profundamente ao músculo esternocleidomastóideo, local onde este músculo apresenta um curto tendão intermediário para se continuar com o ventre superior; o ventre superior origina-se deste tendão intermediário contínuo com o ventre inferior, e depois se insere na margem lateral do corpo do osso hioide.

9. O _____ está localizado profundamente aos músculos omo-hióideo e esterno-hióideo; origina-se na face externa da cartilagem tireóidea e se insere no corpo e no corno maior do osso hioide, aparecendo como se fosse uma continuação do músculo esternotireóideo.

10. Além de abaixar o osso hioide, o músculo tireo-hióideo _____ a cartilagem tireóidea e, consequentemente, a laringe.

ventre superior	músculo esternotireóideo	ventre inferior
músculo omo-hióideo	músculos infra-hióideos	cartilagem tireóidea
músculo esterno-hióideo	eleva	músculo tireo-hióideo
deprimem		

Referência

Capítulo 4, Muscular system. In Fehrenbach MJ, Herring SW: *Illustrated anatomy of the head and neck*, ed 5, St. Louis, 2017, Saunders.

RESPOSTAS 1. músculos infra-hióideos, 2. deprimem, 3. músculo esternotireóideo, 4. cartilagem tireóidea, 5. músculo esterno-hióideo, 6. músculo omo-hióideo, 7. ventre inferior, 8. ventre superior, 9. músculo tireo-hióideo, 10. eleva.

FIG. 5.14 Músculos da língua (secção parassagital e secção frontal)

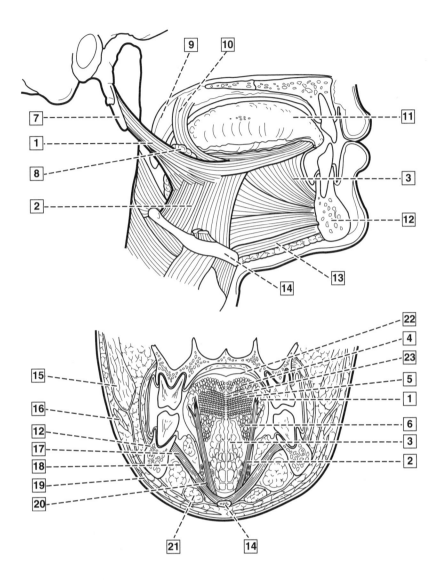

EXTRÍNSECOS
[1] Músculo estiloglosso
[2] Músculo hioglosso
[3] Músculo genioglosso

INTRÍNSECOS
[4] Músculo longitudinal superior
[5] Músculos transversal e vertical
[6] Músculo longitudinal inferior

ESTRUTURAS DA ÁREA
[7] Processo estiloide
[8] Tonsila palatina
[9] Palato mole
[10] Músculo palatoglosso
[11] Epitélio da mucosa do dorso da língua sobrejacente aos músculos intrínsecos
[12] Mandíbula
[13] Músculo gênio-hióideo
[14] Osso hioide
[15] Músculo bucinador
[16] Músculos da expressão facial
[17] Músculo milo-hióideo
[18] Nervo milo-hióideo
[19] Músculo platisma
[20] Nervo hipoglosso (XII)
[21] Músculo digástrico
[22] Epitélio da mucosa lingual com papilas linguais
[23] Septo mediano da língua

CAPÍTULO 5 Sistema Muscular

QUESTÕES DE REVISÃO

Preencha os espaços em branco escolhendo os termos apropriados da lista a seguir.

1. A _____ é um órgão espesso e bastante vascularizado, constituído basicamente por músculos voluntários e revestido uma membrana mucosa (mucosa oral) que está presa ao assoalho da boca pelo frênulo ou freio lingual; a língua possui movimentos complexos durante a mastigação, fala e deglutição, que são resultado da ação combinada de seus músculos.

2. Os músculos da língua podem ser agrupados, de acordo com sua localização, em músculos intrínsecos e extrínsecos, com ambos os grupos musculares entrelaçados na língua; cada metade da língua possui em seu interior estes dois grupos musculares, estando separados os direitos dos esquerdos pelo _____ da língua, uma faixa tendínea profunda, localizada na linha mediana, e que corresponde ao sulco mediano no dorso na língua; todos são inervados pelo décimo segundo par de nervos cranianos ou nervo hipoglosso.

3. Os _____ estão localizados inteiramente dentro da língua; esses músculos modificam a forma da língua.

4. O _____ é o mais superficial dos músculos intrínsecos da língua e corre numa direção oblíqua e longitudinal, da base ou raiz até o ápice da língua, próximo ao seu dorso; profundamente a este músculo está o músculo transverso, que possui uma direção transversal do septo mediano em direção à periferia, até se fixar nas margens laterais da língua.

5. Os _____ possuem uma direção vertical, desde a superfície dorsal até a superfície ventral do corpo da língua; em contraste, o músculo longitudinal inferior está próximo ao ventre da língua, numa direção longitudinal, em um sentido que vai desde a base ou raiz até o ápice da língua.

6. Os músculos longitudinais superiores e inferiores atuam em conjunto para alterar a _____ da língua, encurtando-a, deixando esta estrutura mais espessa, e, quando atuam isoladamente, ajudam a língua a enrolar-se em várias direções; os músculos transversos e verticais trabalham juntos para tornar a língua mais longa e estreita.

7. Os três pares de _____ incluem os músculos estiloglosso, genioglosso e hioglosso.

8. O _____ é um músculo extrínseco da língua que se origina do processo estiloide do osso temporal, dirigindo-se em sentido inferior e anterior para se inserir em duas regiões da língua, no ápice e no ponto de divisão entre o corpo e a raiz da língua; possui a função de retrair a língua, movendo-a superior e posteriormente.

9. O _____ é outro músculo extrínseco da língua em forma de leque, superior ao músculo gênio-hióideo, que tem origem nos processos ou tubérculos genianos na superfície medial ou interna da mandíbula; algumas fibras musculares mais inferiores se inserem no osso hioide, mas a maioria das fibras se insere na língua desde a sua raiz até o ápice, sendo os músculos direito e esquerdo separados pelo septo mediano da língua, de modo que diferentes partes do músculo podem projetar a língua para fora da cavidade oral ou abaixar partes da superfície da língua.

10. O _____ é um músculo extrínseco da língua que se origina no corno maior em uma porção do corpo do osso hioide e se insere na superfície lateral do corpo da língua, possuindo a função de abaixá-la.

músculo do hioglosso	músculo vertical	septo mediano
músculo longitudinal superior	músculos extrínsecos da língua	forma
língua		músculos intrínsecos da língua
músculo genioglosso	músculo estiloglosso	

Referência

Capítulo 4, Muscular system. In Fehrenbach MJ, Herring SW: *Illustrated anatomy of the head and neck*, ed 5, St. Louis, 2017, Saunders.

RESPOSTAS 1. língua, 2. septo mediano, 3. músculos intrínsecos da língua, 4. músculo longitudinal superior, 5. músculos verticais, 6. forma, 7. músculos extrínsecos da língua, 8. músculo estiloglosso, 9. músculo genioglosso, 10. músculo do hioglosso.

FIG. 5.15 Músculos da faringe (vista posterior)

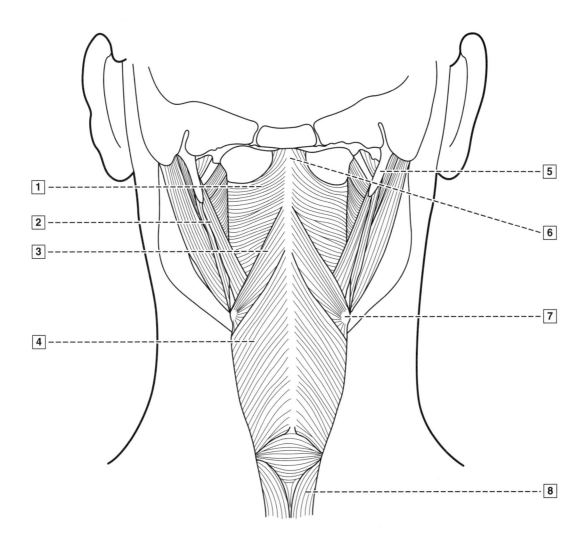

1. Músculo constritor superior da faringe
2. Músculo estilofaríngeo
3. Músculo constritor médio da faringe
4. Músculo constritor inferior da faringe
5. Processo estiloide do osso temporal
6. Rafe mediana da faríngea
7. Osso hioide
8. Esôfago

CAPÍTULO 5 Sistema Muscular

QUESTÕES DE REVISÃO

Preencha os espaços em branco escolhendo os termos apropriados da lista a seguir.

1. A _____ ou *garganta* é um órgão comum aos sistemas respiratório e digestório.

2. A faringe é conectada tanto à _____ como à cavidade oral.

3. A faringe é dividida em _____ partes denominadas de nasofaringe, orofaringe e laringofaringe.

4. Os _____ estão envolvidos em ações relevantes para a fala, deglutição e função da orelha média.

5. Os músculos da faringe são responsáveis por iniciar o _____ quando o alimento é levado a partir da cavidade oral.

6. Os músculos da faringe incluem o músculo estilofaríngeo, os músculos constritores da faringe e os _____.

7. O _____ é um músculo longitudinal par da faringe, que se origina do processo estiloide do osso temporal.

8. O músculo estilofaríngeo insere-se lateral e posteriormente nas _____.

9. O músculo estilofaríngeo atua _____ a faringe e, simultaneamente, dilatando-a.

10. O músculo estilofaríngeo é inervado pelo nono par de nervos cranianos ou _____.

paredes da faringe	elevando	músculo estilofaríngeo
processo de deglutição	faringe	três
músculos do palato mole	músculos da faringe	cavidade nasal
nervo glossofaríngeo		

Referência

Capítulo 4, Muscular system. In Fehrenbach MJ, Herring SW: *Illustrated anatomy of the head and neck*, ed 5, St. Louis, 2017, Saunders.

RESPOSTAS 1. faringe, 2. cavidade nasal, 3. três, 4. músculos da faringe, 5. processo de deglutição, 6. músculos do palato mole, 7. músculo estilofaríngeo, 8. paredes da faringe, 9. elevando, 10. nervo glossofaríngeo.

FIG. 5.16 Músculos da faringe (vista lateral)

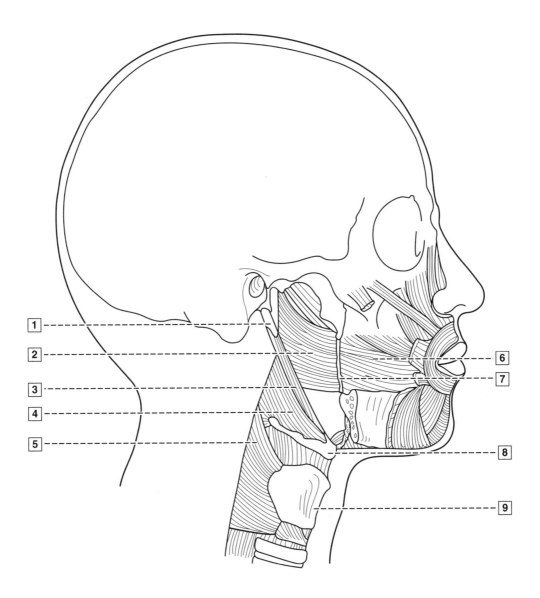

1. Processo estiloide do osso temporal
2. Músculo constritor superior da faringe
3. Músculo estilofaríngeo
4. Músculo constritor médio da faringe
5. Músculo constritor inferior da faringe
6. Músculo bucinador
7. Rafe pterigomandibular
8. Osso hioide
9. Cartilagem tireóidea

CAPÍTULO 5 Sistema Muscular

QUESTÕES DE REVISÃO

Preencha os espaços em branco escolhendo os termos apropriados da lista a seguir.

1. Os _____ formam as paredes laterais e posteriores da faringe.

2. Os músculos constritores da faringe consistem em _____ grupos de músculos seriados em relação vertical na faringe, incluindo os músculos constritores superiores, médios e inferiores da faringe.

3. Cada músculo constritor da faringe se origina em pontos diferentes, embora os músculos se sobreponham e também tenham _____ semelhantes.

4. O músculo constritor superior da faringe se origina no hâmulo da lâmina medial do processo pterigóideo do osso esfenoide, na _____, e na rafe pterigomandibular.

5. O músculo constritor médio da faringe se origina no _____ e no ligamento estilo-hióideo.

6. O músculo constritor inferior da faringe se origina tanto da cartilagem tireóidea quanto da cartilagem cricóidea da _____.

7. Quando estes músculos constritores da faringe estão sobrepostos a partir de seus pontos de origem, observa-se que o _____ é o mais superficial de todos.

8. Os músculos constritores da faringe se inserem na _____, uma faixa fibrosa tendínea na linha mediana da parede posterior da faringe, presa ao tubérculo faríngeo na base do crânio.

9. Os músculos constritores da faringe _____ a faringe e a laringe e ajudam na movimentação dos alimentos em direção ao esôfago durante a deglutição.

10. Os músculos constritores da faringe são inervados pelo décimo par de nervos cranianos ou nervo vago, através de um plexo nervoso chamado de _____.

músculos constritores da faringe	**elevam**	**laringe**
músculo constritor inferior	**três**	**osso hioide**
plexo faríngeo	**rafe mediana da faringe**	**inserções**
mandíbula		

Referência

Capítulo 4, Muscular system. In Fehrenbach MJ, Herring SW: *Illustrated anatomy of the head and neck*, ed 5, St. Louis, 2017, Saunders.

RESPOSTAS 1. músculos constritores da faringe, 2. três, 3. inserções, 4. mandíbula, 5. osso hioide, 6. laringe, 7. músculo constritor inferior da faringe, 8. rafe mediana da faringe, 9. elevam, 10. plexo faríngeo.

FIG. 5.17 Músculos da faringe: músculo do palato mole (vistas posteriores)

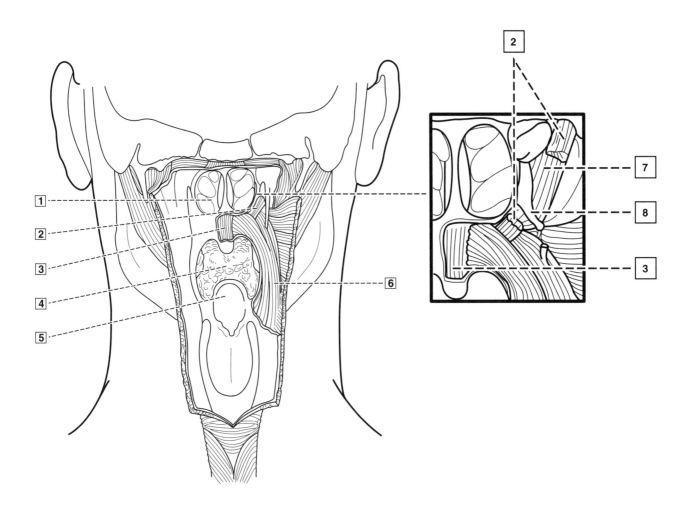

1. Cavidade nasal
2. Músculo levantador do véu palatino
3. Músculo da úvula
4. Superfície dorsal da língua
5. Epiglote
6. Músculo palatofaríngeo
7. Músculo tensor do véu palatino
8. Hâmulo da lâmina medial do processo pterigoide

CAPÍTULO 5 Sistema Muscular

QUESTÕES DE REVISÃO

Preencha os espaços em branco escolhendo os termos apropriados da lista a seguir.

1. Os _____ estão envolvidos na fonação e na deglutição, 4 são pares, e incluem o músculo palatoglosso, músculo palatofaríngeo, músculo levantador (ou elevador) do véu palatino, o músculo tensor do véu palatino e o músculo da úvula.

2. Quando os músculos do palato mole estão relaxados, ele se estende posteriormente para definir o limite anterior da orofaringe, e as ações combinadas de vários músculos do palato mole movem o _____ (véu palatino) e a úvula em sentido superior e posterior, levando-os de encontro à parede posterior da faringe, que ao mesmo tempo está sendo tracionada anteriormente; assim, é o movimento tanto do palato mole quanto das paredes da faringe que provoca uma separação entre a nasofaringe e a cavidade oral durante a deglutição, impedindo a entrada de alimentos na cavidade nasal durante a alimentação.

3. Os músculos do palato mole são inervados pelo décimo par de nervos cranianos ou nervo vago através do plexo nervoso faríngeo, com exceção do músculo tensor do véu palatino, que é inervado pelo nervo pterigóideo medial, um ramo do _____ proveniente do quinto par de nervos cranianos ou nervo trigêmeo.

4. O _____ forma o pilar anterior das fauces na cavidade oral, uma prega vertical anterior a cada tonsila palatina, que se origina da parte posterior da aponeurose palatina e depois se insere na margem lateral da língua; atua elevando a raiz da língua, arqueando-a contra o palato mole e deprimindo o palato mole em direção à língua, de modo que os músculos dos dois lados formam uma espécie de orifício, separando a cavidade oral da faringe.

5. O _____ forma o pilar posterior das fauces, uma prega vertical posterior a cada tonsila palatina, que se origina no palato mole e depois se insere nas paredes da laringofaringe e na cartilagem tireóidea; atua movendo o palato mole em direção posteroinferior e tracionando a parede posterior da faringe no sentido anterossuperior, ajudando a fechar a nasofaringe durante a deglutição.

6. O _____ situa-se na face mais superior do palato mole, tendo origem na superfície inferior do osso temporal, e em seguida insere-se na aponeurose palatina, uma pequena lâmina tendínea fibrosa na linha mediana do palato.

7. O músculo elevador do véu palatino _____ o palato mole e ajuda a colocá-lo em contato com a parede posterior da faringe, para fechar a nasofaringe durante a fala e a deglutição.

8. O _____ é um músculo com função especial de tensionar, enrijecendo um pouco o palato mole, além de deprimi-lo levemente, com algumas de suas fibras musculares responsáveis pela abertura do óstio faríngeo da tuba auditiva, permitindo que o ar flua entre a faringe e a cavidade da orelha média.

9. O músculo tensor do véu palatino origina-se da _____ e da face inferior do osso esfenoide, dirigindo-se, em seguida, inferiormente, passando entre o músculo pterigóideo medial e a lâmina medial do processo pterigóideo; o músculo forma um tendão próximo ao hâmulo da lâmina medial do processo pterigóideo, que contorna este hâmulo, usando-o como uma polia de reflexão, e então se insere na aponeurose palatina.

10. O _____ é um músculo mediano do palato mole, localizado inteiramente no interior da úvula palatina, uma projeção de tecidos moles na linha mediana, pendurada inferiormente na margem posterior do palato mole; este músculo encurta e alarga a úvula, alterando o contorno da margem posterior do palato mole, permitindo que o véu palatino se adapte à parede posterior da faringe, e, dessa forma, ajudando a bloquear a passagem para a nasofaringe durante a deglutição.

superfície da tuba auditiva	palato mole	nervo mandibular
músculo tensor do véu palatino	músculo levantador ou elevador do véu palatino	músculo palatofaríngeo
eleva		músculo palatoglosso
músculo da úvula	músculos do palato mole	

Referência

Capítulo 4, Muscular system. In Fehrenbach MJ, Herring SW: *Illustrated anatomy of the head and neck*, ed 5, St. Louis, 2017, Saunders.

RESPOSTAS 1. músculos do palato mole, 2. palato mole, 3. nervo mandibular, 4. músculo palatoglosso, 5. músculo palatofaríngeo, 6. músculo levantador ou elevador do véu palatino, 7. eleva, 8. músculo tensor do véu palatino, 9. superfície da tuba auditiva, 10. músculo da úvula..

CAPÍTULO 6 Sistema Vascular

FIG. 6.1 Trajetos dos vasos a partir do coração: artérias e veias (vista frontal)

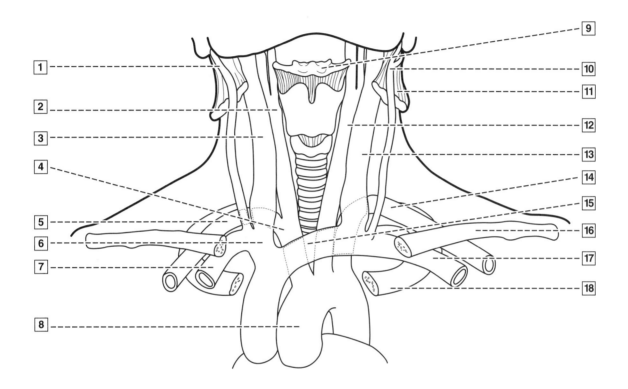

1	Veia jugular externa direita	10	Veia jugular externa esquerda
2	Artéria carótida comum direita	11	Músculo esternocleidomastóideo (seccionado)
3	Veia jugular interna direita	12	Artéria carótida comum esquerda
4	Artéria braquiocefálica	13	Veia jugular interna esquerda
5	Artéria subclávia direita	14	Artéria subclávia esquerda
6	Veia braquiocefálica direita	15	Veia braquiocefálica esquerda
7	Veia subclávia direita	16	Osso clavícula (seccionado)
8	Artéria aorta	17	Veia subclávia esquerda
9	Osso hioide	18	Primeira costela (seccionado)

CAPÍTULO 6 Sistema Vascular

QUESTÕES DE REVISÃO

Preencha os espaços em branco escolhendo os termos apropriados da lista a seguir.

1. Próximo ao _____, as origens das artérias carótidas comuns e das artérias subclávias que suprem a cabeça e o pescoço são diferentes nos lados direito e esquerdo do corpo.

2. No antímero esquerdo do corpo, a artéria carótida comum e a artéria subclávia surgem diretamente do _____.

3. No lado direito do corpo, a artéria carótida comum e a artéria subclávia são ambas ramos da _____, proveniente da artéria aorta.

4. A _____ não emite ramos e se direciona superiormente ao longo do pescoço, em uma posição lateral à traqueia e laringe até a margem superior da cartilagem tireóidea; profundamente ao músculo esternocleidomastóideo, o trajeto deste vaso ocorre no interior de uma bainha conjuntiva, que também contém a veia jugular interna e o décimo par de nervo craniano ou nervo vago.

5. A _____ tem origem mais lateral à artéria carótida comum, e em seguida origina artérias que suprem estruturas intra e extracranianas; no entanto, seu principal destino é o membro superior.

6. As grandes artérias elásticas contêm quantidades substanciais de _____ na sua túnica média, permitindo dilatação e contração durante o ciclo cardíaco normal, o que ajuda a manter um fluxo constante de sangue durante a diástole, como ocorre na artéria aorta, artéria braquiocefálica, artéria carótida comum esquerda, artéria subclávia esquerda e artéria do tronco pulmonar.

7. O segundo ramo do arco da aorta é a artéria carótida comum esquerda; origina-se imediatamente à esquerda e ligeiramente posterior ao tronco arterial braquiocefálico, tomando uma direção ascendente pelo mediastino superior ao longo do lado esquerdo da _____.

8. A artéria carótida comum esquerda supre o _____ da cabeça e do pescoço.

9. O terceiro ramo do _____ da aorta é a artéria subclávia esquerda.

10. Na bifurcação da artéria carótida comum ou no início da artéria carótida interna há uma dilatação, chamada de _____.

traqueia	fibras elásticas	lado esquerdo
artéria braquiocefálica	artéria carótida comum	arco
arco da artéria aorta	coração	seio carotídeo
artéria subclávia		

Referências

Capítulo 6, Vascular system. In Fehrenbach MJ, Herring SW: *Illustrated anatomy of the head and neck*, ed 5, St. Louis, 2017, Saunders;

Capítulo 8, Head and neck. In Drake R, Vogl AW, Mitchell AWM: *Gray's anatomy for students*, ed 3, Philadelphia, 2015, Churchill Livingstone.

RESPOSTAS 1. coração, 2. arco da artéria aorta, 3. artéria braquiocefálica, 4. artéria carótida comum, 5. artéria subclávia, 6. fibras elásticas, 7. traqueia, 8. lado esquerdo, 9. arco, 10. seio carotídeo.

FIG. 6.2 Artérias carótidas comuns: interna e externa (vista lateral)

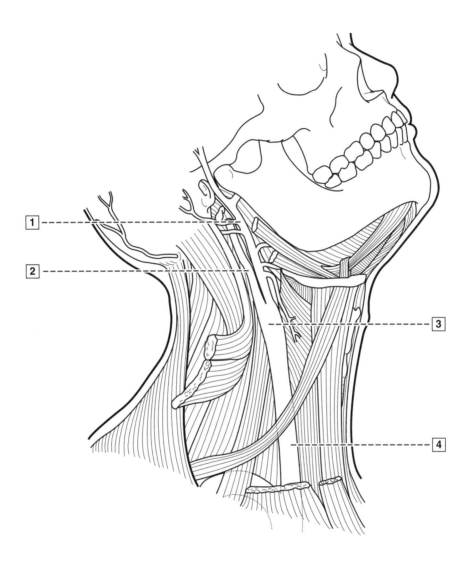

1. Artéria carótida externa
2. Artéria carótida interna
3. Seio carotídeo
4. Artéria carótida comum

CAPÍTULO 6 Sistema Vascular

QUESTÕES DE REVISÃO

Preencha os espaços em branco escolhendo os termos apropriados da lista a seguir.

1. A _____ é uma artéria que termina se dividindo nas artérias carótidas interna e externa, aproximadamente no nível da laringe.

2. Imediatamente antes do ponto em que a artéria carótida comum se bifurca nas artérias carótidas interna e externa, ela exibe uma dilatação chamada de _____.

3. A _____ possui um trajeto superior, numa posição ligeiramente lateral em relação à artéria carótida externa no ponto de bifurcação da artéria carótida comum; esta artéria não emite ramos no pescoço, mas continua seu trajeto adjacente à veia jugular interna, no interior da bainha carotídea ou carótica até a base do crânio, onde penetra na cavidade craniana para suprir as estruturas intracranianas, sendo o vaso que dá origem à artéria oftálmica, responsável por irrigar olho, estruturas orbitais e glândula lacrimal.

4. Assim como na artéria carótida interna, a _____ tem início na margem superior da cartilagem tireóidea, na bifurcação da artéria carótida comum no interior da bainha carotídea, a partir da qual segue numa direção superior em uma posição mais medial em relação à artéria carótida interna.

5. A artéria carótida externa supre as estruturas _____ (ou exocranianas) da cabeça e do pescoço, incluindo a cavidade oral, dando origem a quatro grupos de ramos, classificados de acordo com sua localização em relação à artéria carótida externa, denominados de ramos anteriores, medial, posteriores e terminais.

6. O seio carotídeo contém receptores que monitoram as alterações na _____.

7. Os _____ no seio carotídeo são inervados por fibras de um ramo do nono par de nervos cranianos ou nervo glossofaríngeo (IX).

8. Quando o nono par de nervos cranianos ou nervo glossofaríngeo (IX) passa pelo _____, envia um ramo para o seio carotídeo.

9. Após penetrar na _____, cada artéria carótida interna emite a artéria oftálmica, a artéria comunicante posterior, a artéria cerebral média e a artéria cerebral anterior.

10. Três pequenos ramos da artéria carótida interna também contribuem para o suprimento arterial da face; estes vasos sanguíneos se originam da _____ após penetrar na cavidade orbital, proveniente da artéria carótida interna.

receptores	artéria carótida externa	pressão sanguínea
extracranianas	artéria carótida comum	cavidade craniana
artéria carótida interna	artéria oftálmica	trígono cervical anterior
seio carotídeo		

Referências

Capítulo 6, Vascular system. In Fehrenbach MJ, Herring SW: *Illustrated anatomy of the head and neck*, ed 5, St. Louis, 2017, Saunders;

Capítulo 8, Head and neck. In Drake R, Vogl AW, Mitchell AWM: *Gray's anatomy for students*, ed 3, Philadelphia, 2015, Churchill Livingstone.

RESPOSTAS 1. artéria carótida comum, 2. seio carotídeo, 3. artéria carótida interna, 4. artéria carótida externa, 5. extracranianas, 6. pressão arterial, 7. receptores, 8. trígono cervical anterior, 9. cavidade craniana, 10. artéria oftálmica.

FIG. 6.3 Artéria carótida externa (vista lateral)

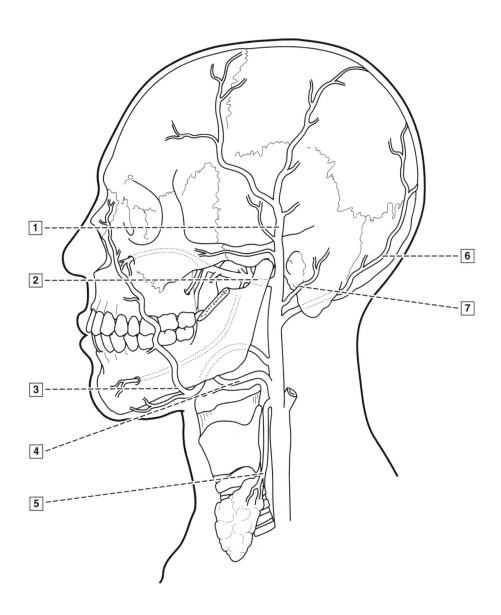

RAMOS TERMINAIS
1 Artéria temporal superficial
2 Artéria maxilar

RAMOS ANTERIORES
3 Artéria facial
4 Artéria lingual
5 Artéria tireóidea superior

RAMOS POSTERIORES
6 Artéria occipital
7 Artéria auricular posterior

RAMO MEDIAL
Artéria faríngea ascendente
(não mostrada)

CAPÍTULO 6 Sistema Vascular

QUESTÕES DE REVISÃO

Preencha os espaços em branco escolhendo os termos apropriados da lista a seguir.

1. A _____ possui um trajeto superior, numa posição mais medial em relação à artéria carótida interna, após se originar da bifurcação da artéria carótida comum, e, a partir dela, se originam quatro conjuntos de ramos agrupados de acordo com sua localização em relação à artéria carótida externa, denominados ramos anteriores, medial, posteriores e terminais.

2. A _____ é um ramo anterior da artéria carótida externa.

3. A artéria tireóidea superior emite _____ ramos: a artéria infra-hióidea, o ramo esternocleidomastóideo, a artéria laríngea superior e o ramo cricotireóideo, que irrigam o tecido localizado inferior ao osso hioide, incluindo os músculos infra-hióideos, o músculo esternocleidomastóideo, os músculos da laringe e a glândula tireoide.

4. A _____ é outro ramo anterior da artéria carótida externa, com origem superior à artéria tireóidea superior, no nível do osso hioide, e segue anteriormente em direção ao ápice da língua, próximo ao seu ventre, suprindo os tecidos localizados superiormente ao osso hioide, incluindo os músculos supra-hióideos, o assoalho da boca, bem como a própria língua, por meio dos ramos dorsais da língua, profundos da língua, sublinguais e supra-hióideos.

5. A _____ também é um ramo anterior da artéria carótida externa, originando-se ligeiramente superior à artéria lingual; entretanto, em alguns casos, essa artéria e a artéria lingual compartilham um tronco comum chamado de tronco arterial linguofacial.

6. Apenas um ramo se origina da face medial da artéria carótida externa, a pequena _____, próximo à origem da artéria lingual.

7. A artéria faríngea ascendente emite ramificações, incluindo o _____ e o ramo meníngeo, que suprem as paredes da faringe (onde se anastomosam com a artéria palatina ascendente), palato mole e meninges, além de ramos tonsilares.

8. A _____ é um ramo do grupo posterior da artéria carótida externa, originada próximo ao ângulo da mandíbula, dirigindo-se superior e posteriormente ao ramo da mandíbula, até alcançar a região mais posterior do couro cabeludo, onde irriga os músculos supra-hióideo e esternocleidomastóideo, o couro cabeludo e meninges da região occipital, através de seus ramos musculares, ramos esternocleidomastóideos, ramos auriculares e ramos meníngeos.

9. A pequena _____ é outro ramo posterior da artéria carótida externa que se origina acima da saída da artéria occipital e do músculo estilo-hióideo, aproximadamente ao nível do ápice do processo estiloide do osso temporal, para suprir a orelha interna através do seu ramo auricular, e o processo mastoide, através da artéria estilomastoide.

10. Os dois ramos terminais da artéria carótida externa incluem a artéria temporal superficial e a artéria maxilar; a artéria carótida externa se divide nesses vasos terminais no interior da _____ de cada lado da face.

artéria auricular posterior	ramo faríngeo	glândula salivar parótida
quatro	artéria carótida externa	artéria tireóidea superior
artéria occipital	artéria facial	artéria lingual
artéria faríngea ascendente		

Referência

Capítulo 6, Vascular system. In Fehrenbach MJ, Herring SW: *Illustrated anatomy of the head and neck*, ed 5, St. Louis, 2017, Saunders.

RESPOSTAS 1. artéria carótida externa, 2. artéria tireóidea superior, 3. quatro, 4. artéria lingual, 5. artéria facial, 6. artéria faríngea ascendente, 7. ramo faríngeo, 8. artéria occipital, 9. artéria auricular posterior, 10. glândula salivar parótida.

CAPÍTULO 6 Sistema Vascular

FIG. 6.4 Artéria carótida externa: artéria maxilar (vista lateral)

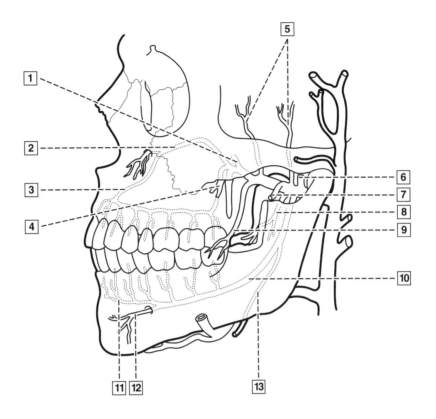

1. Artéria esfenopalatina (seccionada)
2. Artéria infraorbital
3. Artéria alveolar superior anterior com seus ramos dentários e alveolares ou peridentais (ramo da artéria infraorbital)
4. Artéria alveolar superior posterior (parte seccionada)
5. Artéria temporais profundas
6. Artéria meníngea média (seccionada)
7. Artéria massetérica (seccionada)
8. Artéria pterigóidea
9. Artéria bucal
10. Artéria alveolar inferior
11. Artéria incisiva com seus ramos dentário e alveolares ou peridentais
12. Artéria mental
13. Artéria milo-hióidea

RAMOS DA ARTÉRIA ALVEOLAR INFERIOR (11, 12, 13)

Ramos da cavidade nasal das artérias palatinas maior e menor (não mostradas)

317

CAPÍTULO 6 Sistema Vascular

QUESTÕES DE REVISÃO

Preencha os espaços em branco escolhendo os termos apropriados da lista a seguir.

1. No interior da fossa infratemporal, a _____ dá origem a muitos ramos, incluindo as artérias meníngea média, alveolar inferior e vários ramos musculares; é o maior vaso terminal da artéria carótida externa.

2. A _____ irriga a dura-máter do encéfalo e ossos cranianos através do forame espinhoso.

3. A _____ se origina da artéria maxilar na fossa infratemporal, e se direciona inferiormente para penetrar no canal mandibular através do forame da mandíbula, junto ao nervo e veia alveolares inferiores; no interior do canal da mandíbula, emite os ramos dentais e alveolares (ou peridentais), responsáveis por vascularizar a polpa dos dentes posteroinferiores, através do forame apical de cada dente.

4. A _____ surge da artéria alveolar inferior antes de ela penetrar no canal da mandíbula através do forame mandibular e, em seguida, direciona-se, junto ao nervo milo-hióideo no sulco milo-hióideo, à face medial ou interna da mandíbula, vascularizando o assoalho da boca e o músculo milo-hioideo.

5. A _____ se origina da artéria alveolar inferior quando deixa o canal da mandíbula por meio do forame mentual, que se localiza na superfície lateral da mandíbula, geralmente inferior aos ápices dos pré-molares inferiores; depois que deixa o referido canal, a artéria se anastomosa na região mentual com a artéria labial inferior, proveniente da artéria facial.

6. A _____ é proveniente da artéria alveolar inferior, permanecendo dentro do canal da mandíbula com o nervo incisivo, ramificando-se nos vasos dentais e alveolares (peridentais) para vascularizar a polpa dos dentes anteroinferiores, através do forame apical de cada dente.

7. Logo após a artéria maxilar deixar a fossa infratemporal e penetrar na fossa pterigopalatina, ela origina a _____; essa artéria emerge pela fissura pterigomaxilar e entra no(s) forame(s) alveolar(es) superior(es) posterior(es) na superfície externa da maxila, dando origem ao ramos dentais e ramos alveolares para vascularizar a polpa dos dentes posteriores superiores, através do forame apical de cada dente, além de promover anastomoses com ramos da artéria alveolar superior anterior.

8. A _____ da artéria maxilar se origina na fossa pterigopalatina, mas pode compartilhar um tronco em comum com a artéria alveolar superior posterior; após sua origem, este vaso penetra na cavidade orbitária, através da fissura orbital inferior, passa pelo canal infraorbital, fornecendo ramos para estruturas da órbita, e dá origem à artéria alveolar superior anterior, com trajeto próximo ao nervo alveolar superior anterior.

9. Depois de emitir ramos no canal infraorbital, a artéria infraorbital emerge na face pelo forame infraorbital, vascularizando tecidos da região infraorbital da face através dos seus ramos terminais, que se anastomosam com ramos da _____.

10. A _____ se origina da artéria infraorbital e dá origem aos ramos dentais e alveolares (peridentais), para vascularizar a polpa dos dentes anteriores superiores, através do forame apical de cada dente, e se anastomosam com os ramos da artéria alveolar superior posterior.

artéria meníngea média	**artéria alveolar superior posterior**	**artéria incisiva**
artéria facial	**artéria mentual**	**artéria alveolar inferior**
artéria infraorbital	**artéria maxilar**	**artéria milo-hióidea**
artéria alveolar superior anterior		

Referência

Capítulo 6, Vascular system. In Fehrenbach MJ, Herring SW: *Illustrated anatomy of the head and neck*, ed 5, St. Louis, 2017, Saunders.

RESPOSTAS 1. artéria maxilar, 2. artéria meníngea média, 3. artéria alveolar inferior, 4. artéria milo-hióidea, 5. artéria mentual, 6. artéria incisiva, 7. artéria alveolar superior posterior, 8. artéria infraorbital, 9. artéria facial, 10. artéria alveolar superior anterior.

FIG. 6.5 Artéria maxilar: ramos palatinos (secção sagital da cavidade nasal)

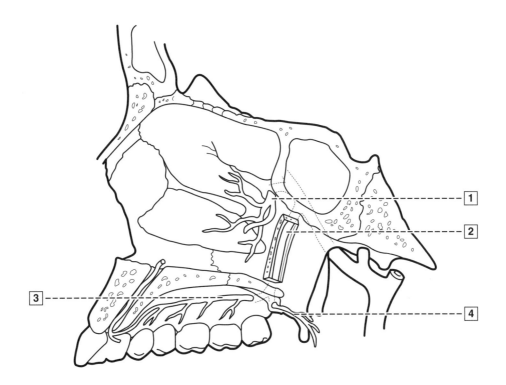

1 Artéria esfenopalatina
2 Artéria palatina descendente
3 Artéria palatina maior
4 Artéria palatina menor

CAPÍTULO 6 Sistema Vascular

QUESTÕES DE REVISÃO

Preencha os espaços em branco escolhendo os termos apropriados da lista a seguir.

1. Na fossa pterigopalatina, a artéria maxilar dá origem a _____, que se dirige para palato através do canal pterigopalatino.

2. A artéria palatina descendente termina originando ambas as_____ , maiores e menores, possuindo trajeto junto aos nervos palatino maior e palatino menor, ao ultrapassar os forames palatinos maior e menor, para depois suprir o palato duro, periodonto e gengiva palatina dos dentes superiores posteriores, e o palato mole, respectivamente.

3. A artéria maxilar termina continuando-se como _____, seu ramo terminal principal, que vasculariza a cavidade nasal após ultrapassar o forame esfenopalatino.

4. A artéria esfenopalatina dá origem aos _____, assim como aos ramos septais.

5. Um dos vasos que se origina da artéria esfenopalatina é a _____, que acompanha, em seu trajeto, o nervo nasopalatino através do forame incisivo do osso maxilar, suprindo a região anterior do palato duro, bem como o periodonto e a gengiva palatina dos dentes anteriores superiores.

6. A artéria esfenopalatina deixa a fossa pterigopalatina medialmente através do _____ e acompanha os nervos nasais pela parede lateral da cavidade nasal.

7. As artérias nasais laterais posteriores vascularizam a parede lateral da _____ e contribuem para o suprimento sanguíneo dos seios paranasais, anastomosando-se anteriormente com ramos das artérias etmoidais anteriores e posteriores, e com ramos nasais laterais da artéria facial.

8. Os ramos nasais septais se dirigem medialmente pelo teto da cavidade nasal para suprir o _____ pela parede mediana, onde seu maior ramo possui um trajeto anterior e inferior ao longo do septo nasal para se anastomosar com os ramos terminais da artéria palatina maior e ramos septais da artéria labial superior.

9. Como a artéria esfenopalatina, a artéria palatina maior se origina da artéria palatina descendente na _____ como um ramo da artéria maxilar; possui um trajeto anterior pelo teto da cavidade oral (palato duro) após passar pelo canal e forame palatinos maiores, até alcançar a fossa e canal incisivos, e posteriormente chegar ao assoalho da cavidade nasal.

10. A _____ vasculariza a região anterior da parede medial e assoalho adjacente da cavidade nasal, onde se anastomosa com o ramo septal da artéria esfenopalatina.

cavidade nasal	septo nasal	forame esfenopalatino
artéria nasopalatina	artéria esfenopalatina	fossa pterigopalatina
artérias palatinas	artéria palatina descendente	artéria palatina maior
ramos nasais laterais posteriores		

Referências

Capítulo 6, Vascular system. In Fehrenbach MJ, Herring SW: *Illustrated anatomy of the head and neck*, ed 5, St. Louis, 2017, Saunders;

Capítulo 8, Head and neck. In Drake R, Vogl AW, Mitchell AWM: *Gray's anatomy for students*, ed 3, Philadelphia, 2015, Churchill Livingstone.

RESPOSTAS 1. artéria palatina descendente, 2. artérias palatinas, 3. artéria esfenopalatina, 4. ramos nasais laterais posteriores, 5. artéria nasopalatina, 6. forame esfenopalatino, 7. cavidade nasal, 8. septo nasal, 9. fossa pterigopalatina, 10. artéria palatina maior.

FIG. 6.6 Artéria carótida externa: artéria temporal superficial (vista lateral)

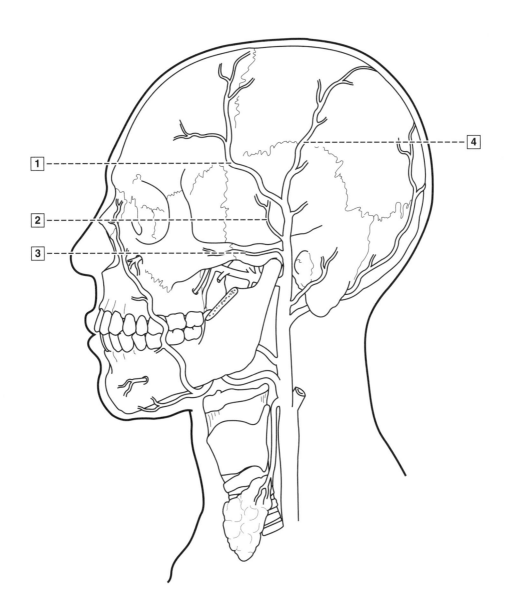

1. Ramo frontal da artéria temporal superficial
2. Artéria temporal média
3. Artéria facial transversa
4. Ramo parietal da artéria temporal superficial

CAPÍTULO 6 Sistema Vascular

QUESTÕES DE REVISÃO

Preencha os espaços em branco escolhendo os termos apropriados da lista a seguir.

1. A _____ é o menor ramo terminal da artéria carótida externa, originando-se no interior da glândula parótida; esta artéria pode ser visível sob a pele que cobre a região temporal.

2. A artéria temporal superficial possui vários ramos, incluindo a artéria facial transversa, a artéria temporal média, o ramo frontal e o _____.

3. A pequena _____ vasculariza o ducto excretor da glândula parótida e a região adjacente.

4. O pequeno _____ vasculariza o músculo temporal.

5. Os ramos _____ e parietal irrigam as regiões frontal e parietal, respectivamente.

6. A artéria carótida externa entra ou passa profundamente pela margem inferior da _____.

7. À medida que a _____ continua em direção superior, ela emite a artéria auricular posterior antes de se dividir em seus dois ramos terminais (as artérias maxilar e temporal superficial), próximo à margem inferior do pavilhão auricular; o suprimento arterial para orelha provém de numerosas fontes, como a da artéria carótida externa.

8. A artéria temporal superficial se dirige no sentido superior e emerge da _____ da glândula salivar parótida, após emitir a artéria facial transversa.

9. Outro contribuinte para o suprimento vascular da face é a artéria facial transversa, que é um ramo da artéria temporal superficial, o menor dos dois ramos _____ da artéria carótida externa.

10. A artéria facial transversa se origina da artéria temporal superficial no interior da glândula parótida, e cruza a face em uma direção transversal, colocando-se na face mais superficial do _____, entre o arco zigomático e o ducto parotídeo.

margem superior	**músculo masseter**	**terminais**
artéria temporal superficial	**frontal**	**artéria carótida externa**
artéria facial transversal	**ramo temporal médio**	**glândula parótida**
ramo parietal		

Referências

Capítulo 6, Vascular system. In Fehrenbach MJ, Herring SW: *Illustrated anatomy of the head and neck*, ed 5, St. Louis, 2017, Saunders;

Capítulo 8, Head and neck. In Drake R, Vogl AW, Mitchell AWM: *Gray's anatomy for students*, ed 3, Philadelphia, 2015, Churchill Livingstone.

RESPOSTAS 1. artéria temporal superficial, 2. ramo parietal, 3. artéria facial transversa, 4. ramo temporal médio, 5. frontal, 6. glândula parótida, 7. artéria carótida externa, 8. margem superior, 9. terminais, 10. músculo masseter.

FIG. 6.7 Artéria carótida externa: ramos anteriores (secção sagital)

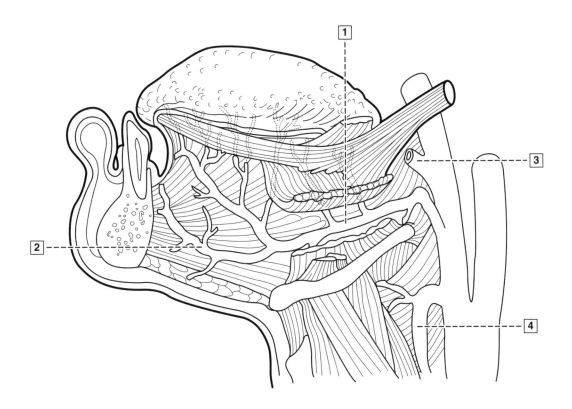

1. Artéria lingual
2. Artéria sublingual
3. Artéria facial (seccionada)
4. Artéria tireóidea superior

CAPÍTULO 6 Sistema Vascular

QUESTÕES DE REVISÃO

Preencha os espaços em branco escolhendo os termos apropriados da lista a seguir.

1. Existem _____ ramos anteriores originados de cada artéria carótida externa, que são as artérias tireóidea superior, lingual e facial.

2. A artéria tireóidea superior é um ramo anterior da _____.

3. A artéria lingual é um ramo anterior da artéria carótida externa e se origina numa posição _____ à artéria tireóidea superior, no nível do osso hioide.

4. A artéria lingual possui um trajeto anterior até alcançar o _____, por meio de sua superfície ventral.

5. A artéria lingual fornece ramos vasculares superiores ao _____, incluindo ramos para os músculos supra-hióideos e assoalho da boca, através das artérias dorsais da língua, profunda da língua, sublingual e ramos supra-hióideos.

6. A _____ também é suprida por ramos da artéria lingual, através de vários pequenos ramos dorsais da língua para a região mais posterior do dorso da língua, e pela artéria profunda da língua, que é o vaso terminal da artéria lingual, cuja direção vai do ventre até o ápice da língua; também emite alguns ramos tonsilares para as tonsilas linguais e o palato mole.

7. A _____ é um ramo da artéria lingual, responsável por irrigar o músculo milo-hióideo, glândula salivar sublingual, a mucosa oral do assoalho da boca, assim como o periodonto e a gengiva lingual dos dentes inferiores na maioria dos casos.

8. O pequeno _____ vasculariza os músculos supra-hióideos.

9. A _____ é o último ramo anterior da artéria carótida externa.

10. A artéria facial se origina ligeiramente superior à artéria lingual; no entanto, em alguns casos, esta artéria e a artéria lingual podem compartilhar uma origem comum, formando um _____, chamado de tronco linguofacial.

artéria facial	**artéria carótida externa**	**artéria sublingual**
tronco comum	**língua**	**três**
osso hioide	**ramo supra-hióideo**	**ápice da língua**
superior		

Referência

Capítulo 6, Vascular system. In Fehrenbach MJ, Herring SW: *Illustrated anatomy of the head and neck*, ed 5, St. Louis, 2017, Saunders.

RESPOSTAS 1. três, 2. artéria carótida externa, 3. superior, 4. ápice da língua, 5. osso hioide, 6. língua, 7. artéria sublingual, 8. ramo supra-hióideo, 9. artéria facial, 10. tronco comum.

FIG. 6.8 Artéria carótida externa: artéria facial (vista lateral)

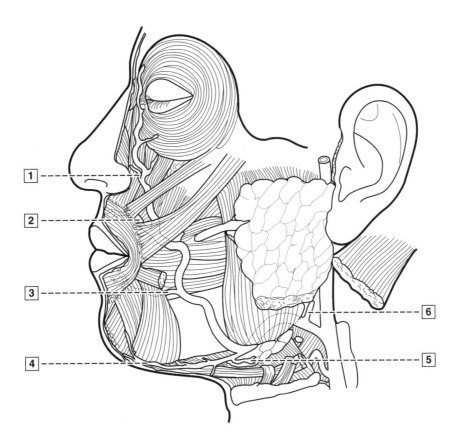

1. Artéria angular
2. Artéria labial superior
3. Artéria labial inferior
4. Artéria submentual
5. Ramos glandulares
6. Artéria palatina ascendente

CAPÍTULO 6 Sistema Vascular

QUESTÕES DE REVISÃO

Preencha os espaços em branco escolhendo os termos apropriados da lista a seguir.

1. A _____ é um ramo anterior da artéria carótida externa, com origem ligeiramente superior à artéria lingual, outro ramo anterior; no entanto, em alguns casos, esta artéria e a artéria lingual podem compartilhar um tronco em comum em suas origens.

2. A artéria facial possui um trajeto complexo, que se estende inicialmente medial à _____, superior à glândula submandibular e, em seguida, cruza a margem inferior da mandíbula, anterior à glândula submandibular, e ascende pela face lateral da mandíbula.

3. A partir da margem inferior da mandíbula, a artéria facial transita anterior e superiormente, passando próximo à comissura labial, lateral à narina, para terminar próximo ao _____ do olho, vascularizando várias regiões da face, como a labial (ou oral), geniana (bochecha), zigomática, nasal, infraorbital e orbital.

4. A artéria facial possui trajeto paralelo à _____ na área da face, embora ambos os vasos sanguíneos não transitem adjacentes.

5. No pescoço, a artéria facial é separada da veia facial pelo _____, músculo estilo-hióideo e glândula salivar submandibular.

6. Os principais ramos da artéria facial são a artéria palatino ascendente, ramos glandulares, artéria submental, artéria labial inferior, artéria superior, artéria angular e os _____.

7. A _____ é o primeiro ramo da artéria facial e irriga o palato mole, os músculos palatinos e as tonsilas palatinas por meio de ramos tonsilares.

8. A _____ vasculariza os linfonodos submandibulares, assim como os músculos milo-hióideo e digástrico, além de emitir ramos glandulares que irrigam a glândula salivar submandibular e os músculos vizinhos; em um menor número de casos, também pode fornecer sangue para o periodonto e gengiva lingual dos dentes inferiores, isoladamente ou com a artéria sublingual.

9. A _____ se origina da artéria facial e vasculariza o lábio inferior, incluindo os músculos da expressão facial localizados na região, como o músculo depressor do ângulo da boca; além disso, a artéria labial superior, outro ramo da artéria facial, irriga o lábio superior e, similarmente, os músculos da expressão facial localizados na região.

10. A _____ é o ramo terminal da artéria facial e irriga a região medial ao ângulo do olho lateralmente ao dorso do nariz.

artéria palatina ascendente

artéria facial

veia facial

ângulo medial

artéria angular

ventre posterior do músculo digástrico

ramos tonsilares

artéria submentual

mandíbula

artéria labial inferior

Referência

Capítulo 6, Vascular system. In Fehrenbach MJ, Herring SW: *Illustrated anatomy of the head and neck*, ed 5, St. Louis, 2017, Saunders.

RESPOSTAS 1. artéria facial, 2. mandíbula, 3. ângulo medial, 4. veia facial, 5. ventre posterior do músculo digástrico, 6. ramos tonsilares, 7. artéria palatina ascendente, 8. artéria submentual, 9. artéria labial inferior, 10. artéria angular.

FIG. 6.9 Artéria carótida externa: ramos posteriores (vista lateral)

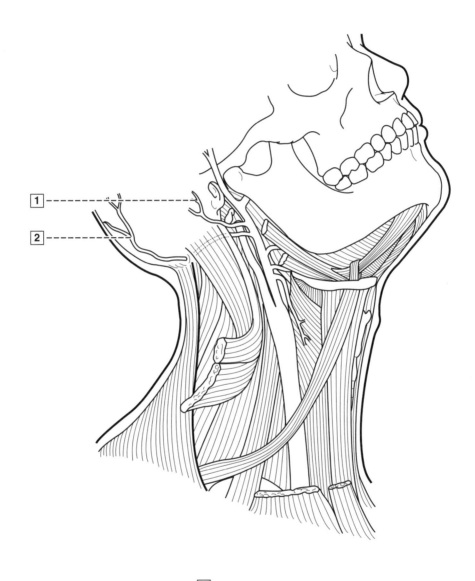

1 Artéria auricular posterior
2 Artéria occipital

CAPÍTULO 6 Sistema Vascular

QUESTÕES DE REVISÃO

Preencha os espaços em branco escolhendo os termos apropriados da lista a seguir.

1. Existem dois ramos posteriores originados da artéria carótida externa, a artéria occipital e a

    _____.

2. A artéria occipital é um ramo posterior da _____.

3. A artéria occipital se origina da artéria carótida externa próximo ao ângulo da mandíbula, com trajeto superior e posterior ao _____, em direção à região posterior do couro cabeludo.

4. Na sua origem, a artéria occipital fica adjacente ao décimo segundo par de nervos cranianos ou

    _____.

5. A artéria occipital vasculariza os músculos supra-hióideos e esternocleidomastóideo, bem como o couro cabeludo e meninges da _____.

6. A artéria occipital promove vascularização de suas áreas de irrigação através de

    _____, ramos esternocleidomastóideos, ramos auriculares e ramos meníngeos.

7. A pequena artéria auricular posterior também é um _____ da artéria carótida externa.

8. A artéria auricular posterior se origina numa posição mais superior em relação à artéria occipital e ao músculo estilo-hióideo, aproximadamente ao nível da extremidade inferior do _____ do osso temporal.

9. A artéria auricular posterior vasculariza a orelha interna através de seus _____.

10. A artéria auricular posterior dá origem à_____ para vascularizar o processo mastoide.

artéria estilomastóidea	**ramos auriculares**	**artéria carótida externa**
artéria auricular posterior	**nervo hipoglosso**	**região occipital**
processo estiloide	**ramo posterior**	**ramo mandibular**
ramos musculares		

Referência

Capítulo 6, Vascular system. In Fehrenbach MJ, Herring SW: *Illustrated anatomy of the head and neck*, ed 5, St. Louis, 2017, Saunders.

RESPOSTAS 1. artéria auricular posterior, 2. artéria carótida externa, 3. ramo mandibular, 4. nervo hipoglosso, 5. região occipital, 6. ramos musculares, 7. ramo posterior, 8. processo estiloide, 9. ramos auriculares, 10. artéria estilomastóidea.

FIG. 6.10 Veias jugular interna e facial com anastomoses vasculares (vista lateral)

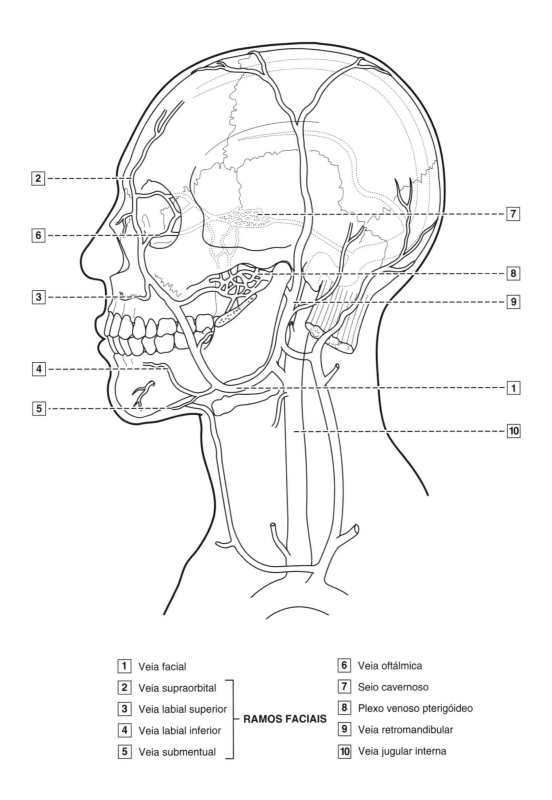

1	Veia facial	6	Veia oftálmica
2	Veia supraorbital	7	Seio cavernoso
3	Veia labial superior	8	Plexo venoso pterigóideo
4	Veia labial inferior	9	Veia retromandibular
5	Veia submentual	10	Veia jugular interna

RAMOS FACIAIS: 2, 3, 4, 5

CAPÍTULO 6 Sistema Vascular

QUESTÕES DE REVISÃO

Preencha os espaços em branco escolhendo os termos apropriados da lista a seguir.

1. A _____ é responsável por drenar o encéfalo, assim como a maioria das outras estruturas da cabeça e do pescoço, enquanto a veia jugular externa drena apenas uma pequena porção das estruturas extracranianas (exocranianas); entretanto, as duas veias apresentam muitas anastomoses.

2. A veia jugular interna se origina na cavidade craniana e deixa o crânio através do _____; no seu trajeto, esta veia recebe muitas tributárias, incluindo veias das regiões lingual, sublingual e faríngea, bem como a veia facial.

3. A veia jugular interna transita junto com a artéria carótida comum e seus ramos, bem como com o décimo par de nervos cranianos ou nervo vago no interior da _____, em seu trajeto descendente pelo pescoço, até confluir com a veia subclávia, de cada lado.

4. A _____ drena para a veia jugular interna depois que começa no canto medial do olho com a junção de duas veias da região frontal, as veias supratroclear e supraorbital.

5. A veia supraorbital também se anastomosa com as veias oftálmicas; as veias oftálmicas drenam a cavidade orbitária e promovem uma comunicação com o _____.

6. A veia facial recebe tributárias provenientes das mesmas áreas da face que são irrigadas pela _____.

7. A veia da face possui anastomoses com veias profundas, como o _____ na fossa infratemporal, e com a grande veia retromandibular antes de penetrar na veia jugular interna, próximo ao nível do osso hioide.

8. A veia facial possui algumas tributárias importantes na região oral, como a _____, que drena a área do lábio superior.

9. A _____ drena a área do lábio inferior na região oral, sendo mais uma afluente da veia facial.

10. Outra tributária da veia facial é a _____, que drena as estruturas da região mentual, incluindo o mento e a região submandibular.

veia labial inferior	**veia jugular interna**	**seio cavernoso**
forame jugular	**bainha carotídea**	**artéria facial**
veia submental	**veia facial**	**plexo venoso pterigóideo**
veia labial superior		

Referência

Capítulo 6, Vascular system. In Fehrenbach MJ, Herring SW: *Illustrated anatomy of the head and neck*, ed 5, St. Louis, 2017, Saunders.

RESPOSTAS 1. veia jugular interna, 2. forame jugular, 3. bainha carotídea, 4. veia facial, 5. seio cavernoso, 6. artéria facial, 7. plexo venoso pterigóideo, 8. veia labial superior, 9. veia labial inferior, 10. veia submentual.

FIG. 6.11 Veias jugular externa e retromandibular com anastomoses vasculares (vista lateral)

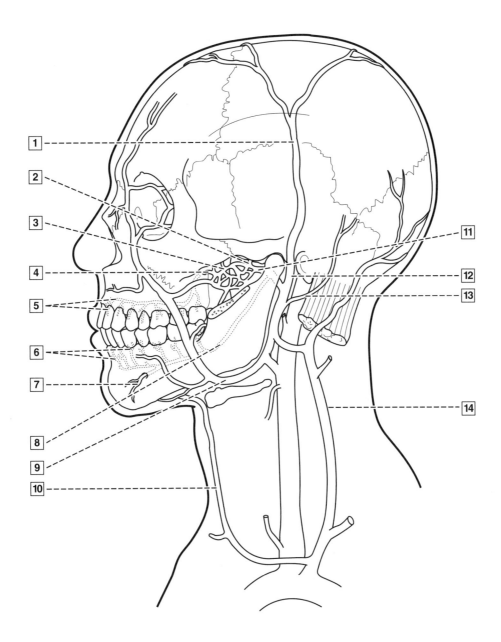

1. Veia temporal superficial
2. Veia meníngea média
3. Plexo venoso pterigóideo
4. Veia alveolar superior posterior
5. Ramos alveolares ou peridentais e dentais da veia alveolar superior posterior
6. Ramos alveolares ou peridentais e dentais de veia alveolar inferior
7. Ramo mentual de veia alveolar inferior
8. Veia alveolar inferior
9. Veia facial
10. Veia jugular anterior
11. Veia maxilar
12. Veia retromandibular
13. Veia auricular posterior
14. Veia jugular externa

CAPÍTULO 6 Sistema Vascular

QUESTÕES DE REVISÃO

Preencha os espaços em branco escolhendo os termos apropriados da lista a seguir.

1. A _____ forma a veia jugular externa de uma parte de sua via, tendo sido inicialmente formada a partir da fusão da veia temporal superficial e veia maxilar e tendo drenado essas áreas de forma semelhante àquelas fornecidas por essas veias; a veia então emerge da glândula salivar parotídea e percorre a região inferiormente.

2. Inferiormente à glândula parótida, a veia retromandibular geralmente se divide em dois ramos, sendo uma divisão anterior, que se une à veia facial, e uma divisão posterior, que continua seu percurso no sentido inferior na superfície do músculo esternocleidomastóideo; posteriormente, a divisão posterior da veia retromandibular se anastomosa com a _____, que drena a porção do couro cabeludo lateral e posterior à orelha, para formar a veia jugular externa.

3. Superficialmente localizada sob a pele que cobre a região temporal, a _____ drena a região lateral do couro cabeludo, dirige-se inferiormente, e conflui com a veia maxila, mais profunda, para formar a veia retromandibular.

4. A _____ é mais profunda do que a veia temporal superficial e começa na fossa infratemporal, coletando sangue do plexo venoso pterigóideo, assim como das veias meníngea, alveolar superior posterior, alveolar inferior e outras veias da cavidade nasal e palato; depois de receber essas veias tributárias, ela se junta com a veia temporal superficial, formando a veia retromandibular.

5. O _____ é um emaranhado de pequenos vasos anastomosados, circundados pelo músculo pterigóideo lateral, e envolve a artéria maxilar de cada lado da cabeça, no interior da fossa infratemporal; drenando o sangue das estruturas mais profundas da face, promove anastomoses com as veias faciais e retromandibulares, e, em seguida, conflui para a veia maxilar.

6. A _____ drena o sangue da meninge da dura-máter (não drena a aracnoide e pia-máter) e dos ossos da calota craniana para o plexo venoso pterigóideo.

7. O plexo venoso pterigóideo também drena a _____, formada pela confluência dos seus ramos dentários da polpa dos dentes superiores, que atravessam os forames apicais de cada dente e dos ramos alveolares (peridentais).

8. A _____ se forma a partir da confluência dos seus ramos dentários da polpa dos dentes inferiores, e dos ramos alveolares (peridentais), e se dirige para drenar o sangue coletado para o plexo venoso pterigóideo; além disso, os ramos mentuais contribuem para a formação da veia ao penetrar pelo forame mentual da mandíbula, após drenar as regiões mentuais na face externa da mandíbula, onde também se anastomosam com ramos da veia facial.

9. A _____ drena para a veia jugular externa (ou diretamente para a veia subclávia) antes de se unir à veia subclávia, após seu início no trígono submentual a partir de várias veias da região, e toma uma direção descendente próximo à linha mediana no interior da fáscia cervical superficial, por onde recebe veias tributárias das estruturas cervicais superficiais; entretanto, em alguns indivíduos, apenas uma dessas veias pode estar presente, mas se duas veias estiverem presentes, elas se anastomosam entre si, próximo ao osso esterno, através de um arco venoso jugular.

10. Em cada lado do corpo, a veia jugular externa desemboca na veia subclávia proveniente do membro superior, que, por sua vez, conflui com a veia jugular interna, formando a veia braquiocefálica, que se une com a veia braquiocefálica contralateral, originando a veia cava superior, que se direciona até chegar ao _____.

plexo venoso pterigóideo	veia alveolar superior posterior	veia auricular posterior
veia temporal superficial	veia alveolar inferior	veia jugular anterior
veia maxilar	veia retromandibular	coração
veia meníngea média		

Referência

Capítulo 6, Vascular system. In Fehrenbach MJ, Herring SW: *Illustrated anatomy of the head and neck*, ed 5, St. Louis, 2017, Saunders.

RESPOSTAS 1. veia retromandibular, 2. veia auricular posterior, 3. veia temporal superficial, 4. veia maxilar, 5. plexo venoso pterigóideo, 6. veia meníngea média, 7. veia alveolar superior posterior, 8. veia alveolar inferior, 9. veia jugular anterior, 10. coração.

CAPÍTULO 7 Tecido Glandular

FIG. 7.1 Sistema lacrimal (vistas frontal e profunda)

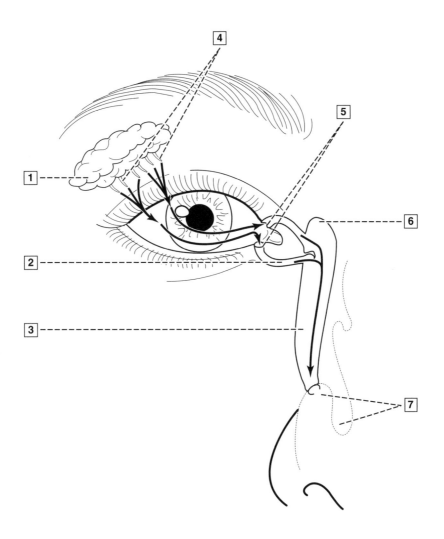

1. Glândula lacrimal
2. Canal lacrimal
3. Ducto nasolacrimal
4. Ductos lacrimais
5. Pontos lacrimais
6. Saco lacrimal
7. Meato e concha nasal inferior

CAPÍTULO 7   Tecido Glandular

QUESTÕES DE REVISÃO

Preencha os espaços em branco escolhendo os termos apropriados da lista a seguir.

1. As _____ são glândulas exócrinas pares que secretam as *lágrimas* ou fluido lacrimal, um líquido aquoso que lubrifica a conjuntiva mucosa que reveste o interior das pálpebras e a porção anterior do globo ocular.

2. Cada glândula lacrimal está localizada no interior da _____, dentro da cavidade orbitária, uma depressão formada no osso frontal, na porção mais lateral da margem supraorbital.

3. A porção orbital glândula lacrimal é a maior parte e contém os _____ para d[rená-la, já que é uma glândula exócrina.

4. As *lágrimas* ou líquido lacrimal secretados pela glândula lacrimal se acumulam no fórnix conjuntival superior e escoam pela superfície do olho até os _____, que são pequenos orifícios encontrados no ângulo medial do olho.

5. Todo _____ ou *lágrimas* secretados pela glândula lacrimal que escoam sobre a superfície do olho terminam no saco lacrimal, uma estrutura de paredes finas localizadas atrás de cada ângulo medial do olho.

6. A partir do saco lacrimal, o líquido lacrimal segregado pela glândula continua escorrendo pelo ducto nasolacrimal, drenando para o _____ no interior da cavidade nasal.

7. O ducto nasolacrimal é formado pela articulação dos ossos lacrimal e _____.

8. A glândula lacrimal é inervada pelas fibras parassimpáticas do _____, um ramo do sétimo par de nervos cranianos ou nervo facial; essas fibras pré-ganglionares fazem sinapse no gânglio pterigopalatino e as fibras pós-ganglionares atingem a glândula através dos ramos do quinto par de nervos cranianos ou nervo trigêmeo, e o nervo lacrimal serve também como um nervo aferente para a glândula.

9. Os _____ do sistema linfático são responsáveis pela drenagem da glândula lacrimal.

10. A glândula lacrimal é vascularizada pela _____, um ramo da artéria oftálmica, proveniente da artéria carótida interna; o sangue venoso retorna através da veia oftálmica superior.

artéria lacrimal	fossa lacrimal	pontos lacrimais
gânglios linfáticos parotídeos superficiais	canais lacrimais	líquido lacrimal
glândulas lacrimais	nervo petroso maior	maxilar
meato nasal inferior		

Referência

Capítulo 7, Glandular tissue. In Fehrenbach MJ, Herring SW: *Illustrated anatomy of the head and neck*, ed 5, St. Louis, 2017, Saunders.

RESPOSTAS   1. glândulas lacrimais, 2. fossa lacrimal, 3. ductos lacrimais, 4. pontos lacrimais, 5. líquido lacrimal, 6. meato nasal inferior, 7. maxilar, 8. nervo petroso maior, 9. linfonodos parotídeos superficiais, 10. artéria lacrimal.

FIG. 7.2 Glândulas salivares maiores e ductos excretores (aspecto anterior com vista interna)

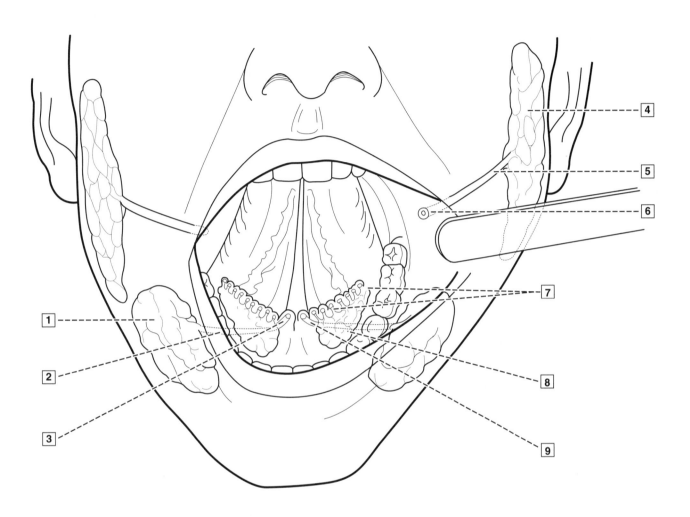

1. Glândula submandibular
2. Ducto submandibular (ducto de Wharton)
3. Carúncula sublingual com aberturas dos ductos das glândulas submandibulares e sublinguais
4. Glândula parótida
5. Ducto parotídeo (ducto de Stenson)
6. Papila parótida
7. Ductos sublinguais
8. Glândula sublingual
9. Ducto sublingual (ducto de Bartholin)

CAPÍTULO 7 Tecido Glandular

QUESTÕES DE REVISÃO

Preencha os espaços em branco escolhendo os termos apropriados da lista a seguir.

1. As _____ produzem saliva, que faz parte do sistema digestório, com importantes funções no sistema imunológico; a saliva lubrifica e limpa a cavidade oral, além de ajudar na digestão.

2. As glândulas salivares são controladas pelo sistema nervoso _____, ou seja, não estão sujeitas ao controle voluntário.

3. As glândulas salivares são classificadas, em relação aos seus tamanhos, em glândulas salivares maiores e menores; tanto as glândulas salivares maiores como as menores são _____ e, portanto, possuem ductos excretores associados que ajudam a drenar a saliva diretamente para a cavidade oral, local onde a saliva exerce suas funções.

4. As _____ são glândulas macroscópicas pares, com ductos excretores associados com nomes distintos.

5. A _____ é a maior glândula salivar encapsulada.

6. O ducto excretor associado à glândula parótida é o _____ ou *ducto de Stenson*, que se abre no vestíbulo da cavidade oral na face interna da bochecha, geralmente na altura do segundo molar superior, assinalado pela papila parotídea.

7. A _____ é a segunda maior glândula salivar encapsulada.

8. O ducto excretor associado à glândula salivar submandibular é o _____ ou *ducto de Wharton*, com trajeto ao longo do assoalho da boca, em sentido anterior, abrindo-se na cavidade oral na carúncula sublingual.

9. A _____ é a melhor glândula salivar dentre os três pares de glândulas salivares maiores, sendo mais espalhada e a única não encapsulada.

10. O principal ducto excretor associado à glândula salivar sublingual é o _____ ou *ducto de Bartholin*; o ducto se abre diretamente na cavidade oral, mas aproveita o mesmo orifício de abertura do ducto submandibular, na carúncula sublingual.

glândulas salivares maiores	**ducto submandibular**	**glândula parótida**
ducto sublingual	**autonômico ou autônomo**	**glândulas salivares**
glândula submandibular	**glândula sublingual**	**glândulas exócrinas**
ducto parotídeo		

Referências

Capítulo 7, Glandular tissue. Fehrenbach MJ, Herring SW: *Illustrated anatomy of the head and neck*, ed 4, St. Louis, 2017, Saunders;

Capítulo 11, Head and neck structures. In Fehrenbach MJ, Popowics T: *Illustrated dental embryology, histology, and anatomy*, ed 4, St. Louis, 2016, Saunders.

RESPOSTAS 1. glândulas salivares, 2. autonômico ou autônomo, 3. glândulas exócrinas, 4. glândulas salivares maiores, 5. glândula parótida, 6. ducto parotídeo, 7. glândula submandibular, 8. ducto submandibular, 9. glândula sublingual, 10. ducto sublingual.

FIG. 7.3 Glândula salivar (detalhe microanatômico)

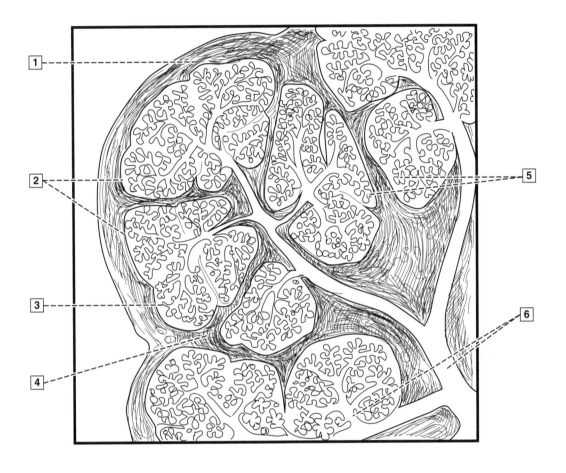

1. Cápsula conjuntiva
2. Lobos glandulares
3. Lóbulo glandular
4. Septo conjuntivo
5. Ácinos salivares
6. Sistema ductal

CAPÍTULO 7 Tecido Glandular

QUESTÕES DE REVISÃO

Preencha os espaços em branco escolhendo os termos apropriados da lista a seguir.

1. O tecido conjuntivo que participa da estrutura da glândula salivar é dividido em
   _____, que envolve a superfície de toda a glândula, e nos septos conjuntivos.

2. Cada _____ ajuda a dividir a parte interna da glândula salivar (parênquima glandular) em lobos maiores e depois em lóbulos menores.

3. As células epiteliais das glândulas salivares que produzem saliva são as _____.

4. As células secretoras das glândulas salivares são encontradas em grupos denominados de _____ (ou unidade secretora terminal); cada unidade secretora terminal está localizada na porção terminal do sistema de ductos excretores da glândula, com muitos destes grupos dentro de cada lóbulo glandular.

5. O _____ das glândulas salivares consiste em tubos ocos conectados inicialmente com o ácino e, em seguida, com outros ductos excretores, à medida que estes canais aumentam progressivamente de diâmetro, a partir das unidades secretoras terminais até a superfície da glândula.

6. As _____ são muito menores em relação às glândulas salivares maiores, porém são mais numerosas.

7. As glândulas salivares menores estão espalhadas na lâmina própria da mucosa oral, incluindo as mucosas vestibular, labial, lingual, do palato mole, das regiões laterais do palato duro e do _____.

8. As glândulas salivares menores associadas aos sulcos das papilas linguais circunvaladas, localizadas na parte posterior da face dorsal da língua, são denominadas _____; secretam saliva na vala que circunda as papilas linguais circunvaladas.

9. A maioria das glândulas salivares menores secreta uma substância _____, bastante viscosa, tipo de saliva com pouco produto seroso, porque estas glândulas são compostas principalmente por ácinos mucosos, alguns com uma semilua serosa, e algumas outras podem possuir ácinos serosos; entretanto, as glândulas salivares de von Ebner são as únicas que secretam uma saliva serosa pura, mais aquosa, possuindo apenas ácinos serosos.

10. As glândulas salivares menores também são _____, como as glândulas salivares maiores, mas seus ductos não recebem nomes específicos, sendo bem mais curtos que os das glândulas principais, e se abrem diretamente na superfície da mucosa oral.

glândulas exócrinas	glândulas de von Ebner	septo conjuntivo
assoalho da boca	mucosa	sistema ductal
células secretoras	ácinos	glândulas salivares menores
cápsula conjuntiva		

Referências

Capítulo 7, Glandular tissue. In Fehrenbach MJ, Herring SW: *Illustrated anatomy of the head and neck*, ed 5, St. Louis, 2017, Saunders;

Capítulo 11, Head and neck structures. In Fehrenbach MJ, Popowics T: *Illustrated dental embryology, histology, and anatomy*, ed 4, St. Louis, 2016, Saunders.

RESPOSTAS 1. cápsula conjuntiva, 2. septo conjuntivo, 3. células secretoras, 4. ácinos, 5. sistema ductal, 6. glândulas salivares menores, 7. assoalho da boca, 8. glândulas de von Ebner, 9. mucosa, 10. glândulas exócrinas.

FIG. 7.4 Glândulas salivares: ácinos e ductos (detalhes microanatômicos)

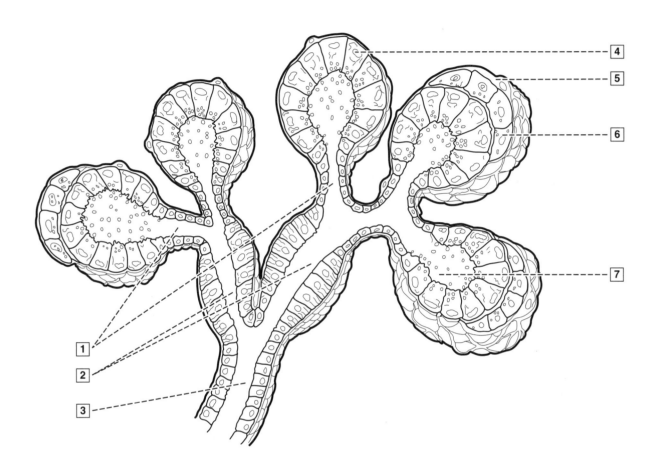

1	Ductos intercalados	5	Célula mioepitelial
2	Ductos estriados	6	Semilua ou meia lua serosa (crescente de Gianuzzi)
3	Ducto excretor	7	Luz ou lúmen do ácino
4	Células mucosas		

CAPÍTULO 7 Tecido Glandular

QUESTÕES DE REVISÃO

Preencha os espaços em branco escolhendo os termos apropriados da lista a seguir.

1. Os dois tipos principais de _____ das glândulas salivares são classificados em células mucosas e células serosas, dependendo do tipo de secreção produzida.

2. Cada _____ salivar consiste em células piramidais organizadas em uma única camada ao redor de um lúmen, que é uma luz (espaço ou cavidade) central onde a saliva é secretada após ser produzida pelas células secretoras.

3. As _____ produzem uma saliva rica em muco, principalmente mucinas; os ácinos mucosos são compostos por essas células que produzem saliva mucosa e possuem amplos lumens.

4. As _____ produzem uma saliva serosa, rica em proteínas e glicoproteínas; os ácinos serosos são compostos por essas células que produzem saliva serosa e possuem lumens estreitos.

5. Os ácinos mistos (*mucosserosos* ou *seromucosos*) possuem uma _____ que consiste em um capuz de células serosas superficiais ao ácino de células secretoras mucosas.

6. Auxiliando o fluxo de saliva do lúmen do ácino em direção aos ductos excretores, _____ estão localizadas na superfície dos ácinos e no primeiro segmento do sistema ductal, chamados de ductos intercalares; cada uma destas células consiste em um corpo celular com quatro a oito ramificações citoplasmáticas que se irradiam.

7. O ducto que está imediatamente colocado após o ácino salivar ou unidade secretora terminal, e conectado a ela, é o _____, que consiste em um canal de parede revestido por uma única camada de células epiteliais cúbicas; estes ductos são localizados no interior dos lóbulos glandulares.

8. O _____ é grande, e como parte do sistema ductal, está conectado aos ductos intercalares no interior dos lóbulos glandulares; ele consiste em um canal com a parede formada por uma camada simples de células epiteliais colunares ou cilíndricas, com *estriações basais* bem evidentes, característica típica deste ducto.

9. O segmento final do sistema de ductos excretores das glândulas salivares são os grandes _____, ou *ductos secretores*, que estão localizados nos septos conjuntivos da glândula salivar, sendo responsáveis pelo transporte da saliva até a cavidade oral; este canal é formando células epiteliais de formatos diversos.

10. As células que formam a parede o ducto excretor consistem inicialmente em um _____, que ganha camadas de células epiteliais cuboides, ou seja, se torna estratificado, à medida que se dirige em direção à sua saída da glândula salivar, até se transformar em um epitélio estratificado pavimentoso, confundindo-se com o epitélio da mucosa oral que circunda o orifício de abertura do ducto já na boca.

ducto estriado	células mucosas	ácino
ductos excretores	epitélio cilíndrico pseudoestratificado	ducto intercalado
células mioepiteliais		células secretoras
células serosas	semilua serosa	

Referência

Capítulo 11, Head and neck structures. In Fehrenbach MJ, Popowics T: *Illustrated dental embryology, histology, and anatomy*, ed 4, St. Louis, 2016, Saunders.

RESPOSTAS 1. células secretoras, 2. ácino, 3. células mucosas, 4. células serosas, 5. semilua serosa, 6. células mioepiteliais, 7. ducto intercalado, 8. ducto estriado, 9. ductos excretores, 10. epitélio cilíndrico pseudoestratificado.

FIG. 7.5 Glândulas salivares maiores: glândula parótida (vista lateral)

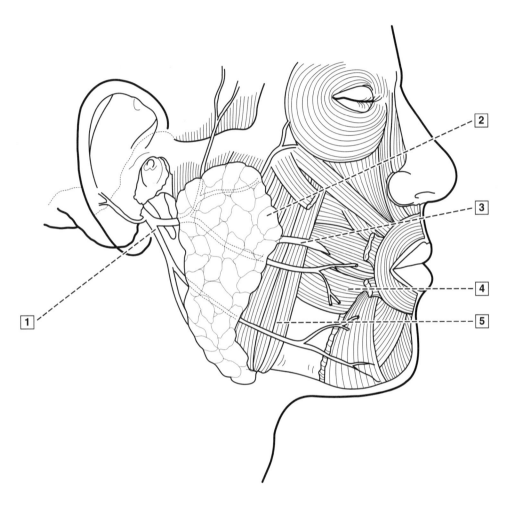

1. Nervo facial (VII)
2. Glândula parótida
3. Ducto parotídeo (ducto de Stenson)
4. Músculo bucinador
5. Músculo masseter

CAPÍTULO 7 Tecido Glandular

QUESTÕES DE REVISÃO

Preencha os espaços em branco escolhendo os termos apropriados da lista a seguir.

1. A _____ é a maior glândula salivar encapsulada.

2. A saliva produzida pela glândula parótida é uma secreção tipo aquosa ou _____, sendo formada apenas por ácinos serosos.

3. A glândula parótida é dividida em dois _____: um superficial e um profundo.

4. A glândula parótida ocupa o _____, uma área localizada posterior ao ramo da mandíbula, mas anterior e inferior ao pavilhão auricular.

5. A glândula parótida se estende irregularmente desde o _____ até o ângulo da mandíbula.

6. O ducto excretor da glândula salivar parótida é o _____ ou *ducto de Stenson*; no interior da glândula, os ductos intercalares são longos, enquanto os ductos estriados possuem um comprimento mais curto; o ducto excretor principal emerge pela margem anterior da glândula parótida, superficialmente ao músculo masseter, e então perfura o músculo bucinador, para abrir-se no vestíbulo da cavidade oral, na face interna da bochecha, geralmente ao nível do segundo molar superior.

7. A _____ é uma pequena elevação na mucosa que marca o ponto de abertura do ducto parotídeo na face interna da bochecha.

8. A glândula parótida é inervada pelos nervos motores ou eferentes (parassimpáticos) do _____ do nono par de nervos cranianos ou nervo glossofaríngeo, bem como pelos nervos aferentes do ramo auriculotemporal do quinto par de nervos cranianos ou nervo trigêmeo; no entanto, o sétimo par de nervos cranianos, ou nervo facial, e seus ramos passam através da glândula parótida, entre seus lobos superficiais e profundos, servindo como uma referência anatômica desta divisão, mas não inerva este órgão.

9. A linfa da glândula parótida é drenada para o grupo de _____, do sistema linfático.

10. A glândula parótida é vascularizada por ramos da _____, sobretudo pela artéria facial transversa; a drenagem venosa é pela veia retromandibular.

gânglio ótico	espaço fascial parotídeo	artéria carótida externa
papila parotídea	lóbulos	linfonodos parotídeos profundos
seroso	ducto parotídeo	arco zigomático
glândula salivar parótida		

Referências

Capítulo 7, Glandular tissue. In Fehrenbach MJ, Herring SW: *Illustrated anatomy of the head and neck*, ed 5, St. Louis, 2017, Saunders;

Capítulo 11, Head and neck structures. In Fehrenbach MJ, Popowics T: *Illustrated dental embryology, histology, and anatomy*, ed 4, St. Louis, 2016, Saunders.

RESPOSTAS 1. glândula salivar parótida, 2. serosa, 3. lobos, 4. espaço fascial parotídeo, 5. arco zigomático, 6. ducto parotídeo, 7. papila parotídea, 8. gânglio ótico, 9. linfonodos parotídeos profundos, 10. artéria carótida externa.

FIG. 7.6 Glândulas salivares maiores: glândula submandibular (vista lateral)

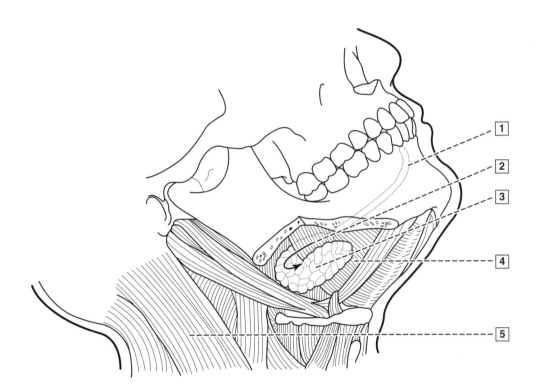

1. Ducto submandibular (ducto de Wharton)
2. Lobo profundo da glândula submandibular
3. Lobo superficial da glândula submandibular
4. Músculo milo-hióideo
5. Músculo esternocleidomastóideo

CAPÍTULO 7 Tecido Glandular

QUESTÕES DE REVISÃO

Preencha os espaços em branco escolhendo os termos apropriados da lista a seguir.

1. A _____ é a segunda maior glândula salivar encapsulada.

2. A saliva produzida pela glândula submandibular é um _____ dos produtos salivares que possui secreções serosas e mucosas de ácinos serosos e mucosserosos; a glândula contém semiluas serosas.

3. A glândula submandibular ocupa a _____ no espaço submandibular, sobretudo na sua porção mais posterior.

4. A glândula submandibular possui uma porção formada pelo lobo maior, superficial ao _____, e um outro lobo menor e mais profundo, que contorna a margem posterior deste músculo.

5. A glândula submandibular está localizada _____ à glândula salivar sublingual.

6. O ducto excretor principal associado à glândula salivar submandibular é o _____ ou *ducto de Wharton*; no interior da glândula os ductos intercalares são mais curtos, enquanto os ductos estriados são mais longos.

7. O ducto submandibular surge do lobo profundo da glândula submandibular medial ao músculo milo-hióideo; em seguida, permanece em um trajeto medialmente a este músculo, em direção anterior pelo assoalho da boca, até se abrir da cavidade oral na _____, uma pequena papila mucosa próxima à linha mediana do assoalho da boca, de cada lado do freio lingual.

8. A glândula submandibular é inervada pelas fibras eferentes (parassimpáticas) do _____ do sétimo par de nervos cranianos ou nervo facial, fazendo sinapse no gânglio submandibular.

9. A linfa da glândula submandibular é drenada para os _____, do sistema linfático.

10. A glândula submandibular é vascularizada por ramos da _____; o retorno venoso da glândula se dá, principalmente, pela veia facial.

artéria facial	fossa submandibular	posteriormente
glândula submandibular	ducto submandibular	linfonodos submandibulares
misto	músculo milo-hióideo	carúncula sublingual
nervo corda do tímpano		

Referências

Capítulo 7, Glandular tissue. In Fehrenbach MJ, Herring SW: *Illustrated anatomy of the head and neck*, ed 5, St. Louis, 2017, Saunders;

Capítulo 11, Head and neck structures. In Fehrenbach MJ, Popowics T: *Illustrated dental embryology, histology, and anatomy*, ed 4, St. Louis, 2016, Saunders.

RESPOSTAS 1. glândula submandibular, 2. misto, 3. fossa submandibular, 4. músculo milo-hióideo, 5. posteriormente, 6. ducto submandibular, 7. carúncula sublingual, 8. nervo corda do tímpano, 9. linfonodos submandibulares, 10. artéria facial.

FIG. 7.7 Glândulas salivares maiores: glândula sublingual (aspectos ventrais e frontais com vistas internas)

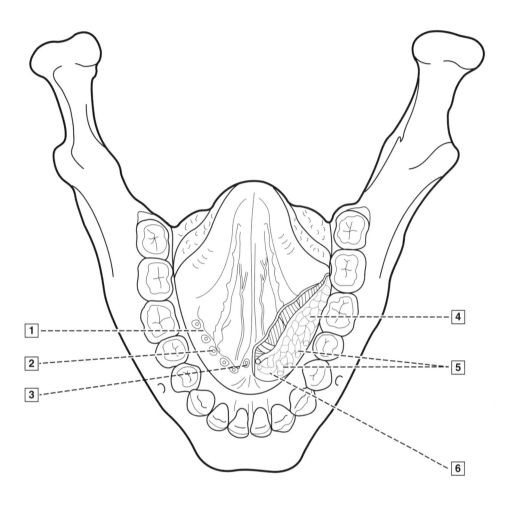

1. Prega sublingual
2. Abertura do ducto sublingual
3. Carúncula sublingual com aberturas dos ductos das glândulas submandibulares e sublinguais
4. Glândula sublingual
5. Ductos sublinguais
6. Ducto sublingual (ducto de Bartholin)

CAPÍTULO 7 Tecido Glandular

CAPÍTULO 7 Tecido Glandular

QUESTÕES DE REVISÃO

Preencha os espaços em branco escolhendo os termos apropriados da lista a seguir.

1. A _____ é a menor das glândulas salivares maiores, sendo a mais espalhada e a única que não possui cápsula conjuntiva.

2. A saliva secretada pela glândula sublingual é do tipo _____, mas com a secreção mucosa predominante; no tecido glandular, os ácinos mucosos são mais numerosos, com poucos ácinos mucosserosos.

3. A glândula sublingual ocupa a _____ no espaço sublingual do assoalho da boca.

4. A glândula sublingual está localizada _____ ao músculo milo-hióideo, medialmente ao corpo da mandíbula.

5. A glândula sublingual está localizada _____ à glândula salivar submandibular.

6. O ducto excretor principal da glândula sublingual é o _____ ou *ducto de Bartholin*; no sistema ductal desta glândula, os ductos intercalares são os mais curtos de todos, assim como ductos estriados, que também são curtos.

7. O ducto excretor sublingual se abre diretamente na cavidade oral através do mesmo orifício de abertura do _____, na carúncula sublingual; outros ductos menores da glândula sublingual se abrem ao longo da prega sublingual e são chamados coletivamente de *ductos de Rivinus*.

8. A glândula sublingual é inervada pelas fibras eferentes (parassimpáticas) do _____ do sétimo par de nervos cranianos ou nervo facial, fazendo sinapse no gânglio submandibular.

9. A linfa da glândula sublingual é drenada para os _____ do sistema linfático.

10. A glândula sublingual é vascularizada pela _____ proveniente da artéria lingual, com a drenagem venosa similar à dos vasos do suprimento arterial.

fossa sublingual	**linfonodos submandibulares**	**glândula sublingual**
anteriormente	**ducto submandibular**	**nervo corda do tímpano**
ducto sublingual	**superiormente**	**artéria sublingual**
mista		

Referências

Capítulo 7, Glandular tissue. In Fehrenbach MJ, Herring SW: *Illustrated anatomy of the head and neck*, ed 5, St. Louis, 2017, Saunders;

Capítulo 11, Head and neck structures. In Fehrenbach MJ, Popowics T: *Illustrated dental embryology, histology, and anatomy*, ed 4, St. Louis, 2016, Saunders.

RESPOSTAS 1. glândula sublingual, 2. mista, 3. fossa sublingual, 4. superiormente, 5. anteriormente, 6. ducto sublingual, 7. ducto submandibular, 8. nervo corda do tímpano, 9. linfonodos submandibulares, 10. artéria sublingual.

CAPÍTULO 7 Tecido Glandular

FIG. 7.8 Glândulas tireoide e paratireoides (vistas anterior e posterior)

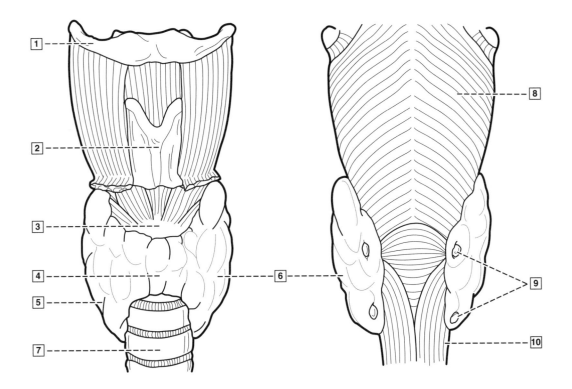

1. Osso hioide
2. Cartilagem tireóidea
3. Cartilagem cricóidea
4. Istmo da glândula tireóidea
5. Lobo direito da glândula tireóidea
6. Lobo esquerdo da glândula tireóidea
7. Traqueia
8. Músculo constritor interior da faringe
9. Glândulas paratireoides
10. Esôfago

CAPÍTULO 7 Tecido Glandular

QUESTÕES DE REVISÃO

Preencha os espaços em branco escolhendo os termos apropriados da lista a seguir.

1. A _____ é a maior glândula endócrina do corpo; por não possuir ductos excretores, a glândula produz e secreta seus produtos, ou hormônios, diretamente no sangue, como tiroxina liberada diretamente no sistema vascular para estimular o aumento da taxa metabólica.

2. A glândula tireoide consiste em dois _____, um direito e outro esquerdo, conectados anteriormente por um istmo da linha mediana, no interior de um compartimento visceral do pescoço, junto com o osso hioide, laringe, traqueia, esôfago e faringe.

3. A glândula tireoide está localizada nas regiões anterolaterais do _____, inferior à cartilagem tireoide, no ponto de conexão entre a laringe e a traqueia; a glândula é envolvida pela fáscia pré-visceral, que está firmemente aderida à porção mais superior da traqueia.

4. A glândula tireoide se _____ quando ocorre a deglutição devido ao seu revestimento fascial; quando uma pessoa engole, a glândula se move superiormente, acompanhando toda a laringe.

5. A glândula tireoide é vascularizada pelas _____.

6. As glândulas paratireoides geralmente consistem em quatro pequenas _____, duas de cada lado; produzem e secretam seus hormônios diretamente no sistema vascular sanguíneo para regular os níveis de cálcio e fósforo no sangue.

7. As glândulas paratireoides estão localizadas adjacentes, na _____ da glândula tireoide, ou até mesmo em seu interior.

8. Tanto a glândula tireoide quanto as glândulas paratireoides são inervadas por _____ oriundos dos gânglios nervosos cervicais.

9. Tanto a glândula tireoide quanto as glândulas paratireoides drenam nos _____ do sistema linfático.

10. As glândulas paratireoides são supridas principalmente pelas _____, assim como ocorre com a glândula tireoide circundante, ou então pode ocorrer um ramo anastomótico entre as artérias tireoidiana inferior e tireoidiana superior, por meio de seu ramo cricotireóideo; a drenagem venosa ocorre através das veias tireoides superior, média e inferior, como ocorre também com a glândula tireoide adjacente.

glândula tireoide	**nervos simpáticos**	**lobos laterais**
artérias tireoidianas superiores e inferiores	**pescoço**	**artérias tireoidianas inferiores**
glândulas endócrinas	**superfície posterior**	**linfonodos cervicais profundos superiores**
movimenta		

Referências

Capítulo 7, Glandular tissue. In Fehrenbach MJ, Herring SW: *Illustrated anatomy of the head and neck*, ed 5, St. Louis, 2017, Saunders;

Capítulo 11, Head and neck structures. In Fehrenbach MJ, Popowics T: *Illustrated dental embryology, histology, and anatomy*, ed 4, St. Louis, 2016, Saunders.

RESPOSTAS 1. glândula tireoide, 2. lobos laterais, 3. pescoço, 4. movimenta, 5. artérias tireoidianas superiores e inferiores, 6. glândulas endócrinas, 7. superfície posterior, 8. nervos simpáticos, 9. linfonodos cervicais profundos superiores, 10. artérias tireoidianas inferiores.

FIG. 7.9 Glândula tireoide (detalhe microanatômico)

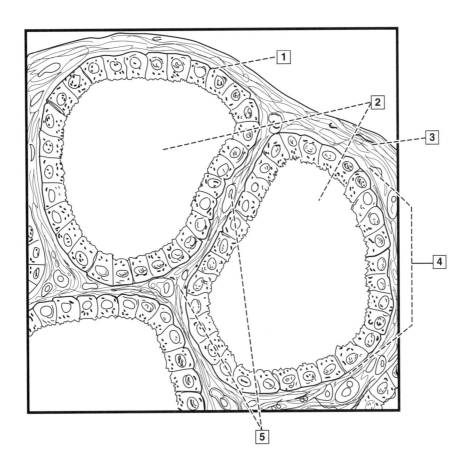

1 Epitélio do folículo tireoidiano
2 Coloide
3 Cápsula conjuntiva
4 Folículo tireoidiano
5 Septo conjuntivo

CAPÍTULO 7 Tecido Glandular

QUESTÕES DE REVISÃO

Preencha os espaços em branco escolhendo os termos apropriados da lista a seguir.

1. A glândula tireoide é revestida por uma _____ composta de tecido conjuntivo, que envia septos para o interior da glândula.

2. Cada _____ divide internamente a glândula tireoide em lobos maiores e, depois, em lóbulos menores.

3. Os _____ são preenchidos por folículos tireoidianos, estruturas microscópicas esferoidais de formas irregulares, envolvidas por uma malha de fibras reticulares.

4. Cada _____ é formado por uma camada de epitélio simples cúbico, que forma e delimita uma cavidade geralmente preenchida com coloide.

5. O _____ é um material denso, reservado para a futura produção do hormônio tiroxina pela glândula tireoide.

6. A glândula tireoide é encoberta por uma cápsula de _____ que então se estende para o interior da glândula por meio de septos.

7. Os septos dividem a glândula em _____ maiores e depois em pequenos lóbulos.

8. Cada lóbulo é formado por vários folículos tireoidianos, estruturas esféricas, mas com formato irregular, que estão sustentados por uma malha de _____.

9. Cada folículo é composto por uma camada simples de _____, envolvendo uma cavidade que geralmente está preenchida pelo coloide.

10. O coloide da glândula tireoide é um material denso, que é reservado para a futura produção de _____.

lóbulos	septo conjuntivo	fibras reticulares
coloide	tecido conjuntivo	epitélio cuboide
folículo tireoidiano	lobos	tiroxina
cápsula		

Referência

Capítulo 11, Head and neck structures. In Fehrenbach MJ, Popowics T: *Illustrated dental embryology, histology, and anatomy,* ed 4, St. Louis, 2016, Saunders.

RESPOSTAS 1. cápsula, 2. septo conjuntivo, 3. lóbulos, 4. folículo tireoidiano, 5. coloide, 6. tecido conjuntivo, 7. lobos, 8. fibras reticulares, 9. epitélio cuboide, 10. tiroxina.

FIG. 7.10 Desenvolvimento da glândula tireoide

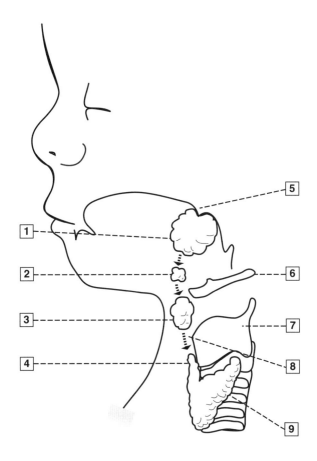

1. Tiroide lingual
2. Tecido tireoidiano acessório
3. Tireoide cervical
4. Tiroide piramidal (lobo piramidal)
5. Forame cego da língua
6. Osso hioide
7. Cartilagem tireóidea
8. Trajeto do ducto tireoglosso
9. Posição normal da tireoide

CAPÍTULO 7 Tecido Glandular

QUESTÕES DE REVISÃO

Preencha os espaços em branco escolhendo os termos apropriados da lista a seguir.

1. A glândula tireoide é a primeira _____ a surgir no desenvolvimento embrionário, originando-se a partir do endoderma invadido pelo mesênquima.

2. Aproximadamente no 24º dia de _____, a glândula tireoide se desenvolve.

3. A glândula tireoide se forma a partir de um crescimento mediano na _____, estendendo-se inferiormente, conectada pelo ducto tireoglosso, um canal estreito que depois se fecha e é obliterado.

4. O _____ representa o local de origem da glândula tireoide e a via de migração da glândula tireoide para a região do pescoço.

5. O _____ corresponde à abertura do ducto tireoglosso associado ao desenvolvimento da glândula tireoide, sendo uma depressão pequena e semelhante a uma fosseta, localizada no vértice do sulco terminal da língua, voltado em direção à orofaringe.

6. O ducto tireoglosso geralmente desaparece no início do desenvolvimento, mas restos remanescentes podem _____ como um cisto ou como um meio de conexão com o forame cego (i.e., como uma fístula).

7. A glândula tireoide em desenvolvimento desce como ducto tireoglosso a partir do forame cego da região mais posterior da língua, passando adjacente ao centro da face anterior do _____.

8. O tecido glandular tireoidiano migra inferiormente, mas, eventualmente, pode parar na face anterior da _____ na raiz do pescoço.

9. Também pode haver tecido glandular tireoidiano funcional associado à língua, chamado de tireoide lingual, ou em qualquer lugar ao longo do trajeto de _____ da glândula tireoide em desenvolvimento, ou existir um lobo piramidal, que se estende superiormente a partir do istmo da glândula tireoide, representando parte do trajeto do ducto tireoglosso.

10. As _____ são derivadas das terceiras (glândulas paratireoides inferiores) e quartas (glândulas paratireoides superiores) bolsas faríngeas, a partir das quais estas glândulas pares migram para suas posições finais adultas, recebendo seus nomes de acordo com a posição ocupada.

migração	glândulas paratireoides	traqueia
glândula endócrina	raiz da língua	faringe
ducto tireoglosso	desenvolvimento pré-natal	osso hioide
forame cego da língua	persistir	

Referências

Capítulo 11, Head and neck structures. In Fehrenbach MJ, Popowics T: *Illustrated dental embryology, histology, and anatomy*, ed 4, St. Louis, 2016, Saunders;

Capítulo 8, Head and neck. In Drake R, Vogl AW, Mitchell AWM: *Gray's anatomy for students*, ed 3, Philadelphia, 2015, Churchill Livingstone.

RESPOSTAS 1. glândula endócrina, 2. desenvolvimento pré-natal, 3. raiz da língua, 4. ducto tireoglosso, 5. forame cego da língua, 6. persistir, 7. osso hioide, 8. faringe, 9. migração, 10. glândulas paratireoides.

FIG. 7.11 Timo (vista anterior)

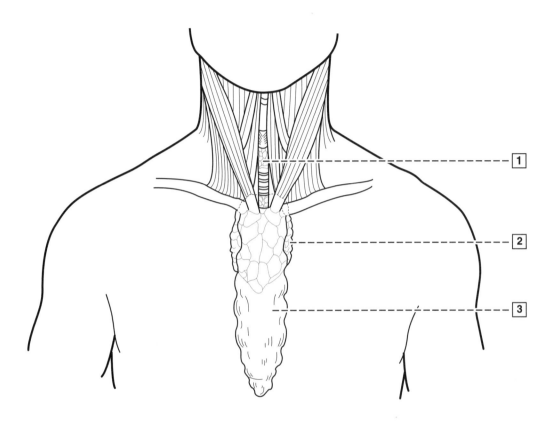

1 Glândula tireoide
2 Timo
3 Osso esterno

CAPÍTULO 7 Tecido Glandular

QUESTÕES DE REVISÃO

Preencha os espaços em branco escolhendo os termos apropriados da lista a seguir.

1. O timo é uma _____ e, portanto, não possui ductos excretores; a glândula é constituída por vários lóbulos tímicos compostos por córtex externo e uma medula mais interna, separados por septos de tecido conjuntivo.

2. O timo faz parte do _____ responsável por combater vários processos patológicos; no interior da glândula, os linfócitos tipo T, células brancas do sistema imunológico, amadurecem em resposta à estimulação dos hormônios produzidos pelo timo.

3. A glândula cresce do nascimento até a puberdade, período que realiza amadurecimento dos linfócitos tipo T; após a puberdade, o timo deixa de crescer e começa a regredir, passando por uma _____ tímica através do processo de atrofia.

4. Na idade adulta, o timo quase _____ e retorna a um baixo peso, semelhante ao peso que possuía ao nascimento, o que o caracteriza, principalmente, como uma estrutura temporária.

5. O timo maduro é formado por dois _____, um direito e outro esquerdo, conectados por um istmo da linha mediana.

6. O timo está localizado no tórax e na região anterior da raiz do pescoço, _____ à glândula tireoide.

7. O timo está localizado _____ e lateral à traqueia, e profundamente ao osso esterno e aos músculos esterno-hióideo e esternotireóideo.

8. O timo é inervado pelos ramos do décimo par de nervos cranianos ou _____ e pelos nervos cervicais.

9. A drenagem linfática do timo tem início no interior do tecido tímico e termina na _____; dessa forma, este órgão não possui vasos linfáticos aferentes.

10. O timo é vascularizado pela _____ e pela artéria torácica interna; a drenagem venosa é realizada principalmente por veias localizadas na superfície posterior da glândula, que desembocam diretamente na veia inominada (ou veia braquiocefálica), formada pela união das veias jugular interna e subclávia.

sistema imunológico	**involução**	**desaparece**
superficial	**nervo vago**	**glândula endócrina**
artéria tireoidiana inferior	**inferiormente**	**veia jugular interna**
lobos laterais		

Referência

Capítulo 7, Glandular tissue. In Fehrenbach MJ, Herring SW: *Illustrated anatomy of the head and neck*, ed 5, St. Louis, 2017, Saunders.

RESPOSTAS 1. glândula endócrina, 2. sistema imunológico, 3. involução, 4. desaparece, 5. lobos laterais, 6. inferiormente, 7. superficial, 8. nervo vago, 9. veia jugular interna, 10. artéria tireoidiana inferior.

CAPÍTULO 8 Sistema Nervoso

FIG. 8.1 Encéfalo (vista ventral)

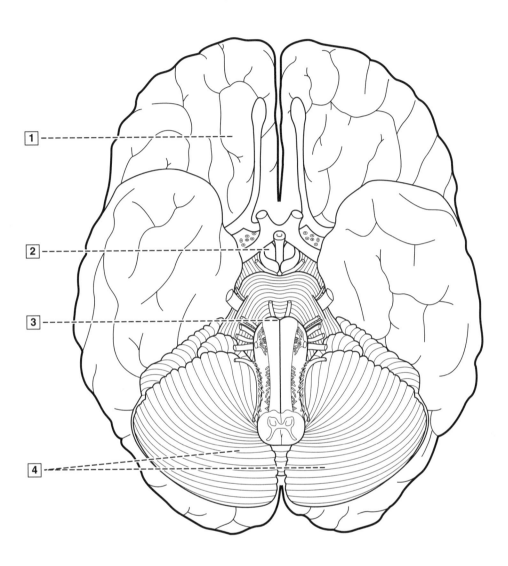

1. Hemisfério cerebral
2. Diencéfalo
3. Tronco encefálico ou cerebral
4. Cerebelo

CAPÍTULO 8 Sistema Nervoso

QUESTÕES DE REVISÃO

Preencha os espaços em branco escolhendo os termos apropriados da lista a seguir.

1. O _____ é formado por uma rede extensa e intricada de estruturas neurais que ativa, coordena e controla todas as funções do corpo; possui duas divisões principais, o sistema nervoso central e o sistema nervoso periférico.

2. Uma das principais divisões do sistema nervoso, o _____ inclui o encéfalo e a medula espinal ou nervosa.

3. O sistema nervoso central está protegido por ossos, a cavidade craniana e a coluna vertebral, e por um sistema de membranas contendo o _____, um fluido protetor nutritivo que circula o encéfalo e a medula espinal.

4. Os ossos da cavidade craniana e da coluna vertebral e o sistema de membranas servem para _____ o sistema nervoso central.

5. O _____ se divide, principalmente, em telencéfalo, cerebelo, tronco encefálico ou cerebral e diencéfalo.

6. O _____ é a maior divisão do encéfalo.

7. O telencéfalo do cérebro consiste em dois _____.

8. O cérebro _____ os dados sensoriais e funções motoras e regula muitos aspectos da inteligência, raciocínio, aprendizagem e memória.

9. O _____ é a segunda maior divisão do encéfalo após o cérebro.

10. O cerebelo funciona _____ a coordenação muscular e mantém o nível usual do tônus e postura muscular, além de coordenar o equilíbrio.

cérebro	**cerebelo**	**cérebro**
regulando	**proteger**	**coordena**
sistema nervoso central	**líquido cefalorraquidiano**	**hemisférios cerebrais**
sistema nervoso		

Referência

Capítulo 8, Nervous system. In Fehrenbach MJ, Herring SW: *Illustrated anatomy of the head and neck*, ed 5, St. Louis, 2017, Saunders.

RESPOSTAS 1. sistema nervoso, 2. sistema nervoso central, 3. líquido cefalorraquidiano, 4. proteger, 5. encéfalo, 6. cérebro, 7. hemisférios cerebrais, 8. coordena, 9. cerebelo, 10. regulando.

FIG. 8.2 Encéfalo e medula espinal (secção sagital mediana)

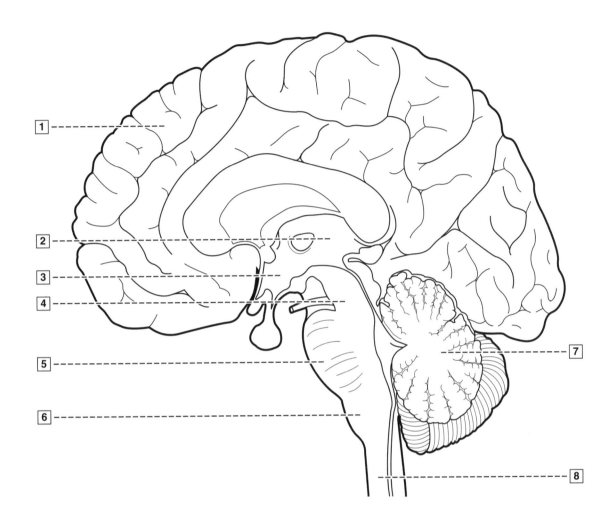

[1] **HEMISFÉRIO CEREBRAL**

ENCÉFALO

[2] Tálamo

[3] Hipotálamo

TRONCO ENCEFÁLICO OU CEREBRAL

[4] Mesencéfalo

[5] Ponte

[6] Bulbo ou medula oblonga

[7] **CEREBELO**

[8] **MEDULA ESPINAL OU NERVOSA**

357

CAPÍTULO 8 Sistema Nervoso

QUESTÕES DE REVISÃO

Preencha os espaços em branco escolhendo os termos apropriados da lista a seguir.

1. O _____ do cérebro tem várias divisões, incluindo o bulbo, a ponte e o mesencéfalo.

2. O _____ (ou medula oblonga) do tronco encefálico está mais próximo da medula espinal e relaciona-se a funções de regulação dos batimentos cardíacos, frequência respiratória, vasoconstrição (pressão arterial) e centros reflexos do vômito, tosse, espirros, deglutição e soluços; os corpos celulares dos neurônios motores da língua também estão localizados nesta estrutura.

3. A _____ do tronco encefálico liga a medula ao cerebelo e a centros cerebrais superiores; os corpos celulares para o quinto (trigêmeo) e sétimo nervos cranianos (facial) são encontrados lá.

4. O _____ do tronco encefálico possui estações retransmissoras de vias auditivas, ópticas e motoras.

5. Superiormente ao tronco encefálico, o _____ inclui, sobretudo, o tálamo e o hipotálamo.

6. O _____ do diencéfalo serve como um centro relé (de retransmissão) para impulsos de nervosos aferentes.

7. O _____ do diencéfalo regula a homeostase corporal; possui áreas regulatórias específicas para controle da sede, fome, temperatura corporal, balanço hídrico e pressão sanguínea, além de ser a conexão entre o sistema nervoso e o sistema endócrino.

8. O outro componente do sistema nervoso central, além do encéfalo, é a _____, (ou nervosa) localizada ao longo do dorso, conectando o encéfalo à maior parte do corpo; possui dois tipos de substâncias cerebrais, a substância cinzenta e a substância branca, e está envolvida por uma série de vértebras ósseas que compõem a coluna vertebral.

9. A _____ localizada no centro da medula espinal é formada principalmente por corpos celulares, incluindo os dos neurônios e axônios não mielinizados, enquanto a substância branca, localizada na região periférica, é formada por vários feixes (ou tratos) de axônios isolados por bainhas de mielina, constituídas a partir de uma combinação de lipídios e proteínas.

10. Alguns tratos são _____ (transmissores de informações para o encéfalo), e outros são descendentes (transmissores de informações provenientes do encéfalo); ao mesmo tempo, a medula espinal também é capaz de produzir respostas reflexas, que não envolvem diretamente o encéfalo.

ponte	hipotálamo	mesencéfalo
diencéfalo	ascendente	bulbo
substância cinzenta	tronco encefálico	tálamo
medula espinal		

Referência

Capítulo 8, Nervous system. In Fehrenbach MJ, Herring SW: *Illustrated anatomy of the head and neck*, ed 5, St. Louis, 2017, Saunders.

RESPOSTAS 1. tronco encefálico, 2. bulbo, 3. ponte, 4. mesencéfalo, 5. diencéfalo, 6. tálamo, 7. hipotálamo, 8. medula espinal, 9. substância cinzenta, 10. ascendente.

CAPÍTULO 8 Sistema Nervoso

FIG. 8.3 Meninges do encéfalo com estruturas associadas (secção sagital)

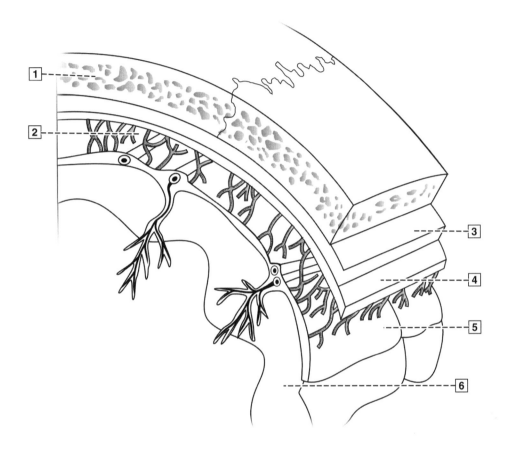

1. Osso do crânio
2. Espaço subaracnóideo
3. Dura-máter
4. Aracnoide-máter
5. Pia-máter
6. Córtex cerebral

359

CAPÍTULO 8 Sistema Nervoso

QUESTÕES DE REVISÃO

Preencha os espaços em branco escolhendo os termos apropriados da lista a seguir.

1. O sistema nervoso central é cercado por ossos, a cavidade craniana e a coluna vertebral, e por um sistema de _____; todas essas estruturas atuam protegendo o sistema nervoso central.

2. O sistema de membranas que envolve o sistema nervoso central é formado pelas _____.

3. Entre as meninges existe o _____, um fluido nutritivo protetor que circula ao redor do encéfalo e da medula espinal, ou seja, do sistema nervoso central.

4. As meninges do sistema nervoso central são compostas por _____ membranas, a dura-máter, a aracnoide-máter e a pia-máter; as meninges cranianas são similares às meninges medulares e contínuas através do forame magno, apresentando diferença apenas na dura-máter.

5. A membrana meníngea externa é a mais resistente, chamada de _____, envolve e suporta o encéfalo e a medula espinal, bem como se adapta à superfície interna da cavidade craniana; entretanto, a dura-máter craniana é composta por dois folhetos, um folheto periosteal externo e um folheto meníngeo mais interno, sendo apenas o folheto interno contínuo com a dura-máter espinal através do forame magno.

6. A membrana meníngea intermediária é a _____, bastante delicada; esta meninge se adapta à superfície interna da dura-máter, mas não se adere a ela.

7. A partir da superfície interna da aracnoide-máter, delgados processos ou _____ se estendem profundamente através do espaço subaracnóideo, tornando-se contínua com a pia-máter; diferentemente da pia-máter, a aracnoide-máter não penetra nos sulcos ou fissuras do cérebro, exceto na fissura longitudinal entre os dois hemisférios cerebrais.

8. A camada meníngea interna está firmemente aderida à superfície do encéfalo e se chama _____; envolve diretamente a superfície do encéfalo.

9. A pia-máter é a mais delgada e delicada das meninges e segue os contornos do encéfalo, penetra nos sulcos e fissuras da superfície nervosa, e se aplica intimamente às raízes dos _____ em suas origens.

10. A meninge dura-máter também envolve e suporta os grandes _____ ou seios venosos durais, que drenam o sangue do encéfalo de volta para os vasos que o levarão até o coração; assim, os seios venosos durais são espaços revestidos por endotélio entre os folhetos periosteal externo e folheto meníngeo interno da dura-máter, desembocando nas veias jugulares internas.

nervos cranianos	**dura-máter**	**meninges**
pia-máter	**membranas**	**três**
canais venosos	**aracnoide-máter**	**líquido cefalorraquidiano**
trabéculas aracnóideas		

Referências

Capítulo 8, Nervous system. In Fehrenbach MJ, Herring SW: *Illustrated anatomy of the head and neck*, ed 5, St. Louis, 2017, Saunders;

Capítulo 8, Head and neck. In Drake R, Vogl AW, Mitchell AWM: *Gray's anatomy for students*, ed 3, Philadelphia, 2015, Churchill Livingstone.

RESPOSTAS 1. membranas, 2. meninges, 3. líquido cefalorraquidiano, 4. três, 5. dura-máter, 6. aracnoide-máter, 7. trabéculas aracnóideas, 8. pia-máter, 9. nervos cranianos, 10. canais venosos.

FIG. 8.4 Encéfalo e nervos cranianos com estrutura inervadas (vista da face ventral mostrando as conexões nervosas)

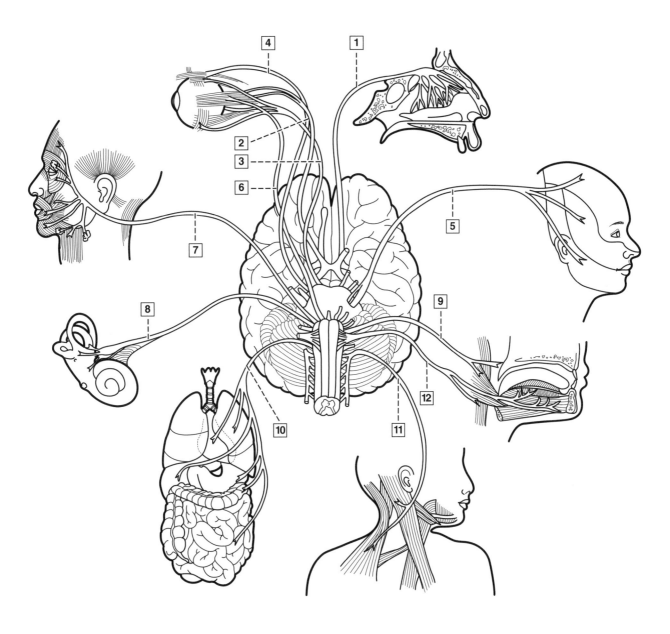

1	Nervo olfativo ou olfatório (I)	7	Nervo facial (VII)
2	Nervo óptico (II)	8	Nervo vestibulococlear (VIII)
3	Nervo oculomotor (III)	9	Nervo glossofaríngeo (IX)
4	Nervo troclear (IV)	10	Nervo vago (X)
5	Nervo trigêmeo (V)	11	Nervo acessório (XI)
6	Nervo abducente (VI)	12	Nervo hipoglosso (XII)

CAPÍTULO 8 Sistema Nervoso

QUESTÕES DE REVISÃO

Preencha os espaços em branco escolhendo os termos apropriados da lista a seguir.

1. Os _____ são estruturas importantes do sistema nervoso periférico; 12 pares de nervos estão conectados ao encéfalo e deixam a cavidade craniana através de forames e fissuras presentes na base do crânio.

2. O primeiro par de nervos cranianos (I) ou _____ transmite informações odoríferas da mucosa olfatória da cavidade nasal para o cérebro, e, dessa forma, é considerado um nervo aferente; este nervo penetra na cavidade craniana através das perfurações na lâmina cribriforme do osso etmoide, até encontrar o bulbo olfatório.

3. O segundo par de nervos cranianos (II) ou _____ leva os estímulos visuais da retina do olho para o cérebro, sendo um nervo aferente ou sensitivo; em seu trajeto, este nervo penetra na cavidade craniana através canal óptico do osso esfenoide.

4. No interior da cavidade craniana, ambos os nervos ópticos, direito e esquerdo, se encontram, formando o _____, onde muitas das fibras se cruzam de um lado para o outro, antes de se continuar no cérebro como os tratos ópticos.

5. O terceiro par de nervos cranianos (III) ou _____ é um nervo eferente (ou motor) para alguns dos músculos oculares que movimentam o globo ocular; por este nervo também transitam fibras parassimpáticas pré-ganglionares até o gânglio ciliar próximo ao globo ocular, e, depois, as fibras pós-ganglionares inervam pequenos músculos intrínsecos do globo ocular.

6. O nervo oculomotor possui um trajeto na parede lateral do seio cavernoso e deixa a cavidade craniana em direção à órbita através da fissura orbital superior do _____.

7. O quarto nervo par de nervos cranianos (IV) ou _____ é um pequeno nervo eferente para um músculo do olho, além de ter uma função proprioceptiva, semelhante ao nervo oculomotor, mas sem a presença de fibras parassimpáticas.

8. Semelhante ao nervo oculomotor, o nervo troclear possui um trajeto na parede lateral do seio cavernoso e deixa a cavidade craniana em direção à órbita através da _____ do osso esfenoide.

9. O quinto par de nervos cranianos (V) ou _____ possui um componente eferente para os músculos da mastigação (e alguns outros músculos cranianos) e um componente aferente para os dentes, língua e cavidade oral, bem como para a maior parte da pele da face e couro cabeludo; além disso, não apresenta fibras parassimpáticas pré-ganglionares, embora muitas fibras parassimpáticas pós-ganglionares percorram seus ramos.

10. O nervo trigêmeo é o maior nervo craniano e possui duas _____, uma sensorial e outra motora.

nervo trigêmeo	**quiasma óptico**	**nervo olfatório**
nervos cranianos	**nervo oculomotor**	**fissura orbital superior**
nervo troclear	**osso esfenoide**	**raízes**
nervo óptico		

Referência

Capítulo 8, Nervous system. In Fehrenbach MJ, Herring SW: *Illustrated anatomy of the head and neck*, ed 5, St. Louis, 2017, Saunders.

RESPOSTAS 1. nervos cranianos, 2. nervo olfativo, 3. nervo óptico, 4. quiasma óptico, 5. nervo oculomotor, 6. osso esfenoide, 7. nervo troclear, 8. fissura orbital superior, 9. nervo trigêmeo, 10. raízes.

CAPÍTULO 8 Sistema Nervoso

FIG. 8.5 Nervos cranianos e forames da base do crânio (vista superior da face interna da base do crânio)

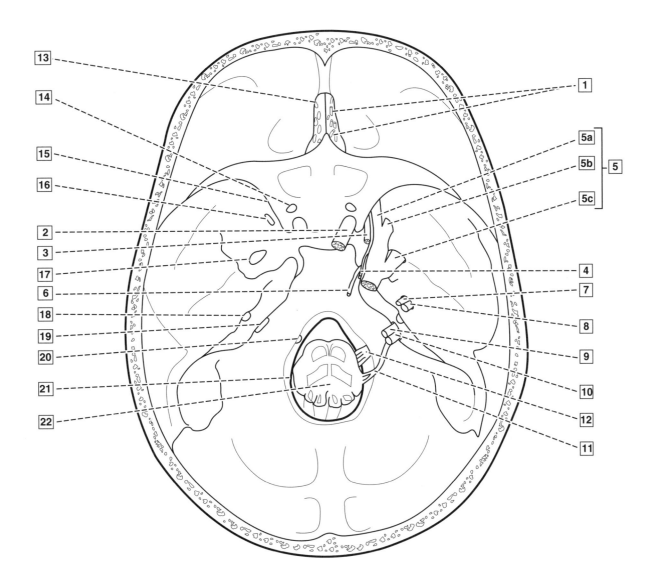

NERVOS CRANIANOS (todos seccionados)

1. Nervo olfativo (I)
2. Nervo óptico (II)
3. Nervo oculomotor (III)
4. Nervo troclear (IV)
5. **Nervo trigêmeo (V)**
5a. Nervo oftálmico (V_1)
5b. Nervo maxilar (V_2)
5c. Nervo mandibular (V_3)
6. Nervo abducente (VI)
7. Nervo facial (VII)
8. Nervo vestibulococlear (VIII)
9. Nervo glossofaríngeo (IX)
10. Nervo vago (X)
11. Nervo acessório (XI)
12. Nervo hipoglosso (XII)

ESTRUTURAS ASSOCIADAS

13. Lâmina cribriforme ou crivosa do etmoide
14. Canal óptico
15. Fissura orbital superior
16. Forame redondo
17. Forame oval
18. Poro acústico interno
19. Forame jugular
20. Canal do nervo hipoglosso
21. Forame magno
22. Medula espinhal

363

CAPÍTULO 8 Sistema Nervoso

QUESTÕES DE REVISÃO

Preencha os espaços em branco escolhendo os termos apropriados da lista a seguir.

1. O sexto par de nervos cranianos (VI) ou _____ é um nervo eferente para um dos músculos que movimenta o globo ocular, semelhante aos nervos oculomotor e troclear; assim como os nervos anteriores, este nervo deixa a cavidade craniana em direção à órbita através da fissura orbital superior do osso esfenoide.

2. O sétimo par de nervos cranianos (VII) ou _____ possui fibras eferentes e aferentes; o nervo carrega um componente eferente para os músculos da expressão facial e para a inervação parassimpática pré-ganglionar da glândula lacrimal (fazem sinapses no gânglio pterigopalatino), bem como para as glândulas salivares submandibulares e sublinguais (fazem sinapses no gânglio submandibular).

3. As fibras do componente aferente do nervo facial levam informações sensitivas de uma pequena área da orelha e estímulos gustatórios provenientes de botões gustativos de determinadas papilas linguais dos dois terços anteriores da língua; este nervo deixa a cavidade craniana passando pelo _____, que o leva ao canal facial dentro do osso temporal; finalmente, o nervo sai do osso temporal por meio do forame estilomastóideo.

4. O oitavo par de nervos cranianos (VIII) ou _____ é um nervo aferente com fibras que transmitem informações auditivas e de equilíbrio, a partir da orelha interna no interior do osso temporal em direção ao tronco encefálico; este nervo penetra na cavidade craniana através do poro acústico interno do osso temporal, proveniente das duas principais partes da orelha interna, a cóclea e os canais semicirculares.

5. O nono par de nervos cranianos (IX) ou _____ possui fibras eferentes para os músculos da faríngeo, músculos estilofaríngeos e a inervação parassimpática pré-ganglionar da glândula salivar parótida (retransmitindo a partir do gânglio ótico); este nervo também possui fibras aferentes que chegam até a orofaringe, transmitindo sensações gerais e do paladar a partir da raiz da língua, e é o ramo aferente que participa do reflexo do vômito.

6. O nervo glossofaríngeo deixa a cavidade craniana passando através do _____, entre os ossos occipital e temporal; o ramo timpânico, com fibras sensitivas para a orelha média e fibras pré-ganglionares parassimpáticas para a glândula parótida, surge neste ponto e reingressa para a cavidade timpânica.

7. Após inervação da orelha média, as fibras parassimpáticas do nervo glossofaríngeo deixam o crânio através do _____ do osso esfenoide como o nervo petroso menor; suas fibras pré-ganglionares terminam no gânglio ótico, localizado próximo à face medial do nervo mandibular do nervo trigêmeo, logo abaixo do forame oval, inervando os ramos inferiores da artéria carótida, orofaringe, raiz da língua (componente aferente) e o músculo estilofaríngeo.

8. O décimo par de nervos cranianos (X) ou _____ é constituído por uma grande porção eferente de fibras motoras somáticas dos músculos do palato mole, faringe e laringe e de fibras parassimpáticas para muitos órgãos localizados tórax e no abdome, incluindo timo, coração e estômago; este nervo também possui um componente aferente menor, com fibras sensitivas para a pele ao redor da orelha e sensibilidade gustatória da epiglote; o nervo deixa a cavidade craniana através do forame jugular, entre os ossos occipital e temporal.

9. O décimo primeiro par de nervos cranianos (XI) ou _____ é um nervo eferente para os músculos trapézio e esternocleidomastóideo, bem como para os músculos do palato mole e da faringe, e também deixa a cavidade craniana através do forame jugular, localizado entre os ossos occipital e temporal; este nervo pode ser considerado parcialmente como um nervo craniano, pois possui duas raízes, uma originada na medula espinal e outra no tronco encefálico.

10. O décimo segundo par de nervos cranianos (XII) ou _____ é um nervo eferente para os músculos intrínsecos e extrínsecos da língua; o nervo deixa a cavidade craniana através do canal do nervo hipoglosso localizado no osso occipital.

nervo facial

nervo abducente

nervo hipoglosso

forame oval

nervo vago

nervo glossofaríngeo

nervo vestibulococlear

nervo acessório

poro acústico interno

forame jugular

Referência

Capítulo 8, Nervous system. In Fehrenbach MJ, Herring SW: *Illustrated anatomy of the head and neck*, ed 5, St. Louis, 2017, Saunders.

RESPOSTAS 1. nervo abducente, 2. nervo facial, 3. poro acústico interno, 4. nervo vestibulococlear, 5. nervo glossofaríngeo, 6. forame jugular, 7. forame oval, 8. nervo vago, 9. nervo acessório, 10. nervo hipoglosso.

CAPÍTULO 8 Sistema Nervoso

FIG. 8.6 Nervos cranianos importantes para profissionais da Odontologia (vista superior da face interna da base do crânio)

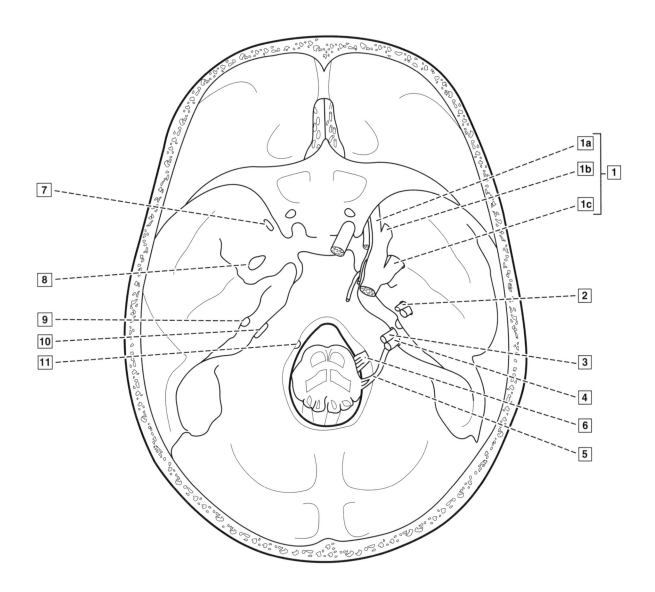

NERVOS CRANIANOS (todos seccionados)

- [1] Nervo trigêmeo (V)
- [1a] Nervo oftálmico (V_1)
- [1b] Nervo maxilar (V_2)
- [1c] Nervo mandibular (V_3)
- [2] Nervo facial (VII)
- [3] Nervo glossofaríngeo (IX)
- [4] Nervo vago (X)
- [5] Nervo acessório (XI)
- [6] Nervo hipoglosso (XII)

ESTRUTURAS ASSOCIADAS

- [7] Forame redondo
- [8] Forame oval
- [9] Poro acústico interno
- [10] Forame jugular
- [11] Canal do nervo hipoglosso

365

CAPÍTULO 8 Sistema Nervoso

QUESTÕES DE REVISÃO

Preencha os espaços em branco escolhendo os termos apropriados da lista a seguir.

1. O quinto par de nervos cranianos (V) ou _____ possui uma divisão aferente para os dentes, língua e cavidade oral.

2. O sétimo par de nervos cranianos (VII) ou _____ transporta fibras eferentes parassimpáticas pré-ganglionares para a inervação de ambas as glândulas salivares, submandibular e sublingual (com sinapses no gânglio submandibular), bem como para os dois terços anteriores da língua.

3. O nono par de nervos cranianos (IX) ou _____ possui fibras eferentes parassimpáticas pré-ganglionares para a inervação da glândula salivar parótida (com sinapses no gânglio ótico); este nervo também possui fibras aferentes para a sensibilidade geral da raiz da língua na orofaringe e para a sensibilidade do paladar através das papilas linguais circunvaladas, sendo, portanto, o nervo aferente do reflexo do vômito.

4. O _____ do nervo glossofaríngeo possui fibras parassimpáticas pré-ganglionares para a glândula parótida.

5. O décimo par de nervos cranianos (X) ou _____ possui muitas fibras eferentes para os músculos do palato mole.

6. O décimo par de nervos cranianos (X) ou nervo vago possui um trajeto descendente através do _____, penetra no tórax e depois no abdome, onde inerva os órgãos internos.

7. O décimo primeiro par de nervos cranianos (XI) ou _____ é um nervo eferente para os músculos trapézio e esternocleidomastóideo, e para os músculos do palato mole.

8. Alguns nervos cranianos são aferentes, outros eferentes, e ainda outros possuem ambos os tipos de _____.

9. Os _____ inervam estruturas da cabeça e do pescoço.

10. Os nervos cranianos são numerados de acordo com sua localização em relação ao encéfalo, indo de _____ no telencéfalo em sentido posterior ou caudal.

pescoço	fibras nervosas	ramo timpânico
nervo glossofaríngeo	nervos cranianos	nervo acessório
nervo vago	nervo trigêmeo	anterior
nervo facial		

Referência

Capítulo 8, Nervous system. In Fehrenbach MJ, Herring SW: *Illustrated anatomy of the head and neck*, ed 5, St. Louis, 2014, Saunders.

RESPOSTAS 1. nervo trigêmeo, 2. nervo facial, 3. nervo glossofaríngeo, 4. ramo timpânico, 5. nervo vago, 6. pescoço, 7. nervo acessório, 8. fibras nervosas, 9. nervos cranianos, 10. anterior

FIG. 8.7 Nervo trigêmeo (V): gânglio trigeminal e divisões com áreas de inervação (vista lateral)

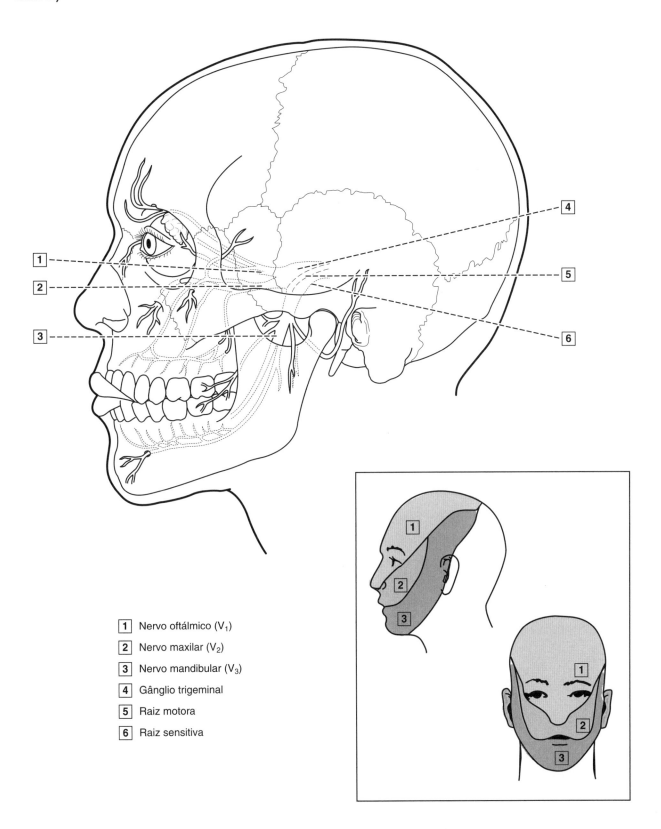

1 Nervo oftálmico (V$_1$)
2 Nervo maxilar (V$_2$)
3 Nervo mandibular (V$_3$)
4 Gânglio trigeminal
5 Raiz motora
6 Raiz sensitiva

CAPÍTULO 8 Sistema Nervoso

QUESTÕES DE REVISÃO

Preencha os espaços em branco escolhendo os termos apropriados da lista a seguir.

1. Ainda no interior da cavidade craniana, uma saliência pode ser observada na raiz sensitiva do nervo trigêmeo; a saliência é o _____ (gânglio semilunar ou gasseriano), localizado na superfície anterior da porção petrosa do osso temporal.

2. Anteriormente ao gânglio trigeminal, a _____ do nervo trigêmeo origina três divisões ou nervos, que deixam a cavidade craniana através de três diferentes forames ou fissuras presentes no osso esfenoide.

3. Os três nervos ou _____ da raiz sensorial do nervo trigêmeo são os nervos oftálmico, maxilar e mandibular.

4. O _____ da raiz sensorial do nervo trigêmeo transmite as sensações gerais do terço superior da face e de parte do couro cabeludo.

5. O _____ da raiz sensorial transporta as informações de sensibilidade do terço médio da face e de suas regiões mais profundas, como a cavidade oral.

6. O _____ da raiz sensorial do nervo trigêmeo possui fibras sensitivas do terço inferior da face e de suas regiões mais profundas, como a cavidade oral.

7. O nervo oftálmico e o nervo maxilar da raiz sensitiva do nervo trigêmeo são formados apenas por _____.

8. Em contraste, o nervo mandibular da raiz sensitiva se junta à raiz motora do nervo trigêmeo, e, portanto, possui fibras nervosas aferentes e _____.

9. Cada um dos três nervos oriundos da raiz sensitiva, mais espessa, do nervo trigêmeo penetra na cavidade craniana através de três diferentes locais no _____: o nervo oftálmico passa pela da fissura orbital superior; o nervo maxilar entra por meio do forame redondo; e o nervo mandibular passa através do forame oval.

10. A mais delgada _____ do nervo trigêmeo deixa a cavidade craniana através do forame oval do osso esfenoide, junto com o nervo mandibular da raiz sensitiva, levando fibras nervosas eferentes para os músculos da mastigação.

fibras nervosas aferentes	**osso esfenoide**	**fibras nervosas eferentes**
gânglio trigeminal	**raiz sensorial**	**nervo maxilar**
raiz motora	**divisões**	**nervo oftálmico**
nervo mandibular		

Referência

Capítulo 8, Nervous system. In Fehrenbach MJ, Herring SW: *Illustrated anatomy of the head and neck*, ed 5, St. Louis, 2017, Saunders.

RESPOSTAS 1. gânglio trigeminal, 2. raiz sensorial, 3. divisões, 4. nervo oftálmico, 5. nervo maxilar, 6. nervo mandibular, 7. fibras nervosas aferentes, 8. fibras nervosas eferentes, 9. osso esfenoide, 10. raiz motora.

FIG. 8.8 Nervo trigêmeo (V): nervo oftálmico (V₁) e estruturas associadas com área de inervação (vista lateral do crânio com corte da cavidade orbital)

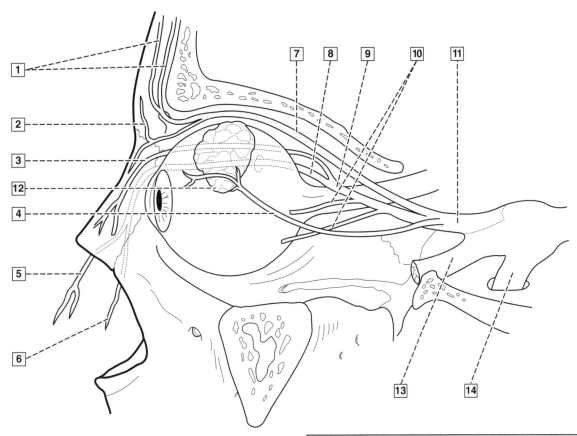

NERVO OFTÁLMICO

- [1] Nervo supraorbital
- [2] Nervo supratroclear
- [3] Nervo infratroclear
- [4] Nervo lacrimal
- [5] Nervo nasal externo
- [6] Nervo nasal interno
- [7] Nervo frontal
- [8] Nervo etmoidal anterior
- [9] Nervo nasociliar
- [10] Nervo ciliar
- [11] Nervo oftálmico (V₁)

ESTRUTURAS ASSOCIADAS

- [12] Glândula lacrimal
- [13] Nervo maxilar (V₂) (seccionado)
- [14] Nervo mandibular (V₃)

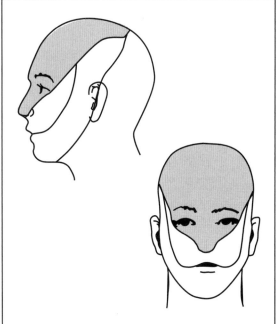

CAPÍTULO 8 Sistema Nervoso

QUESTÕES DE REVISÃO

Preencha os espaços em branco escolhendo os termos apropriados da lista a seguir.

1. A primeira divisão nervosa ou V_1 da raiz sensitiva do nervo trigêmeo é o _____.

2. O nervo oftálmico é a menor divisão da _____ do nervo trigêmeo, levando fibras nervosas aferentes a conjuntiva ocular, córnea, globo ocular, órbita, fronte e seios etmoidais e frontais, mais uma parte da dura-máter e partes da cavidade nasal e do nariz.

3. O nervo oftálmico transporta informações sensoriais em direção ao encéfalo passando através da _____ do osso esfenoide; outros nervos que atravessam essa mesma passagem para a cavidade craniana são o terceiro, quarto e sexto pares de nervos cranianos.

4. O nervo oftálmico surge da confluência de _____ nervos principais, que são os nervos frontal, lacrimal e nasociliar.

5. O _____ é um nervo aferente localizado na cavidade orbital, formado pela fusão do nervo supraorbital, que inerva a fronte e o couro cabeludo anterior, e do nervo supratroclear, responsável pela inervação do dorso do nariz e porções mediais da pálpebra superior e da fronte.

6. O nervo frontal possui um percurso ao longo do teto da _____ em direção à fissura orbital superior do osso esfenoide, onde este se une aos nervos lacrimal e nasociliar para formarem o V_1.

7. O _____ é um nervo aferente para a porção lateral da pálpebra superior, conjuntiva ocular e glândula lacrimal, além de carregar as fibras nervosas parassimpáticas pós-ganglionares para a glândula lacrimal, para estimular a produção do fluido lacrimal ou *lágrimas*.

8. O nervo lacrimal se direciona posteriormente à porção lateral do teto da cavidade orbital, e em seguida, próximo à fissura orbital superior do _____, une-se aos nervos frontal e nasociliar para formarem o V_1.

9. Vários ramos nervosos aferentes convergem para formar o _____, incluindo o nervo infratroclear, que inerva a parte medial da pele das pálpebras e lateral do nariz, nervos ciliares, responsáveis pela inervação do globo ocular, e o nervo etmoidal anterior, da cavidade nasal e seios paranasais; o nervo etmoidal anterior, por sua vez, é formado pela união do nervo nasal externo, que inerva a pele da asa e do ápice do nariz, e dos nervos nasais internos, que fazem a inervação da porção anterior do septo nasal e da parede lateral da cavidade nasal.

10. O nervo nasociliar é um _____ que possui trajeto no interior da cavidade orbital, superiormente ao nervo óptico ou segundo nervo craniano, para juntar-se aos nervos frontal e lacrimal próximo à fissura orbital superior do osso esfenoide, contribuindo para a formação do V_1.

nervo lacrimal	**nervo nasociliar**	**nervo oftálmico**
osso esfenoide	**fissura orbital superior**	**raiz sensitiva**
nervo frontal	**cavidade orbitária**	**nervo aferente**
três		

Referência

Capítulo 8, Nervous system. In Fehrenbach MJ, Herring SW: *Illustrated anatomy of the head and neck*, ed 5, St. Louis, 2017, Saunders.

RESPOSTAS 1. nervo oftálmico, 2. raiz sensitiva, 3. fissura orbital superior, 4. três, 5. nervo frontal, 6. cavidade orbitária, 7. nervo lacrimal, 8. osso esfenoide, 9. nervo nasociliar, 10. nervo aferente.

CAPÍTULO 8 Sistema Nervoso

FIG. 8.9 Nervo trigêmeo (V): nervo maxilar (V₂) com área de inervação (vista lateral)

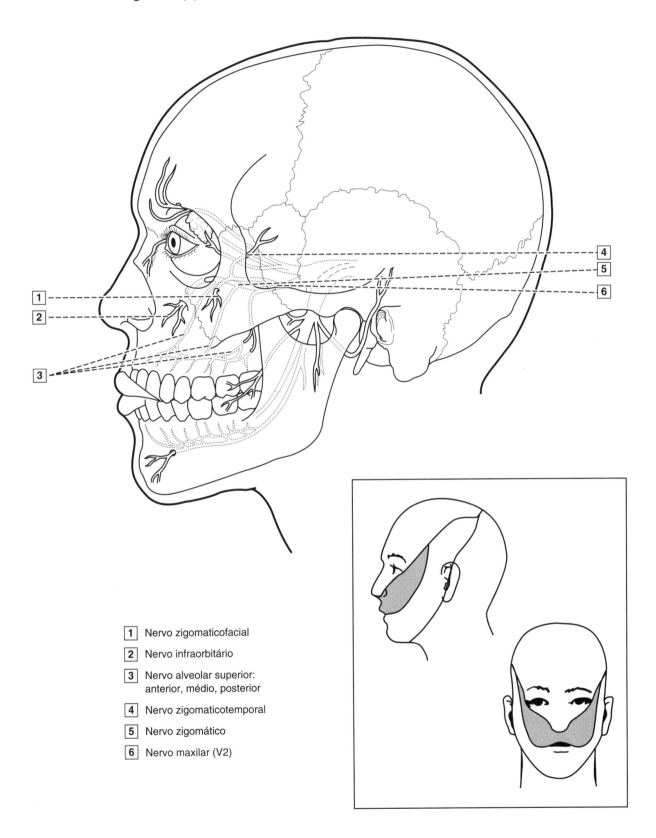

1 Nervo zigomaticofacial
2 Nervo infraorbitário
3 Nervo alveolar superior: anterior, médio, posterior
4 Nervo zigomaticotemporal
5 Nervo zigomático
6 Nervo maxilar (V2)

CAPÍTULO 8 Sistema Nervoso

QUESTÕES DE REVISÃO

Preencha os espaços em branco escolhendo os termos apropriados da lista a seguir.

1. A segunda divisão nervosa ou V_2 da raiz sensitiva do nervo trigêmeo é o _____; o nervo transporta fibras nervosas aferentes com informações sensoriais da região da maxila, pele adjacente, mucosa oral, seios maxilares, cavidade nasal, palato, nasofaringe e parte da dura-máter.

2. O nervo maxilar é um tronco nervoso formado na _____ pela convergência de muitos nervos; o maior contribuinte é o nervo infraorbital.

3. Os nervos tributários do tronco do nervo maxilar incluem os nervos infraorbital, zigomático, alveolar superior anterior, médio e posterior, palatinos maior e menor e nasopalatino; após todos esses ramos se reunirem na fossa pterigopalatina para formarem o nervo maxilar, este penetra na cavidade craniana através do _____ do osso esfenoide.

4. O _____ é um nervo aferente formado pela união dos nervos zigomaticofacial e zigomaticotemporal na órbita, transmitindo também fibras nervosas parassimpáticas pós-ganglionares para a glândula lacrimal, através do nervo lacrimal que percorre junto com ele; em seguida, o nervo se direciona posteriormente, ao longo da porção mais lateral do assoalho da cavidade orbital, e penetra na fossa pterigopalatina através da fissura orbital inferior, entre o osso esfenoide e a maxila, para finalmente se juntar ao V_2.

5. O _____ é um nervo aferente muito pequeno, inervando a pele de parte da bochecha, emergindo através do forame zigomaticofacial do processo frontal do osso zigomático para entrar na cavidade orbitária por sua parede lateral; em seguida, o nervo se direciona em sentido posterior para se unir ao nervo zigomaticotemporal.

6. O _____ é outro nervo sensitivo que inerva a pele da região temporal e atravessa o forame zigomaticotemporal na face temporal do osso zigomático; a partir daí, o nervo alcança a cavidade orbital através de sua parede lateral, unindo-se ao nervo zigomaticofacial para formar o nervo zigomático.

7. O _____ é um nervo aferente formado pela fusão de ramos cutâneos do lábio superior, parte medial da bochecha, face lateral do nariz e pálpebra inferior.

8. O nervo infraorbital segue em direção posterior, passando pelo forame infraorbital da maxila até o canal infraorbital, junto com os vasos sanguíneos infraorbitais, onde se encontra com o _____; o forame infraorbital serve como um ponto de referência anatômico para o bloqueio anestésico local do nervo infraorbital.

9. A partir do canal e sulco infraorbitais, o nervo infraorbital alcança a fossa pterigopalatina através da fissura orbitária inferior, onde, no seu interior, junta-se ao _____ ou, então, se direciona diretamente para o nervo maxilar; este nervo tem origem a partir dos ramos dentais dos dentes molares superiores.

10. O nervo alveolar superior anterior se origina dos ramos dentários dos dentes anteriores superiores, toma uma direção ascendente pela parede anterior do seio maxilar para entrar e se unir ao nervo infraorbital no canal infraorbital, junto com o _____, proveniente dos ramos dentários dos dentes pré-molares superiores, se presentes.

nervo alveolar superior posterior	**Fossa pterigopalatina**	**nervo maxilar**
nervo infraorbital	**nervo zigomaticofacial**	**nervo zigomaticotemporal**
nervo zigomático	**forame redondo**	**nervo alveolar superior médio**
nervo alveolar superior anterior		

Referência

Capítulo 8, Nervous system, Capítulo 9, Anatomy of local anesthesia. In Fehrenbach MJ, Herring SW: *Illustrated anatomy of the head and neck*, ed 5, St. Louis, 2017, Saunders.

RESPOSTAS 1. nervo maxilar, 2. fossa pterigopalatina, 3. forame redondo, 4. nervo zigomático, 5. nervo zigomaticofacial, 6. nervo zigomaticotemporal, 7. nervo infraorbital, 8. nervo alveolar superior anterior, 9. nervo alveolar superior posterior, 10. nervo alveolar superior médio.

FIG. 8.10 Nervo maxilar (V₂): principais ramos com estruturas associadas (vista lateral com corte do crânio e parte da parede lateral da cavidade orbital removida)

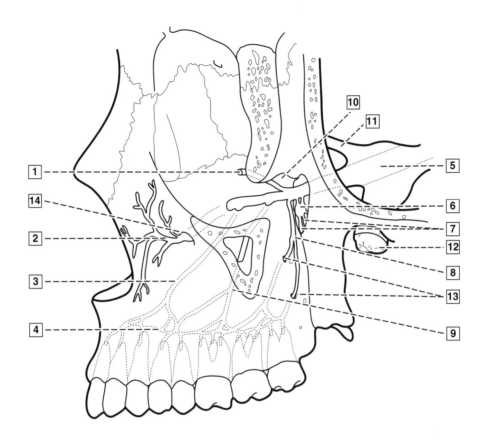

NERVO MAXILAR

1. Nervo zigomático (seccionado)
2. Nervo infraorbitário
3. Nervo alveolar superior anterior
4. Plexo dentário superior
5. Nervo maxilar (V₂)
6. Gânglio pterigopalatino
7. Nervos palatinos maior e menor
8. Nervo alveolar superior posterior
9. Nervo alveolar superior médio

ESTRUTURAS ASSOCIADAS

10. Fissura orbital inferior
11. Nervo oftálmico (V₁)
12. Nervo mandibular (V₃)
13. Forame alveolar superior posterior
14. Forame infraorbital

CAPÍTULO 8 Sistema Nervoso

QUESTÕES DE REVISÃO

Preencha os espaços em branco escolhendo os termos apropriados da lista a seguir.

1. O _____ é um nervo aferente, captando estímulos sensitivos (incluindo dor) dos dentes incisivos centrais superiores, incisivos laterais e caninos, bem como periodonto e gengiva vestibular próximos à linha mediana.

2. O nervo alveolar superior anterior se origina de ramos dentais, na polpa dos dentes anteriores superiores que saem através do forame apical; este nervo também recebe ramos interdentais do periodonto adjacente, que, juntos, formam parte do _____ no interior do arco dentário superior, e serve como um ponto de referência para a administração de anestésicos para o bloqueio do nervo alveolar superior anterior.

3. O nervo alveolar superior anterior possui um trajeto em direção superior, ao longo da _____ do seio maxilar, para se unir ao nervo infraorbital dentro do canal infraorbital.

4. O _____ é o nervo sensitivo dos dentes pré-molares superiores e raiz mesiovestibular do primeiro dente molar superior, periodonto e gengiva vestibular adjacente, quando o nervo está presente.

5. O nervo alveolar superior médio se origina dos ramos dentais na polpa dentária, deixando os dentes que inerva através dos seus forames apicais, bem como dos ramos interdentais e inter-radiculares do periodonto, se presentes; tal como os nervos alveolares superiores posterior e anterior, o nervo alveolar superior médio faz parte do plexo dentário superior dentro do _____, servindo como um marco anatômico de referência para o bloqueio anestésico do nervo alveolar superior médio.

6. O nervo alveolar superior médio toma uma posição ascendente para se juntar ao nervo infraorbital, passando pela _____ do seio maxilar, se presente; existem comunicações entre o nervo alveolar superior médio, nervo alveolar superior anterior e o nervo alveolar superior posterior.

7. O nervo alveolar superior médio nem sempre está _____; quando isso ocorre de fato, a área é inervada tanto pelo nervo alveolar superior posterior quanto pelo nervo alveolar superior anterior, sobretudo por este último nervo.

8. O _____ une-se ao nervo infraorbital (ou diretamente ao nervo maxilar, em alguns casos) na fossa pterigopalatina; é o nervo sensitivo da maioria dos dentes molares superiores, periodontos e gengivas vestibulares adjacentes, bem como da mucosa do seio maxilar, uma vez que as fibras nervosas sensitivas se originam das polpas dentárias de cada molar superior, deixando-as através dos forames apicais, que posteriormente são unidos pelos ramos interdentais e inter-radiculares do periodonto, fazendo parte do plexo dentário do arco superior.

9. Todos os ramos internos do nervo alveolar superior posterior passam pelos múltiplos _____ na face infratemporal da maxila, junto com os vasos sanguíneos alveolares superiores posteriores, sendo um ponto de referência anatômica para o bloqueio anestésico do nervo alveolar superior posterior.

10. Os ramos externos e internos do nervo alveolar superior posterior se dirigem superiormente ao longo da tuberosidade da maxila, que forma a _____ do seio maxilar, para unirem-se ao nervo infraorbital ou diretamente ao nervo maxilar; este nervo geralmente recebe os estímulos sensitivos dos segundos e terceiros molares e das raízes palatina e distovestibular do primeiro molar superior, bem como da membrana mucosa do seio maxilar.

presente	arco dentário superior	parede lateral
nervo alveolar superior médio	forames alveolares superiores posteriores	nervo alveolar superior posterior
parede anterior		parede posterolateral
plexo dentário superior	nervo alveolar superior anterior	

Referências

Capítulo 8, Head and neck. In Drake R, Vogl AW, Mitchell AWM: *Gray's anatomy for students*, ed 3, Philadelphia, 2015, Churchill Livingstone;

Capítulo 8, Nervous system, Capítulo 9, Anatomy of local anesthesia. In Fehrenbach MJ, Herring SW: *Illustrated anatomy of the head and neck*, ed 5, St. Louis, 2017, Saunders.

RESPOSTAS 1. nervo alveolar superior anterior, 2. plexo dentário superior, 3. parede anterior, 4. nervo alveolar superior médio, 5. arco dentário superior, 6. parede lateral, 7. presente, 8. nervo alveolar superior posterior, 9. forames alveolares superiores posteriores, 10. parede posterolateral.

FIG. 8.11 Nervo maxilar (V$_2$): ramos palatinos com estruturas associadas (vista medial da parede nasal lateral, palato duro e canal pterigopalatino seccionados e septo nasal removido)

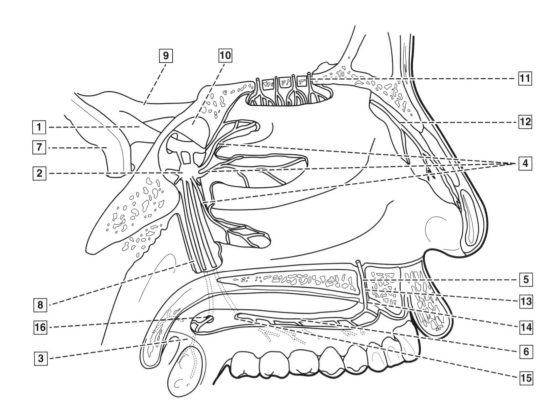

NERVO MAXILAR

1	Nervo maxilar (V$_2$)	4	Ramos nasais laterais
2	Gânglio pterigopalatino	5	Nervo nasopalatino (seccionado)
3	Nervo palatino menor	6	Nervo palatina maior

ESTRUTURAS ASSOCIADAS

7	Nervo mandibular (V$_3$)	13	Canal incisivo
8	Canal pterigopalatino (aberto)	14	Forame incisivo
9	Nervo oftálmico (V$_1$)	15	Forame palatino maior
10	Seio esfenoidal	16	Forame palatino menor
11	Ramos do nervo olfatório (I)		
12	Nervo nasal externo (V$_1$)		

CAPÍTULO 8 Sistema Nervoso

QUESTÕES DE REVISÃO

Preencha os espaços em branco escolhendo os termos apropriados da lista a seguir.

1. Ambos os nervos palatinos, responsáveis pela inervação do palato, se unem ao
   _____ ou V_2.

2. O _____ (ou *nervo palatino anterior*) está localizado entre o mucoperiósteo e
   o osso da porção mais posterior do palato duro; é o nervo sensitivo da região posterior do palato
   duro, periodonto e gengiva palatina adjacentes aos dentes molares posteriores, podendo ocorrer
   comunicações com as fibras terminais do nervo nasopalatino no periodonto e gengiva associados ao
   primeiro pré-molar superior.

3. Posteriormente, o nervo palatino maior entra pelo _____ na lâmina horizontal do
   osso palatino, superiormente aos ápices do segundo ou terceiro dente molar superior, passando por
   dentro do canal pterigopalatino, junto com os vasos sanguíneos palatinos maiores, servindo como um
   ponto de referência para o bloqueio anestésico do nervo palatino maior.

4. O _____ (ou *nervo palatino posterior*) é o nervo aferente do palato mole e tonsila
   palatina.

5. O nervo palatino menor entra pelo _____ no osso palatino, próximo à sua junção
   com o processo pterigóideo do osso esfenoide, junto com os vasos sanguíneos palatinos menores; o
   nervo palatino menor então se une ao nervo palatino maior no interior do canal pterigopalatino.

6. Ambos os nervos palatinos possuem um trajeto superior através do _____, em
   direção ao nervo maxilar na fossa pterigopalatina; no caminho, os nervos palatinos se unem aos ramos
   nasais laterais, que são nervos aferentes da região posterior da cavidade nasal.

7. O _____ se origina na mucosa da região anterior do palato duro, posteriormente aos
   incisivos centrais superiores.

8. Tanto os nervos nasopalatinos direito como esquerdo entram no _____ através
   do forame incisivo, localizado entre os processos palatinos articulados das maxilas, profundamente
   à papila incisiva, deixando, assim, a cavidade oral e sendo um ponto de referência anatômica para a
   administração do bloqueio do nervo nasopalatino.

9. Depois do seu percurso pelo canal incisivo, o qual tem acesso pelo _____, ambos
   os nervos nasopalatinos possuem um trajeto ao longo do septo nasal.

10. O nervo nasopalatino é o nervo aferente da _____, periodonto e gengiva palatina
    dos dentes anteriores superiores bilateralmente, de canino a canino, bem como do septo nasal;
    também ocorre comunicação entre as fibras do nervo nasopalatino e as fibras terminais do nervo
    palatino maior no periodonto e gengiva palatina do dente canino superior.

nervo palatino maior	**forame incisivo**	**nervo palatino menor**
forame palatino menor	**porção anterior do palato duro**	**forame palatino maior**
canal incisivo		**canal pterigopalatino**
nervo maxilar	**nervo nasopalatino**	

Referência

Capítulo 8, Nervous system, Capítulo 9, Anatomy of local anesthesia. In Fehrenbach MJ, Herring SW: *Illustrated anatomy of the head and neck*, ed 5, St. Louis, 2017, Saunders.

RESPOSTAS 1. nervo maxilar, 2. nervo palatino maior, 3. forame palatino maior, 4. nervo palatino menor, 5. forame palatino menor, 6. canal pterigopalatino, 7. nervo nasopalatino, 8. canal incisivo, 9. forame incisivo, 10. porção anterior do palato duro.

FIG. 8.12 Nervo trigêmeo (V): nervo mandibular (V_3) com área de inervação (vista lateral do crânio)

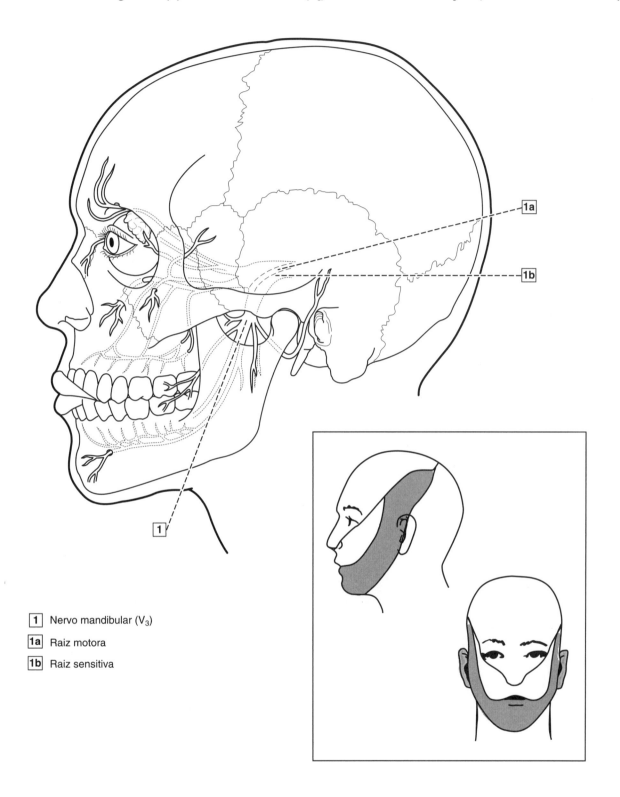

1	Nervo mandibular (V_3)
1a	Raiz motora
1b	Raiz sensitiva

CAPÍTULO 8 Sistema Nervoso

QUESTÕES DE REVISÃO

Preencha os espaços em branco escolhendo os termos apropriados da lista a seguir.

1. A terceira divisão nervosa (V_3) do nervo trigêmeo é o _____, um curto tronco nervoso principal, formado pela união de um tronco anterior mais delgado e um tronco posterior mais espesso, profundamente à fossa infratemporal na base do crânio, mas antes de passar através do forame oval do osso esfenoide; é derivado da raiz sensitiva e da raiz motora do quinto nervo craniano.

2. O nervo mandibular se une ao nervo oftálmico e ao nervo maxilar para formar o _____ do nervo trigêmeo.

3. O nervo mandibular é um nervo _____, com fibras nervosas aferentes e eferentes, transportando todo o componente motor do nervo trigêmeo.

4. Pequenos ramos surgem do nervo V_3 antes de sua divisão em dois _____, um anterior e outro posterior; esses ramos do nervo mandibular ainda não dividido incluem os ramos meníngeos, que são nervos aferentes de partes da dura-máter.

5. Provenientes do nervo mandibular ainda não dividido estão os _____, que são nervos motores ou eferentes para os músculos pterigoide medial, tensor do tímpano e tensor do véu palatino.

6. O nervo mandibular é a maior das três divisões nervosas que formam o _____ ou quinto nervo craniano (V).

7. Uma abertura oval grande anteriormente no osso esfenoide, o _____, serve à passagem do nervo mandibular (ou terceira divisão) do quinto par de nervos cranianos ou trigêmeo (V).

8. A _____ contém uma parte do nervo mandibular (ou terceira divisão) do quinto par de nervos cranianos ou trigêmeo (V), incluindo os nervos alveolar inferior e lingual.

9. O nervo mandibular penetra na fossa infratemporal por meio do forame oval, passando da _____ para a cavidade oral.

10. A _____ do quinto par de nervos cranianos ou trigêmeo (V) acompanha a raiz sensitiva do nervo mandibular e também deixa a cavidade craniana através do forame oval do osso esfenoide.

nervo trigêmeo	**cavidade craniana**	**troncos**
misto	**fossa infratemporal**	**forame oval**
gânglio trigeminal	**nervo mandibular**	**raiz motora**
ramos musculares		

Referência

Capítulo 8, Nervous system. In Fehrenbach MJ, Herring SW: *Illustrated anatomy of the head and neck*, ed 5, St. Louis, 2017, Saunders.

RESPOSTAS 1. nervo mandibular, 2. gânglio trigeminal, 3. misto, 4. troncos, 5. ramos musculares, 6. nervo trigêmeo, 7. forame oval, 8. fossa infratemporal, 9. cavidade craniana, 10. raiz motora.

FIG. 8.13 Nervo mandibular (V₃): tronco anterior com estruturas associadas (vista lateral do crânio em corte)

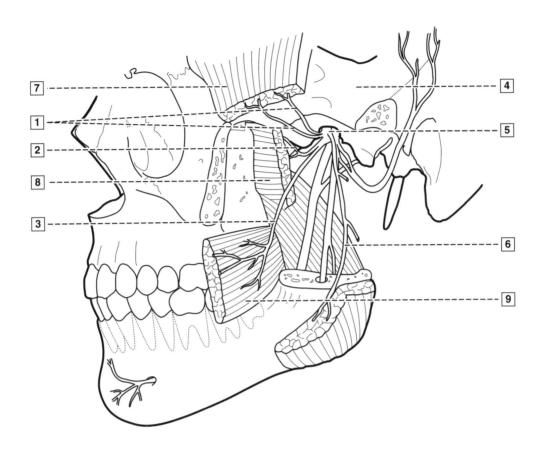

NERVO MANDIBULAR: TRONCO ANTERIOR

1. Nervos temporais profundos anterior e posterior
2. Nervo pterigóideo lateral
3. Nervo bucal
4. Localização do gânglio trigêmeo
5. Nervo mandibular (V₃)
6. Nervo massetérico

ESTRUTURAS ASSOCIADAS

7. Músculo temporal (seccionado)
8. Músculo pterigóideo lateral (seccionado)
9. Músculo masseter (seccionado)

CAPÍTULO 8 Sistema Nervoso

QUESTÕES DE REVISÃO

Preencha os espaços em branco escolhendo os termos apropriados da lista a seguir.

1. O _____ ou divisão anterior do nervo mandibular é formado pela união do nervo bucal com alguns ramos musculares.

2. O tronco anterior do nervo mandibular possui fibras nervosas _____ e eferentes.

3. O _____ é o um nervo aferente da pele da bochecha, mucosa vestibular, bem como do periodonto e gengiva vestibulares dos dentes molares inferiores.

4. O nervo bucal está localizado na superfície do _____ e se dirige posteriormente na bochecha, profundamente ao músculo masseter.

5. Ao nível do _____ do dente molar mais distal do arco dentário inferior, o nervo bucal cruza anteriormente à margem anterior do ramo da mandíbula, passa entre as duas cabeças do músculo pterigóideo lateral para se unir ao tronco anterior do V_3, um ponto anatômico importante para a administração do bloqueio anestésico do nervo bucal.

6. Vários _____ integram parte do tronco anterior do nervo V_3; originam-se da raiz motora do nervo trigêmeo.

7. Os _____, geralmente em número de dois, um anterior e outro posterior, são nervos eferentes que passam entre o osso esfenoide e a cabeça superior do músculo pterigóideo lateral, e ascendem em torno da crista infratemporal do osso esfenoide até terminarem na superfície profunda do músculo temporal, inervando-o.

8. O _____ pode surgir em comum com o nervo massetérico, e o nervo temporal anterior pode estar associado, em sua origem, com o nervo bucal.

9. O _____ é um nervo eferente com um trajeto entre o osso esfenoide e a margem superior do músculo pterigóideo lateral; o nervo, em seguida, acompanha os vasos sanguíneos massetéricos através da incisura da mandíbula para inervar o músculo masseter.

10. Um pequeno ramo sensitivo do tronco anterior do nervo mandibular também se dirige para a articulação temporomandibular; o _____, após um breve percurso, entra na superfície profunda do músculo pterigóideo lateral entre as duas cabeças de origem do músculo, inervando motoramente este músculo.

nervo massetérico	**ramos musculares**	**aferentes**
nervo bucal	**nervo temporal posterior**	**músculo bucinador**
tronco anterior	**nervo pterigóideo lateral**	**plano oclusal**
nervos temporais profundos		

Referência

Capítulo 8, Nervous system, Capítulo 9, Anatomy of local anesthesia. In Fehrenbach MJ, Herring SW: *Illustrated anatomy of the head and neck*, ed 5, St. Louis, 2017, Saunders.

RESPOSTAS 1. tronco anterior, 2. aferentes, 3. nervo bucal, 4. músculo bucinador, 5. plano oclusal, 6. ramos musculares, 7. nervos temporais profundos, 8. nervo temporal posterior, 9. nervo massetérico, 10. nervo pterigóideo lateral.

380

CAPÍTULO 8 Sistema Nervoso

FIG. 8.14 Nervo mandibular (V$_3$): tronco anterior (vista medial da mandíbula seccionada)

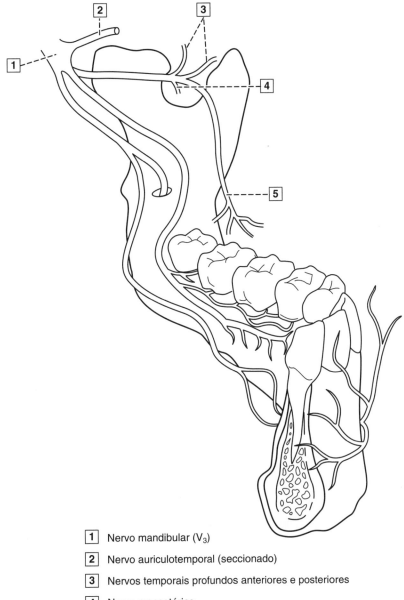

1. Nervo mandibular (V$_3$)
2. Nervo auriculotemporal (seccionado)
3. Nervos temporais profundos anteriores e posteriores
4. Nervo massetérico
5. Nervo bucal

CAPÍTULO 8 Sistema Nervoso

QUESTÕES DE REVISÃO

Preencha os espaços em branco escolhendo os termos apropriados da lista a seguir.

1. O tronco anterior, ou divisão anterior do nervo mandibular, é formado pela união do _____ e de ramos musculares.

2. O tronco anterior do nervo mandibular possui fibras nervosas aferentes e _____.

3. O nervo bucal é o _____ ou sensitivo da pele da bochecha, mucosa vestibular, assim como do periodonto e gengiva vestibular dos dentes molares inferiores.

4. O nervo bucal está localizado na superfície do músculo bucinador e se direciona posteriormente na bochecha, profundamente ao _____.

5. Ao nível do plano oclusal do dente molar mais distal do arco dentário inferior, o nervo bucal cruza anteriormente à margem anterior do _____, passando entre as duas cabeças do músculo pterigóideo lateral para se unir ao tronco anterior do nervo V_3, servindo como ponto de referência anatômica para a administração de soluções anestésicas e bloqueio do nervo bucal.

6. Vários ramos musculares fazem parte do tronco anterior do V_3; originam-se da _____ do nervo trigêmeo.

7. Os nervos temporais profundos, geralmente em número de dois, um anterior e outro posterior, são nervos eferentes que passam entre o osso esfenoide e a cabeça superior do músculo pterigóideo lateral, contornando a crista infratemporal do osso esfenoide para terminarem na superfície profunda do _____, inervando-o.

8. O nervo temporal posterior pode ter origem em comum o nervo massetérico, e o _____ pode ter origem em comum com o nervo bucal.

9. O nervo massetérico é um nervo eferente com trajeto entre o osso esfenoide e a margem superior do músculo pterigóideo lateral; acompanha os vasos sanguíneos massetéricos através da _____ para inervar o músculo masseter.

10. Um pequeno ramo sensitivo do tronco anterior do nervo mandibular se dirige para a articulação temporomandibular; o nervo pterigóideo lateral, após um breve percurso, penetra na superfície profunda do _____ entre as duas cabeças de origem deste músculo, inervando-o.

raiz motora	**incisura da mandíbula**	**músculo masseter**
nervo bucal	**ramo da mandíbula**	**nervo temporal anterior**
eferentes	**nervo aferente**	**músculo pterigóideo lateral**
músculo temporal		

Referência

Capítulo 8, Nervous system, Capítulo 9, Anatomy of local anesthesia. In Fehrenbach MJ, Herring SW: *Illustrated anatomy of the head and neck*, ed 5, St. Louis, 2017, Saunders.

RESPOSTAS 1. nervo bucal, 2. eferentes, 3. nervo aferente, 4. músculo masseter, 5. ramo da mandíbula, 6. raiz motora, 7. músculo temporal, 8. nervo temporal anterior, 9. incisura da mandíbula, 10. músculo pterigóideo lateral.

FIG. 8.15 Nervo mandibular (V₃): tronco posterior (vista lateral) do crânio seccionado com estruturas associadas

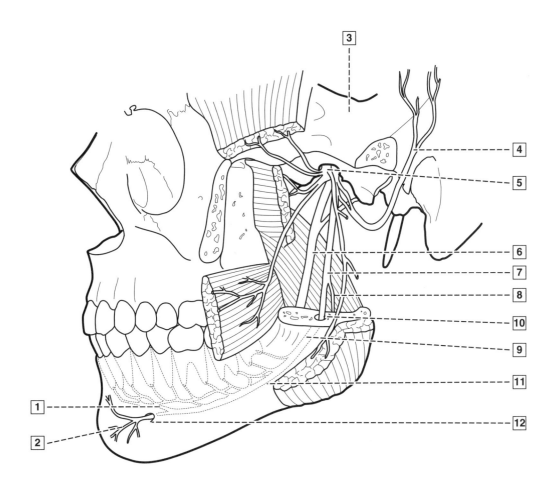

NERVO MANDIBULAR: TRONCO POSTEROR

1. Nervo incisivo
2. Nervo mentual
3. Localização do gânglio trigeminal
4. Nervo auriculotemporal
5. Nervo mandibular (V₃)
6. Nervo lingual
7. Nervo alveolar inferior
8. Nervo milo-hióideo
9. Plexo dentário inferior

10. Forame da mandíbula
11. Canal mandibular
12. Forame mentual

CAPÍTULO 8 Sistema Nervoso

QUESTÕES DE REVISÃO

Preencha os espaços em branco escolhendo os termos apropriados da lista a seguir.

1. A fusão dos nervos alveolares auriculotemporal, lingual e alveolar inferior forma o _____ ou divisão posterior do nervo mandibular; este nervo possui fibras nervosas aferentes e eferentes.

2. O _____ possui um trajeto junto com os vasos sanguíneos temporais superficiais, inervando sensitivamente a orelha externa, couro cabeludo e articulação temporomandibular; o nervo também transporta fibras nervosas parassimpáticas pós-ganglionares para a glândula parótida.

3. Ocorre a comunicação do nervo auriculotemporal com o _____ próximo a orelha; o nervo auriculotemporal está localizado profundamente ao músculo pterigóideo lateral e ao colo da mandíbula, divide-se posteriormente para circundar a artéria meníngea média e, finalmente, une-se ao tronco posterior de V_3, um marco anatômico para a administração do bloqueio do nervo mandibular pela técnica de Gow-Gates.

4. O _____ é um nervo aferente formado pela união dos nervos mentual e incisivo; após sua formação, o nervo continua seu trajeto posteriormente no interior do canal da mandíbula, junto com a artéria e veia alveolares inferiores; em trajeto, recebe os ramos dentais, ramos interdentais e ramos inter-radiculares do periodonto adjacente, constituindo o plexo dentário inferior no arco dentário inferior.

5. O nervo alveolar inferior deixa a mandíbula através do forame mandibular após percorrer o canal da mandíbula, onde se une ao _____; o forame da mandíbula é a abertura do canal mandibular na face medial do ramo da mandíbula, a dois terços de distância da incisura coronoide até a margem posterior do ramo mandibular, inteiramente no espaço pterigomandibular, sendo um ponto de referência anatômica para a realização do bloqueio anestésico do nervo alveolar inferior.

6. O _____ é composto pelos ramos externos, que inervam sensitivamente a região do mento, lábio inferior e mucosa labial, bem como o periodonto e a gengiva vestibular dos dentes anteriores e pré-molares inferiores até a linha mediana; o nervo penetra no forame mentual na superfície lateral da mandíbula, geralmente entre os ápices dos dentes pré-molares inferiores; estes são pontos de referência para a realização do bloqueio anestésico do nervo mentual e do nervo incisivo, sendo que, para este último, deve-se administrar o agente anestésico local mais profundamente.

7. O bloqueio do nervo alveolar inferior, a partir do bloqueio do nervo mandibular pela técnica de Gow-Gates ou pela técnica de Vazirani-Akinosi, pode ser usado para anestesiar o nervo mentual com outros ramos do _____ a partir de outros locais-alvo da injeção da solução anestésica; além disso, o nervo incisivo também pode ser anestesiado por essas técnicas de bloqueios anestésicos nervosos.

8. Depois de entrar pelo forame mentual e percorrer uma certa distância no interior do canal mandibular, o nervo mentual se encontra com o _____ para formarem o nervo alveolar inferior, antes de deixar a mandíbula pelo forame da mandíbula.

9. O nervo incisivo é um nervo aferente composto por ramos dentários da polpa dos dentes anteriores e pré-molares inferiores, deixando-os através do forame apical e juntando-se aos ramos interdentais do periodonto circunvizinho para fazer parte do _____ na região do arco dentário inferior.

10. O nervo incisivo é o nervo aferente dos dentes anteriores e pré-molares inferiores, periodonto e gengiva vestibular adjacentes até a linha mediana; possui trajeto no interior do canal incisivo da mandíbula, junto com os vasos sanguíneos incisivos, uma continuação anterior do canal mandibular, bilateralmente, que se estende do forame mentual até o forame ipsolateral, geralmente distal aos dentes incisivos laterais; o nervo então se une ao nervo mentual, imediatamente após o nível do forame mentual, e se contínua formando o nervo alveolar inferior, no interior do _____, antes de sair do osso.

nervo alveolar inferior	**canal da mandíbula**	**plexo dentário inferior**
tronco posterior	**nervo facial**	**nervo incisivo**
nervo auriculotemporal	**nervo mandibular**	**nervo mentual**
nervo milo-hióideo		

Referência

Capítulo 8, Nervous system, Capítulo 9, Anatomy of local anesthesia. In Fehrenbach MJ, Herring SW: *Illustrated anatomy of the head and neck*, ed 5, St. Louis, 2017, Saunders.

RESPOSTAS 1. tronco posterior, 2. nervo auriculotemporal, 3. nervo facial, 4. nervo alveolar inferior, 5. nervo milo-hióideo, 6. nervo mentual, 7. nervo mandibular, 8. nervo incisivo, 9. plexo dentário inferior, 10. canal da mandíbula.

FIG. 8.16 Nervo mandibular (V₃): tronco posterior (vista medial da mandíbula seccionada)

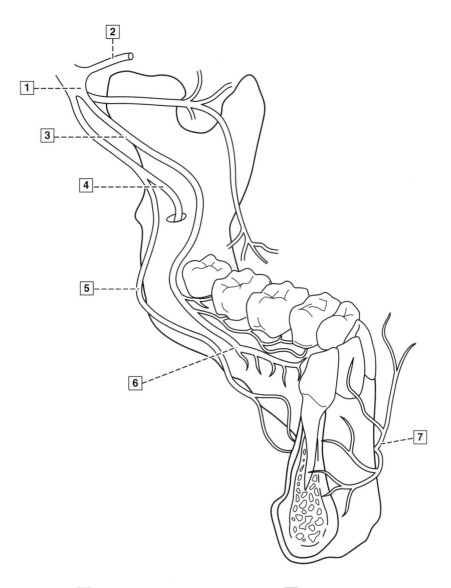

1	Nervo mandibular (V₃)	5	Nervo milo-hióideo
2	Nervo auriculotemporal (seccionado)	6	Plexo dentário inferior
3	Nervo lingual	7	Nervo mentual
4	Nervo alveolar inferior		

CAPÍTULO 8 Sistema Nervoso

QUESTÕES DE REVISÃO

Preencha os espaços em branco escolhendo os termos apropriados da lista a seguir.

1. O _____ possui um trajeto lateral ao músculo pterigóideo medial, entre o ligamento esfenomandibular e o ramo da mandíbula; o nervo está localizado posterior e ligeiramente lateral ao nervo lingual e, em seguida, une-se ao tronco posterior do V_3, levando as informações sensitivas dos dentes inferiores, periodonto e gengiva vestibular adjacente dos dentes anteriores e pré-molares, além da mucosa vestibular anterior, através dos nervos incisivos e mentuais.

2. Em alguns casos, pode haver dois nervos presentes em um lado, criando um nervo alveolar inferior _____; esta situação pode ocorrer uni ou bilateralmente e pode ser detectada em radiografia pela presença de um duplo canal mandibular.

3. O _____ é formado a partir de ramos aferentes do periodonto e gengiva lingual dos dentes inferiores, assim como do corpo da língua, com trajeto ao longo da superfície lateral da língua; o nervo se dirige posteriormente, passando do lado medial para o lateral do ducto da glândula submandibular, seguindo o trajeto deste ducto, onde encontra e se comunica com o gânglio submandibular, localizado acima do lobo profundo da glândula.

4. A inervação eferente parassimpática para as glândulas salivares sublingual e submandibular surge do _____, mais especificamente um ramo do nervo, a corda do tímpano, mas esse nervo viaja junto com o nervo lingual.

5. Na raiz da língua, o nervo lingual possui um trajeto ascendente, entre o músculo pterigóideo medial e a mandíbula, onde se posiciona _____ e ligeiramente medial ao nervo alveolar inferior; assim, o nervo lingual também é anestesiado quando se administra o bloqueio do nervo alveolar inferior por meio da difusão do agente anestésico local, e os bloqueios mandibulares pelas técnicas de Gow-Gates ou Vazirani-Akinosi também podem ser utilizados para anestesiar o nervo lingual.

6. O nervo lingual se continua _____ para se unir ao tronco posterior de V_3; o nervo lingual é o nervo aferente responsável pela sensibilidade geral somática do corpo da língua, assoalho da boca e do periodonto e gengiva linguais adjacentes aos dentes inferiores, de cada lado, até a linha mediana.

7. Após o nervo alveolar inferior deixar o canal da mandíbula através do forame mandibular, ele se relaciona com um pequeno ramo nervoso, o _____.

8. O nervo milo-hióideo perfura o ligamento esfenomandibular e corre inferior e anteriormente no sulco milo-hióideo, e depois na superfície inferior do _____, inervando-o.

9. O nervo milo-hióideo é um nervo eferente para o músculo milo-hióideo e _____ do músculo digástrico; o ventre posterior do músculo digástrico é inervado por um ramo do nervo facial.

10. O nervo milo-hióideo pode, em alguns casos, também servir como um nervo aferente para o dente _____, e precisa ser considerado quando ocorre falha no bloqueio do nervo alveolar inferior; o nervo milo-hióideo pode ser anestesiado por meio injeção supraperiosteal para o dente na face medial da mandíbula, ou pelo bloqueio do nervo mandibular pelas técnicas de Gow-Gates ou Vazirani-Akinosi.

superiormente	**nervo lingual**	**nervo alveolar inferior**
primeiro molar inferior	**bífido**	**nervo facial**
anterior	**ventre anterior**	**nervo milo-hióideo**
músculo milo-hióideo		

Referência

Capítulo 8, Nervous system, Capítulo 9, Anatomy of local anesthesia. In Fehrenbach MJ, Herring SW: *Illustrated anatomy of the head and neck*, ed 5, St. Louis, 2017, Saunders.

RESPOSTAS 1. nervo alveolar inferior, 2. bífido, 3. nervo lingual, 4. nervo facial, 5. anterior, 6. superiormente, 7. nervo milo-hióideo, 8. músculo milo-hióideo, 9. ventre anterior, 10. primeiro molar inferior.

CAPÍTULO 8 Sistema Nervoso

FIG. 8.17 Nervo mandibular (V₃): ramos motores e sensoriais com estruturas associadas (vista medial dos cortes da maxila e mandíbula)

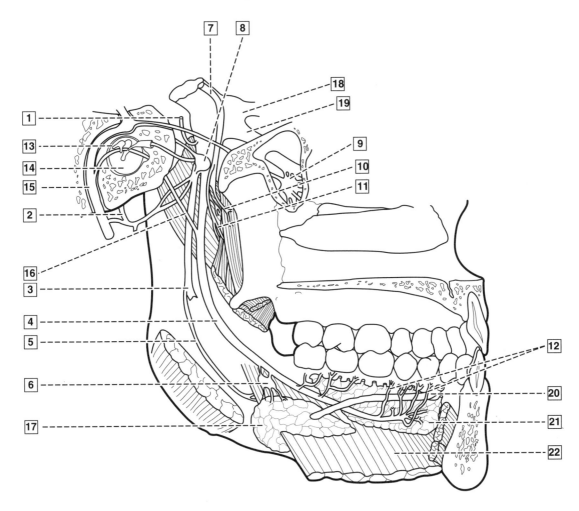

NERVO MANDIBULAR

1	Nervo meníngeo médio	7	Raiz motora do nervo trigêmeo (seccionada)
2	Nervo auriculotemporal	8	Gânglio ótico
3	Nervo alveolar inferior	9	Gânglio pterigopalatino
4	Nervo lingual	10	Nervo para o músculo tensor do véu palatino
5	Nervo milo-hióideo	11	Nervo para o músculo pterigóideo medial
6	Gânglio submandibular	12	Ramos para a língua

ESTRUTURAS ASSOCIADAS

13	Ossículos da orelha	19	Nervo maxilar (V₂)
14	Membrana timpânica	20	Ducto submandibular
15	Nervo facial (VII)	21	Glândula salivar sublingual
16	Nervo corda do tímpano	22	Músculo milo-hióideo
17	Glândula salivar submandibular		
18	Nervo oftálmico (V₁)		

CAPÍTULO 8 Sistema Nervoso

QUESTÕES DE REVISÃO

Preencha os espaços em branco escolhendo os termos apropriados da lista a seguir.

1. O quinto nervo craniano (V) ou _____ possui um componente eferente para os músculos da mastigação, bem como para alguns outros músculos cranianos, e um outro componente aferente para os dentes, língua, e cavidade oral, bem como para a maior parte da pele da face e da cabeça; embora o nervo trigêmeo não tenha fibras pré-ganglionares parassimpáticas, muitas fibras parassimpáticas pós-ganglionares possuem trajeto junto aos seus ramos.

2. O _____ (V_3) é a maior das três divisões nervosas que formam o nervo trigêmeo.

3. O nervo mandibular é derivado das _____ sensitiva e motora deste quinto par de nervos cranianos, ou seja, possui fibras nervosas aferentes e eferentes, contendo todas o componente motor ou eferente do nervo trigêmeo.

4. A _____ do nervo trigêmeo acompanha o nervo mandibular através de sua raiz sensitiva, e também deixa a cavidade craniana através do forame oval do osso esfenoide.

5. O nervo mandibular tem um tronco principal curto formado pela fusão de um _____ menor e um tronco posterior maior.

6. Provenientes diretamente do nervo mandibular ainda não dividido se encontram alguns _____, que são nervos eferentes para os músculos pterigóideo medial, tensor do tímpano e tensor do véu palatino.

7. A fusão dos nervos auriculotemporal, lingual e alveolar inferior forma o _____ ou divisão posterior do nervo mandibular; o nervo mandibular tem fibras nervosas aferentes e eferentes.

8. Após o nervo alveolar inferior sair do forame da mandíbula, encontra um pequeno ramo nervoso, o _____.

9. O sétimo nervo craniano (VII) ou _____ possui fibras nervosas eferentes e aferentes; o componente eferente possui fibras pré-ganglionares parassimpáticas para a glândula lacrimal (fazendo sinapse no gânglio pterigopalatino), bem como para as glândulas salivares submandibulares e sublinguais (fazendo sinapse no gânglio submandibular).

10. O nono nervo craniano (IX) ou _____ transporta fibras nervosas eferentes para a musculatura da faringe, o músculo estilofaríngeo, e fibras pré-ganglionares parassimpáticas para inervação da glândula salivar parótida (fazendo sinapse no gânglio óptico).

nervo mandibular	**raiz motora**	**ramos musculares**
tronco posterior	**nervo facial**	**tronco anterior**
nervo glossofaríngeo	**nervo milo-hióideo**	**nervo trigêmeo**
raízes		

Referência

Capítulo 8, Nervous system. In Fehrenbach MJ, Herring SW: *Illustrated anatomy of the head and neck*, ed 5, St. Louis, 2017, Saunders.

RESPOSTAS 1. nervo trigêmeo, 2. nervo mandibular, 3. raízes, 4. raiz motora, 5. tronco anterior, 6. ramos musculares, 7. tronco posterior, 8. nervo milo-hióideo, 9. nervo facial, 10. nervo glossofaríngeo.

CAPÍTULO 8 Sistema Nervoso

FIG. 8.18 Nervos facial (VII) e trigêmeo (V) com estruturas associadas (vista medial dos cortes da maxila e mandíbula)

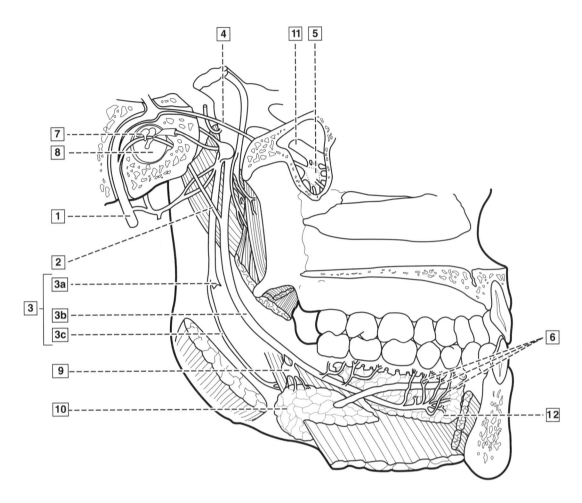

NERVO MANDIBULAR E NERVO FACIAL

1	**Nervo facial (VII)**	4	Nervo petroso maior
2	Nervo corda do tímpano	5	Gânglio pterigopalatino
3	**Nervo mandibular (V_3)**	6	Fibras sensitivas da língua
3a	Nervo alveolar inferior		
3b	Nervo lingual		
3c	Nervo milo-hióideo		

ESTRUTURAS ASSOCIADAS

7 Ossículos da orelha
8 Membrana timpânica
9 Gânglio submandibular
10 Glândula salivar submandibular
11 Nervo maxilar (V_2)
12 Glândula salivar sublingual

CAPÍTULO 8 Sistema Nervoso

QUESTÕES DE REVISÃO

Preencha os espaços em branco escolhendo os termos apropriados da lista a seguir.

1. O sétimo par de nervos cranianos (VII) ou _____ emerge do tronco encefálico e penetra no poro acústico interno na porção petrosa do osso temporal; no interior do osso, o nervo emite um pequeno ramo eferente para um músculo da orelha média (músculo estapédio) e dois ramos maiores, o nervo petroso maior e o nervo corda do tímpano, ambos portando fibras parassimpáticas.

2. O tronco principal do nervo facial emerge do crânio através do _____ do osso temporal e emite mais dois ramos, o nervo auricular posterior e um ramo para o ventre posterior do músculo digástrico e músculo estilo-hióideo.

3. O nervo facial possui um trajeto que passa no interior da _____ e divide esta glândula salivar nos lobos superficial e profundo; o tronco do próprio nervo facial se divide em numerosos ramos para inervar os músculos da expressão facial, mas não inerva a própria glândula.

4. O _____ é um ramo do nervo facial, emitido antes do mesmo sair do crânio.

5. O nervo petroso maior transporta fibras nervosas eferentes, que incluem as fibras parassimpáticas pré-ganglionares para o _____ na fossa pterigopalatina.

6. As fibras pós-ganglionares que surgem a partir gânglio pterigopalatino, que faz sinapses com as fibras do nervo petroso maior, se unem a ramos do _____ (V_2) do nervo trigêmeo, para serem transportadas até a glândula lacrimal (através dos nervos zigomático e lacrimal), cavidade nasal e glândulas salivares menores do palato duro e mole; o nervo petroso maior também transporta fibras nervosas aferentes, com estímulos gustatórios do palato.

7. O _____ é um pequeno ramo do nervo facial que é um nervo eferente parassimpático para as glândulas salivares submandibular e sublingual, mas também possui fibras aferentes com estímulos gustatórios dos dois terços anteriores do corpo da língua.

8. Após a ramificação do nervo facial no interior da porção petrosa do osso temporal, o nervo corda do tímpano atravessa a superfície medial da membrana timpânica ou *tímpano* e, desse modo, sai da cavidade timpânica pela _____, localizada imediatamente posterior à articulação temporomandibular.

9. O nervo corda do tímpano, em seguida, possui um trajeto junto ao _____, ao longo do assoalho da boca, dividindo o mesmo feixe nervoso.

10. No trígono submandibular, o nervo corda do tímpano, que aparece como parte do nervo lingual, faz sinapse no _____; o gânglio submandibular está localizado acima do lobo profundo da glândula salivar submandibular, para a qual fornece inervação eferente parassimpática.

fissura petrotimpânica	**glândula parótida**	**nervo corda do tímpano**
nervo lingual	**gânglio submandibular**	**nervo facial**
nervo petroso maior	**nervo maxilar**	**gânglio pterigopalatino**
forame estilomastóideo		

Referência

Capítulo 8, Nervous system. In Fehrenbach MJ, Herring SW: *Illustrated anatomy of the head and neck*, ed 5, St. Louis, 2017, Saunders.

RESPOSTAS 1. nervo facial, 2. forame estilomastóideo, 3. glândula parótida, 4. nervo petroso maior, 5. gânglio pterigopalatino, 6. nervo maxilar, 7. nervo corda do tímpano, 8. fissura petrotimpânica, 9. nervo lingual, 10. gânglio submandibular.

CAPÍTULO 8 Sistema Nervoso

FIG. 8.19 Nervo facial (VII) com estruturas associadas (vista lateral)

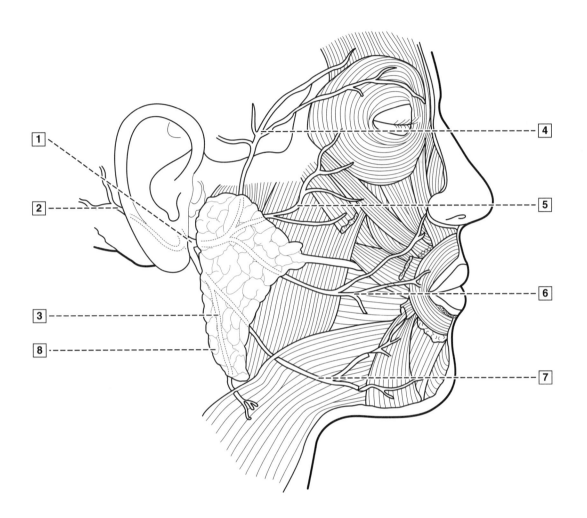

NERVO FACIAL

1. Nervo facial (VII)
2. Nervo auricular posterior
3. Ramo cervical
4. Ramos temporais
5. Ramos zigomáticos
6. Ramos bucais
7. Ramo mandibular

ESTRUTURAS ASSOCIADAS

8. Glândula salivar parótida

CAPÍTULO 8 Sistema Nervoso

QUESTÕES DE REVISÃO

Preencha os espaços em branco escolhendo os termos apropriados da lista abaixo.

1. O nervo auricular posterior, o nervo estilo-hioideo e o nervo digástrico posterior são ramos do _____ (VII), após a saída pelo forame estilomastoideo; todos os ramos originados após a passagem por este forame, são formados por nervos eferentes.

2. O _____ inerva o ventre occipital do músculo epicraniano.

3. O _____ inerva o músculo estilo-hioideo.

4. O _____ inerva o ventre posterior do músculo digástrico.

5. Os ramos nervosos eferentes do nervo facial que se originam no interior da glândula parótida se dirigem para os _____ que eles inervam; esses ramos são os ramos temporal, zigomático, bucal, mandibular (marginal) e cervical.

6. Os _____ inervam os músculos anteriores à orelha, ventre frontal do músculo occipitofrontal, porção superior do músculo orbicular do olho e músculo corrugador do supercílio.

7. Os _____ inervam a porção inferior do músculo orbicular do olho e os músculos zigomáticos maior e menor; os ramos zigomáticos e bucais, geralmente, estão intimamente associados, trocando muitas fibras nervosas entre si.

8. Os _____ inervam os músculos do lábio superior, do nariz, bucinador, risório e músculos orbiculares da boca; os ramos zigomáticos e bucais, geralmente, estão intimamente associados, trocando muitas fibras nervosas entre si.

9. O _____ (marginal ou marginal da mandíbula) inervam os músculos do lábio inferior e do músculo mentual; o ramo mandibular não deve ser confundido com o nervo mandibular ou V_3.

10. O _____ passa inferior à mandíbula para inervar o músculo platisma.

ramo cervical	músculos da expressão facial	nervo auricular posterior
nervo facial	ramos zigomáticos	ramo mandibular
nervo estilo-hioideo	ramos temporais	nervo digástrico posterior
ramos bucais		

Referência

Capítulo 8, Nervous system. In Fehrenbach MJ, Herring SW: *Illustrated anatomy of the head and neck*, ed 5, St. Louis, 2017, Saunders.

RESPOSTAS 1. nervo facial, 2. nervo auricular posterior, 3. nervo estilo-hioideo, 4. nervo digástrico posterior, 5. músculos da expressão facial, 6. ramos temporais, 7. ramos zigomáticos, 8. ramos bucais, 9. ramo mandibular, 10. ramo cervical.

CAPÍTULO 9 Sistema Linfático

FIG. 9.1 Linfáticos da parte superior do corpo: lados direito e esquerdo com estruturas associadas (vista anterior)

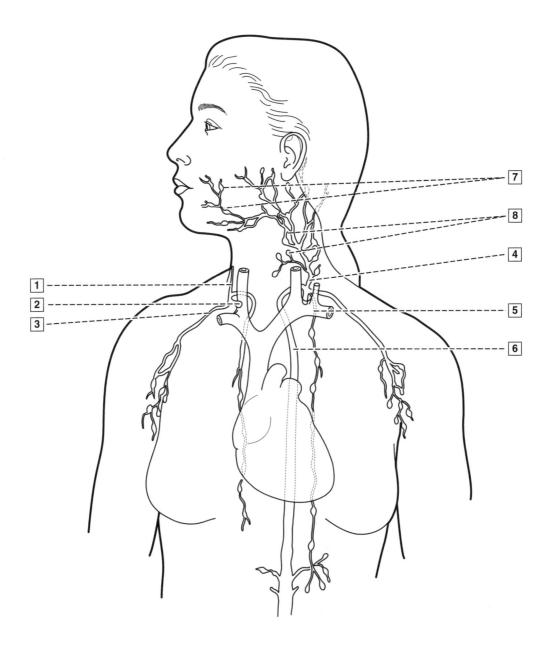

LINFÁTICOS

Lado direito
1. Tronco jugular direito
2. Ducto linfático direito
3. Tronco subclávio direito

Lado esquerdo
4. Tronco jugular esquerdo
5. Tronco subclávio esquerdo
6. Ducto torácico

ESTRUTURAS ASSOCIADAS
7. Linfonodos faciais
8. Linfonodos cervicais

CAPÍTULO 9 Sistema Linfático

QUESTÕES DE REVISÃO

Preencha os espaços em branco escolhendo os termos apropriados da lista a seguir.

1. O _____ do lado direito da cabeça e do pescoço converge por meio do tronco jugular direito, unindo-se aos troncos linfáticos do membro superior direito e metade direita do tórax para formar o ducto linfático direito.

2. O _____ drena para o sistema venoso na junção das veias jugular interna direita e subclávia direita.

3. Os vasos linfáticos do lado esquerdo da cabeça e do pescoço convergem para o _____, um curto vaso, e depois para o ducto torácico, que se conecta ao sistema venoso na junção das veias jugular interna esquerda e subclávia esquerda.

4. O sistema linfático do membro superior esquerdo e da metade esquerda do tórax também se junta ao _____, um dos principais ductos do sistema linfático, com trajeto através da cavidade torácica, anteriormente à coluna vertebral, levando a linfa para o sangue no ângulo venoso esquerdo através da veia subclávia esquerda.

5. O ducto torácico é muito maior que o ducto linfático direito, porque drena a linfa de toda a _____ do corpo, tanto do lado direito, como do esquerdo.

6. No interior dos tecidos localizados nas regiões periféricas do corpo, vasos linfáticos menores contendo linfa convergem em _____ maiores, que drenam para os ductos linfáticos.

7. Os ductos linfáticos levam a linfa para os vasos venoso do _____ no tórax.

8. No entanto, o ponto final da drenagem dos vasos linfáticos para os ductos linfáticos depende de qual _____ está envolvido neste sistema, similar ao conceito que ocorre no sistema vascular sanguíneo.

9. O sistema linfático contribui com o _____ e consiste em vasos, linfonodos, ductos linfáticos e tonsilas.

10. O sistema linfático ajuda a combater os _____, como infecção e câncer, e também atua em outras funções do corpo.

ducto torácico	ducto linfático direito	lado do corpo
tronco jugular esquerdo	sistema vascular	sistema imunológico
metade inferior	troncos linfáticos	processos patológicos
sistema linfático		

Referência

Capítulo 10, Lymphatic system. In Fehrenbach MJ, Herring SW: *Illustrated anatomy of the head and neck*, ed 5, St. Louis, 2017, Saunders.

RESPOSTAS 1. sistema linfático, 2. ducto linfático direito, 3. tronco jugular esquerdo, 4. ducto torácico, 5. metade inferior, 6. troncos linfáticos, 7. sistema vascular, 8. lado do corpo, 9. sistema imunológico, 10. processos patológicos.

FIG. 9.2 Linfonodos superficiais da cabeça com estruturas associadas (vista lateral)

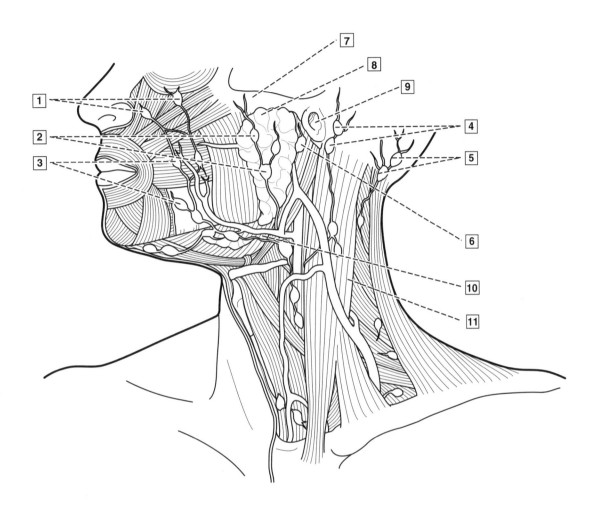

LINFONODOS

1. Linfonodos faciais
2. Linfonodos parotídeos superficiais
3. Linfonodos faciais
4. Linfonodos auriculares posteriores
5. Linfonodos occipitais
6. Linfonodo auricular anterior

ESTRUTURAS ASSOCIADAS

7. Arco zigomático
8. Glândula salivar parotídeo
9. Meato acústico externo
10. Veia facial
11. Músculo esternocleidomastóideo

CAPÍTULO 9 Sistema Linfático

QUESTÕES DE REVISÃO

Preencha os espaços em branco escolhendo os termos apropriados da lista a seguir.

1. Os cinco grupos de _____ são bilaterais e incluem os linfonodos occipitais, auriculares posteriores, auriculares anteriores, parotídeos superficiais e faciais.

2. Os _____ estão localizados na base da região posterior da cabeça, na região occipital, e drenam a linfa desta parte do couro cabeludo.

3. Os _____ são localizados posteriormente a cada pavilhão auricular e ao poro acústico externo, onde o músculo esternocleidomastóideo se insere no processo mastóideo.

4. Os _____ estão localizados imediatamente antes de cada trago do pavilhão auricular, e os linfonodos parotídeos superficiais estão localizados superficialmente a cada glândula salivar parotídea.

5. Os linfonodos auriculares posteriores, auriculares anteriores e parotídeos superficiais drenam a linfa da orelha externa, glândula lacrimal e as regiões adjacentes do couro cabeludo e da face; posteriormente, esta linfa é levada para os _____.

6. Os _____ são linfonodos superficiais localizados ao longo do trajeto da veia facial com o seu curso diagonal de cada lado da face, são geralmente pequenos e em números variáveis; esses linfonodos são ainda divididos em quatro subgrupos, que incluem os linfonodos zigomáticos, nasolabiais, bucais e mandibulares.

7. Os linfonodos na região infraorbital são os _____, e os linfonodos localizados ao longo do sulco nasolabial são os linfonodos nasolabiais.

8. Os linfonodos ao redor da comissura labial e superficial ao músculo bucinador são os _____.

9. Os linfonodos localizados no tecido superior à superfície da mandíbula e anterior ao músculo masseter são os _____.

10. Cada subgrupo de linfonodo facial drena a linfa da pele e as membranas mucosas onde os linfonodos estão localizados; os linfonodos faciais também drenam de um para o outro, de superior para inferior e, finalmente, drenam juntos para os linfonodos cervicais profundos através dos _____.

linfonodos cervicais profundos	**linfonodos occipitais**	**linfonodos submandibulares**
linfonodos auriculares posteriores	**linfonodos auriculares anteriores**	**linfonodos bucais**
linfonodos faciais	**linfonodos zigomáticos**	**linfonodos superficiais da cabeça**
linfonodos mandibulares		

Referência

Capítulo 10, Lymphatic system. In Fehrenbach MJ, Herring SW: *Illustrated anatomy of the head and neck*, ed 5, St. Louis, 2017, Saunders.

RESPOSTAS 1. linfonodos superficiais da cabeça, 2. linfonodos occipitais, 3. linfonodos auriculares posteriores, 4. linfonodos auriculares anteriores, 5. linfonodos cervicais profundos, 6. linfonodos faciais, 7. linfonodos zigomáticos, 8. linfonodos bucais, 9. linfonodos mandibulares, 10. linfonodos submandibulares.

CAPÍTULO 9 Sistema Linfático

FIG. 9.3 Linfonodos da cabeça com estruturas associadas (vista lateral)

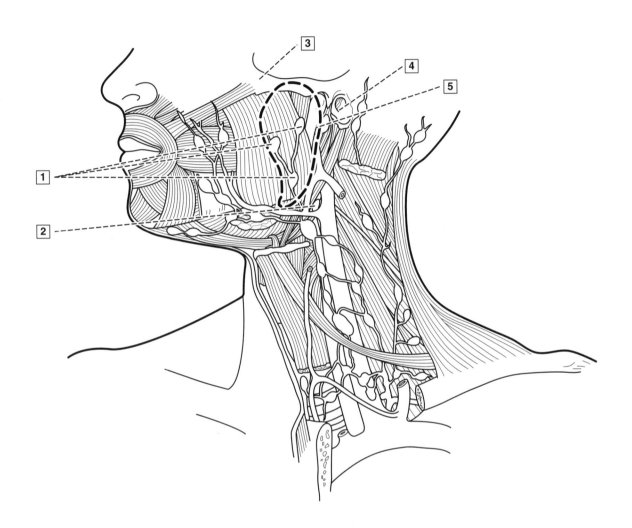

LINFONODOS

1. Linfonodos parotídeos profundos
2. Linfonodo retrofaríngeo

ESTRUTURAS ASSOCIADAS

3. Arco zigomático
4. Meato acústico externo
5. Localização da glândula parótida

397

CAPÍTULO 9 Sistema Linfático

QUESTÕES DE REVISÃO

Preencha os espaços em branco escolhendo os termos apropriados da lista a seguir.

1. Os _____ incluem os pares de linfonodos parotídeos profundos e retrofaríngeos.

2. Os linfonodos profundos da cabeça drenam para os _____.

3. Os _____ estão localizados nas profundezas da glândula salivar parotídea e drenam a linfa da orelha média, da tuba auditiva e da glândula parótida.

4. Localizados próximos aos linfonodos parotídeos profundos e ao nível do atlas, a primeira vértebra cervical, estão os _____.

5. Os linfonodos retrofaríngeos estão localizados _____ à faringe, e drenam a linfa da faringe, palato, seios paranasais e cavidade nasal; estes linfonodos usualmente desaparecem até os 4 ou 5 anos de idade.

6. Os linfonodos profundos na região da cabeça não podem ser palpados durante um exame extraoral devido à sua maior profundidade nos tecidos; no entanto, os linfonodos profundos na cabeça se comunicam com os _____.

7. O _____ estende-se inferiormente desde a base do crânio, posterior ao músculo constritor superior da faringe, até o tórax; o espaço é dividido em dois compartimentos laterais por uma membrana tendinosa e contém os linfonodos retrofaríngeos no início da infância.

8. O _____ estende-se da rafe pterigomandibular, onde é contínuo com os espaços infratemporal e bucal; o compartimento anterior do espaço contém os linfonodos cervicais profundos.

9. Os linfonodos retrofaríngeos estão na _____, que envolve toda a porção superior do tubo digestório, sendo contínua com a fáscia que recobre músculo bucinador, e onde este músculo se une ao músculo constritor superior da faringe na rafe pterigomandibular, observada na cavidade oral como a prega pterigomandibular.

10. Os linfonodos parotídeos profundos estão na _____, que recobre o músculo masseter e estruturas inferiores ao arco zigomático, bem como envolve a glândula parótida.

espaço retrofaríngeo	linfonodos profundos da cabeça	linfonodos regionais superficiais
linfonodos retrofaríngeos	linfonodos parotídeos profundos	espaço parafaríngeo
linfonodos cervicais profundos	fáscia parotideomassetérica	fáscia bucofaríngea
posteriormente		

Referência

Capítulo 10, Lymphatic system. In Fehrenbach MJ, Herring SW: *Illustrated anatomy of the head and neck*, ed 5, St. Louis, 2017, Saunders.

RESPOSTAS 1. linfonodos profundos da cabeça, 2. linfonodos cervicais profundos, 3 linfonodos parotídeos profundos, 4. linfonodos retrofaríngeos, 5. posteriormente, 6. linfonodos regionais superficiais, 7. espaço retrofaríngeo, 8. espaço parafaríngeo, 9. fáscia bucofaríngea, 10. fáscia parotídeomassetérica.

CAPÍTULO 9 Sistema Linfático

FIG. 9.4 Linfonodos cervicais superficiais com estruturas associadas (vista lateral)

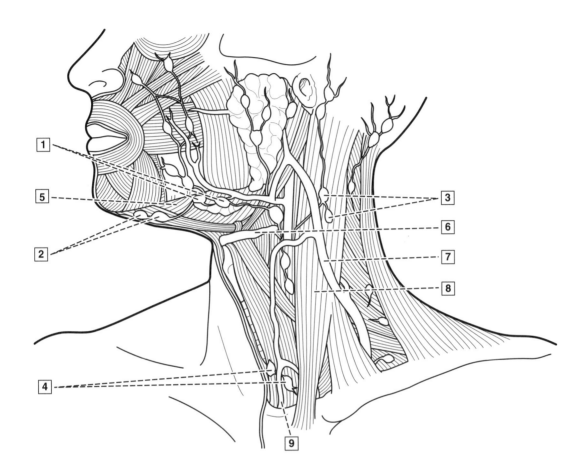

LINFONODOS

1 Linfonodos submandibulares
2 Linfonodos submentuais
3 Linfonodos jugulares externos
4 Linfonodos jugulares anteriores

ESTRUTURAS ASSOCIADAS

5 Músculo milo-hióideo
6 Osso hioide
7 Veia jugular externa
8 Músculo esternocleidomastóideo
9 Veia jugular anterior

CAPÍTULO 9 Sistema Linfático

QUESTÕES DE REVISÃO

Preencha os espaços em branco escolhendo os termos apropriados da lista a seguir.

1. Os quatro grupos de _____ incluem os linfonodos submentuais, submandibulares, jugulares externos e jugulares anteriores, bilateralmente.

2. Os _____ são localizados abaixo do mento no espaço fascial submentual, assim como o trígono submentual, que fica entre os ventres anteriores dos músculos digástricos; esses linfonodos estão próximos da linha mediana, inferiores à sínfise mandibular na região supra-hióidea e superficiais ao músculo milo-hióideo.

3. Os linfonodos submentuais drenam bilateralmente o lábio inferior, ambos os lados do mento, assoalho da boca, ápice da língua, os dentes incisivos inferiores, assim como o periodonto e gengiva adjacentes; esses linfonodos drenam para os linfonodos submandibulares ou diretamente para os _____.

4. Os linfonodos submandibulares estão localizados na margem inferior do ramo da mandíbula, superficiais à _____, no interior do espaço fascial submandibular; os linfonodos também são posterolaterais ao ventre anterior dos músculos digástricos.

5. Os _____ drenam unilateralmente as bochechas, o lábio superior, o corpo da língua, a região anterior do palato duro e todos os dentes com periodonto e gengiva associados, exceto os incisivos inferiores e os terceiros molares superiores.

6. Os linfonodos submandibulares podem ser os _____ aos linfonodos submentuais e linfonodos regiões faciais.

7. O sistema linfático das glândulas salivares _____ e submandibulares drena para os linfonodos submandibulares; esses linfonodos, por sua vez, levam a linfa para os linfonodos cervicais profundos.

8. Os _____ (ou linfonodos cervicais superficiais) estão localizados de cada lado do pescoço ao longo da veia jugular externa, superficialmente ao músculo esternocleidomastóideo.

9. Os linfonodos jugulares externos podem ser os linfonodos secundários dos linfonodos occipitais, auriculares posteriores, auriculares anteriores e _____; os linfonodos jugulares externos esvaziam-se nos linfonodos cervicais profundos.

10. Os _____ (ou linfonodos cervicais anteriores) estão localizados de cada lado do pescoço ao longo do trajeto da veia jugular anterior, anteriormente à laringe e à traqueia, e superficialmente ao músculo esternocleidomastóideo, bem como entre a lâmina superficial da fáscia cervical profunda e os músculos infra-hióideos; esses linfonodos drenam a região infra-hióidea do pescoço e depois se esvaziam nos linfonodos cervicais profundos.

linfonodos jugulares anteriores	**linfonodos submandibulares**	**linfonodos submentuais**
linfonodos cervicais profundos	**linfonodos cervicais superficiais**	**sublinguais**
glândula salivar submandibular	**linfonodos secundários**	**parotídeos superficiais**
linfonodos jugulares externos		

Referência

Capítulo 10, Lymphatic system. In Fehrenbach MJ, Herring SW: *Illustrated anatomy of the head and neck*, ed 5, St. Louis, 2017, Saunders.

RESPOSTAS 1. linfonodos cervicais superficiais, 2. linfonodos submentuais, 3. linfonodos cervicais profundos, 4. glândula salivar submandibular, 5. linfonodos submandibulares, 6. linfonodos secundários, 7. sublinguais, 8. linfonodos jugulares externos, 9. parotídeos superficiais, 10. linfonodos jugulares anteriores.

CAPÍTULO 9 Sistema Linfático

FIG. 9.5 Linfonodos cervicais profundos com estruturas associadas (vista lateral)

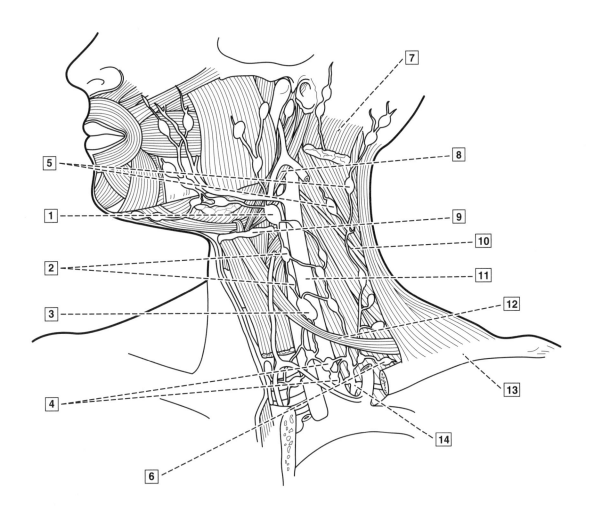

LINFONODOS

1. Linfonodo jugulodigástrico
2. Linfonodos cervicais profundos superiores
3. Linfonodo júgulo-omo-hióideo
4. Linfonodos acessórios
5. Linfonodos cervicais profundos inferiores
6. Linfonodo supraclavicular

ESTRUTURAS ASSOCIADAS

7. Músculo esternocleidomastóideo (seccionado)
8. Músculo digástrico
9. Osso hioide
10. Nervo acessório
11. Veia jugular interna
12. Músculo omo-hióideo
13. Osso clavícula (seccionado)
14. Ducto torácico

CAPÍTULO 9 Sistema Linfático

QUESTÕES DE REVISÃO

Preencha os espaços em branco escolhendo os termos apropriados da lista a seguir.

1. Os _____ são grupos pares de linfonodos localizados ao longo do trajeto da veia jugular interna em cada lado do pescoço, profundamente ao músculo esternocleidomastóideo; esses linfonodos estendem-se desde a base do crânio até a raiz do pescoço, adjacentes à faringe, esôfago e traqueia, e podem ser divididos em dois grupos baseados em sua posição anatômica vertical até o ponto onde o músculo omo-hióideo cruza com a veia jugular interna, em linfonodos superiores e inferiores.

2. Os _____ estão localizados profundamente, abaixo do músculo esternocleidomastóideo, superiores em relação ao ponto onde o músculo omo-hióideo cruza com a veia jugular interna; esses são os linfonodos primários da cavidade nasal posterior, porção mais posterior do palato duro, palato mole, raiz da língua, terceiros molares superiores com o periodonto e gengiva associados, articulação temporomandibular, esôfago, traqueia e glândula tireoide.

3. Os linfonodos cervicais profundos superiores podem ser os _____ de todos os outros linfonodos da cabeça e pescoço, exceto dos linfonodos cervicais profundos inferiores; os linfonodos cervicais profundos superiores esvaziam-se nos linfonodos cervicais profundos inferiores ou diretamente no tronco da jugular.

4. Um linfonodo proeminente dentre os linfonodos cervicais profundos superiores é o _____ ou *linfonodo tonsilar*, que está localizado abaixo do ventre posterior do músculo digástrico e posterior à mandíbula; o linfonodo drena as tonsilas.

5. Os _____ são uma continuação do grupo cervical profundo superior; esses linfonodos também estão localizados profundamente ao músculo esternocleidomastóideo, mas inferiores em relação ao ponto onde o músculo omo-hióideo cruza com a veia jugular interna, estendendo-se para a fossa supraclavicular, superior a cada clavícula.

6. Os linfonodos cervicais profundos inferiores são os _____ da porção posterior do couro cabeludo e do pescoço, a região peitoral superficial e uma parte do braço.

7. Um linfonodo possivelmente proeminente dentre os linfonodos cervicais profundos inferiores é o _____, que está localizado no ângulo formado pelo cruzamento do músculo omo-hióideo com a veia jugular interna; este linfonodo drena a linfa da região lingual e submentual, bem como estruturas e regiões associadas.

8. Os linfonodos cervicais profundos inferiores podem ser os linfonodos secundários para os linfonodos superficiais da cabeça e linfonodos cervicais profundos superiores; seus vasos eferentes formam o _____, que é uma das tributárias do ducto linfático direito (à direita) e do ducto torácico (à esquerda).

9. Os _____ estão associados à mesma região dos linfonodos cervicais profundos e estão localizados ao longo do trajeto do décimo primeiro par de nervos cranianos ou nervo acessório; esses linfonodos drenam as regiões do couro cabeludo e do pescoço e são drenados para os linfonodos supraclaviculares.

10. Os _____ estão localizados superiormente ao longo da clavícula, próximos ao local onde ela se articula com osso esterno, e drenam os trígonos cervicais laterais; esses linfonodos podem drenar para um dos troncos jugulares ou diretamente para o ducto linfático direito (à direita) ou para o ducto torácico (à esquerda) e estão localizados no ponto final da drenagem linfática de todo o corpo.

tronco jugular	**linfonodos secundários**	**linfonodos cervicais profundos superiores**
linfonodos primários	**linfonodos cervicais profundos**	
linfonodos cervicais profundos inferiores	**linfonodos supraclaviculares**	**linfonodo jugulodigástrico**
	linfonodo júgulo-omo-hióideo	**linfonodos acessórios**

Referência

Capítulo 10, Lymphatic system. In Fehrenbach MJ, Herring SW: *Illustrated anatomy of the head and neck*, ed 5, St. Louis, 2017, Saunders.

RESPOSTAS 1. linfonodos cervicais profundos, 2. linfonodos cervicais profundos superiores, 3. linfonodos secundários, 4. linfonodo jugulodigástrico, 5. linfonodos cervicais profundos inferiores, 6. linfonodos primários, 7. linfonodo júgulo-omo-hióideo, 8. tronco jugular, 9. linfonodos acessórios, 10. linfonodos supraclaviculares.

FIG. 9.6 Tonsilas com estruturas associadas (secção sagital)

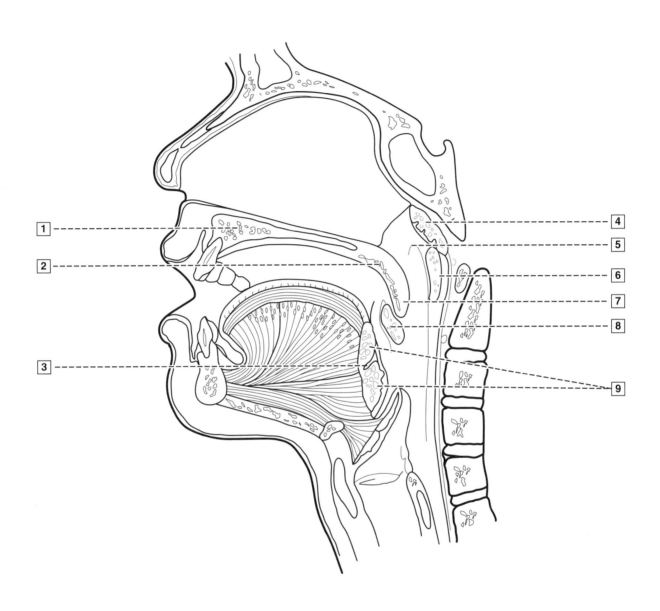

1 Palato duro
2 Palato mole
3 Forame cego da língua
4 Tonsila faríngea
5 Óstio faríngeo da tuba auditiva
6 Tonsila tubária
7 Úvula
8 Tonsila palatina
9 Tonsila lingual

CAPÍTULO 9 Sistema Linfático

QUESTÕES DE REVISÃO

Preencha os espaços em branco escolhendo os termos apropriados da lista a seguir.

1. As _____ são tecidos linfoides que drenam como um grupo de linfonodos para os linfonodos cervicais profundos superiores, sobretudo para o linfonodo jugulodigástrico.

2. As _____, comumente conhecidas pelos pacientes como *amígdalas*, são duas massas arredondadas de tamanho variável, localizadas na cavidade oral entre os pilares anterior e posterior das fauces, no interior da fossa tonsilar, de cada lado.

3. A _____ é uma região indistinta de nódulos linfoides localizados intraoralmente na superfície dorsal da raiz da língua, posterior às papilas linguais circunvaladas; seu tecido linfático consiste em muitos nódulos linfáticos, cada um normalmente com um centro germinativo e somente uma cripta na tonsila associada.

4. A _____ ou *adenoide* está localizada na linha mediana da parede posterior ou no teto da nasofaringe atrás da úvula, e contribui para formar um anel incompleto de tecido linfoide, o *anel de Waldeyer*, junto com as outras tonsilas.

5. As _____ também estão localizadas na nasofaringe, posteriormente aos óstios faríngeos da tuba auditiva (ou de Eustáquio).

6. As duas pregas verticais dos pilares tonsilares são formadas pelos músculos do palato mole de cada lado; o _____ forma a prega do palatoglosso (pilar anterior das fauces), enquanto o músculo palatofaríngeo forma a prega palatofaríngea (pilar posterior das fauces).

7. O principal suprimento sanguíneo para a tonsila palatina é proveniente do ramo tonsilar da _____, que penetra pelo músculo constritor superior.

8. Como a inervação sensorial da orofaringe é pelo _____, esse nervo transmite as informações sensitivas da tonsila palatina.

9. A mucosa que recobre a superfície faríngea da língua é irregular na sua superfície, devido aos numerosos e pequenos nódulos de _____ localizados na submucosa, que compõem coletivamente a tonsila lingual.

10. Uma rede de veias está associada às tonsilas palatinas, que drenam para o _____ ou diretamente para a veia facial.

tonsilas tubárias	**tonsila faríngea**	**plexo venoso faríngeo**
tonsilas	**músculo palatoglosso**	**nervo glossofaríngeo**
tonsilas palatinas	**artéria facial**	**tecido linfoide**
tonsila lingual		

Referências

Capítulo 10, Lymphatic system. In Fehrenbach MJ, Herring SW: *Illustrated anatomy of the head and neck*, ed 5, St. Louis, 2017, Saunders;

Capítulo 11, Head and neck structures. In Fehrenbach MJ, Popwics T: *Illustrated dental embryology, histology, and anatomy*, ed 4, St. Louis, 2015, Saunders;

Capítulo 8, Head and neck. In Drake R, Vogl AW, Mitchell AWM: *Gray's anatomy for students*, ed 3, Philadelphia, 2015, Churchill Livingstone.

RESPOSTAS 1. tonsilas, 2. tonsilas palatinas, 3. tonsila lingual, 4. tonsila faríngea, 5. tonsilas tubárias, 6. músculo palatoglosso, 7. artéria facial, 8. nervo glossofaríngeo, 9. tecido linfoide, 10. plexo venoso faríngeo.

FIG. 9.7 Tonsila palatina (detalhe microanatômico)

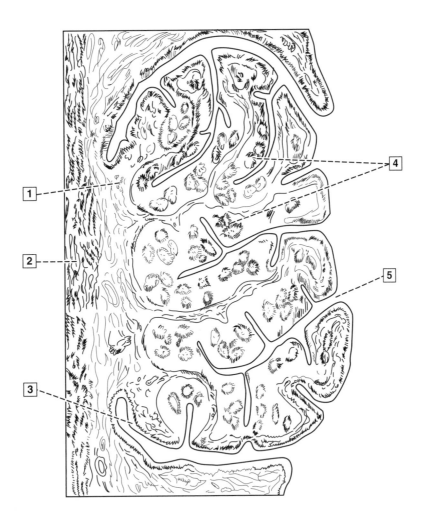

1. Tecido conjuntivo (lâmina própria)
2. Músculo esquelético
3. Epitélio estratificado pavimentoso (epitélio oral)
4. Nódulos linfáticos com centros germinativos
5. Cripta da tonsila palatina

CAPÍTULO 9 Sistema Linfático

QUESTÕES DE REVISÃO

Preencha os espaços em branco escolhendo os termos apropriados da lista a seguir.

1. O tecido tonsilar intraoral, como as tonsilas palatinas, consiste em massas não encapsuladas de _____ (ou linfático), localizadas na lâmina própria da mucosa oral.

2. As _____ são duas massas arredondadas de tecido linfoide de tamanho variável, localizadas entre o arco palatoglosso e o arco palatofaríngeo, sendo que cada massa contém nódulos linfáticos fusionados que geralmente possuem centros germinais.

3. O tecido linfático intraoral, como as tonsilas palatinas, é recoberto por epitélio estratificado pavimentoso contínuo com o epitélio da mucosa oral circundante; como nos linfonodos, as tonsilas contêm _____, tipos específicos de leucócitos, que removem produtos tóxicos e depois se dirigem para a superfície epitelial à medida que amadurecem.

4. Cada tonsila palatina possui de 10 a 20 invaginações epiteliais, ou sulcos, que penetram profundamente na tonsila para formar as _____; estas contêm células epiteliais descamadas, linfócitos maduros e bactérias da cavidade oral.

5. Ao contrário dos linfonodos, o _____, como as tonsilas palatinas, não está localizado ao longo dos vasos linfáticos, mas está situado próximo ao início das vias aéreas e tubo digestório para proteger o corpo contra processos patológicos relacionados a produtos tóxicos.

6. A tonsila lingual é uma camada indistinta de tecido linfoide ou linfático difuso, localizado na _____ da raiz da língua, posterior às papilas linguais circunvaladas.

7. O tecido linfático da tonsila lingual é constituído por muitos nódulos linfáticos, geralmente cada um com um _____ e somente uma cripta na tonsila associada.

8. Durante o desenvolvimento pré-natal, as _____ são amplamente obliteradas pelo desenvolvimento das tonsilas palatinas; entretanto, uma porção persiste como a fossa tonsilar entre os pilares dos arcos palatinos.

9. As tonsilas palatinas possuem células especializadas na captura de antígenos produzidos pelos patógenos, as células M; essas células M alertam os linfócitos B e linfócitos T subjacentes para prepararem uma _____.

10. Os linfócitos B quando ativados, proliferam nos centros germinativos dos nódulos linfáticos das tonsilas, onde os linfócitos B de memória são criados e produzem _____ (IgA).

linfócitos	tecido linfoide	anticorpos secretores
criptas da tonsila	tonsilas palatinas	centro germinativo
tecido linfático intraoral	superfície dorsal	segundas bolsas faríngeas
resposta imune		

Referências

Capítulo 11, Head and neck structures. In Fehrenbach MJ, Popowics T: *Illustrated dental embryology, histology, and anatomy*, ed 4, St. Louis, 2015, Saunders;

Capítulo 2, Embryology of the head, face, and oral cavity. In Nanci A: *Ten Cate's oral histology*, ed 8, St.Louis, 2013, Mosby.

RESPOSTAS 1. tecido linfoide, 2. tonsilas palatinas, 3. linfócitos, 4. criptas da tonsila, 5. tecido linfático intraoral, 6. superfície dorsal, 7. centro germinativo, 8. segundas bolsas faríngeas, 9. resposta imune, 10. anticorpos secretores.

CAPÍTULO 10 Fáscias e Espaços

FIG. 10.1 Fáscias: face (secção frontal da cabeça e pescoço)

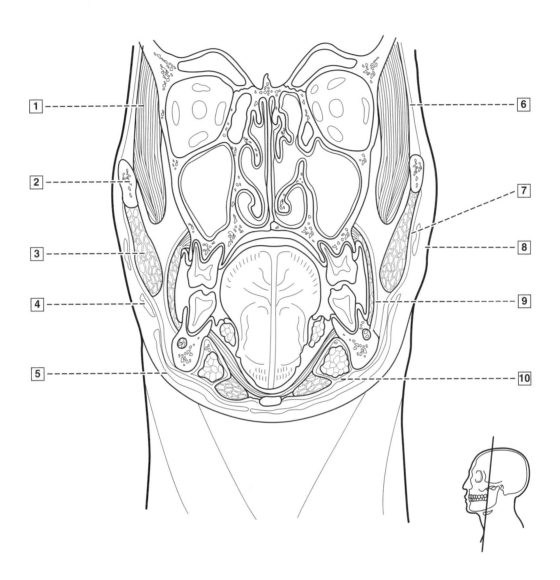

1	Músculo temporal	6	Fáscia temporal
2	Osso zigomático	7	Fáscia parotideomassetérica
3	Músculo masseter	8	Fáscia superficial
4	Músculo risório	9	Fáscia bucofaríngea da fáscia visceral
5	Músculo platisma	10	Fáscia de revestimento

407

CAPÍTULO 10 Fáscias e Espaços

QUESTÕES DE REVISÃO

Preencha os espaços em branco escolhendo os termos apropriados da lista a seguir.

1. A _____ consiste em uma lâmina formada de camada sobre camada de tecido conjuntivo fibroso.

2. A fáscia está localizada profundamente e se conecta à _____ que envolve os músculos, ossos, vasos, nervos, órgãos e outras estruturas ainda mais profundas; as fáscias podem ser divididas em fáscias superficiais ou fáscias profundas.

3. Espaços fasciais potenciais são criados entre as lâminas das fáscias do corpo devido à natureza em forma de folha; esses espaços potenciais são chamados de _____ ou planos fasciais.

4. As camadas da fáscia superficial estão localizadas imediatamente profundas e aderidas à pele; na maioria dos casos, as camadas da fáscia superficial separam a pele das estruturas mais profundas, permitindo que a pele se _____ independentemente das estruturas mais profundas.

5. As camadas da fáscia superficial variam em espessura em diferentes partes do corpo e são compostas por tecido adiposo, irregularmente arranjando no _____.

6. Os vasos sanguíneos e _____ da pele também possuem trajeto na fáscia superficial.

7. Em contraste com a fáscia superficial, as camadas da _____ recobrem as estruturas mais profundas do corpo, incluindo a cabeça e o pescoço, tais como ossos, músculos, nervos e vasos.

8. As camadas da fáscia profunda consistem em um tecido fibroso denso e inelástico que forma _____ ao redor das estruturas mais profundas do corpo.

9. As camadas de fáscias superficiais do corpo não costumam envolver _____, exceto as fáscias superficiais da face e do pescoço.

10. A fáscia superficial da face envolve os _____, um grupo de músculos estriados inervados pelo sétimo par de nervos cranianos ou nervo facial que, entre outras coisas, modificam a expressão facial.

fáscia profunda	bainhas	músculos da expressão facial
nervos	espaços fasciais	movimente
fáscia	músculos	tecido conjuntivo
pele		

Referência

Capítulo 11, Fásciae and spaces. In Fehrenbach MJ, Herring SW: *Illustrated anatomy of the head and neck*, ed 5, St. Louis, 2017, Saunders.

RESPOSTAS 1. fáscia, 2. pele, 3. espaços fasciais, 4. movimente, 5. tecido conjuntivo, 6. nervos, 7. fáscia profunda, 8. bainhas, 9. músculos, 10. músculos da expressão facial.

CAPÍTULO 10 Fáscias e Espaços

FIG. 10.2 Fáscias: face, mandíbula e pescoço (secções transversais da cavidade oral e pescoço)

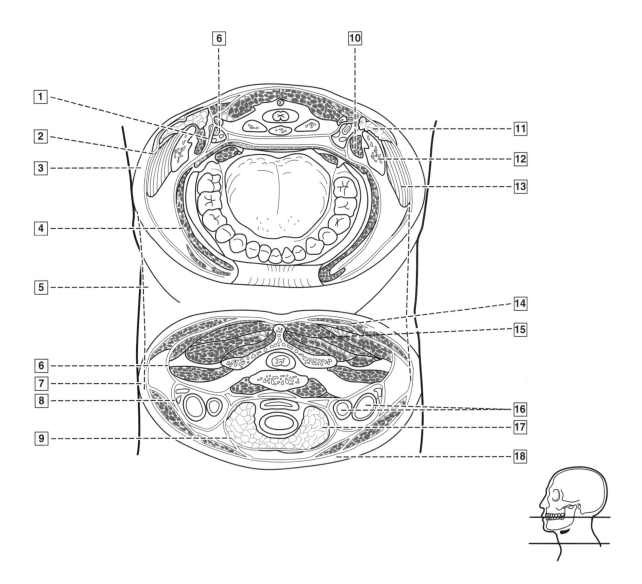

1	Fáscia pterigoide	7	Fáscia de revestimento	13	Músculo masseter
2	Fáscia parotideomassetérica	8	Bainha carótica	14	Músculo trapézio
3	Fáscia superficial	9	Fáscia visceral ou pré-traqueal	15	Músculos vertebrais
4	Fáscia bucofaríngea visceral	10	Músculo pterigóideo medial	16	Artéria carótida comum e veia jugular interna
5	Camada contínua	11	Glândula salivar de parótida	17	Glândula tireoide
6	Fáscia vertebral ou pré-vertebral	12	Mandíbula	18	Local do músculoplatisma

CAPÍTULO 10 Fáscias e Espaços

QUESTÕES DE REVISÃO

Preencha os espaços em branco escolhendo os termos apropriados da lista a seguir.

1. A _____ do pescoço contém o músculo platisma, que recobre a maior parte do triângulo cervical anterior.

2. As camadas de _____ da face e mandíbula são divididas em fáscias temporal, parotideomassetérica e pterigoide, contínuas entre si e com a camada de revestimento das fáscias cervicais profundas.

3. A _____ das fáscias profundas da face e mandíbula recobre o músculo temporal e as estruturas superiores ao arco zigomático.

4. A _____ das fáscias profundas da face e mandíbula cobre o músculo masseter e estruturas inferiores ao arco zigomático e circunda a glândula parótida.

5. A _____ das fáscias profundas da face e mandíbula está localizada na superfície medial do músculo pterigóideo medial.

6. As camadas da _____ incluem a fáscia de revestimento, a bainha carótica, a fáscia visceral (pré-traqueal), a fáscia bucofaríngea e a fáscia vertebral (pré-vertebral).

7. As camadas das várias regiões da fáscia cervical profunda são contínuas entre si e, também, com as fáscias profundas da _____.

8. A fáscia de revestimento é a camada mais _____ (ou superficial) da fáscia cervical profunda.

9. A fáscia de revestimento da fáscia cervical profunda envolve o _____, continuando-se com a fáscia parotideomassetérica.

10. A _____ da fáscia cervical profunda se divide em torno de duas glândulas salivares (submandibular e parótida) e dois músculos cervicais mais superficiais (músculos esternocleidomastóideo e trapézio), envolvendo-os completamente; essa fáscia ainda emite lâminas que circundam os músculos infra-hióideos, a partir do osso hioide, dirigindo-se inferiormente até o osso esterno.

pescoço	fáscia temporal	fáscia cervical superficial
fáscia de revestimento	face e mandíbula	fáscias profundas
fáscia parotideomassetérica	fáscia pterigoide	fáscias cervicais profundas
externa		

Referência

Capítulo 11, Fásciae and spaces. In Fehrenbach MJ, Herring SW: *Illustrated anatomy of the head and neck*, ed 5, St. Louis, 2017, Saunders.

RESPOSTAS 1. fáscia cervical superficial, 2. fáscias profundas, 3. fáscia temporal, 4. fáscia parotideomassetérica, 5. fáscia pterigoide, 6. fáscia cervical profunda, 7. face e mandíbula, 8. externa, 9. pescoço, 10. fáscia de revestimento.

CAPÍTULO 10 Fáscias e Espaços

FIG. 10.3 Fáscia cervical (secção sagital da cabeça e pescoço)

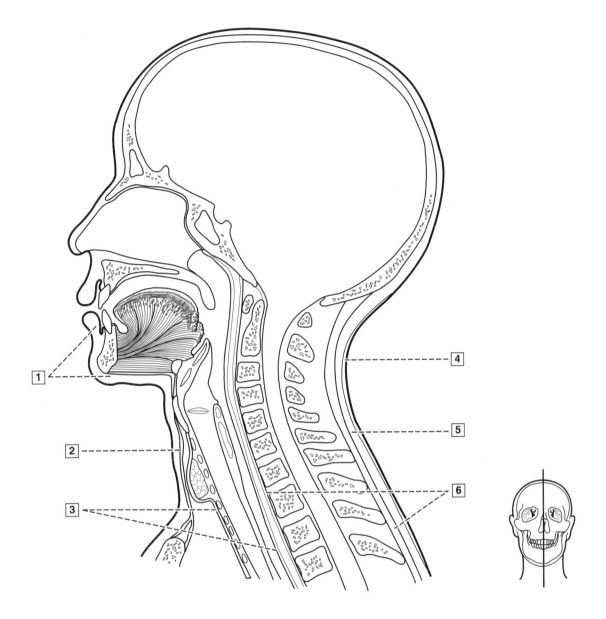

1. Fáscia superficial (que contém os músculos da expressão facial)
2. Fáscia de revestimento
3. Fáscia visceral (ou pré-traqueal)
4. Fáscia superficial
5. Fáscia de revestimento
6. Fáscia vertebral (ou pré-vertebral)

CAPÍTULO 10 Fáscias e Espaços

QUESTÕES DE REVISÃO

Preencha os espaços em branco escolhendo os termos apropriados da lista a seguir.

1. As camadas da _____ incluem a fáscia de revestimento, a bainha carótica, a fáscia visceral (pré-traqueal), a fáscia bucofaríngea e a fáscia vertebral (pré-vertebral).

2. A fáscia de revestimento é a camada mais externa da fáscia cervical profunda, envolvendo o pescoço e continuando na _____.

3. A _____ da fáscia cervical profunda se divide em torno de duas glândulas salivares (submandibular e parótida) e dois músculos cervicais mais superficiais (músculos esternocleidomastóideo e trapézio), envolvendo-os completamente; essa fáscia ainda emite lâminas que circundam os músculos infra-hióideos, a partir do osso hioide, dirigindo-se inferiormente até o osso esterno.

4. A _____ é um canal bilateral profundo de fáscia cervical profunda à fáscia de revestimento e ao músculo esternocleidomastóideo; dirige-se inferiormente ao longo e de cada lado do pescoço, desde a base do crânio até o tórax, e delimita os compartimentos vasculares do pescoço.

5. A bainha carótica contém _____, a artéria carótida comum e a veia jugular interna, bem como o décimo nervo craniano ou nervo vago; todas essas estruturas caminham juntas entre a cavidade craniana e o tórax, no interior da bainha carótica.

6. Profundamente e paralela à bainha carótica, localiza-se _____ ou *fáscia pré-traqueal*, que forma um envoltório de fáscia cervical profunda na linha mediana, colocada inferiormente ao longo do pescoço.

7. A fáscia visceral da fáscia cervical profunda envolve as vias aéreas e vias de passagem dos alimentos, além de algumas estruturas relacionadas, incluindo, dentre outros órgãos, _____, esôfago e glândula tireoide.

8. Mais próxima da base do crânio, a camada da fáscia visceral localizada posterior e lateral à faringe é chamada de _____.

9. A fáscia bucofaríngea da fáscia visceral envolve toda a porção superior do tubo digestório e é contínua com a fáscia que recobre o músculo bucinador, no local onde esse músculo e o músculo constritor superior da faringe se unem na _____, percebida na cavidade oral como a prega pterigomandibular.

10. Outra lâmina profunda da fáscia cervical profunda é a _____ ou *fáscia pré-vertebral*, que recobre as vértebras cervicais e os músculos vertebrais associados, com a medula espinal; esta fáscia delimita o compartimento vertebral do pescoço.

bainha carótica	**fáscia vertebral**	**rafe pterigomandibular**
artéria carótida interna	**fáscia bucofaríngea**	**fáscia parotideomassetérica**
fáscias cervicais profundas	**fáscia visceral**	**fáscia de revestimento**
traqueia		

Referência

Capítulo 11, Fásciae and spaces. In Fehrenbach MJ, Herring SW: *Illustrated anatomy of the head and neck*, ed 5, St. Louis, 2017, Saunders.

RESPOSTAS 1. fáscia cervical profunda, 2. fáscia parotideomassetérica, 3. fáscia de revestimento, 4. bainha carótica, 5. artéria carótida interna, 6. fáscia visceral, 7. traqueia, 8. fáscia bucofaríngea, 9. rafe pterigomandibular, 10. fáscia vertebral.

CAPÍTULO 10 Fáscias e Espaços

FIG. 10.4 Fáscia cervical (secção transversal do pescoço)

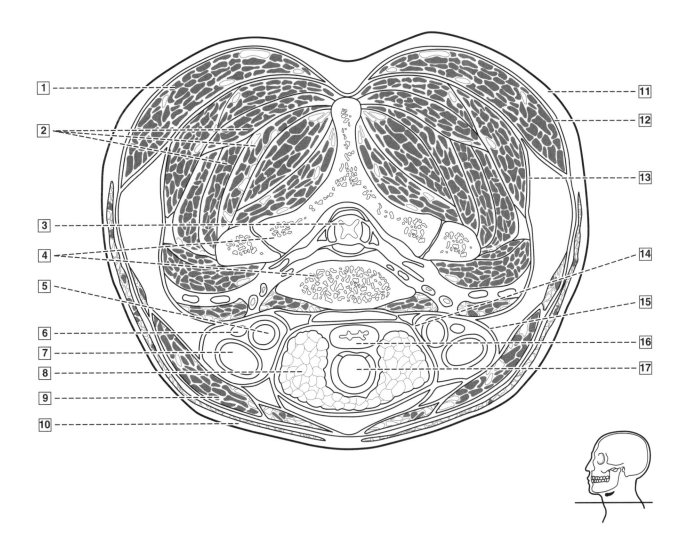

1 Músculo trapézio	7 Veia jugular interna	13 Fáscia vertebral
2 Músculos vertebrais	8 Glândula tireoide	14 Fáscia visceral
3 Medula espinal	9 Músculo esternocleidomastóideo	15 Bainha carótica
4 Vértebra cervical	10 Músculo platisma	16 Esôfago
5 Artéria carótida comum	11 Fáscia superficial	17 Traqueia
6 Nervo vago	12 Fáscia de revestimento	

413

CAPÍTULO 10 Fáscias e Espaços

QUESTÕES DE REVISÃO

Preencha os espaços em branco escolhendo os termos apropriados da lista a seguir.

1. A bainha carótica é um canal bilateral da fáscia cervical profunda à fáscia de revestimento e ao _____, um grande músculo cervical superficial; esta bainha se dirige inferiormente ao longo e de cada lado do pescoço, desde a base do crânio até o tórax, e delimita os compartimentos vasculares do pescoço.

2. A bainha carótica contém a artéria carótida interna, a artéria carótida comum e a _____, bem como o décimo nervo craniano ou nervo vago; todas essas estruturas viajam desde a cavidade craniana até o tórax, no interior da bainha.

3. Profunda e paralela à bainha carótica está a _____ ou *fáscia pré-traqueal*, que forma um envoltório de fáscia cervical profunda na linha mediana, situada inferiormente ao longo do pescoço, e envolve as vias aéreas e vias de passagem dos alimentos, além de algumas estruturas relacionadas, incluindo, dentre outros órgãos, traqueia, esôfago e glândula tireoide.

4. Mais próximo da base do crânio, a camada da fáscia visceral localizada posterior e lateral à faringe é chamada de_____; envolve toda a porção superior do tubo digestório e é contínua com a fáscia que recobre o músculo bucinador, no local onde esse músculo e o músculo constritor superior da faringe se unem na rafe pterigomandibular, percebida no interior da cavidade oral como a prega pterigomandibular.

5. Outra lâmina profunda da fáscia cervical profunda é a _____ ou *fáscia pré-vertebral*, que recobre as vértebras cervicais, os músculos vertebrais associados e a medula espinal; esta fáscia delimita o compartimento vertebral do pescoço.

6. As bainhas caróticas delimitam os _____ do pescoço.

7. A fáscia visceral delimita o _____ do pescoço.

8. A rafe ou prega pterigomandibular é um _____ para a realização do bloqueio anestésico do nervo alveolar inferior.

9. A fáscia vertebral delimita o _____ do pescoço.

10. Alguns anatomistas distinguem uma camada separada da fáscia vertebral chamada de _____, que se origina na base do crânio e se conecta com a fáscia visceral inferiormente no pescoço.

compartimento vertebral	fáscia vertebral	compartimento visceral
músculo esternocleidomastóideo	fáscia bucofaríngea	ponto de referência anatômico
veia jugular interna	compartimentos vasculares	fáscia alar
fáscia visceral		

Referência

Capítulo 11, Fásciae and spaces. In Fehrenbach MJ, Herring SW: *Illustrated anatomy of the head and neck*, ed 5, St. Louis, 2017, Saunders.

RESPOSTAS 1. músculo esternocleidomastóideo, 2. veia jugular interna, 3. fáscia visceral, 4. fáscia bucofaríngea, 5. fáscia vertebral, 6. compartimentos vasculares, 7. compartimento visceral, 8. ponto de referência anatômico, 9. compartimento vertebral, 10. fáscia alar.

CAPÍTULO 10 Fáscias e Espaços

FIG. 10.5 Espaços faciais maxilares: vestíbulo da boca (secção frontal da cabeça e pescoço)

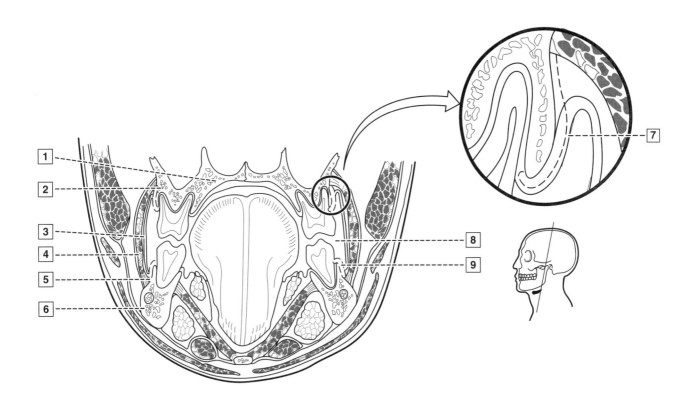

1. Processo palatino de maxila
2. Processo alveolar superior (da maxila)
3. Mucosa oral
4. Músculo bucinador
5. Processo alveolar inferior (da mandíbula)
6. Mandíbula
7. Espaço vestibular superior (maxilar)
8. Vestíbulo da boca
9. Espaço vestibular inferior (mandibular)

CAPÍTULO 10 Fáscias e Espaços

QUESTÕES DE REVISÃO

Preencha os espaços em branco escolhendo os termos apropriados da lista a seguir.

1. Espaços potenciais são criados entre as lâminas das fáscias do corpo devido à natureza em forma de folha das fáscias e são denominados de _____ ou *planos fasciais*.

2. Ao contrário do pescoço, os espaços da face e maxilares ou *espaços cranianos* são frequentemente definidos pelo arranjo de _____ formando os limites, além das fáscias circundantes; assim, muitos dos principais espaços localizados na cabeça não são estritamente considerados espaços fasciais.

3. Os espaços da face e dos maxilares podem se comunicar uns com os outros e com os _____.

4. Os principais espaços da _____ incluem o espaço vestibular da maxila, espaço vestibular da mandíbula, espaço canino, espaço parotídeo, espaço bucal, espaço mastigatório, espaço do corpo da mandíbula, espaço submentual, espaço submandibular e espaço sublingual.

5. O espaço superior da maxila, o _____, está localizado medialmente ao músculo bucinador e inferior à inserção deste músculo ao longo do processo alveolar da maxila.

6. O espaço vestibular da maxila tem sua parede lateral formada pela _____.

7. O espaço vestibular da maxila se continua com os _____, periodonto e gengiva associados.

8. O espaço inferior da mandíbula, o _____, está localizado entre o músculo bucinador e a mucosa oral sobrejacente.

9. O espaço vestibular da mandíbula é limitado pela fixação do músculo bucinador no _____.

10. O espaço vestibular da mandíbula se continua com os _____, periodonto e gengiva associados, bem como com o espaço do corpo da mandíbula.

mucosa bucal	espaço vestibular da mandíbula	face e dos maxilares
músculos e ossos	processo alveolar da mandíbula	espaços fasciais cervicais
espaço vestibular da maxila	espaços fasciais	dentes posteriores mandibulares
molares superiores		

Referência

Capítulo 11, Fásciae and spaces. In Fehrenbach MJ, Herring SW: *Illustrated anatomy of the head and neck*, ed 5, St. Louis, 2017, Saunders.

RESPOSTAS 1. espaços fasciais, 2. músculos e ossos, 3. espaços fasciais cervicais, 4. face e dos maxilares, 5. espaço vestibular da maxila, 6. mucosa oral, 7. molares superiores, 8. espaço vestibular da mandíbula, 9. processo alveolar da mandíbula, 10. dentes posteriores inferiores.

FIG. 10.6 Espaços canino e bucal (secção frontal da cabeça)

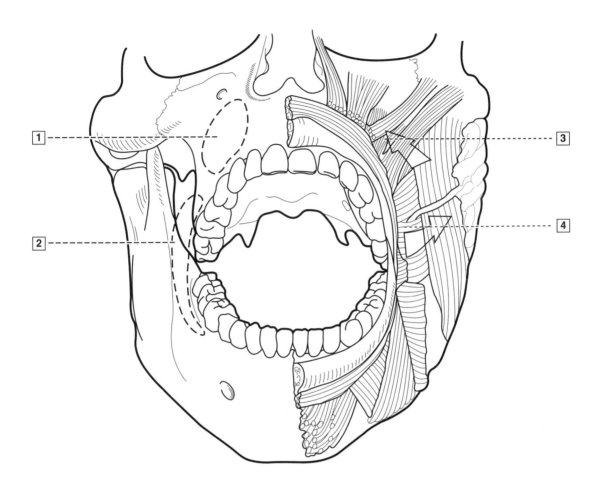

1. Espaço canino
2. Espaço bucal
3. Seta entrando no espaço canino (profundo aos músculos que elevam o lábio)
4. Seta entrando no espaço bucal (profundo ao músculo masseter)

CAPÍTULO 10 Fáscias e Espaços

QUESTÕES DE REVISÃO

Preencha os espaços em branco escolhendo os termos apropriados da lista a seguir.

1. O _____, como um espaço fascial da face e dos maxilares, está localizado superior ao lábio superior e lateral ao ápice do canino superior, profundamente à pele sobrejacente e aos músculos mais profundos da expressão facial que elevam o lábio superior (músculos elevador do lábio superior e zigomático menor).

2. O assoalho do espaço canino é a depressão da _____ na maxila, recoberta pelo periósteo, e é limitado anteriormente pelo músculo orbicular da boca e posteriormente pelo músculo levantador do ângulo da boca.

3. O _____, como um espaço fascial da face e dos maxilares, é formado entre o músculo bucinador (na verdade, pela fáscia bucofaríngea) e o músculo masseter; portanto, é inferior ao arco zigomático, superior à mandíbula, lateral ao músculo bucinador, medial e anterior e mais profundo ao músculo masseter.

4. O espaço bucal bilateral é parcialmente coberto pelo músculo platisma, bem como por uma extensão da fáscia que encapsula da glândula parótida; o espaço contém o _____, ducto parotídeo e artéria facial.

5. O espaço canino e o espaço bucal comunicam-se entre si, e o espaço bucal também se comunica com o _____ e com o espaço do corpo da mandíbula.

6. O espaço canino contém a artéria e veia angulares, bem como os nervos e vasos _____.

7. O espaço bucal contém o corpo adiposo da bochecha, ducto parotídeo e a _____.

8. Inferior ao forame infraorbital, uma depressão alongada, a fossa canina, está localizada imediatamente posterossuperior a cada uma das raízes dos dentes _____.

9. A _____ recobre uma densa almofada de tecido interno, o corpo adiposo da bochecha.

10. O ducto excretor principal da glândula parótida é o _____ (ou de Stenson); esse longo ducto emerge da margem anterior da glândula, superficial ao músculo masseter, se dirige anteriormente e então perfura o músculo bucinador e, em seguida, se abre na cavidade oral na superfície interna da mucosa oral da bochecha, geralmente no nível do segundo molar superior.

espaço canino	corpo adiposo da bochecha	caninos superiores
fossa canina	artéria facial	mucosa bucal
espaço pterigomandibular	infraorbitais	ducto parotídeo
espaço bucal		

Referência

Capítulo 11, Fásciae and spaces. In Fehrenbach MJ, Herring SW: *Illustrated anatomy of the head and neck*, ed 5, St. Louis, 2017, Saunders.

RESPOSTAS 1. espaço canino, 2. fossa canina, 3. espaço bucal, 4. corpo adiposo da bochecha, 5. espaço pterigomandibular, 6. infraorbitais, 7. artéria facial, 8. caninos superiores, 9. mucosa bucal, 10. ducto parotídeo.

CAPÍTULO 10 Fáscias e Espaços

FIG. 10.7 Espaço parotídeo (secção transversal da cabeça e pescoço)

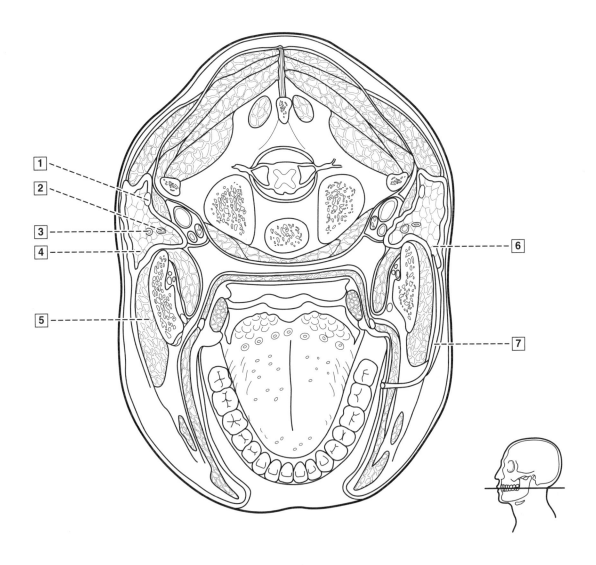

1. Nervo facial
2. Veia retromandibular
3. Artéria carótida externa
4. Glândula salivar parótida
5. Músculo masseter
6. Espaço parotídeo
7. Ducto parotídeo

419

CAPÍTULO 10 Fáscias e Espaços

QUESTÕES DE REVISÃO

Preencha os espaços em branco escolhendo os termos apropriados da lista a seguir.

1. O _____ é um espaço fascial da face e dos maxilares que geralmente não se comunica com os outros espaços da face e dos maxilares.

2. O espaço parotídeo é formado dentro da camada fascial da _____, que envolve toda a glândula parótida.

3. O espaço parotídeo contém inteiramente a _____, a maior das glândulas salivares maiores.

4. O espaço parotídeo contém o sétimo nervo craniano ou _____ e uma parte da artéria carótida externa e da veia retromandibular.

5. Os _____ fasciais do espaço parotídeo ajudam a manter patologias associadas à glândula parótida (como o câncer) no local, dificultando a infiltração para outros locais.

6. O espaço parotídeo se comunica com o _____, que é um espaço fascial bilateral, lateralmente à faringe e medial ao músculo pterigóideo medial, paralelo à bainha carótica, com conexões com o espaço retrofaríngeo.

7. A glândula parótida ocupa o espaço parotídeo, uma área posterior ao _____, anterior e inferior ao pavilhão auricular.

8. A glândula parótida é a maior encapsulada dentre as glândulas salivares _____, mas não é a principal glândula contribuinte para o volume salivar total.

9. O sétimo nervo craniano ou nervo facial (VII) possui trajeto pela glândula parótida, dividindo a glândula em lobos superficiais e profundos; o tronco do próprio nervo facial divide-se em numerosos ramos para suprir os _____, mas não inerva a própria glândula parótida.

10. O sétimo nervo craniano ou nervo facial (VII), no interior da glândula parótida, também pode ser _____ pelo bloqueio anestésico do nervo alveolar inferior de Vazirani-Akinosi incorretamente administrado com uma agulha de sobrealcance, que não entra em contato com a superfície medial do ramo da mandíbula.

maiores	fáscia cervical profunda	ramo da mandíbula
nervo facial	glândula parótida	músculos da expressão facial
espaço parotídeo	espaço parafaríngeo	anestesiado
limites		

Referência

Capítulo 11, Fásciae and spaces. In Fehrenbach MJ, Herring SW: *Illustrated anatomy of the head and neck*, ed 5, St. Louis, 2017, Saunders.

RESPOSTAS 1. espaço parotídeo, 2. fáscia cervical profunda, 3. glândula parótida, 4. nervo facial, 5. limites, 6. espaço parafaríngeo, 7. ramo da mandíbula, 8. maiores, 9. músculos da expressão facial, 10. anestesiado.

420

FIG. 10.8 Espaços temporal e infratemporal (secção frontal da cabeça)

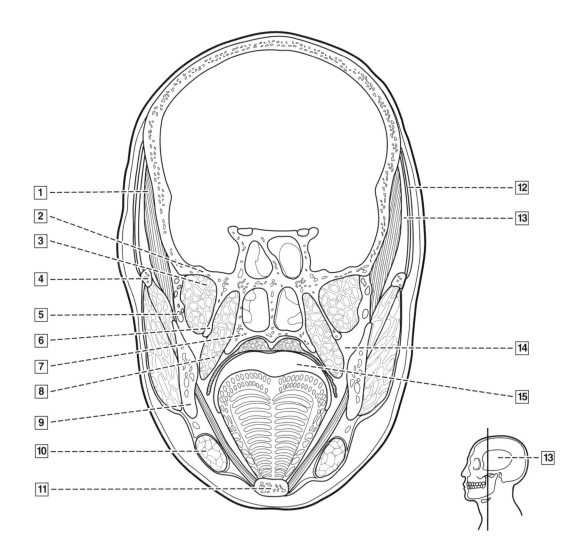

1 Músculo temporal	9 Mandíbula
2 Crista infratemporal	10 Glândula salivar submandibular
3 Músculo pterigóideo lateral	11 Osso hioide
4 Osso zigomático	12 Fáscia temporal
5 Artéria maxilar	13 Espaço temporal
6 Lâmina lateral do processo pterigóideo	14 Espaço infratemporal
7 Lâmina medial do processo pterigóideo	15 Cavidade oral
8 Músculo pterigóideo medial	

CAPÍTULO 10 Fáscias e Espaços

QUESTÕES DE REVISÃO

Preencha os espaços em branco escolhendo os termos apropriados da lista a seguir.

1. O _____ (ou mastigatório) é uma designação geral usada para incluir toda a área da mandíbula e músculos associados da mastigação.

2. O espaço mastigador inclui os espaços temporal, infratemporal e submassetérico, bem como um dos músculos da mastigação, o _____ e o ramo e corpo da mandíbula.

3. Uma parte do espaço mastigador é o _____, que é formado pela fáscia temporal anterior ao músculo temporal.

4. O espaço temporal está entre a fáscia temporal e o músculo temporal e, portanto, estende-se inferiormente desde a _____ até o arco zigomático e a crista infratemporal.

5. O espaço temporal contém tecido adiposo e se comunica com o espaço infratemporal e com o _____.

6. O espaço infratemporal é uma parte do espaço mastigador e ocupa a _____, uma área adjacente à lâmina lateral do processo pterigóideo do osso esfenoide e tuberosidade maxilar da maxila.

7. O espaço infratemporal é limitado lateralmente pela superfície medial da _____ e músculo temporal, com o teto formado pela superfície infratemporal da asa maior do osso esfenoide; medialmente, o espaço é limitado anteriormente pela lateral do processo pterigóideo do osso esfenoide e posteriormente pela faringe envolvida pela camada visceral de fáscia cervical profunda.

8. Não há limite inferior e posterior para o espaço infratemporal, sendo contínuo com um espaço fascial cervical mais inferior e profundo, chamado de _____.

9. O espaço infratemporal contém uma parte da _____ quando se ramifica (dando origem, por exemplo, à artéria alveolar inferior), o nervo mandibular e seus ramos, e o plexo venoso pterigóideo; também contém os músculos pterigóideos medial e lateral.

10. O espaço infratemporal se comunica com o espaço temporal, com o espaço submassetérico, com o _____ e o espaço parafaríngeo do pescoço.

espaço submandibular	artéria maxilar	mandíbula
espaço parafaríngeo	músculo masseter	espaço submassetérico
linha temporal superior	espaço mastigador	fossa infratemporal
espaço temporal		

Referência

Capítulo 11, Fásciae and spaces. In Fehrenbach MJ, Herring SW: *Illustrated anatomy of the head and neck*, ed 5, St. Louis, 2017, Saunders.

RESPOSTAS 1. espaço mastigador, 2. músculo masseter, 3. espaço temporal, 4. linha temporal superior, 5. espaço submassetérico, 6. fossa infratemporal, 7. mandíbula, 8. espaço parafaríngeo, 9. artéria maxilar, 10. espaço submandibular.

FIG. 10.9 Espaços infratemporal e pterigomandibular (secção sagital mediana do crânio)

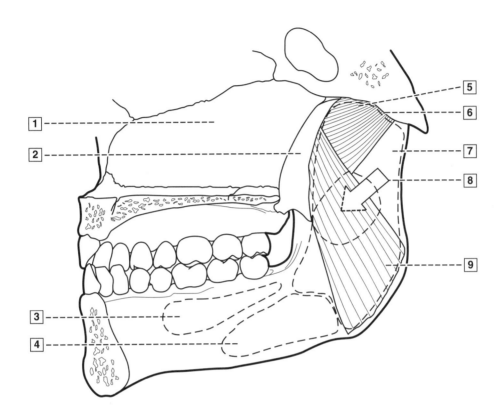

1. Osso vômer
2. Lâmina medial do processo pterigóideo do osso esfenoide
3. Área do espaço sublingual
4. Área do espaço submandibular
5. Músculo pterigóideo lateral
6. Crista infratemporal
7. Espaço infratemporal
8. Seta apontando o espaço pterigomandibular (tracejado)
9. Músculo pterigóideo medial

CAPÍTULO 10 Fáscias e Espaços

QUESTÕES DE REVISÃO

Preencha os espaços em branco escolhendo os termos apropriados da lista a seguir.

1. O _____ é um espaço que faz parte do espaço mastigador e ocupa a fossa infratemporal, uma área adjacente à lâmina lateral do processo pterigóideo do osso esfenoide e tuberosidade maxilar da maxila, limitada lateralmente pela superfície medial da mandíbula e músculo temporal, com o teto formado pela superfície infratemporal da asa maior do osso esfenoide; medialmente, o espaço é limitado anteriormente pela lâmina lateral do processo pterigóideo do osso esfenoide e posteriormente pela faringe envolvida pela camada visceral de fáscia cervical profunda.

2. Não há limite inferior e posterior para o espaço infratemporal, onde o mesmo é contínuo com um espaço fascial cervical mais inferior e profundo, o _____.

3. O _____ que faz parte do espaço infratemporal e é formado pelo músculo pterigóideo lateral (teto), músculo pterigóideo medial (parede medial) e ramo da mandíbula (parede lateral).

4. O espaço pterigomandibular contém o _____, nervo lingual e vasos sanguíneos alveolares inferiores, sendo um ponto de referência anatômica para a realização do bloqueio anestésico do nervo alveolar inferior, bem como para o bloqueio do nervo mandibular pela técnica de Vazirani-Akinosi.

5. O espaço pterigomandibular comunica-se com o espaço _____ e o espaço parafaríngeo do pescoço.

6. O espaço infratemporal contém uma parte da _____, onde ela se ramifica, o nervo mandibular e seus ramos, e o plexo venoso pterigóideo; também contém os músculos pterigóideo medial e lateral.

7. O espaço infratemporal se comunica com o _____, espaço submassetérico, assim como com o espaço submandibular e espaço parafaríngeo.

8. A fossa infratemporal é uma depressão inferior à parte anterior da _____, de cada lado da cabeça.

9. A crista infratemporal na asa maior do _____ contribui para limitar tanto a fossa temporal como para a fossa infratemporal adjacente.

10. A fossa infratemporal também contém uma parte do _____ (ou terceira divisão) do quinto nervo craniano ou trigêmeo (V), incluindo os nervos alveolar inferior e lingual; o nervo mandibular transita entre a cavidade craniana e a cavidade oral através do forame oval.

osso esfenoide	artéria maxilar	nervo mandibular
nervo alveolar inferior	espaço parafaríngeo	espaço temporal
espaço infratemporal	espaço pterigomandibular	fossa temporal
espaço submandibular		

Referência

Capítulo 11, Fásciae and spaces. In Fehrenbach MJ, Herring SW: *Illustrated anatomy of the head and neck*, ed 5, St. Louis, 2017, Saunders.

RESPOSTAS 1. espaço infratemporal, 2. espaço parafaríngeo, 3. espaço pterigomandibular, 4. nervo alveolar inferior, 5. espaço submandibular, 6. artéria maxilar, 7. espaço temporal, 8. fossa temporal, 9. osso esfenoide, 10. nervo mandibular.

FIG. 10.10 Espaço pterigomandibular (secção transversal da cabeça e pescoço)

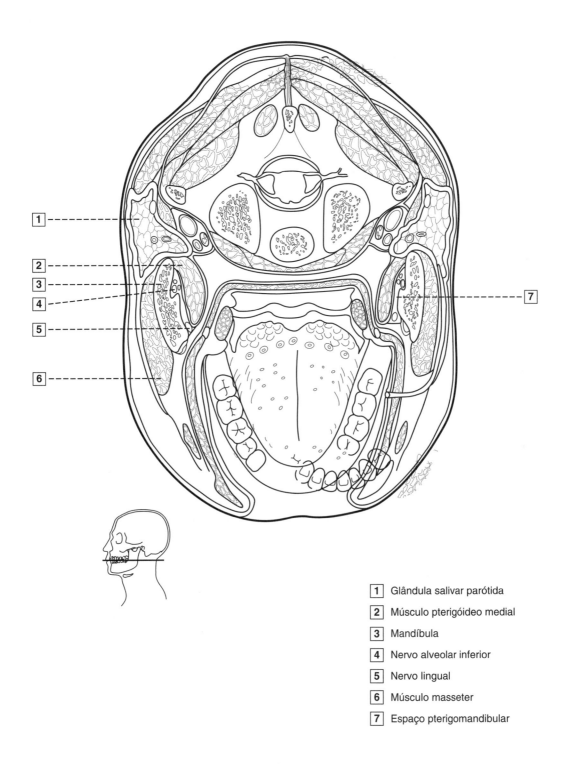

[1] Glândula salivar parótida
[2] Músculo pterigóideo medial
[3] Mandíbula
[4] Nervo alveolar inferior
[5] Nervo lingual
[6] Músculo masseter
[7] Espaço pterigomandibular

CAPÍTULO 10 Fáscias e Espaços

QUESTÕES DE REVISÃO

Preencha os espaços em branco escolhendo os termos apropriados da lista a seguir.

1. O _____ faz parte do espaço infratemporal, que é uma parte do espaço mastigatório ou mastigador.

2. O espaço pterigomandibular tem como teto o _____, e o músculo pterigóideo medial como sua parede medial.

3. O espaço pterigomandibular possui o _____ formando a sua parede lateral.

4. O espaço pterigomandibular contém o nervo alveolar inferior, nervo lingual e os _____, sendo um ponto de referência anatômico para realizar o bloqueio anestésico do nervo alveolar inferior, bem como o bloqueio do nervo mandibular pela técnica de Vazirani-Akinosi.

5. O espaço pterigomandibular comunica-se com o espaço submandibular e com o _____ do pescoço.

6. O _____ é anestesiado quando se realiza o bloqueio anestésico do nervo alveolar inferior, através da difusão do agente anestésico local.

7. A posição do _____ está a aproximadamente dois terços de distância da incisura coronoide, à margem posterior do ramo mandibular, inteiramente dentro do espaço pterigomandibular.

8. O _____ é anestesiado pelo bloqueio do nervo alveolar inferior dentro do espaço pterigomandibular.

9. O local de injeção do bloqueio do nervo alveolar inferior se dá na porção mais profunda do espaço pterigomandibular, lateralmente tanto à _____ quanto ao ligamento esfenomandibular.

10. Para o bloqueio do nervo alveolar inferior, a agulha deve ser inserida no tecido mole no interior do espaço pterigomandibular até o contato delicado com a superfície óssea medial do _____, onde, então, o agente anestésico local deve ser injetado.

vasos sanguíneos alveolares inferiores

ramo da mandíbula

músculo pterigóideo lateral

nervo lingual

espaço parafaríngeo

espaço pterigomandibular

prega pterigomandibular

forame da mandíbula

nervo alveolar inferior

ramo da mandíbula

Referência

Capítulo 11, Fásciae and spaces. In Fehrenbach MJ, Herring SW: *Illustrated anatomy of the head and neck*, ed 5, St. Louis, 2017, Saunders.

RESPOSTAS 1. espaço pterigomandibular, 2. músculo pterigóideo lateral, 3. ramo da mandíbula, 4. vasos sanguíneos alveolares inferiores, 5. espaço parafaríngeo, 6. nervo lingual, 7. forame da mandíbula, 8. nervo alveolar inferior, 9. prega pterigomandibular, 10. ramo da mandíbula.

CAPÍTULO 10 Fáscias e Espaços

FIG. 10.11 Espaço submassetérico (vistas laterais do crânio e da mandíbula)

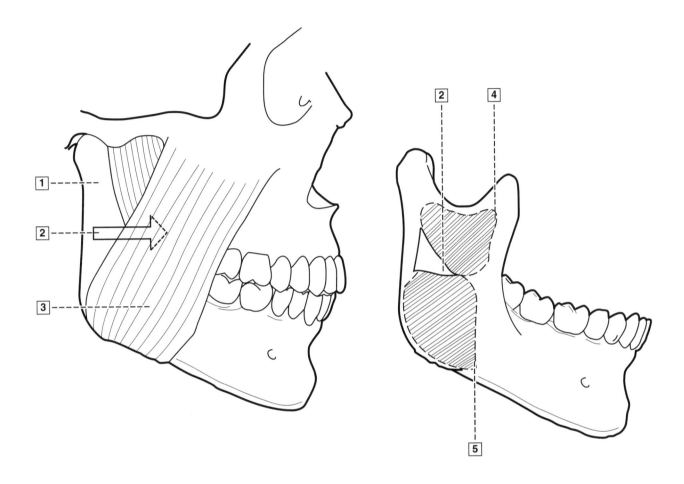

1 Ramo da mandíbula
2 Seta entrando (e no interior) no espaço submassetérico
3 Músculo masseter
4 Inserção do feixe ou cabeça profunda do músculo masseter
5 Inserção do feixe ou cabeça superficial do músculo masseter

CAPÍTULO 10 Fáscias e Espaços

QUESTÕES DE REVISÃO

Preencha os espaços em branco escolhendo os termos apropriados da lista a seguir.

1. A designação geral de _____ é usada para descrever um espaço que inclui toda a área da mandíbula e músculos da mastigação associados, incluindo os músculos masseter e temporal, assim como os pterigóideos medial e lateral.

2. O espaço mastigador inclui os espaços temporal, infratemporal e submassetérico, bem como o músculo masseter e o ramo e corpo da _____.

3. Uma parte do espaço mastigador é o _____, que é delimitado anteriormente pela superfície interna da fáscia massetérica, ao contornar a margem anterior do músculo masseter e do ramo mandibular.

4. O espaço submassetérico está localizado entre o _____ e a face externa vertical do ramo da mandíbula.

5. O espaço submassetérico comunica-se com o _____ e o espaço infratemporal.

6. O espaço submassetérico contém a artéria massetérica e a_____.

7. A _____ vasculariza o músculo masseter.

8. Todos os componentes do espaço mastigador comunicam-se entre si, assim como com o _____ e um espaço fascial cervical próximo, denominado de espaço parafaríngeo.

9. Os espaços da cabeça e do pescoço comunicam-se entre si diretamente, bem como através dos _____ e vasos linfáticos associados contidos no espaço.

10. A comunicação entre os espaços pode permitir a disseminação de _____ (ou odontogênicas) de uma área superficial inicial na face e dos maxilares para estruturas vitais mais profundas no pescoço ou até mesmo para o encéfalo.

veias de sangue	artéria massetérica	veia massetérica
espaço submassetérico	músculo masseter	espaço submandibular
mandíbula	espaço mastigador	infecções dentárias
espaço temporal		

Referência

Capítulo 11, Fásciae and spaces. In Fehrenbach MJ, Herring SW: *Illustrated anatomy of the head and neck*, ed 5, St. Louis, 2017, Saunders.

RESPOSTAS 1. espaço mastigador, 2. mandíbula, 3. espaço submassetérico, 4. músculo masseter, 5. espaço temporal, 6. veia massetérica, 7. artéria massetérica, 8. espaço submandibular, 9. vasos sanguíneos, 10. infecções dentárias.

FIG. 10.12 Espaço do corpo da mandíbula (secção frontal da cabeça e pescoço)

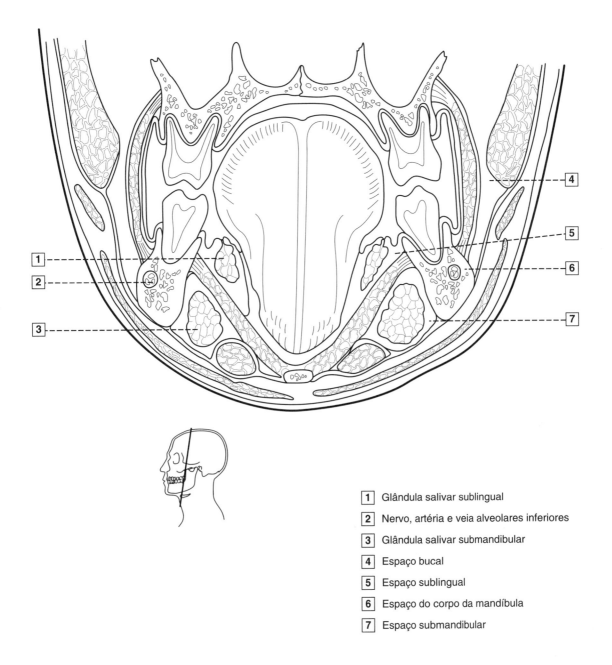

1 Glândula salivar sublingual
2 Nervo, artéria e veia alveolares inferiores
3 Glândula salivar submandibular
4 Espaço bucal
5 Espaço sublingual
6 Espaço do corpo da mandíbula
7 Espaço submandibular

CAPÍTULO 10 Fáscias e Espaços

QUESTÕES DE REVISÃO

Preencha os espaços em branco escolhendo os termos apropriados da lista a seguir.

1. O _____ é um espaço potencial formado pelo periósteo cobrindo a superfície óssea da mandíbula, que é uma membrana de tecido conjuntivo especializado que reveste a superfície externa de todos os ossos.

2. O espaço do corpo da mandíbula é anterior ao corpo da _____, desde a sínfise até as margens anteriores dos músculos masseter e pterigóideo medial.

3. O espaço do corpo da mandíbula contém a mandíbula e uma parte do _____, um ramo do nervo mandibular.

4. O espaço do corpo da mandíbula contém a _____, bem como os ramos dentário e alveolares desses vasos sanguíneos, assim como os ramos mentuais e incisivos.

5. O espaço do corpo da mandíbula comunica-se com o _____, bem como com o espaço bucal, o espaço submentual, o espaço submandibular e o espaço sublingual.

6. Na linha mediana da superfície anterior da mandíbula há uma crista discreta que indica a _____, demonstrando a fusão dos processos mandibulares direito e esquerdo durante o desenvolvimento embriológico da mandíbula.

7. A mandíbula é um osso ímpar do viscerocrânio, sendo o único osso livremente móvel da cabeça; a mandíbula faz sua articulação móvel com os _____ em cada articulação temporomandibular.

8. O _____ é um principal músculo da mastigação, e é retangular, espesso e plano (quase quadrilátero) em cada lado da face, anterior à glândula parótida.

9. Mais profundo, porém semelhante à forma retangular ao músculo masseter mais superficial, outro músculo da mastigação é o _____.

10. O espaço vestibular da mandíbula está localizado entre a mucosa oral e o _____ e sobrejacente; esse espaço é limitado pela fixação deste músculo no processo alveolar inferior (da mandíbula).

ossos temporais

espaço vestibular da mandíbula

nervo alveolar inferior

mandíbula

músculo masseter

artéria e veia alveolares inferiores

espaço do corpo da mandíbula

sínfise mandibular

músculo pterigóideo medial

músculo bucinador

Referência

Capítulo 11, Fásciae and spaces. In Fehrenbach MJ, Herring SW: *Illustrated anatomy of the head and neck*, ed 5, St. Louis, 2017, Saunders.

RESPOSTAS 1. espaço do corpo da mandíbula, 2. mandíbula, 3. nervo alveolar inferior, 4. artéria e veia alveolares inferiores, 5. espaço vestibular da mandíbula, 6. sínfise mandibular, 7. ossos temporais, 8. músculo masseter, 9. músculo pterigóideo medial, 10. músculo bucinador.

FIG. 10.13 Espaços submentual e submandibular (vista anterolateral com a pele e o músculo platisma removidos, deixando fáscias cervicais superficiais)

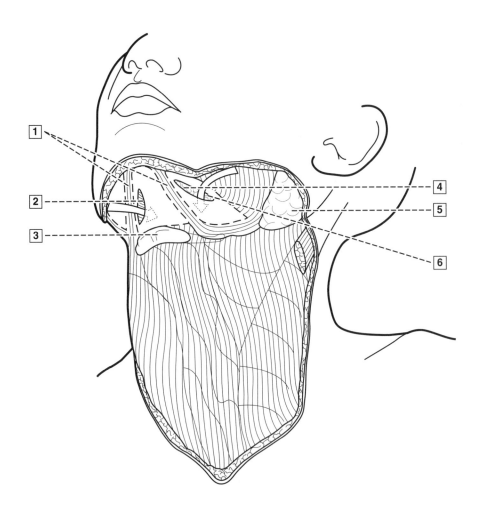

1. Ventre anterior do músculo digástrico
2. Fáscia de revestimento cervical superficial (corte para demonstrar entrada) com seta entrando no espaço submentual
3. Osso hioide
4. Glândula salivar submandibular
5. Glândula salivar parótida
6. Fáscia de revestimento cervical superficial (corte para demonstrar entrada) com seta entrando no espaço submandibular

CAPÍTULO 10 Fáscias e Espaços

QUESTÕES DE REVISÃO

Preencha os espaços em branco escolhendo os termos apropriados da lista a seguir.

1. O _____ está localizado na linha mediana, entre a sínfise mandibular e o osso hioide; o espaço coincide com a região anatômica do trígono submentual, parte do triângulo cervical anterior.

2. O assoalho do espaço submentual é a _____ que cobre os músculos supra-hióideos, tendo o músculo milo-hióideo como seu teto, coberto pela fáscia de revestimento.

3. As margens laterais do espaço submentual são formadas pelos ventres anteriores divergentes dos _____.

4. O espaço submentual contém os _____ e a origem da veia jugular anterior.

5. O espaço submentual se comunica com o _____, o espaço submandibular e o espaço sublingual.

6. O _____ é um espaço localizado lateral e posterior ao espaço submentual de cada lado da mandíbula; o espaço coincide com a região anatômica do trígono submandibular, parte do triângulo cervical anterior.

7. A forma transversal do espaço submandibular bilateral é triangular, sendo a _____ da mandíbula seu limite superior, que é a origem do músculo milo-hióideo.

8. O _____ forma o limite medial do espaço submandibular e o osso hioide forma o seu ápice medial.

9. O espaço submandibular contém os _____, a maior parte da glândula submandibular e parte da artéria facial, que é um ramo da artéria carótida externa, vascularizando estruturas superficiais da face.

10. O espaço submandibular comunica-se com o espaço infratemporal, espaço submentual e _____, bem como com o espaço parafaríngeo do pescoço.

linfonodos submentuais	músculo milo-hióideo	músculos digástricos
fáscia cervical superficial	linfonodos submandibulares	espaço do corpo da mandíbula
linha milo-hióidea	espaço sublingual	espaço submandibular
espaço submentual		

Referência

Capítulo 11, Fásciae and spaces. In Fehrenbach MJ, Herring SW: *Illustrated anatomy of the head and neck*, ed 5, St. Louis, 2017, Saunders.

RESPOSTAS 1. espaço submentual, 2. fáscia cervical superficial, 3. músculos digástricos, 4. linfonodos submentuais, 5. espaço do corpo da mandíbula, 6. espaço submandibular, 7. linha milo-hióidea, 8. músculo milo-hióideo, 9. linfonodos submandibulares, 10. espaço sublingual.

CAPÍTULO 10 Fáscias e Espaços

FIG. 10.14 Espaços fasciais submandibular e sublingual (secção frontal da cabeça e pescoço)

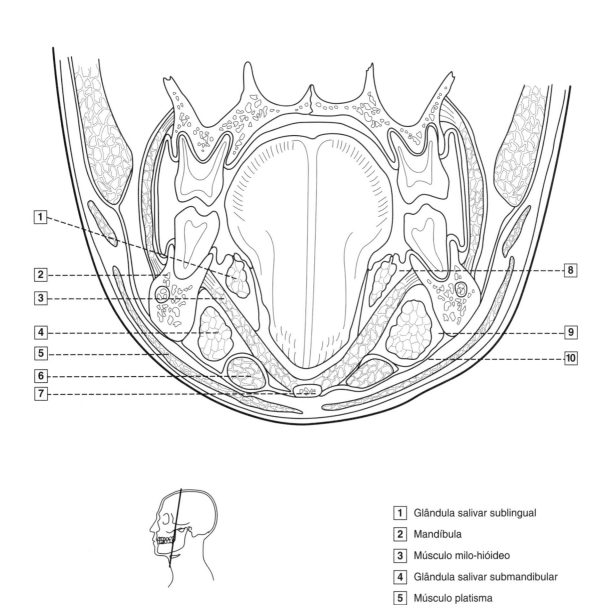

1. Glândula salivar sublingual
2. Mandíbula
3. Músculo milo-hióideo
4. Glândula salivar submandibular
5. Músculo platisma
6. Músculo digástrico
7. Osso hioide
8. Espaço sublingual
9. Espaço submandibular
10. Fáscia de revestimento

433

CAPÍTULO 10 Fáscias e Espaços

QUESTÕES DE REVISÃO

Preencha os espaços em branco escolhendo os termos apropriados da lista a seguir.

1. O _____ está localizado lateral e posterior ao espaço submentual de cada lado da mandíbula; o espaço coincide com a região anatômica do trígono submandibular, parte do triângulo cervical anterior.

2. A forma transversal do espaço submandibular bilateral é triangular, com a linha milo-hióidea na superfície medial da _____ sendo seu limite superior, que é a origem do músculo milo-hióideo.

3. O músculo milo-hióideo forma o limite medial do espaço submandibular e o _____ forma o seu ápice medial.

4. O espaço submandibular contém os linfonodos submandibulares, a maior parte da _____, e parte da artéria facial, que é um ramo da artéria carótida externa, vascularizando estruturas superficiais da face.

5. O espaço submandibular comunica-se com o espaço infratemporal, espaço submentual e espaço sublingual, bem como com o _____ do pescoço.

6. O espaço sublingual está localizado profundamente à _____, com a mucosa do assoalho da boca formando o seu teto.

7. O assoalho do espaço sublingual é o _____; assim, esse músculo forma o limite entre os espaços submandibular e sublingual, estando o espaço sublingual numa posição mais superior e o espaço submandibular, mais inferior.

8. A _____ e seus músculos intrínsecos formam o limite medial do espaço sublingual, e a mandíbula, a sua parede lateral.

9. O espaço sublingual contém a _____ e seus ductos excretores, o ducto excretor proveniente do lobo profundo da glândula submandibular, uma porção do nervo e da artéria lingual e o décimo segundo nervo craniano ou nervo hipoglosso.

10. O espaço sublingual se comunica com o _____ e o espaço submandibular, bem como com o espaço do corpo da mandíbula.

espaço submentual	língua	glândula sublingual
músculo milo-hióideo	mucosa bucal	espaço parafaríngeo
glândula submandibular	espaço submandibular	mandíbula
osso hioide		

Referência

Capítulo 11, Fásciae and spaces. In Fehrenbach MJ, Herring SW: *Illustrated anatomy of the head and neck*, ed 5, St. Louis, 2017, Saunders.

RESPOSTAS 1. espaço submandibular, 2. mandíbula, 3. osso hioide, 4. glândula submandibular, 5. espaço parafaríngeo, 6. mucosa oral, 7. músculo milo-hióideo, 8. língua, 9. glândula sublingual, 10. espaço submentual.

FIG. 10.15 Espaços fasciais pré-visceral e retrofaríngeo (secção sagital da cabeça e pescoço)

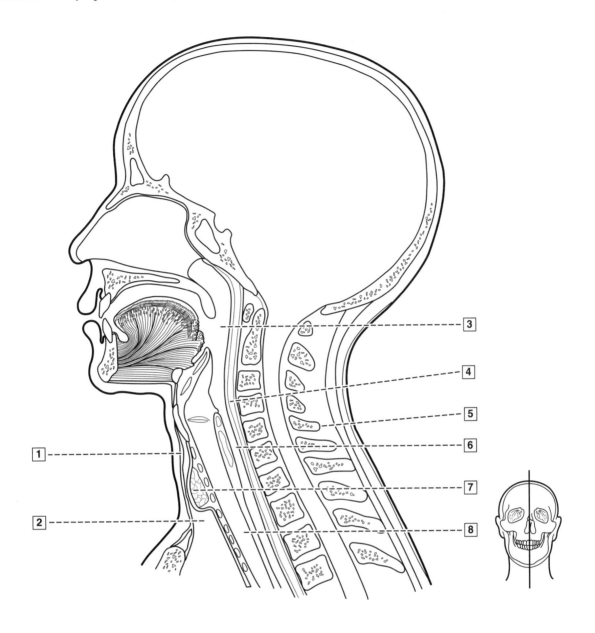

[1] Fáscia de revestimento
[2] Espaço pré-visceral
[3] Faringe
[4] Espaço retrofaríngeo
[5] Vértebras cervicais com espaço pré-vertebral
[6] Esôfago
[7] Glândula tireoide
[8] Traqueia

CAPÍTULO 10 Fáscias e Espaços

QUESTÕES DE REVISÃO

Preencha os espaços em branco escolhendo os termos apropriados da lista a seguir.

1. Os _____ incluem o espaço pré-visceral, o espaço parafaríngeo, o espaço retrofaríngeo e o espaço perivertebral.

2. O espaço _____ ou visceral está localizado entre as fáscias viscerais e de revestimento.

3. O espaço pré-visceral é localizado anterior no _____.

4. O espaço pré-visceral envolve o _____ do pescoço.

5. O compartimento visceral do pescoço, que é envolto pela fáscia pré-traqueal ou visceral, contém a _____, a laringe, a traqueia e o esôfago.

6. O espaço pré-visceral se _____ com os espaços parafaríngeos.

7. O espaço _____ ou *retrovisceral*, é um espaço fascial localizado imediatamente posterior à faringe entre as fáscias vertebral (ou pré-vertebral) e visceral (ou pré-traqueal).

8. O espaço retrofaríngeo se estende da base do _____, posterior ao músculo constritor superior da faringe, dirigindo-se inferiormente até o tórax.

9. O espaço retrofaríngeo é dividido em dois compartimentos laterais por uma rafe fibrosa e contém os _____ na primeira infância.

10. O espaço retrofaríngeo se comunica com os _____, uma vez que é contínuo a eles.

comunica	pescoço	espaços parafaríngeos
linfonodos retrofaríngeos	espaço retrofaríngeo	compartimento visceral
crânio	espaço pré-visceral	faringe
espaços cervicais		

Referência

Capítulo 11, Fásciae and spaces. In Fehrenbach MJ, Herring SW: *Illustrated anatomy of the head and neck*, ed 5, St. Louis, 2017, Saunders.

RESPOSTAS 1. espaços cervicais, 2. espaço pré-visceral, 3. pescoço, 4. compartimento visceral, 5. faringe, 6. comunica, 7. espaço retrofaríngeo, 8. crânio, 9. linfonodos retrofaríngeos, 10. espaços parafaríngeos.

CAPÍTULO 10 Fáscias e Espaços

FIG. 10.16 Espaços fasciais pré-visceral e retrofaríngeo (secção transversal do pescoço)

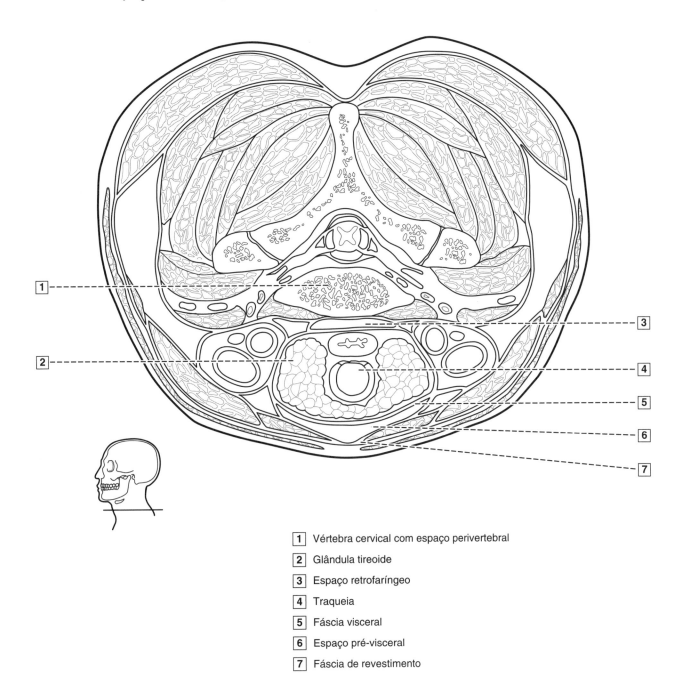

1. Vértebra cervical com espaço perivertebral
2. Glândula tireoide
3. Espaço retrofaríngeo
4. Traqueia
5. Fáscia visceral
6. Espaço pré-visceral
7. Fáscia de revestimento

437

CAPÍTULO 10 Fáscias e Espaços

QUESTÕES DE REVISÃO

Preencha os espaços em branco escolhendo os termos apropriados da lista a seguir.

1. Os _____ estão localizados no pescoço e conectam os espaços da face e dos maxilares com os do tórax, e, dessa forma, se conectam a órgãos vitais como o coração e os pulmões, assim como ao encéfalo.

2. O espaço retrofaríngeo ou *espaço retrovisceral* é um espaço fascial localizado imediatamente posterior à _____, entre as fáscias vertebral (pré-vertebral) e visceral (pré-visceral).

3. O espaço retrofaríngeo se estende da base do crânio, onde é posterior à faringe, se dirigindo inferiormente até o _____.

4. O espaço pré-visceral está localizado entre as fáscias visceral e de revestimento, anterior à _____.

5. Tanto o espaço retrofaríngeo quanto o espaço pré-visceral se comunicam com os _____.

6. Posterior ao espaço retrofaríngeo, o _____ contém as vértebras cervicais e estruturas associadas.

7. O espaço perivertebral é um espaço cilíndrico formado pela _____ e se estende da base do crânio até a porção inferior da coluna vertebral.

8. O espaço perivertebral pode ser dividido em _____ anteriormente e no espaço paravertebral ou paraespinal posteriormente.

9. Os espaços cervicais, no pescoço, podem se comunicar com os _____, bem como entre si.

10. O mais importante é que esses espaços conectam os espaços da face e dos maxilares com o _____, permitindo que uma infecção dentária (ou odontogênica) se espalhe para órgãos vitais, como o coração e os pulmões, assim como o encéfalo.

espaços da face e dos maxilares	espaços cervicais	fáscias cervicais profundas
traqueia	músculo constritor da faringe superior	espaço pré-vertebral
espaços parafaríngeos	espaço perivertebral	tórax
faringe		

Referência

Capítulo 11, Fásciae and spaces. In Fehrenbach MJ, Herring SW: *Illustrated anatomy of the head and neck*, ed 5, St. Louis, 2017, Saunders.

RESPOSTAS 1. espaços cervicais, 2. faringe, 3. tórax, 4. traqueia, 5. espaços parafaríngeos, 6. espaço perivertebral, 7. fáscia cervical profunda, 8. espaço pré-vertebral, 9. espaços do face e dos maxilares, 10. tórax.

CAPÍTULO 10 Fáscias e Espaços

FIG. 10.17 Espaços fasciais parafaríngeo e retrofaríngeo (secção transversal da cavidade oral e pescoço)

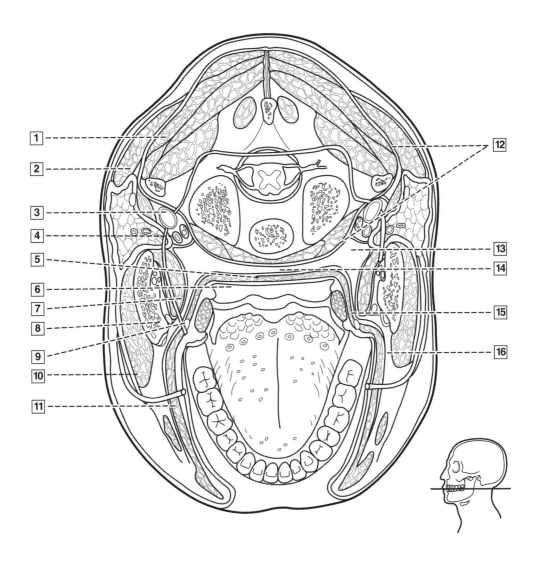

1	Músculos vertebrais	9	Rafe pterigomandibular
2	Músculo esternocleidomastóideo	10	Músculo masseter
3	Veia jugular interna	11	Músculo bucinador
4	Artéria carótida interna	12	Fáscia vertebral
5	Músculo constritor da faringe superior	13	Espaço parafaríngeo
6	Faringe	14	Espaço retrofaríngeo
7	Músculo pterigóideo medial	15	Fáscia bucofaríngea
8	Mandíbula	16	Espaço bucal

439

CAPÍTULO 10 Fáscias e Espaços

QUESTÕES DE REVISÃO

Preencha os espaços em branco escolhendo os termos apropriados da lista a seguir.

1. Os _____ são espaços localizados no pescoço que podem se comunicar com os espaços da face e dos maxilares, bem como entre si.

2. Os espaços cervicais conectam os _____ na cabeça com a cavidade do tórax, conectando-os a órgãos vitais, como o coração e os pulmões, assim como com o encéfalo.

3. Os espaços cervicais incluem o espaço pré-visceral, espaço parafaríngeo, espaço retrofaríngeo e _____.

4. O _____ ou espaço *visceral* está localizado entre as fáscias visceral (pré-traqueal) e de revestimento, anterior à traqueia; esse espaço envolve o compartimento visceral do pescoço, que contém a faringe, a laringe, a traqueia e o esôfago, e se comunica com os espaços parafaríngeos.

5. O _____ ou espaço *faríngeo lateral* é um espaço fascial bilateral de cada lado da faringe e medial ao músculo pterigóideo medial, sendo paralelo à bainha carótica.

6. O espaço parafaríngeo, bilateralmente, em sua porção posterior é adjacente à _____, que contém as artérias carótidas interna e comum, a veia jugular interna e o décimo nervo craniano ou nervo vago.

7. O espaço parafaríngeo na sua porção posterior é adjacente ao nono, décimo primeiro e décimo segundo _____, quando eles saem da cavidade craniana.

8. Anteriormente, o espaço parafaríngeo se estende até _____, onde é contínuo com os espaços infratemporal e bucal; o espaço possui um formato de pirâmide invertida, com a base do crânio superiormente e o corno maior do osso hioide inferiormente, formando seu ápice.

9. A porção mais anterior do espaço parafaríngeo contém os _____.

10. Posteriormente, o espaço parafaríngeo se estende ao redor da _____, onde é contínuo com outro espaço fascial cervical, o espaço retrofaríngeo; o espaço parafaríngeo comunica-se apenas com o espaço retrofaríngeo.

faringe	espaço pré-visceral	rafe pterigomandibular
espaços da face e dos maxilares	bainha carótica	linfonodos cervicais profundos
nervos cranianos	espaço parafaríngeo	espaço perivertebral
espaços cervicais		

Referência

Capítulo 11, Fásciae and spaces. In Fehrenbach MJ, Herring SW: *Illustrated anatomy of the head and neck*, ed 5, St. Louis, 2017, Saunders.

RESPOSTAS 1. espaços cervicais, 2. espaços da face e dos maxilares, 3. espaço perivertebral, 4. espaço pré-visceral, 5. espaço parafaríngeo, 6. bainha carótica, 7. nervos cranianos, 8. rafe pterigomandibular, 9. linfonodos cervicais profundos, 10. faringe.

FIG. 10.18 Compartimentos cervicais com conteúdo e limites (secção transversal)

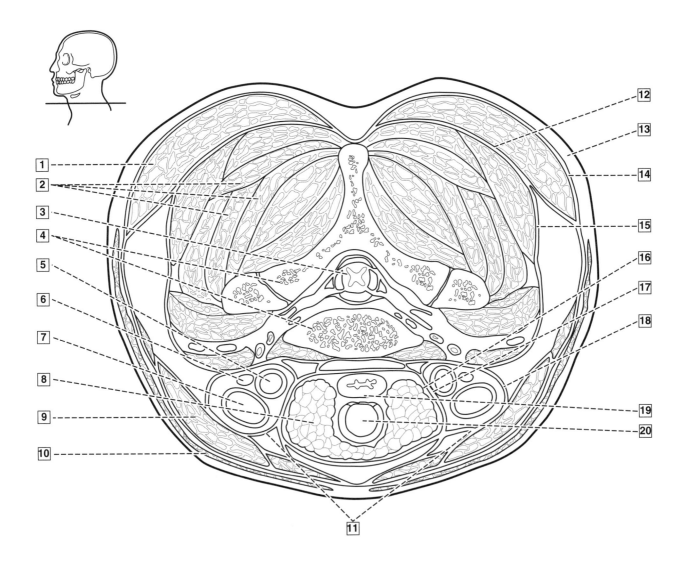

1 Músculo trapézio	8 Glândula tireoide	15 Fáscia vertebral
2 Músculos vertebrais	9 Músculo esternocleidomastóideo	16 Fáscia visceral
3 Medula espinal	10 Músculo platisma	17 Compartimento visceral
4 Vértebra cervical	11 Compartimentos vasculares	18 Bainha carótica
5 Artéria carótida comum	12 Compartimento vertebral	19 Esôfago
6 Nervo vago	13 Fáscia superficial	20 Traqueia
7 Veia jugular interna	14 Fáscia de revestimento	

CAPÍTULO 10 Fáscias e Espaços

QUESTÕES DE REVISÃO

Preencha os espaços em branco escolhendo os termos apropriados da lista a seguir.

1. O único _____ (ou compartimento posterior) contém a medula espinal, as vértebras cervicais e os músculos vertebrais associados, que sustentam e movimentam a cabeça e o pescoço.

2. O compartimento vertebral é limitado pela _____ (ou pré-vertebral) no pescoço.

3. O único _____ (ou compartimento anterior) contém as glândulas tireoide, timo e paratireoides, bem como o osso hioide, a laringe, a traqueia, o esôfago e a faringe.

4. O compartimento visceral é uma continuação dos sistemas _____ e respiratório.

5. O compartimento visceral é mais _____ em comparação com os outros compartimentos, uma vez que suas estruturas se deslocam durante a deglutição ou a fala.

6. O compartimento visceral é delimitado pela _____ (ou pré-traqueal) no pescoço.

7. Os dois _____ (ou compartimentos laterais) bilaterais estão localizados lateral e posteriormente à faringe.

8. Os compartimentos vasculares são delimitados e consistem nas duas _____ com seu conteúdo no pescoço.

9. Cada compartimento vascular contém os maiores _____.

10. Os principais vasos sanguíneos dos compartimentos vasculares são as artérias carótidas interna e carótida comum, além da _____.

gastrointestinal	bainhas carotídeas	compartimentos vasculares
compartimento visceral	veias jugulares internas	veias de sangue
compartimento vertebral	móvel	fáscia visceral
fáscia vertebral		

Referência

Capítulo 11. Fáscia and spaces. In Fehrenbach MJ, Herring SW: *Illustrated anatomy of the head and neck*, ed 5, St. Louis, 2017, Saunders.

RESPOSTAS 1. compartimento vertebral, 2. fáscia vertebral, 3. compartimento visceral, 4. gastrointestinal, 5. móvel, 6. fáscia visceral, 7. compartimentos vasculares, 8. bainhas carotídeas, 9. vasos sanguíneos, 10. veia jugular interna.

Questões para Autoavaliação

1. Quantos dentes decíduos erupcionados possui uma criança com 4 anos de idade?
   A. 10
   B. 12
   C. 16
   D. 18
   E. 20

2. Quais das seguintes alternativas são consideradas funções dos dentes incisivos?
   A. Morder e triturar
   B. Triturar e cortar
   C. Morder e cortar
   D. Rasgar e triturar

3. Quais das seguintes estruturas ou características são encontradas em número de quatro na cavidade oral, mas SOMENTE durante o período da dentição permanente?
   A. Dentes molares
   B. Arcos dentários
   C. Vertentes da cúspide canina
   D. Dentes pré-molares superiores
   E. Quadrantes

4. Quando vista pela face proximal, a coroa do primeiro molar inferior permanente é inclinada para:
   A. Vestibular
   B. Lingual
   C. Mesial
   D. Distal

5. Qual das seguintes opções MELHOR descreve o padrão do sulco na face oclusal do segundo molar inferior permanente?
   A. Linear
   B. Em olhos de cobra
   C. Crescente
   D. Em forma de cruz

6. Qual dente é considerado sucedâneo?
   A. #13 (#25)
   B. #14 (#26)
   C. #18 (#37)
   D. #19 (#36)

7. Qual dos seguintes acidentes anatômicos está localizado na superfície lateral da mandíbula?
   A. Lingula da mandibular
   B. Fossa submandibular
   C. Processo geniano
   D. Fossa sublingual
   E. Forame mentual

8. Qual dos seguintes ossos do crânio é par?
   A. Esfenoide
   B. Etmoide
   C. Occipital
   D. Vômer
   E. Parietal

9. Qual dos seguintes ossos do crânio é considerado como parte do viscerocrânio?
   A. Occipital
   B. Parietal
   C. Esfenoide
   D. Zigomático
   E. Frontal

10. Qual dos seguintes acidentes anatômicos da articulação temporomandibular está localizado na mandíbula?
    A. Eminência articular
    B. Processo coronoide
    C. Fossa articular
    D. Processo pós-glenoidal

11. Qual dos seguintes linfonodos é PRIMEIRAMENTE afetado em um paciente que desenvolve uma infecção no lábio inferior após trauma acidental?
    A. Submandibulares
    B. Cervicais profundos
    C. Submentuais
    D. Bucais
    E. Zigomáticos

12. Qual dos seguintes nervos que estimula a glândula salivar parótida pode ser afetado por medicação e, portanto, ser envolvido no processo de xerostomia?
    A. Facial
    B. Trigêmeo
    C. Glossofaríngeo
    D. Corda do tímpano

13. Qual das seguintes artérias da cabeça e pescoço fornece o pulso arterial MAIS confiável do corpo?
    A. Carótida interna
    B. Carótida comum
    C. Lingual
    D. Facial
    E. Tireóidea superior

Questões para Autoavaliação

14. Qual músculo pode hipertrofiar (aumentando de volume) na presença de um hábito parafuncional como o bruxismo?
- **A.** Mentual
- **B.** Masseter
- **C.** Orbicular da boca
- **D.** Risório
- **E.** Occipitofrontal

15. Qual dos seguintes músculos é palpado durante um exame extraoral do triângulo cervical posterior?
- **A.** Supra-hióideo
- **B.** Infra-hióideo
- **C.** Esternocleidomastóideo
- **D.** Temporal

16. Quais dentes permanentes podem causar sensações que sugerem uma situação de cárie ou endodôntica quando SOMENTE uma sinusite é diagnosticada?
- **A.** Dentes anteriores superiores
- **B.** Dentes posteriores superiores
- **C.** Dentes anteriores inferiores
- **D.** Dentes posteriores inferiores

17. Qual(is) das seguintes glândulas salivares é(são) MAIS comumente envolvida(s) na formação de cálculos salivares?
- **A.** Parótida
- **B.** Submandibular
- **C.** Sublingual
- **D.** Submandibular e sublingual

18. Qual das seguintes estruturas divide a língua em corpo e raiz?
- **A.** Papilas linguais circunvaladas
- **B.** Sulco terminal
- **C.** Forame cego
- **D.** Sulco mediano da língua
- **E.** Tonsila lingual

19. O palato secundário formará os dois terços posteriores do palato duro. O palato secundário contém os incisivos centrais e laterais superiores.
- **A.** Ambas as afirmativas são verdadeiras
- **B.** Ambas as afirmativas são falsas
- **C.** A primeira afirmativa é verdadeira e a segunda é falsa
- **D.** A primeira afirmativa é falsa e a segunda é verdadeira

20. Qual é o tipo MAIS comum de epitélio encontrado na cavidade oral?
- **A.** Estratificado pavimentoso
- **B.** Cúbico
- **C.** Transicional
- **D.** Pavimentoso simples

21. Qual dos seguintes nervos ou ramos nervosos causa desconforto durante uma infecção da orelha externa observada no exame extraoral?
- **A.** Lingual
- **B.** Auriculotemporal
- **C.** Alveolar inferior
- **D.** Bucal

22. Que par de ossos forma o assoalho da cavidade nasal?
- **A.** Frontal e etmoide
- **B.** Etmoide e lacrimal
- **C.** Lacrimal e maxilar
- **D.** Maxilar e palatino
- **E.** Zigomático e palatino

23. Qual dos seguintes métodos é MAIS comumente utilizado nos Estados Unidos para a designação de dentes?
- **A.** Sistema Universal de Notação Dental
- **B.** Método de Notação Dental de Palmer
- **C.** Sistema Internacional de Numeração Dental
- **D.** Sistema da Organização Mundial da Saúde

24. Qual das seguintes afirmativas está CORRETA a respeito do plexo venoso pterigóideo?
- **A.** Circunda os músculos infra-hióideos
- **B.** Protege a artéria temporal superficial
- **C.** Drena apenas as partes superficiais da face
- **D.** A lesão pode levar a hematoma

25. Qual dos seguintes dentes permanentes tem uma crista oblíqua?
- **A.** Segundo molar inferior
- **B.** Primeiro molar superior
- **C.** Terceiro molar inferior
- **D.** Terceiro molar superior

26. Qual dente permanente tem uma fosseta vestibular que é suscetível à cárie?
- **A.** Primeiro molar inferior
- **B.** Primeiro molar superior
- **C.** Segundo molar inferior
- **D.** Segundo molar superior

Questões para Autoavaliação

27. Qual das seguintes estruturas está localizada logo após o molar MAIS distal da dentição permanente inferior?
- **A.** Tuberosidade maxilar
- **B.** Sutura palatina mediana
- **C.** Forame incisivo
- **D.** Forame palatino maior
- **E.** Trígono retromolar

28. O terceiro molar inferior permanente, comparado com o segundo molar inferior, possui:
- **A.** maior coroa
- **B.** face oclusal mais "enrugada"
- **C.** menos variação em sua forma geral
- **D.** mais raízes

29. Qual dos seguintes nervos inerva os músculos da mastigação?
- **A.** Nervo hipoglosso
- **B.** Nervo vago
- **C.** Nervo facial
- **D.** Nervo corda do tímpano
- **E.** Nervo trigêmeo

30. O ducto submandibular se abre na cavidade oral
- **A.** ao nível do segundo molar superior permanente
- **B.** na carúncula sublingual
- **C.** na mucosa bucal
- **D.** na base do freio labial inferior

31. Qual dos seguintes dentes permanentes possui duas raízes?
- **A.** Primeiro molar superior
- **B.** Segundo pré-molar superior
- **C.** Primeiro pré-molar superior
- **D.** Terceiro molar superior

32. Qual dos seguintes dentes permanentes tem dois canais radiculares na cavidade pulpar?
- **A.** Primeiro pré-molar superior
- **B.** Primeiro pré-molar inferior
- **C.** Primeiro molar superior
- **D.** Primeiro molar inferior

33. Qual dos seguintes músculos, quando totalmente contraído, ajuda a fechar a boca, elevando a mandíbula?
- **A.** Músculo pterigóideo lateral
- **B.** Músculo platisma
- **C.** Músculo mentual
- **D.** Músculo bucinador
- **E.** Músculo temporal

34. Acúmulo de alimentos no vestíbulo inferior esquerdo da boca pode sugerir o mau funcionamento de qual dos seguintes músculos?
- **A.** Músculo bucinador
- **B.** Músculo risório
- **C.** Músculo orbicular da boca
- **D.** Músculo pterigóideo medial
- **E.** Músculo levantador do ângulo da boca

35. Marque a alternativa com os tecidos dentários e periodontais que possuem o MAIOR e o MENOR grau de resistência à abrasão, na ordem.
- **A.** Dentina, esmalte, cemento
- **B.** Esmalte, cemento, dentina
- **C.** Esmalte, dentina, cemento
- **D.** Cemento, esmalte, dentina

36. Quais das seguintes estruturas são encontradas dentro do espaço pterigomandibular?
- **(1)** nervo alveolar inferior
- **(2)** artéria lingual
- **(3)** nervo hipoglosso
- **(4)** artéria alveolar inferior
- **(5)** ligamento esfenomandibular
- **A.** (1), (2) e (3)
- **B.** (1), (2) e (4)
- **C.** (1), (4) e (5)
- **D.** (2), (3) e (4)
- **E.** (2), (3) e (5)

37. Quais dos seguintes elementos estão contidos na bainha do nervo lingual quando ele passa medialmente pela mandíbula e anteriormente ao forame da mandíbula?
- **A.** Fibras sensoriais para o lábio
- **B.** Fibras motoras para o músculo masseter
- **C.** Fibras secretoras motoras parassimpáticas para a glândula submandibular
- **D.** Fibras de sensibilidade especial para os dois terços anteriores da língua
- **E.** Fibras sensoriais somáticas para o terço posterior da língua

38. O assoalho da boca e a língua recebem seu suprimento de sangue através de qual das seguintes artérias?
- **A.** Artéria facial
- **B.** Artéria lingual
- **C.** Artéria milo-hióidea
- **D.** Artéria maxilar

Questões para Autoavaliação

39. Qual dos seguintes nervos deixa a cavidade craniana através do forame oval?
- **A.** Nervo facial
- **B.** Nervo maxilar
- **C.** Nervo oftálmico
- **D.** Nervo mandibular
- **E.** Nervo glossofaríngeo

40. Qual das seguintes artérias é um ramo da artéria maxilar?
- **A.** Artéria facial
- **B.** Artéria lingual
- **C.** Artéria tireóidea superior
- **D.** Artéria alveolar inferior
- **E.** Artéria faríngea ascendente

41. Qual dos seguintes linfonodos recebe a drenagem linfática dos dentes superiores?
- **A.** Linfonodos bucais
- **B.** Linfonodos submentuais
- **C.** Linfonodos infraorbitais
- **D.** Linfonodos submandibulares

42. Qual dos seguintes nervos inerva a polpa dos dentes posteroinferiores permanentes?
- **A.** Nervo mentual
- **B.** Nervo bucal
- **C.** Nervo incisivo
- **D.** Nervo alveolar inferior

43. Qual nervo listado a seguir está afetado quando um paciente se queixa de ser incapaz de sentir tato, dor, calor, frio ou pressão nos dois terços anteriores da língua?
- **A.** Nervo vago
- **B.** Nervo lingual
- **C.** Nervo hipoglosso
- **D.** Nervo corda do tímpano
- **E.** Nervo glossofaríngeo

44. O nervo nasopalatino entra na cavidade oral através de qual dos seguintes forames?
- **A.** Mentual
- **B.** Incisivo
- **C.** Pterigopalatino
- **D.** Palatino menor
- **E.** Palatino maior

45. Qual das seguintes estruturas é inervada pelo nervo hipoglosso?
- **A.** Glândula salivar sublingual
- **B.** Músculos da língua
- **C.** Membrana mucosa do assoalho da cavidade oral
- **D.** Músculos de expressão facial

46. O osso alveolar de suporte é constituído por:
- **A.** osso compacto e esponjoso
- **B.** osso cortical e esponjoso
- **C.** osso esponjoso
- **D.** osso cortical, esponjoso e lamelar

47. Qual dos seguintes nervos ou ramos nervosos contém fibras sensitivas para dor e é afetado por distúrbios da articulação temporomandibular?
- **A.** Nervo corda do tímpano
- **B.** Nervo auriculotemporal
- **C.** Nervo zigomaticotemporal
- **D.** Ramo temporal do nervo facial

48. O ducto parotídeo perfura qual dos seguintes músculos antes de penetrar na cavidade oral?
- **A.** Músculo masseter
- **B.** Músculo milo-hióideo
- **C.** Músculo bucinador
- **D.** Músculo pterigóideo medial

49. O músculo pterigóideo lateral se insere no(a):
- **A.** Processo coronoide
- **B.** Eminência articular
- **C.** Côndilo da mandíbula
- **D.** Ângulo da mandíbula
- **E.** Linha oblíqua interna

50. Os impulsos de dor do ligamento periodontal são transportados por qual dos seguintes nervos cranianos?
- **A.** I
- **B.** II
- **C.** V
- **D.** VII
- **E.** IX

51. Os dentes inferiores permanentes são vascularizados por ramos de quais das seguintes artérias?
- **A.** Artéria facial
- **B.** Artéria labial
- **C.** Artéria lingual
- **D.** Artéria maxilar

52. Durante a exploração da raiz, os sulcos longitudinais de desenvolvimento provavelmente seriam observados em qual das seguintes superfícies radiculares do dente primeiro pré-molar superior permanente?
- **A.** Lingual
- **B.** Mesial
- **C.** Facial
- **D.** Palatina

Questões para Autoavaliação

53. Qual das raízes dos seguintes pré-molares permanentes apresentam a MAIOR dificuldade durante a terapia endodôntica?
- **A.** Primeiro pré-molar superior
- **B.** Segundo pré-molar superior
- **C.** Primeiro pré-molar inferior
- **D.** Segundo pré-molar inferior

54. Qual estrutura se torna a junção amelodentinária no dente totalmente formado?
- **A.** Epitélio externo do órgão do esmalte
- **B.** Retículo estrelado
- **C.** Membrana basal
- **D.** Papila dentária

55. Um dos seguintes descritores NÃO se refere à mucosa alveolar. Qual é a EXCEÇÃO?
- **A.** Não queratinizado
- **B.** Localizado além da junção mucogengival
- **C.** Tecido móvel
- **D.** Componente da gengiva

56. Qual dos seguintes pré-molares permanentes geralmente possui três cúspides?
- **A.** Primeiro pré-molar superior
- **B.** Segundo pré-molar superior
- **C.** Primeiro pré-molar inferior
- **D.** Segundo pré-molar inferior

57. O dente permanente que tem a coroa mais comprida:
- **A.** Incisivo lateral superior
- **B.** Incisivo central superior
- **C.** Canino inferior
- **D.** Primeiro molar superior

58. Os vasos sanguíneos são MAIS numerosos do que vasos linfáticos na cabeça e no pescoço; no entanto, os vasos venosos são correspondentes e paralelos aos principais vasos linfáticos do local.
- **A.** Ambas as afirmativas são verdadeiras
- **B.** Ambas as afirmativas são falsas
- **C.** A primeira é verdadeira e a segunda é falsa
- **D.** A primeira é falsa e a segunda é verdadeira

59. Qual dos seguintes pré-molares permanentes frequentemente não possui uma crista transversal?
- **A.** Primeiro pré-molar superior
- **B.** Segundo pré-molar superior
- **C.** Primeiro pré-molar inferior
- **D.** Segundo pré-molar inferior

60. Como o segundo pré-molar inferior permanente difere do primeiro molar inferior permanente, em relação ao número de estruturas?
- **A.** Cúspides
- **B.** Raízes
- **C.** Sulcos linguais
- **D.** Cristas marginais

61. Qual das seguintes alternativas está CORRETA a respeito da localização mais frequente do cíngulo nos dentes indicados?
- **A.** Terço incisal da face lingual dos dentes anteriores
- **B.** Terço médio da face lingual dos dentes posteriores
- **C.** Terço cervical da face lingual dos dentes anteriores
- **D.** Terço oclusal da face lingual dos dentes posteriores

62. Qual dos seguintes determina a formação da(s) raiz(raízes) do(s) dente(s)?
- **A.** Restos epiteliais de Malassez
- **B.** Retículo estrelado
- **C.** Bainha de radicular epitelial de Hertwig
- **D.** Lâmina dentária

63. Onde está localizado o contato mesial e distal do primeiro molar inferior permanente?
- **A.** Junção dos terços oclusal e médio
- **B.** Centro da face dentária
- **C.** Junção dos terços cervical e médio
- **D.** Face lingual do dente

64. O músculo extrínseco que retrai a língua é o:
- **A.** Músculo palatoglosso
- **B.** Músculo longitudinal inferior
- **C.** Músculo estiloglosso
- **D.** Músculo genioglosso

65. O profissional da odontologia deve estar bem familiarizado com a anatomia saudável da superfície da cabeça e do pescoço para examinar os pacientes, porque as características da superfície fornecem marcos essenciais para muitas estruturas anatômicas localizadas mais profundamente.
- **A.** Tanto a afirmativa quanto a justificativa estão corretas e relacionadas
- **B.** Tanto a afirmativa quanto a justificativa estão corretas, mas NÃO relacionadas
- **C.** A afirmativa está correta, mas a justificativa NÃO
- **D.** A afirmativa NÃO está correta, mas a justificativa é correta
- **E.** NEM a afirmativa NEM a justificativa estão corretas

Questões para Autoavaliação

66. Onde está localizado o palato mole?
- **A.** Dorso da cavidade oral
- **B.** Posterior ao palato duro
- **C.** Centro do palato duro
- **D.** Entre os pilares das fauces

67. Qual das seguintes estruturas se desenvolve no terço posterior da língua?
- **A.** Cartilagem de Meckel
- **B.** Cópula
- **C.** Tubérculo ímpar
- **D.** Brotos linguais

68. Onde está localizada a tonsila lingual?
- **A.** Posterior às papilas linguais circunvaladas
- **B.** Na margem posterolateral da língua
- **C.** Ao longo do sulco terminal na língua
- **D.** Na superfície dorsal da língua, mas distante do sulco terminal

69. A glândula tireoide produz tiroxina, secretada DIRETAMENTE no sangue. A tiroxina é um hormônio que estimula o aumento da taxa metabólica.
- **A.** Ambas as afirmativas são verdadeiras
- **B.** Ambas as afirmativas são falsas
- **C.** A primeira afirmativa é verdadeira e a segunda é falsa
- **D.** A primeira afirmativa é falsa e a segunda é verdadeira

70. Qual das seguintes glândulas não é encapsulada por uma cápsula conjuntiva?
- **A.** Glândula submandibular
- **B.** Glândula tireoide
- **C.** Glândula parótida
- **D.** Glândula sublingual

71. O osso temporal e a mandíbula se juntam para formar a articulação temporomandibular, pois, por definição, uma articulação é a junção ou união entre dois ou mais ossos.
- **A.** Tanto a afirmativa quanto a justificativa estão corretas e relacionadas
- **B.** Tanto a afirmativa quanto a justificativa estão corretas, mas NÃO relacionadas
- **C.** A afirmativa está correta, mas a justificativa NÃO
- **D.** A afirmativa NÃO está correta, mas a justificativa é correta
- **E.** NEM a afirmação NEM a justificativa estão corretas

72. Os vasos linfáticos do lado direito da cabeça e do pescoço convergem por meio do tronco jugular direito. Então, esse tronco linfático se une ao tronco linfático proveniente do membro superior direito e da metade direita do tórax para formar o ducto torácico.
- **A.** Ambas as afirmativas são verdadeiras
- **B.** Ambas as afirmativas são falsas
- **C.** A primeira afirmativa é verdadeira e a segunda é falsa
- **D.** A primeira afirmativa é falsa e a segunda é verdadeira

73. A margem livre do pavilhão auricular superior e posterior, conhecida como hélice, termina inferiormente no lóbulo. O lóbulo é um pequeno retalho de tecido, que é a parte do pavilhão auricular anterior ao meato acústico externo.
- **A.** Ambas as afirmativas são verdadeiras
- **B.** Ambas as afirmativas são falsas
- **C.** A primeira afirmativa é verdadeira e a segunda é falsa
- **D.** A primeira afirmativa é falsa e a segunda é verdadeira

74. Durante o exame extraoral, a palpação inferior e medial dos ângulos da mandíbula em cada lado serve como um ponto de referência anatômico, pois isso permitirá ao dentista palpar o osso hioide de forma correta e efetiva.
- **A.** Tanto a afirmativa quanto a justificativa estão corretas e relacionadas
- **B.** Tanto a afirmativa quanto a justificativa estão corretas, mas NÃO relacionadas
- **C.** A afirmação está correta, mas a justificativa NÃO
- **D.** A afirmativa NÃO está correta, mas a justificativa é correta
- **E.** NEM a afirmativa NEM a justificativa estão corretas

75. Os linfáticos estão relacionados ao sistema imunológico e ajudam a combater os processos patológicos. Outro componente do sistema linfático é o timo, uma vez que possui funções no sistema imunológico.
- **A.** Ambas as afirmativas são verdadeiras
- **B.** Ambas as afirmativas são falsas
- **C.** A primeira afirmativa é verdadeira e a segunda é falsa
- **D.** A primeira afirmativa é falsa e a segunda é verdadeira

RESPOSTAS E JUSTIFICATIVAS DAS QUESTÕES DE AUTOAVALIAÇÃO

1. (E) Todos os dentes decíduos da criança com 4 anos de idade já estão irrompidos na cavidade oral, porque a idade média para a conclusão da dentição decídua (ou primária) é de aproximadamente 3 anos. Há 20 dentes na dentição decídua.

2. (C) Os dentes incisivos funcionam como instrumentos para morder e cortar alimentos durante a mastigação, devido às suas cristas incisais, margens de forma triangular numa visão proximal do dente e em posição no arco. Existem oito incisivos, dois de cada tipo em cada arco dentário, o central e o lateral.

3. (D) Somente durante o período de dentição permanente há quatro pré-molares superiores presentes em cada arco dentário, dois de cada tipo, o primeiro e o segundo. Dois tipos de molares, o primeiro e segundo molares, são encontrados apenas durante o período da dentição decídua. Já três tipos de molares são encontrados durante o período de dentição permanente. Apenas dois arcos dentários são encontrados nos períodos de dentição decídua e permanente. Apenas duas vertentes da cúspide canina, por dente, são encontradas durante os dois períodos. Tanto na dentição decídua como na permanente, existem quatro quadrantes.

4. (B) Todos os molares inferiores permanentes, incluindo o primeiro molar, mostram forte inclinação lingual quando vistos proximalmente; isto é, inclinação lingual da coroa na base da raiz dentária, levando as cúspides em oclusão adequada com os antagonistas superiores e a distribuição de forças ao longo do eixo longitudinal do elemento.

5. (D) Um padrão de sulco em forma de cruz é formado na face oclusal do segundo molar inferior permanente quando o sulco central bem definido é cruzado pelo sulco vestibular e lingual, dividindo a face oclusal em quatro partes que são quase iguais.

6. (A) O dente #13 (ou #25), o segundo pré-molar permanente, é sucedâneo para o segundo molar primário. Todos os outros observados são molares permanentes, e todos os molares não são sucedâneos, porque não têm predecessores decíduos e, portanto, erupcionam distalmente ao segundo molar decíduo.

7. (E) O forame mentual está localizado na superfície lateral (ou externa) da mandíbula. Todas as outras estruturas estão localizadas na superfície medial (ou interna) da mandíbula.

8. (E) O osso parietal é o único par de ossos do neurocrânio. Os outros ossos listados são ossos ímpares.

9. (D) O osso zigomático é considerado um osso do viscerocrânio e ajuda a formar as características faciais. Os ossos vômer, lacrimais, a maxila e a mandíbula, bem como os ossos zigomáticos, nasais e conchas nasais inferiores, também são ossos faciais do crânio. Os ossos palatinos não são estritamente considerados como ossos da face. Todos os outros ossos listados pertencem ao neurocrânio e ajudam a formar a cavidade craniana. Os ossos cranianos incluem o osso occipital, osso frontal, ossos parietais, ossos temporais, osso esfenoide e osso etmoide.

10. (B) O processo coronoide está localizado na mandíbula e faz parte da articulação temporomandibular. Todos os outros acidentes ósseos listados fazem parte da articulação, mas estão localizados no osso temporal. O processo coronoide é uma projeção óssea triangular delgada e achatada em ambos os lados.

11. (C) O lábio inferior drena diretamente para os linfonodos submentuais, que servem como linfonodos primários durante uma infecção, o que significaria que eles são os primeiros afetados em uma infecção. Os linfonodos submandibulares e cervicais profundos são linfonodos secundários, e seriam afetados se a infecção progredisse, uma vez que os linfonodos submentuais drenam para os linfonodos submandibulares ou diretamente para os linfonodos cervicais profundos. Os linfonodos bucais e zigomáticos drenam as porções superior e média da bochecha, respectivamente.

12. (C) A glândula salivar parótida é suprida pelo nono nervo craniano (ou glossofaríngeo [IX], através da inervação parassimpática pré-ganglionar). Embora o sétimo nervo craniano (ou facial [VII]) possua um trajeto através da glândula parótida, ele não a inerva. O nervo corda do tímpano, um ramo do sétimo nervo craniano facial, supre as glândulas salivares submandibular e sublingual, mas não a glândula parótida, que também pode ser afetada por fármacos para produzir xerostomia (boca seca). O trigêmeo (ou quinto nervo craniano [V]) inerva várias outras estruturas da cavidade oral, mas não a glândula parótida.

13. (B) A artéria carótida comum fornece o pulso carotídeo mais confiável do seio carotídeo, a dilatação da carótida comum, antes de se bifurcar nas artérias carótidas interna e externa. Os outros ramos listados se originam da artéria carótida interna após a bifurcação. O pulso carotídeo deve ser usado apenas por pessoal treinado para situações de emergência; no entanto, o pulso radial pode ser usado quando se verifica o sinal vital de um pulso como linha de base.

14. (B) O músculo masseter pode se tornar aumentado ou hipertrofiado em um paciente que habitualmente tem bruxismo e/ou aperta os dentes. A ação do músculo masseter, durante toda sua contração bilateral, eleva

Questões para Autoavaliação

ou levanta a mandíbula. A elevação da mandíbula ocorre durante o fechamento da boca ou na trituração dos dentes. Todos os outros listados são músculos da expressão facial, e não músculos da mastigação.

15. (C) O músculo esternocleidomastóideo divide cada lado da superfície lateral do pescoço em triângulos cervicais anterior e posterior. O triângulo cervical posterior está localizado na face lateral do pescoço e o triângulo cervical anterior corresponde à região anterior ou frontal do pescoço e contém os músculos supra-hióideos e infra-hióideos. O músculo temporal está localizado na região temporal, na superfície lateral do crânio.

16. (B) O desconforto da sinusite maxilar pode ser confundido com o desconforto relacionado à dor dos dentes posteriores superiores, porque as raízes dos dentes posteriores superiores estão muito próximas ao seio maxilar. Os outros listados não estão próximos do seio maxilar, que é o seio mais comumente envolvido em infecções sinusais.

17. (B) O ducto excretor para a glândula submandibular é o ducto submandibular (ou ducto de Wharton); o longo ducto se direciona anteriormente ao longo do assoalho da boca. O trajeto tortuoso do ducto da glândula salivar submandibular, em direção anterior e superior, por uma distância considerável durante seu curso, pode ser a razão pela qual a glândula está mais comumente envolvida na formação de cálculos salivares.

18. (B) O sulco terminal divide a língua em sua raiz, posteriormente, e no seu corpo mais anterior. A face superior da língua, ou seu dorso, é convexa e marcada pelo sulco terminal; esse sulco termina posteriormente, a cerca de 2,5 cm da raiz da língua, em uma depressão semelhante a uma fossa, o forame cego. O sulco terminal se direciona a partir do forame cego em sentido lateral e anterior para ambos os lados até a margem lateral da língua. As outras estruturas listadas também estão na superfície dorsal da língua.

19. (C) A primeira afirmativa é verdadeira e a segunda é falsa. O palato secundário formará os dois terços posteriores do palato duro. No entanto, o palato secundário contém os caninos superiores e dentes posteriores, como os pré-molares e molares, e não incisivos centrais e laterais, que são dentes anteriores e, dessa forma, estão contidos no palato primário, o que perfaz o terço anterior do palato duro.

20. (A) O epitélio estratificado pavimentoso é o tipo mais comum de epitélio da mucosa localizada na cavidade oral. Os epitélios cúbicos, simples pavimentoso e de transição não são encontrados na cavidade oral.

21. (B) O nervo auriculotemporal serve como um nervo aferente para a orelha externa e o couro cabeludo próximo à articulação temporomandibular. O nervo

auriculotemporal é um ramo do nervo mandibular, com trajeto junto à artéria e à veia temporal superficial, fornecendo inervação sensitiva para várias regiões laterais da cabeça. Todos os outros listados são aferentes para estruturas orais, mas não para aquela área da cabeça.

22. (D) As lâminas horizontais dos ossos palatinos e o processo palatino da maxila, juntos, formam o assoalho da cavidade nasal. Estes dois conjuntos de ossos também formam o palato duro (teto) da cavidade oral. Todos os outros participam da formação as paredes orbitais.

23. (A) O Sistema de Numeração Universal é o sistema mais usado nos Estados Unidos para a designação de ambas as dentições, pois é adaptável à transferência eletrônica de dados. O Método de Notação de Palmer é usado na terapia ortodôntica. O Sistema Internacional de Numeração é mais usado internacionalmente.

24. (D) O plexo venoso pterigóideo é circundado pelo músculo pterigóideo lateral e também circunda a artéria maxilar em cada lado da face, dentro da fossa infratemporal. Essas veias protegem a artéria maxilar de ser comprimida durante a mastigação. Quando o plexo venoso pterigóideo é perfurado, uma pequena quantidade de sangue escapa e entra no tecido, causando um hematoma. O plexo venoso pterigóideo pode ser perfurado quando o bloqueio do nervo alveolar superior posterior é incorretamente administrado pela a inserção da agulha. O plexo venoso pterigóideo drena as veias das partes profundas da face e, em seguida, drena para a veia maxilar.

25. (B) O primeiro molar superior permanente tem uma crista oblíqua que é formada pela união da crista triangular da cúspide distolingual e a crista distal da cúspide mesiolingual, cruzando a face oclusal obliquamente. Todos os outros dentes não possuem cristas oblíquas.

26. (A) O sulco mesiovestibular do primeiro molar inferior permanente quase sempre termina em uma fosseta vestibular, que é suscetível à cárie devido ao aumento da retenção do biofilme dentário e também devido ao esmalte fino que forma as paredes da fosseta. Selantes de esmalte ou outros materiais restauradores podem ser colocados na fosseta vestibular para proteger o dente da cárie. Todos os outros dentes não apresentam fosseta vestibular.

27. (E) O trígono retromolar está localizado logo após o molar mais distal da dentição permanente inferior. Todas as outras estruturas são encontradas na maxila, associadas à dentição superior. A almofada retromolar é a manifestação clínica do trígono retromolar.

28. (B) Geralmente, quanto mais posterior o dente, mais sulcos secundários estão presentes, fazendo com que

Questões para Autoavaliação

a face oclusal pareça mais "enrugada". Assim, o terceiro molar inferior permanente tem uma superfície oclusal mais "enrugada" do que a do segundo molar inferior do mesmo arco, o arco dentário inferior. As outras afirmativas listadas referem-se ao segundo molar inferior permanente, e não ao terceiro molar inferior permanente.

29. (E) Os músculos da mastigação são quatro pares de músculos que se fixam na mandíbula; eles incluem os músculos masseter, temporal, pterigóideo medial e pterigóideo lateral. A divisão mandibular do quinto nervo craniano (V), o nervo trigêmeo, inerva todos os músculos da mastigação. O sétimo nervo craniano é o nervo facial (VII). O décimo nervo craniano é o nervo vago (X). O décimo segundo nervo craniano é o nervo hipoglosso (XII). O nervo corda do tímpano é um ramo do nervo facial (sétimo nervo craniano [VII]). No entanto, os outros nervos inervam estruturas importantes da cavidade oral.

30. (C) O ducto submandibular se abre para a cavidade oral a partir da carúncula sublingual no assoalho da boca. O ducto parotídeo se abre no mesmo nível do dente segundo molar superior na mucosa vestibular. O freio labial inferior possui pequenos ductos das glândulas salivares menores localizadas nas proximidades da mucosa labial.

31. (C) O dente primeiro pré-molar superior permanente tem duas raízes. Todos os molares superiores têm três raízes (são trifurcados); entretanto, algumas vezes as raízes do terceiro molar estão tão próximas que formam raízes fundidas, parcial ou totalmente, dando a aparência de uma única raiz. O segundo pré-molar superior permanente tem uma raiz e só ocasionalmente pode possuir duas raízes (i.e., bifurcadas).

32. (A) A cavidade pulpar para o primeiro pré-molar superior permanente tem dois canais pulpares (ou canais radiculares), mesmo que haja apenas uma raiz indivisa. O primeiro pré-molar inferior permanente tem um canal radicular. Os primeiros molares superiores e inferiores possuem, em sua maioria, três canais radiculares.

33. (E) Ambos os músculos pterigóideos, lateral e temporal, são músculos da mastigação que atuam no movimento das mandíbulas. Se todo o músculo temporal tiver contração bilateral, sua ação é elevar a mandíbula. A elevação da mandíbula ocorre durante o fechamento da boca. A principal ação da contração bilateral dos músculos pterigóideos laterais é trazer a mandíbula para a frente, causando principalmente sua a protrusão, com um leve abaixamento da mandíbula durante a abertura da boca. Se ocorrer a contração unilateral do músculo pterigóideo lateral, a mandíbula se desloca para o lado contralateral, causando um desvio lateral da mandíbula. Todos os outros músculos listados são músculos da expressão facial.

34. (A) O músculo bucinador é o músculo da bochecha e auxilia no esvaziamento dos alimentos dos vestíbulos da cavidade oral; o músculo também ajuda a reter os alimentos na boca durante a mastigação. Como o músculo bucinador é inervado pelo ramo bucal do nervo facial (ou sétimo par craniano [VII]), qualquer lesão no nervo afetará a ação do músculo (p. ex., paralisia de Bell).

35. (C) O esmalte é o tecido dentário mais duro, com 96% de tecido mineralizado e, portanto, mais resistente à abrasão, seguido pela dentina, com 70% de mineralização, e, depois, o cemento, com 65% de mineralização. A força do esmalte como cobertura do dente é importante para a longevidade da estrutura dentária.

36. (C) As seguintes estruturas são encontradas dentro do espaço pterigomandibular, que faz parte do espaço infratemporal entre o músculo pterigóideo medial e o ramo da mandíbula: o nervo alveolar inferior, a artéria alveolar inferior (assim como a veia) e o ligamento esfenomandibular. Este espaço é um ponto de referência anatômico importante para a injeção de agentes anestésicos para o bloqueio do nervo alveolar inferior. O nervo lingual também está incluído neste espaço, mas a artéria lingual está superficial neste local. O nervo hipoglosso, que é o décimo segundo nervo craniano (XIII), deixa a cavidade craniana através do canal do nervo hipoglosso no interior do osso occipital.

37. (D) Fibras de sensibilidade especial dos dois terços anteriores da língua estão contidas dentro da bainha do nervo lingual à medida que ele passa medialmente à mandíbula (assim como o nervo alveolar inferior), anterior ao forame mandibular. Esta parte da língua torna-se anestesiada à medida que o agente anestésico local se difunde para a porção inicial do nervo lingual durante a administração do bloqueio do nervo inferior. O choque do nervo lingual também pode ocorrer quando a agulha entra em contato com o nervo lingual durante essa injeção.

38. (B) Tanto o assoalho da boca como a língua recebem suprimento sanguíneo por meio da artéria lingual. A artéria facial, com seus principais ramos, vasculariza as regiões bucal, zigomática, nasal, infraorbital e orbital. A artéria milo-hióidea supre o assoalho da boca e o músculo milo-hióideo. A artéria maxilar supre os músculos próximos aos seus ramos.

39. (D) O nervo mandibular é o terceiro das três divisões do quinto nervo craniano (ou trigêmeo). A primeira divisão (ou nervo oftálmico) passa através da fissura orbital superior, a segunda divisão (ou nervo maxilar) passa através do forame redondo, e a terceira divisão (ou nervo mandibular) passa através do forame oval. A fissura e o forames estão localizados no osso esfenoide.

451

Questões para Autoavaliação

Esta fissura também transporta o terceiro, quarto e sexto nervos cranianos, além da veia oftálmica.

40. (D) A artéria maxilar é um dos dois ramos terminais da artéria carótida externa. Ramos da artéria maxilar suprem os dentes e estruturas de suporte de ambos os arcos dentários. O suprimento sanguíneo para os dentes inferiores e suas estruturas de suporte são vascularizados principalmente pela artéria alveolar inferior, ramo da artéria maxilar.

41. (D) Os linfonodos submandibulares recebem a drenagem linfática dos dentes superiores. Os linfonodos faciais são posicionados ao longo do trajeto da veia facial para drenar a área e inclui os linfonodos bucais e infraorbitais. Esses dois grupos de linfonodos drenam um ao outro, e depois os linfonodos submandibulares. Os linfonodos submentuais drenam ambos os lados do mento, lábio inferior, assoalho da boca, ápice da língua e os incisivos inferiores, depois levam a linfa para os linfonodos submandibulares ou diretamente os linfonodos cervicais profundos.

42. (D) O nervo alveolar inferior inerva a polpa dentária dos dentes posteroinferiores permanentes. O nervo bucal é um nervo aferente e inerva a pele da bochecha, área da mucosa jugal e vestibular, periodonto e gengiva vestibular associados aos dentes posteroinferiores permanentes. O nervo mentual é formado pelos ramos externos aferentes do mento, lábio inferior e mucosa labial, próximos aos dentes anteroinferiores permanentes.

43. (B) O nervo lingual estará afetado quando o paciente se queixa de ser incapaz de sentir tato, dor, calor, frio ou pressão nos dois terços anteriores da língua; o nervo lingual é um ramo do nervo mandibular do quinto nervo craniano (V ou trigêmeo). O nono nervo craniano (IX ou nervo glossofaríngeo) é responsável pela sensibilidade geral da raiz da língua ou terço posterior da língua. O décimo nervo craniano (X ou nervo vago) é eferente para os músculos do palato mole, faringe e laringe. O nervo corda do tímpano é um ramo do nervo facial (ou sétimo par craniano [VII]) e aferente para a sensação do paladar do corpo da língua.

44. (B) O nervo nasopalatino entra na cavidade oral por meio do forame incisivo na linha mediana na porção anterior do palato duro, formado a partir dos maxilares. O nervo palatino menor entra pelo forame palatino menor em cada um dos ossos palatinos. O nervo mentual entra pelos forames mentuais, de cada lado da face lateral ou externa da mandíbula. O nervo palatino maior penetra no forame palatino maior em cada um dos ossos palatinos.

45. (B) Os músculos da língua são supridos pelo nervo hipoglosso (ou décimo segundo par de nervo craniano [XII]), que é eferente para os músculos intrínsecos e extrínsecos da língua, deixando a cavidade craniana através do canal do nervo hipoglosso. Os nervos faciais (ou sétimo par de nervo craniano [VII]) inervam os músculos da expressão facial. Os nervos linguais inervam o assoalho da boca, bem como a glândula salivar submandibular (através de fibras nervosas eferentes parassimpáticas), sendo um ramo do nervo mandibular.

46. (A) O osso alveolar de suporte é composto de osso compacto e esponjoso. Ambas as corticais ósseas, vestibular e lingual, são compostas por osso compacto; o osso entre estas corticais ósseas é osso esponjoso.

47. (B) O nervo auriculotemporal contém fibras sensitivas para dor que são afetadas por distúrbios da articulação temporomandibular, como ocorrem nas desordens temporomandibulares (DTM). Este nervo também serve como um nervo aferente para a orelha externa e couro cabeludo próximo da articulação temporomandibular. O nervo corda do tímpano é um ramo do nervo facial (ou sétimo craniano [VII]), aferente para o sentido do paladar ou gustação do corpo da língua. O nervo zigomático é um nervo aferente, formado pela união dos nervos zigomaticofacial e zigomaticotemporal na órbita, mas transporta as fibras parassimpáticas pós-ganglionares à glândula lacrimal.

48. (C) O músculo bucinador é perfurado pelo ducto parotídeo antes de penetrar no vestíbulo da cavidade bucal e após emergir pela margem anterior da glândula salivar parotídea. O ducto parotídeo (ou de Stensen) é o ducto excretor principal da glândula parótida; o ducto se abre na mucosa do vestíbulo da boca na papila da parótida, no nível do primeiro dente molar superior permanente.

49. (C) As duas cabeças do músculo pterigóideo lateral se inserem no côndilo da mandíbula. A cabeça superior insere-se na superfície anterior do colo do côndilo da mandíbula, na fóvea pterigóidea da mandíbula, bem como no disco e na cápsula da articulação temporomandibular, enquanto a cabeça inferior se insere na superfície anterior do colo do côndilo da mandibular, na fóvea pterigóidea da mandíbula. A cabeça superior do músculo pterigóideo lateral origina-se da superfície infratemporal e da crista infratemporal da asa maior do osso esfenoide, enquanto a cabeça inferior do músculo origina-se da lâmina lateral do processo pterigóideo do osso esfenoide. O músculo temporal se insere no processo coronoide do ramo da mandíbula. A cabeça ou feixe superficial do músculo masseter se insere no ângulo da mandíbula, enquanto a cabeça ou feixe profundo se insere no ramo mandibular. Ambas as cabeças ou feixes do músculo pterigóideo medial, profunda e superficial, se inserem na superfície medial do ramo e no ângulo da mandíbula. Todos são músculos da mastigação.

452

Questões para Autoavaliação

50. (C) O quinto nervo craniano (V ou trigêmeo) transporta impulsos de dor do ligamento periodontal de todos os dentes para o encéfalo através de seus dois principais ramos nervosos, os nervos maxilar e mandibular, que inervam os dentes superiores e inferiores, respectivamente.

51. (D) Os dentes inferiores, assim como os dentes superiores, são vascularizados por ramos das artérias maxilares, por meio da artéria alveolar inferior. A artéria alveolar inferior se origina da artéria maxilar dentro da fossa infratemporal, se curva inferiormente para entrar no forame da mandíbula e entra no canal mandibular com o nervo alveolar inferior; esta artéria principal origina a artéria milo-hióidea antes de entrar no canal mandibular. No interior do canal da mandíbula, a artéria alveolar inferior origina os ramos dentais e alveolares (peridentais) posteriores, para suprir o periodonto e a gengiva associados a estes dentes, assim como suas polpas dentárias, entrando através dos forames apicais.

52. (B) Os sulcos longitudinais de desenvolvimento da raiz provavelmente seriam notados nas superfícies das raízes mesiais do primeiro pré-molar superior permanente (#5, #12; #14, #24). Devido à sua profundidade, pode haver aumento do acúmulo de matéria nesta área dos dentes, que pode exigir instrumentação ou um aumento do risco de cárie radicular, se exposto por meio de recessão gengival ou doença periodontal com formação de bolsas periodontais patológicas.

53. (A) As raízes do primeiro pré-molar permanente superior (#5, #12; #14, #24) apresentam maior dificuldade durante a terapia endodôntica em comparação com os outros dentes pré-molares, seja o primeiro ou segundo pré-molares inferiores, por causa de suas duas raízes (dente bifurcado). O dente também pode ter raízes fundidas ou laminadas. Além disso, sua coroa é mais ampla no sentido mesiodistal que todos os outros dentes pré-molares.

54. (C) A membrana basal marca o local da futura junção ameloddentinária, onde a dentina e o esmalte se encontram. O epitélio externo do órgão do esmalte e o retículo estrelado são camadas celulares do órgão do esmalte. A papila dentária forma a polpa dentária.

55. (D) A mucosa alveolar é um tecido flexível (móvel) e não queratinizado da cavidade oral, além de estar localizado após a junção mucogengival. A mucosa alveolar é uma parte distinta da mucosa oral e não é classificada como parte da gengiva.

56. (D) O segundo pré-molar inferior permanente (#20, #29; #35, #45) tem três cúspides em um de seus dois tipos morfológicos possíveis. Sua forma tricuspidada possui uma grande cúspide vestibular e duas cúspides linguais menores; seus sulcos formam um padrão distinto na forma da letra "Y" na face oclusal, de modo que se assemelha a um pequeno molar. Os outros pré-molares possuem duas cúspides.

57. (C) O canino inferior permanente (#22, #27; #33, #43) tem a coroa mais longa no sentido longitudinal entre os dentes permanentes; a coroa do canino inferior pode ser tão longa ou maior que a coroa do dente canino superior.

58. (D) A primeira afirmativa é falsa: os vasos sanguíneos são menos numerosos que os vasos linfáticos. A segunda afirmativa é verdadeira: os vasos venosos são paralelos principalmente aos vasos linfáticos do local.

59. (B) O segundo pré-molar inferior permanente (#20, #29; #35, #45) tem duas ou três cúspides (ou forma tricuspidada). O tipo de duas cúspides tem uma crista transversal, enquanto o tipo mais comum, com três cúspides, não. A forma bicuspídica (ou forma com duas cúspides) é semelhante à dos primeiros pré-molares inferiores; tem uma cúspide vestibular maior e uma cúspide lingual menor; o sulco central é possui um formato crescente ou em forma da letra "U"; ele também parece arredondado pela visão oclusal.

60. (A) O segundo pré-molar inferior (#20, #29; #35, #45) difere em relação aos números estruturas do primeiro molar inferior (#19, #30; #36, #46) pelo número de cúspides; tem duas cúspides (ou forma bicuspidada) ou três cúspides (ou forma tricuspidada). O primeiro molar inferior possui cinco cúspides. Ambos os dentes têm duas raízes e duas cristas marginais, e ambos têm um sulco lingual que ultrapassa o contorno oclusal na face lingual, se o pré-molar for da forma bicúspide (ou duas cúspides).

61. (C) O cíngulo é geralmente localizado no terço cervical da face lingual dos dentes anteriores. Essa estrutura é observada nos dentes incisivos e caninos superiores e inferiores. Assim, o cíngulo é uma área arredondada elevada, com vários graus de desenvolvimento, dependendo do tipo de dente.

62. (C) A forma da raiz em desenvolvimento é determinada pela bainha epitelial radicular de Hertwig, que se forma quando os epitélios externo e interno do órgão do esmalte se unem. Os restos epiteliais de Malassez são os remanescentes epiteliais da fragmentação da bainha epitelial radicular de Hertwig e se tornam aprisionados no ligamento periodontal. A lâmina dentária e o retículo estrelado são estruturas associadas ao dente em desenvolvimento e não são responsáveis pela forma da raiz.

63. (A) O contato mesial e distal do primeiro molar mandibular permanente (#19, #30; #36, #46) está localizado na junção dos terços oclusal e médio do dente.

Questões para Autoavaliação

64. (C) O músculo estiloglosso move a língua em direção superior e posterior, retraindo-a. O músculo palatoglosso eleva a língua contra o palato mole durante a deglutição. Os músculos longitudinais inferiores são músculos intrínsecos da língua e o músculo genioglosso age para projetar a língua para frente.

65. (A) Tanto a afirmativa quanto a justificativa estão corretas e relacionadas. Os profissionais de odontologia devem ter conhecimento de estruturas saudáveis para identificar e localizar pontos de referência anatômicos mais profundos, necessários para realizar determinados procedimentos odontológicos, como a administração de anestésico local ou para a obtenção de exposições radiográficas.

66. (B) O palato mole está localizado posterior ao palato duro. A localização do palato duro é na superfície dorsal da cavidade oral. A rafe palatina mediana localiza-se no centro ou na linha mediana do palato duro. As tonsilas palatinas são formadas por tecido linfoide ou linfático e se localizam entre os pilares anteriores e posteriores das fauces. O palato mole é o tecido mole que forma a porção posterior, atrás do palato duro; o palato mole distingue-se do palato duro mais anterior, pois não contém osso relacionado a sua mucosa.

67. (B) A cópula é a saliência posterior que forma a raiz da língua, no seu terço posterior. Os brotos linguais e tubérculo ímpar formam os dois terços anteriores da língua ou corpo da língua. O primeiro arco branquial (ou mandibular) é responsável pela formação da maxila, mandíbula e porção mediana da face. A cartilagem de Meckel é importante na formação do processo alveolar da mandíbula.

68. (A) A tonsila lingual está localizada na face dorsal da língua, posterior às papilas linguais circunvaladas. A tonsila lingual é uma massa irregular de tecido linfoide ou linfático. A localização das papilas linguais foliadas está na margem posterolateral da língua. A localização das papilas linguais circunvaladas é ao longo do sulco terminal da língua. As papilas linguais fungiformes estão localizadas principalmente na superfície dorsal da língua, mas não próximo do sulco terminal.

69. (A) Ambas as afirmativas são verdadeiras. Tiroxina ou T4 é o principal hormônio secretado pelas células foliculares da glândula tireoide. O T4 é transportado pelo sangue. Assim, o T4 está envolvido no controle da taxa dos processos metabólicos no corpo e na influência do desenvolvimento físico; aumenta a taxa de reações químicas nas células e ajuda a controlar o crescimento e o desenvolvimento. Ter pouca ou muita tiroxina pode causar problemas de saúde sistêmica. A tiroxina pode ser fabricada em laboratório e é usada para tratar distúrbios da tireoide.

70. (D) A glândula salivar sublingual não é encapsulada; as outras glândulas, como a submandibular, a tireoide e a parótida, são encapsuladas, possuem cápsulas conjuntivas. A glândula sublingual está localizada na fossa sublingual no espaço sublingual no assoalho da boca. A glândula sublingual também é superior ao músculo milo-hióideo, medial ao corpo da mandíbula e anterior à glândula submandibular.

71. (A) A afirmativa está correta: a articulação temporomandibular é a junção ou união entre o osso temporal e a mandíbula. A justificativa também está correta: uma articulação é definida como união entre dois ou mais ossos. Assim, tanto a afirmativa quanto a justificativa estão relacionadas.

72. (C) A primeira afirmativa é verdadeira: os vasos linfáticos do lado direito da cabeça e do pescoço convergem por meio do tronco jugular direito. A segunda afirmativa é falsa: os vasos linfáticos do lado direito da cabeça e pescoço convergem por meio do tronco jugular direito para se unir aos troncos linfáticos formados pelos vasos linfáticos do membro superior direito e da metade direita do tórax para formar o ducto linfático direito, que drena para o sistema venoso na junção da veia subclávia direita e veia jugular interna direita. Os vasos linfáticos do lado esquerdo da cabeça e do pescoço convergem para o tronco linfático da jugular esquerdo, um curto vaso, e depois para o ducto torácico.

73. (C) A primeira afirmativa é verdadeira: a margem livre superior e posterior do pavilhão auricular é uma parte da orelha externa, conhecida como hélice, e termina inferiormente no lóbulo. A segunda afirmativa é falsa; essa é a definição do trago, não do lóbulo. Assim, o trago é uma pequena saliência de tecido, que é a parte do pavilhão auricular, anterior ao meato acústico externo.

74. (A) Tanto a afirmativa quanto a justificativa estão corretas e relacionadas: o osso hioide está localizado na linha média anterior, superior à cartilagem tireóidea, que é onde também se localizam os ângulos da mandíbula. Os ângulos da mandíbula em cada lado servem como um ponto de referência anatômico usado para localizar o osso hioide. A palpação dos dois ângulos da mandíbula também faz parte do exame extraoral.

75. (C) A primeira afirmativa é verdadeira: os linfáticos estão relacionados ao sistema imunológico e ajudam a combater os processos patológicos. A segunda afirmativa é falsa: o timo não é um componente do sistema linfático, embora funcione dentro do sistema imunológico.